Bertz ■ Zürcher

Ernährung in der Onkologie

Hartmut Bertz ■ Gudrun Zürcher

Ernährung in der Onkologie

Grundlagen und klinische Praxis

Mit Geleitworten von
Lothar Kanz und
Stephan C. Bischoff

Mit 6 Abbildungen, 135 Tabellen
und 5 Handouts

Zusätzlich zum kostenlosen Download unter
www.schattauer.de/bertz-2804.html
Handouts für Therapeuten und Patienten

Schattauer

Prof. Dr. med. Hartmut Bertz
Klinik für Innere Medizin I
Hämatologie, Onkologie und
Stammzelltransplantation
Universitätsklinikum Freiburg
Hugstetter Str. 55
79106 Freiburg
hartmut.bertz@uniklinik-freiburg.de

Dr. med. Gudrun Zürcher
Klinik für Innere Medizin I
Hämatologie, Onkologie und
Stammzelltransplantation
Universitätsklinikum Freiburg
Hugstetter Str. 55
79106 Freiburg
g.zuercher@t-online.de

Bibliografische Information der Deutschen Nationalbibliothek
Die Deutsche Nationalbibliothek verzeichnet diese Publikation in der Deutschen Nationalbibliografie; detaillierte bibliografische Daten sind im Internet über http://dnb.d-nb.de abrufbar.

Besonderer Hinweis:
Die Medizin unterliegt einem fortwährenden Entwicklungsprozess, sodass alle Angaben, insbesondere zu diagnostischen und therapeutischen Verfahren, immer nur dem Wissensstand zum Zeitpunkt der Drucklegung des Buches entsprechen können. Hinsichtlich der angegebenen Empfehlungen zur Therapie und der Auswahl sowie Dosierung von Medikamenten wurde die größtmögliche Sorgfalt beachtet. Gleichwohl werden die Benutzer aufgefordert, die Beipackzettel und Fachinformationen der Hersteller zur Kontrolle heranzuziehen und im Zweifelsfall einen Spezialisten zu konsultieren. Fragliche Unstimmigkeiten sollten bitte im allgemeinen Interesse dem Verlag mitgeteilt werden. Der Benutzer selbst bleibt verantwortlich für jede diagnostische oder therapeutische Applikation, Medikation und Dosierung.
In diesem Buch sind eingetragene Warenzeichen (geschützte Warennamen) nicht besonders kenntlich gemacht. Es kann also aus dem Fehlen eines entsprechenden Hinweises nicht geschlossen werden, dass es sich um einen freien Warennamen handelt.

E-Mail: info@schattauer.de
Internet: www.schattauer.de
Printed in Germany

Projektleitung: Eva Wallstein, Stuttgart
Lektorat: Alessandra Kreibaum, Leinfelden-Echterdingen
Umschlagabbildungen (von links oben im Uhrzeigersinn):
© Digitalpress – Fotolia.com; © contrastwerkstatt – Fotolia.com; © Tomo Jesenicnik – Fotolia.com;
© Juan Gärtner – Fotolia.com
Satz: Stahringer Satz GmbH, Grünberg
Druck und Einband: AZ Druck und Datentechnik GmbH, Kempten/Allgäu

Auch als E-Book erhältlich:
ISBN 978-3-7945-6635-8

ISBN 978-3-7945-2804-2

Geleitwort

Während noch vor einigen Jahren speziell der Zusammensetzung der Nahrung – Fleisch versus Gemüse, Gehalt an Vitaminen und Spurenelementen, Anteil an Ballaststoffen – im Hinblick auf die Krebsprävention eine ganz besondere Bedeutung zugeschrieben wurde, zeichnet sich inzwischen immer mehr ab, dass eine „ungesunde" Ernährung in erster Linie über die Induktion einer Fettleibigkeit zur Tumorentstehung beiträgt. Dabei spielen inflammatorische Zytokine eine besondere Rolle, aber auch der mit einer Adipositas meist assoziierte Bewegungsmangel der Betroffenen ist von großer Bedeutung.

Zu dieser Thematik erscheinen derzeit zahlreiche Publikationen – und auch im vorliegenden Buch von Hartmut Bertz und Gudrun Zürcher wird auf diese so wichtigen Risikofaktoren für die Krebsentstehung eingegangen.

Ganz im Vordergrund des Werkes „Ernährung in der Onkologie" steht allerdings die Ernährung bei Patienten, die bereits unter einer Tumorerkrankung leiden. Hier haben die Autoren in vorbildlicher und hervorragender Weise gründlich und detailliert Daten zusammengestellt und bewertet, wie man dies so anderweitig nicht findet. Ärzte, die Tumorpatienten betreuen, alle anderen in die Pflege und Betreuung von onkologischen Patienten integrierten Fachkräfte, aber auch Patienten und Angehörige finden hier fundierte Ausführungen zur Ernährungstherapie bei verschiedenen Tumorerkrankungen sowie unter unterschiedlichen klinischen Bedingungen wie beispielsweise der schwierigen Situation von Nebenwirkungen bei definierten Tumortherapien. Auch sogenannte „Krebsdiäten" werden kritisch diskutiert.

Auf dieses Buch haben Onkologen und Ernährungsmediziner lange gewartet, und es ist den Autoren zu danken, sich diesem wichtigen Thema so umfassend gewidmet zu haben.

Prof. Dr. med. Lothar Kanz
Ärztlicher Direktor
Medizinische Universitätsklinik Tübingen

Geleitwort

Patienten mit onkologischen Erkrankungen leiden vielfach an ausgeprägter Malnutrition, die sich in Form von Untergewicht, Protein- und Mikronährstoffmangel äußert. Mehr als die Hälfte aller Tumorpatienten ist betroffen, insbesondere solche, die nicht kurativ behandelt werden können. Die Malnutrition bei Tumorerkrankungen wurde als unabhängiger Risikofaktor für Morbidität und Mortalität identifiziert. Beispielsweise wird das Ansprechen auf eine Chemotherapie ganz wesentlich durch den Ernährungszustand beeinflusst. Auch die Lebensqualität von Patienten mit Tumorerkrankungen ist in erheblichen Ausmaß vom Zustand der Ernährung abhängig: Patienten mit Malnutrition geben eine deutlich schlechtere Lebensqualität an, umgekehrt kann die Lebensqualität durch eine adäquate Ernährungstherapie signifikant verbessert werden. Gerade dieser Zusammenhang zwischen Ernährungszustand und Lebensqualität, welche für die Patienten eine höhere Bedeutung besitzt als die Überlebenszeit, rechtfertigt eine eingehende Auseinandersetzung mit dem Thema „Ernährung in der Onkologie".

Auf über 400 Seiten stellen zwei ausgewiesene Experten von der Universitätsklinik Freiburg die komplexen Grundlagen und die klinische Praxis zur Ernährung in der Onkologie dar. Insbesondere wird auf die wichtigen Themen der Erfassung des Ernährungszustandes und der Ernährungssituation bei Tumorpatienten und der ernährungsabhängigen Risikofaktoren für die Krebsentstehung eingegangen. Die therapeutischen Optionen werden umfassend dargestellt und die von den Patienten immer wieder hoffnungsvoll nachgefragten sogenannten Krebsdiäten werden kritisch kommentiert. Das Buch ist in seiner vorliegenden Form einzigartig im deutschen Sprachraum und wird hoffentlich nicht nur Ärzte und Fachkräfte, sondern auch Patienten für das wichtige Thema sensibilisieren. Die Deutsche Gesellschaft für Ernährungsmedizin wünscht der Publikation eine weite Verbreitung und nachhaltige Wirkung.

Prof. Dr. med. Stephan C. Bischoff
Präsident der Deutschen Gesellschaft
für Ernährungsmedizin

Vorwort

Krebserkrankungen sind nach den Herz-Kreislauf-Erkrankungen die zweithäufigste Todesursache in Deutschland. Bei vielen, vor allem auch den häufigsten Krebserkrankungen ist die Ernährung in wenigstens einer der Erkrankungsphasen von Bedeutung: während der Karzinogenese (Krebsentstehung), als supportive (unterstützende) Maßnahme unter den ganz verschiedenen Therapieoptionen und/oder in der Rehabilitationsphase. Daneben spielt die Ernährungstherapie auch eine gewichtige Rolle bei möglichen Langzeitproblemen geheilter Patienten, nach neuen Forschungsergebnissen auch in der Rezidivprävention sowie zur Senkung der Mortalität (Sterblichkeit). Zudem ist die Ernährung für Patienten ein ganz wesentlicher Faktor ihrer Lebensqualität.

Auch aus unserer langjährigen Erfahrung wissen wir, wie hoch die Bedeutung der Ernährung für Tumorpatientinnen und -patienten ist. Bei Ärzten und Betreuern besteht ein zunehmendes Interesse an der wissenschaftlich begründeten Ernährungsmedizin – speziell auch in der Onkologie. Ziel unseres Buches ist es daher, Ärzten, Pflegenden und allen andern in die Betreuung von Tumorpatienten eingebundenen Helfern evidenzbasierte Grundlagen zu allen Fragen und Problemstellungen in der Ernährungstherapie zur Verfügung zu stellen – um Ihnen, liebe Leserin, lieber Leser, so eine optimale, auf jeden einzelnen Patienten abgestimmte Therapie auf diesem Gebiet zu ermöglichen.

Grundlage für das Kapitel über die ernährungsbedingten Risikofaktoren und damit die Primärprävention von Krebserkrankungen ist die wissenschaftliche Dokumentation des World Cancer Research Funds und des American Institute for Cancer Research „Food, Nutrition, Physical Activity and the Prevention of Cancer: a Global Perspective“, die im November 2007 zum zweiten Mal erschienen ist, sowie die Ernährungsberichte der Deutschen Gesellschaft für Ernährung e. V. (DGE) in Bonn. Ergänzt werden die darin dargestellten und bewerteten Forschungsergebnisse durch aktuelle Studien epidemiologisch tätiger Arbeitsgruppen aus Europa und den USA. Von besonderem Interesse sind dabei die Ergebnisse der seit 1992 in 23 Zentren in 10 europäischen Ländern durchgeführten EPIC-Studie („European Prospective Investigation into Cancer and Nutrition“), an der aus Deutschland zwei Zentren mit über 50 000 Personen teilnehmen (Division of Cancer Epidemiology, German Cancer Research Centre, Heidelberg, und Department of Epidemiology, German Institute of Human Nutrition, Potsdam-Rehbrücke, Nuthetal).

Die Ernährungsempfehlungen vor, während und nach der Tumortherapie basieren auf den S3-Leitlinien der Deutschen Gesellschaft für Ernährungsmedizin e. V. (DGEM; Zugriff auf alle Leitlinien unter www.dgem.de) und der Europäischen Gesellschaft für Klinische Ernährung und Stoffwechsel (ESPEN), ergänzt durch aktuelle Fachliteratur. In das Buch eingeflossen ist jedoch auch die Erfahrung der Autoren aus der jahrzehntelangen ernährungsmedizinischen Betreuung und Beratung von Krebspatienten.

Um allen interessierten Leserinnen und Lesern gezielt Einblick in die relevante, aktuelle Literatur zu ermöglichen, haben wir ein ausführliches Literaturverzeichnis erstellt, das auf der Homepage des Schattauer Verlags unter www.schattauer.de/bertz-2804.html zu finden ist. Hier finden sich auch hilfreiche Arbeitsunterlagen für Therapeuten und Patienten zum bequemen Download, die Ihnen die Betreuung und Beratung Ihrer Patientinnen und Patienten im Arbeitsalltag erleichtern sollen.

Freiburg, im Juli 2014

Gudrun Zürcher
Hartmut Bertz

Inhalt

Alle Handouts im Überblick

Die Handouts für Therapeuten (**T**) und Patienten (**P**) finden Sie zum bequemen Download unter www.schattauer.de/bertz-2804.html

1 Grundlagen der Ernährung

Die Ernährung hat zum einen das Ziel, den Körper mit Nährstoffen zu versorgen, um Gesundheit und Wohlbefinden zu erhalten. Über Art und Menge der aufgenommenen Nährstoffe beeinflusst sie direkt oder indirekt alle physiologischen und biochemischen Prozesse im Körper. Über die Ernährung werden dem Körper zum anderen auch Energie für die Lebensprozesse und Substrate für den Stoffwechsel und den Substanzaufbau zur Verfügung gestellt.

1.1 Energiebedarf

Kenntnisse über den Energiehaushalt sind für Gesunde als Basis für die Planung einer bedarfsgerechten Ernährung von Bedeutung. Bei Nahrungsmangel sind sie wichtig, um notwendige Nahrungsressourcen zu kalkulieren, und bei Krankheit, um – bei den zum Teil erheblichen Veränderungen des Energieumsatzes – Rückschlüsse auf den Krankheitsverlauf zu ziehen. Das ist wiederum eine notwendige Voraussetzung für eine stoffwechseladaptierte Substratzufuhr.

Alle Stoffwechselprozesse wie auch der Aufbau und Ersatz körpereigener Substanzen verbrauchen ständig Energie. Das bedeutet, wir essen, um zu leben. Eine quantitative und/oder qualitative Imbalance zwischen der aufgenommenen und der umgesetzten Energie führt daher langfristig zu Funktionsstörungen bzw. zum Tod des Makroorganismus. Die notwendige Energie wird aus der **biologischen Oxidation** der mit der Nahrung zugeführten Komponenten – Kohlenhydrate, Fette, Eiweiß und Alkohol – unter Wärmeproduktion gewonnen. Im Gegensatz zur **physikalischen Oxidation**, bei der die gesamte Energie sofort als Wärme freigesetzt wird, wird bei der biologischen Oxidation die freigesetzte Energie auf organische Energiespeicher – im Allgemeinen ATP (Adenosintriphosphat), im Muskel zusätzlich Kreatinphosphat – übertragen, um zeitlich und räumlich versetzt für energiefordernde Prozesse zur Verfügung zu stehen.

Exkurs

Die bei der biologischen Oxidation entstehende Wärme geht nicht verloren, sondern wird zum Erhalt einer konstanten Körpertemperatur genutzt. Die Synthese der energiereichen Phosphatverbindungen ist an feste Zellstrukturen gebunden und findet nur in den Mitochondrien statt. ATP ist als energiereiche Verbindung in sämtlichen Körperzellen vorhanden und für viele Stoffwechselprozesse die unmittelbare Energiequelle. Frei wird die in ATP gespeicherte Energie durch die hydrolytische Abspaltung der Phosphatreste.

Die aerobe Glykolyse und die β-Oxidation der Fettsäuren sind die wichtigsten energieliefernden Prozesse. Nicht alle aufgenommenen Nährstoffe werden zum Aufbau von Körpersubstanz bzw. zum Gewinn von Energie genutzt, da ein Teil zur Bildung von Energiedepots eingesetzt wird – das Muskel- und Leberglykogen und die Triglyceride des Fettgewebes. Damit ist auch in der nahrungsfreien Zeit die Energiezufuhr gesichert.

Der Gesamtenergiegehalt der Nahrung und der einzelnen Nährstoffe wird in der Kalorimeterbombe als Wärme gemessen, die bei der vollständigen Verbrennung der Nährstoffe unter Sauerstoffzufuhr freigesetzt wird. Maßeinheit ist die Kalorie (cal).

Definition

Die Kalorie ist diejenige Wärmemenge, die notwendig ist, um 1 g Wasser von 14,5 auf 15,5 °C zu erwärmen.

Die aus dem internationalen System abgeleitete Energieeinheit Joule (J) konnte sich bisher nicht allgemein durchsetzen. Daher wird hier die Kalorie verwendet, die zugleich die Maßeinheit für die Energie ist, die der Mensch braucht und verbraucht. Nach D-A-CH (2013) entspricht 1 kcal 4,184 kJ und 1 kJ entspricht 0,239 kcal. Andere Autoren bzw. Lehrbücher geben andere Umrechnungsfaktoren an.

Die bei der vollständigen Verbrennung gebildete Wärme wird als **physikalischer Brennwert** bezeichnet (s. Tab. 1-1). Allerdings hat der Körper aufgrund folgender Faktoren nicht die gesamte in der Nahrung enthaltene Energie zur Verfügung: Durch unvollständige Verdauung und Resorption gehen mit dem Stuhl 5–10 % der Energie verloren. Durch unvollständig verstoffwechselte Metaboliten wird auch über den Urin ein Teil der Energie ungenutzt abgegeben. So enthält der ausgeschiedene Harnstoff noch etwa 20 % der möglichen Energie der Aminosäuren. Der nach Abzug der Energieverluste über den Stuhl und Harn übrig gebliebene Anteil des Gesamtenergiegehalts der Nahrung ergibt den **physiologischen Brennwert** der Nährstoffe. Für Kohlenhydrate und Fette entspricht dieser in etwa dem physikalischen Brennwert. Beim Eiweiß besteht zwischen beiden Werten dagegen ein deutlicher Unterschied.

Schließlich müssen für den Transport, die Umformung und Speicherung der zugeführten Nährstoffe nochmals 5–10 % Energie aufgewandt werden. Dieser Effekt wird als spezifisch-dynamische Wirkung der Nährstoffe oder als nahrungsinduzierte bzw. postprandiale Thermogenese bezeichnet. Er äußert sich in einer Zunahme der Körpertemperatur und der Wärmeabgabe nach der Nahrungsaufnahme. Eiweiß hat eine besonders hohe thermogene Wirkung, Fett eine geringe und Kohlenhydrate liegen im mittleren Bereich. Die nach Abzug der Energieverluste schließlich verbleibende Nettoenergie kann der Organismus für seine unterschiedlichen Arbeitsleistungen nutzen. Dabei werden mechanische Arbeit (primär Muskelkontraktionen), osmotische Arbeit (z. B. energieabhängige Stofftransporte gegen ein Konzentrationsgefälle) und chemische Arbeit (Biosynthesen von körpereigenen Wirkstoffen oder Strukturbestandteilen) unterschieden.

Tab. 1-1 Mittlerer physikalischer und physiologischer Brennwert der Energielieferanten (* nach Hahn et al. 2006; ** nach Biesalski et al. 2010)

	Kohlenhydrate kcal/g (kJ/g+)	**Fett kcal/g (kJ/g)**	**Eiweiß kcal/g (kJ/g)**	**Alkohol kcal/g (kJ/g)**
physikalischer Brennwert*	4,2 (17,6)	9,3 (38,9)	5,5 (23,0)	7,1 (29,7)
physiologischer Brennwert**	4,0 (16,7)	8,9 (37,2)	3,9 (16,3)	7,1 (29,7)
1 g Ballaststoffe → ca. 37 kcal (154,8 kJ)				

+ Umrechnungsfaktor von kcal in kJ auf der Basis des D-A-CH-Werts

Der Gesamtenergiebedarf (*Total Energy Expenditure* [TEE]) des Menschen setzt sich aus dem Grundumsatz (GU; *Basal Metabolic Rate* [BMR], *Basal Energy Expenditure* [BEE]), dem Leistungsumsatz (Umsatz für körperliche Aktivität) und der nahrungsinduzierten Thermogenese zusammen.

Der Grundumsatz bzw. Ruheenergieumsatz macht den höchsten Anteil am Gesamtenergiebedarf aus. Unter üblicher körperlicher Belastung beträgt der Anteil des GU mindestens 60 % des Gesamtenergieumsatzes.

Definition

Der Ruheenergieumsatz (*Resting Energy Expenditure* [REE]) ist mit dem Grundumsatz vergleichbar. Er wird allerdings unter weniger standardisierten Bedingungen gemessen – jedoch immer ohne körperliche Aktivität und nach längerer Nahrungskarenz, häufig auch zu unterschiedlichen Tageszeiten.

Der GU beinhaltet die gesamte Energie, die zum Erhalt der physiologischen Homöostase notwendig ist. Dazu gehören die durch die Herz- und Atemmuskulatur, die Darmmotilität und den Grundtonus der Muskulatur geleistete mechanische Arbeit, die Funktionen der ständigen Zellerneuerung – beispielsweise die Neusynthese von Zellstrukturen oder Proteinen –, viele Transportprozesse über die Zellmembranen und die Aufrechterhaltung der Membranpotentiale. Die Höhe des GU ist genetisch determiniert. Weitere Einflussfaktoren sind Alter, Geschlecht, Größe, Gewicht, Mager- bzw. Muskelmasse, körperlicher Trainingszustand, Hormonstatus (Schilddrüsenhormone, Katecholamine) und Sympathikusaktivität. Zudem unterliegt der GU tageszeitlichen Schwankungen. Da der GU eng mit der metabolisch aktiven fettfreien Körpermasse korreliert, haben Frauen aufgrund ihrer größeren Körperfettmasse einen um etwa 10 % niedrigeren GU als Männer. Im Alter nimmt der GU wegen der Abnahme der Körpermagermasse (bei Zunahme der Körperfettmasse) ab, wodurch auch der Energiebedarf abnimmt. Die einzelnen Organe sind am GU unterschiedlich beteiligt: Gehirn und Leber beispielsweise zu je 25 %, das Herz nur zu 6–10 %.

Bestimmt wird der GU unter standardisierten Bedingungen:

- nach ausreichendem Schlaf am frühen Morgen,
- mehr als 12 h nach der letzten Nahrungsaufnahme,
- liegend, ohne körperliche Bewegung,
- ohne psychische Belastung oder Schmerzen,
- thermoneutral (nackt bei 27–29 °C, leicht bekleidet bei 23–25 °C).

Zur Messung des GU ist die indirekte Kalorimetrie der Goldstandard. Diese beruht auf der Messung des respiratorischen Quotienten (RQ) und der Stickstoffausscheidung über die Niere als Bestimmungsgröße für den Proteinabbau. Der RQ ist das Verhältnis von Kohlendioxidabgabe (VCO_2) zur Sauerstoffaufnahme (VO_2). Allerdings spielt nach Erfahrung der Autoren die indirekte Kalorimetrie im klinischen Alltag praktisch keine Rolle. Üblicherweise wird der GU rechnerisch geschätzt. Da der GU durchschnittlich 1 kcal pro Stunde und kg Körpergewicht beträgt, kann er mit der folgenden Formel annähernd berechnet werden:

GU (kcal/24 h) =
Körpergewicht (kg) × 24

In den Leitlinien der DGEM zur parenteralen Ernährung sind als grobe Richtwerte für den Ruheenergieumsatz folgende Werte angegeben (Kreymann et al. 2007):

- 20–30 Jahre: 25 kcal/kg KG/d,
- 30–70 Jahre: 22,5 kcal/kg KG/d,
- >70 Jahre: 20 kcal/kg KG/d.

Genauere Ergebnisse können erreicht werden, wenn Angaben zu Größe, Gewicht, Alter und Geschlecht in die Formel eingehen. Unter den multiplen erarbeiteten Schätzformeln zum GU werden die Schätzformeln der WHO (1985) und die nach Harris und Benedict (1919) am häufigsten eingesetzt. Die WHO-Formel ist Grundlage der Richtwerte für die durchschnittliche Energiezufuhr normalgewichtiger Personen unterschiedlichen Alters in den D-A-CH-Empfehlungen (D-A-CH 2013). Zur Berechnung des GU im klinischen Alltag wird üblicherweise die Harris-Benedict-Formel benutzt. Die Formeln finden sich in Tabelle 1-2 und Tabelle 1-3. Da der Gesamtenergiebedarf als ein Mehrfaches des GU angegeben wird, hat die Bestimmung des GU zunehmende Bedeutung.

Der Leistungsumsatz ist die Energiemenge, die für über den GU hinausgehende physiologische Leistungen notwendig ist – so zum Beispiel Wachstum, Schwangerschaft und Stillen. Er ist eine variable Größe, dessen Hauptanteil der Energiebedarf für die körperliche Aktivität und die mechanische Arbeit ist. Beeinflusst wird die körperliche Aktivität von der Aktivitätshäufigkeit, der Bewegungsart, -dauer sowie -intensität, außerdem dem Körpergewicht und genetischen Faktoren. Da ein erheblicher Anteil des täglichen Energieumsatzes auf der körperlichen Aktivität beruht, wurde zur Ermittlung des Leistungsumsatzes der *Physical Activity Level* (PAL) eingeführt, ein Quotient aus *Total Energy Expenditure* (TEE) und *Basal Metabolic Rate* (BMR). Hintergrund ist, dass experimentell jetzt der durchschnittliche tägliche Energieumsatz (TEE) mit doppelt stabil markiertem Wasser (*doubly labeled water method*) gemessen und bei denselben Personen auch der BMR mittels indirekter Kalorimetrie bestimmt bzw. nach prädiktiven Formeln berechnet werden kann. Der PAL ist von der beruflichen Tätigkeit und den Freizeitaktivitäten abhängig und schwankt unter üblichen Lebensbedingungen zwischen 1,2 und 2,4 (s. Tab. 1-4).

Eine weitere Komponente des Leistungsumsatzes ist die für die Thermoregulation benötigte Energie. Diese beträgt unter normalen Lebens- und Arbeitsbedingungen etwa 5 % des Gesamtenergieumsatzes. Auch Aufre-

Tab. 1-2 Formeln zur Berechnung des Grundumsatzes (GU/MJ/d)* nach FAO/WHO/UNU (1985)

Alter (Jahre)	Männer	Frauen
10–18	GU = 0,074 × KG (kg) + 2,754	GU = 0,056 × KG (kg) + 2,898
19–30	GU = 0,063 × KG (kg) + 2,896	GU = 0,062 × KG (kg) + 2,036
30–60	GU = 0,048 × KG (kg) + 3,653	GU = 0,034 × KG (kg) + 3,538
>60	GU = 0,049 × KG (kg) + 2,459	GU = 0,038 × KG (kg) + 2,755

* GU/kcal/d = GU/MJ/d × 0,239

Tab. 1-3 Schätzung des Grundumsatzes (kcal/d) bei Gesunden nach der Formel von Harris und Benedict (1919)

REE Männer	665 + 13,8 × Gewicht (kg) + 5,0 × Länge (cm) – 6,8 × Alter (Jahre)
REE Frauen	655 + 9,6 × Gewicht (kg) + 1,8 × Länge (cm) – 4,7 × Alter (Jahre)

Tab. 1-4 PAL-Werte von Erwachsenen bei unterschiedlichen Berufs- und Freizeittätigkeiten (D-A-CH 2013)

Arbeitsschwere/Freizeitverhalten	PAL[1, 2]	Beispiele
ausschließlich sitzende/liegende Lebensweise	1,2	alte, gebrechliche Menschen
ausschließlich sitzende Tätigkeit, wenig/keine körperliche Aktivität in der Freizeit	1,4–1,5	Büroangestellte, Feinmechaniker
sitzende Tätigkeit, zusätzlicher Energieaufwand für zeitweilig gehende/stehende Tätigkeiten	1,6–1,7	Laboranten, Kraftfahrer, Studierende, Fließbandarbeiter
überwiegend gehende/stehende Tätigkeit	1,8–1,9	Verkäufer, Kellner, Mechaniker, Handwerker
körperlich anstrengende berufliche Tätigkeit	2,0–2,4	Bauarbeiter, Landwirte, Waldarbeiter, Bergarbeiter, Leistungssportler

[1] PAL (*Physical Activity Level*) = durchschnittlicher täglicher Energiebedarf für körperliche Aktivität als ein Mehrfaches des Grundumsatzes

[2] Für sportliche Betätigungen oder anstrengende Freizeitaktivitäten (30–60 min, 5- bis 6-mal/Woche) können zusätzlich pro Tag 0,3 PAL-Einheiten zugelegt werden

gung, psychische Belastung, Schmerz und Stress führen zu einem erhöhten Energieumsatz, der sich aber nach derzeitiger Literatur bisher nicht genau bestimmen lässt. Denn der bereits erwähnte thermogenetische Effekt der Nahrung, der auch bei enteraler oder parenteraler Ernährung auftritt, ist von der Nahrungsmenge, ihrer Zusammensetzung und von den dadurch induzierten Speicherungsprozessen abhängig. Da sich die thermogenetischen Effekte einzelner Substrate relativ schwer bestimmen lassen, wurden viele Untersuchungen mit einer Mischkost durchgeführt. Bezogen auf den Tagesenergieumsatz hat die nahrungsinduzierte Thermogenese einen Anteil von etwa 8 %.

Bei gesunden Erwachsenen können die individuellen Richtwerte für eine angemessene Energiezufuhr durch Multiplikation des rechnerisch ermittelten Grundumsatzes mit dem PAL-Wert ermittelt werden:

TEE (kcal) = BMR (kcal) × PAL

Die Thermogenese nach der Nahrungsaufnahme ist dabei von quantitativ geringer Bedeutung. Dieser Wert gilt allerdings nur für Normalgewichtige (s. D-A-CH). Für adipöse Personen (BMI $>30\,kg/m^2$) kann als Gewicht das auf der Basis des optimalen BMIs ermittelte Sollgewicht eingesetzt werden (s. Tab. 1-5):

Sollgewicht (kg) = Körpergröße $(m)^2$ × 22 bzw. 24 für Männer

Sollgewicht (kg) = Körpergröße $(m)^2$ × 21 bzw. 22 für Frauen

Eine weitere, einfachere Möglichkeit ist die Berechnung der angemessenen Energiezufuhr durch Multiplikation des Gewichts mit einem „allgemeinen Richtwert für eine

Tab. 1-5 Wünschenswerter BMI (D-A-CH 2013)

Männer	15–19 Jahre	$22\,kg/m^2$
	19–65 Jahre und älter	$24\,kg/m^2$
Frauen	15–19 Jahre	$21\,kg/m^2$
	19–65 Jahre und älter	$22\,kg/m^2$

angemessene Energiezufuhr“ (s. Tab. 1-6), einem Energiefaktor:

Energiebedarf (kcal) = Gewicht (kg) × Energiefaktor (kcal)

Merke

Der Energiebedarf eines Gesunden ist eine sehr individuelle Größe. Die Berechnung dieser Größe führt daher immer nur zu einem Schätzwert, der sich vom tatsächlichen Wert erheblich unterscheiden kann.

Grundlegende Untersuchungen zu Veränderungen des Energiestoffwechsels bei unterschiedlichen Erkrankungen zeigten, dass die meisten kardialen, pulmonalen und gastrointestinalen Erkrankungen, aber auch Anämien, Leukämien, chronische Infektionskrankheiten sowie Stoffwechselkrankheiten – wie Diabetes mellitus und Gicht – keine wesentlichen spezifischen Veränderungen des Energieumsatzes aufweisen. Signifikante Veränderungen fanden sich bei der Hyper- und Hypothyreose (Abweichungen von ± 30–50 %), bei Akromegalie und bei fieberhaften Infekten (Kreymann 2003).

Tab. 1-6 Allgemeine Richtwerte für eine angemessene Energiezufuhr (kcal)

Aktivität	Allgemeiner Richtwert (kcal)
Grundumsatz	24 (bzw. altersabhängig s. Text)
Bettruhe	26–29
leichte körperliche Tätigkeit	30
mittelschwere körperliche Tätigkeit	35
schwere körperliche Tätigkeit	40

Merke

Bei Kranken kommt es in Abhängigkeit von den Veränderungen des Postaggressionsstoffwechsels auch zu Änderungen des Energieumsatzes. Dies betrifft vor allem Patienten mit schweren Traumata und Infektionen (Kreymann 2003; Kreymann et al. 2007).

Nach der DGEM-Leitlinie zur parenteralen Ernährung liegt bei Kranken der Gesamtenergieumsatz in der Regel nur 0–7 % über dem Grundumsatz (Kreymann et al. 2007). Denn zum einen weisen die meist bettlägerigen Patienten nur eine geringe körperliche Aktivität auf, zum anderen ist die nahrungsinduzierte Thermogenese bei der Versorgung mit einer molekular definierten Sondenkost oder bei der parenteralen Zufuhr von Aminosäuren deutlich geringer als bei oraler Proteinzufuhr. Entscheidend für den Energieumsatz von Kranken ist, dass bei einigen Erkrankungen – durch eine gesteigerte oder verminderte Freisetzung von Hormonen und Zytokinen – Stoffwechselveränderungen induziert werden, die den Grundumsatz in beide Richtungen verändern können. Zudem können starke Schmerzen, psychische Veränderungen und Kältezittern bei Fieber eine Steigerung des Grundumsatzes bewirken.

Bei vielen Erkrankungen bleibt der Energieumsatz im Bereich des Standardgrundumsatzes. Dazu gehören der überwiegende Teil der Krankheiten aus der Akutmedizin – beispielsweise auch elektive Operationen, bei denen Energieumsätze im Bereich von ± 10 % im Verhältnis zum Standardgrundumsatz gemessen wurden.

Einige Erkrankungen, vor allem aus dem endokrinen Bereich (Hypo- und Hyperthyreose), aber auch Sepsis, Trauma und Verbrennungen, führen zu klinisch relevanten Steigerungen des Ruheenergieumsatzes von

40–60 %. Da diese krankheitsbedingten Veränderungen des Energieumsatzes von der Schwere der Erkrankung und vom zeitlichen Verlauf abhängig sind, sind sie schwerer zu schätzen. In der Folge kann es zu erheblichen Unterschieden zwischen geschätzten und gemessenen Werten des Energieumsatzes kommen. Auch das Verhältnis der Werte kann sich sehr kurzfristig ändern.

Merke
Bei kritisch Kranken ist die Steigerung des Energieumsatzes keine konstante, sondern eine dynamische Größe, abhängig vom Verlauf und Schweregrad der Erkrankung. Eine klinische Verschlechterung – beispielsweise im Sinne eines Schocks, einer schwererer Sepsis oder eines septischen Schocks – bedingt eine relevante Abnahme des Energieumsatzes.

Die Energiezufuhr kann in Abhängigkeit vom Gesamtenergieumsatz bei den drei Patientengruppen daher wie folgt bestimmt werden (Kreymann et al. 2007; Felbinger u. Richter 2012; Ockenga u. Sanson 2012). Dabei ist zu beachten, dass der aktuelle gemessene oder geschätzte Energieumsatz nicht auch die Zielvorgabe für die Energiezufuhr sein muss.

Der stoffwechselstabile Patient: Die Ernährung entspricht der Ernährung Gesunder. Eine isokalorische Ernährung bewirkt den Erhalt körpereigener Ressourcen.

Der immobile Patient: Bei dem überwiegend immobilen Patienten – ohne relevante Veränderung des REE und ohne Mangelernährung – entspricht die Energiezufuhr je nach Toleranz dem 1- bis 1,2-Fachen des aktuell gemessenen oder geschätzten REE (z. B. mit der Formel von Harris und Benedict). In einem Zustand nach Mangelernährung entspricht die Energiezufuhr dem 1,1- bis 1,3-Fachen des aktuellen REE.

Merke
Als Faustregel für die Energiezufuhr gilt: 20–25 kcal/kg/Tag (immobiler Patient) und 25–35 kcal/kg/Tag (mobiler Patient).

Der kritisch kranke Patient: Der Goldstandard ist die Messung des Energieverbrauchs mittels indirekter Kalorimetrie. Die Alternative bietet folgende Formel:

Gesamtumsatz = Ruheumsatz × Multiplikationsfaktor entsprechend der Krankheitsphase

- Standardruheenergieumsatz (REE):
  - 20–30 Jahre: 25 kcal/kg KG/d;
  - 30–70 Jahre: 22,5 kcal/kg KG/d;
  - > 70 Jahre: 20 kcal/kg KG/d;
- Multiplikationsfaktoren:
  - Ebbphase (permissive Hypoalimentation): REE × 0,5 bzw. Faustregel: maximal 20–25 kcal/kg/d;
  - Flowphase: REE × 1,0;
  - anabole Flowphase: REE × bis 1,5 (schrittweise Steigerung auf das 1,2-Fache, bei gleichzeitiger Mangelernährung auf das 1,5-Fache des aktuellen Energieumsatzes bzw. als Faustregel auf einen Zielwert von 25–30 kcal/kg/d).

Merke
Eine Hyperalimentation ist bei kritisch Kranken im Akutstadium der Erkrankung unbedingt zu vermeiden. Die Energiezufuhr sollte im Bereich des aktuellen Gesamtenergieumsatzes oder leicht darunter liegen.

Bei kritisch kranken adipösen Patienten wird in den amerikanischen Leitlinien empfohlen, den Energiebedarf auf der Basis eines adaptierten Gewichtes zu berechnen, wenn keine indirekte Kalorimetrie zur Verfügung steht (Rittler et al. 2008):

Adaptiertes Körpergewicht (kg)
= (Körpergewicht – Idealgewicht)
× 0,4 + Idealgewicht

Idealgewicht (kg) = 48 + (Größe [cm] – 152)
× 1,06 (Männer)

Idealgewicht (kg) = 45,4 + (Größe [cm]– 152)
× 0,89 (Frauen)

Adipöse Patienten müssen unbedingt ernährt werden. Wenn sie hungern, kommt es primär zu einem Verlust an Skelettmuskelmasse. Dieser wirkt sich vor allem dann negativ aus, wenn die Patienten bereits mangelernährt sind.

1.2 Energieliefernde Nährstoffe

1.2.1 Eiweiße (Proteine)

Proteine sind die wichtigsten strukturellen und funktionellen Bestandteile aller Körperzellen. Sie bestehen aus Peptidketten von 20 proteinogenen Aminosäuren (AS). Die Proteine sind durch eine spezifische Reihenfolge der AS charakterisiert. Verknüpfungen von 2 AS werden als Dipeptide bezeichnet, von unter 10 AS als Oligopeptide, von 10–100 AS als Polypeptide und von mehr als 100 AS als Proteine. Das Zusammenfügen der AS in einer bestimmten Sequenz ist genetisch festgelegt. Einfache Proteine sind nur aus AS aufgebaut, komplexe (konjugierte) Proteine aus AS und funktionellen Komponenten (s. Tab. 1-7).

Alle AS besitzen am α-C-Atom eine Amino-(NH_2)- und eine Säure-(COOH)-Gruppe. Da nur AS Stickstoff (N) enthalten, sind Proteine die einzige vom Menschen verwertbare Stickstoffquelle. Daher wird der Stickstoffstoffwechsel meist mit dem Proteinstoffwechsel gleichgesetzt. Die proteinogenen Aminosäuren werden entsprechend ihrer Funktion in drei Gruppen eingeteilt (s. Tab. 1-8).

Unentbehrliche (essenzielle) Aminosäuren sind endogen aufgrund beim Menschen fehlender Enzymsysteme nicht synthetisierbar und müssen regelmäßig mit der Nahrung aufgenommen werden. Die bedingt unentbehrlichen Aminosäuren werden in besonderen Krankheitssituationen zur Bedarfsdeckung unzureichend endogen gebildet und müssen dann substituiert werden.

Tab. 1-7 Konjugierte (komplexe) Proteine (mod. nach Gaßmann 2006)

Konjugierte Proteine	Beispiele	Funktionelle Komponenten
Chromoproteine	Hämoglobin, Myoglobin, Cytochrome, Peroxidasen, Katalase, Chlorophyll	Eisen-/Magnesium-Porphyrin-Komplexe
Glykoproteine	Mucine, Lektine	Kohlenhydrate
Lipoproteine	Chylomikronen, LDL, VLDL, HDL, Lipoprotein (a), Membranbausteine	Lipide
Metalloproteine	Coeruloplasmin, Ferritin, Hämosiderin, Transferrin, Carboxypeptidase, Xanthin-Oxidase	Metalle
Nucleoproteine	Ribonucleoproteine (Ribosomen)	Nukleinsäuren
Phosphoproteine	Caseine	Phosphor

Tab. 1-8 Einteilung der in der Nahrung enthaltenen Aminosäuren nach ihrer Funktion (mod. nach Hahn et al. 2006)

Unentbehrliche Aminosäuren	Bedingt unentbehrliche Aminosäuren	Entbehrliche Aminosäuren
Histidin*	Arginin	Alanin
Isoleucin	Cystein**	Asparagin
Leucin	Glutamin	Asparaginsäure
Lysin	Glycin	Glutaminsäure
Methionin	Prolin	
Phenylalanin	Serin	
Threonin	Taurin***	
Tryptophan	Tyrosin**	
Valin		

* Gilt als unentbehrlich, da es bei längerer histidinfreier Ernährung zu einer verminderten Hämoglobinsynthese kommt

** Bildung beim Abbau von Methionin und Phenylalanin

*** Stoffwechselprodukt schwefelhaltiger Aminosäuren

Exkurs

Ein Beispiel für bedingt unentbehrliche AS sind die unter katabolen und hypermetabolen Stoffwechselbedingungen unzureichend verfügbaren Aminosäuren Arginin und Glutamin, die im Rahmen der Immunonutrition eingesetzt werden. Arginin ist die Ausgangssubstanz zur Bildung von Ornithin (Präkursor für die Polyamin- und Prolinsynthese), Kreatin und Stickstoffmonoxid (NO). Polyamine (z. B. Putrescin, Spermin und Spermidin) haben wichtige Funktionen bei der Zellteilung und Eiweißsynthese, was besonders für das Wachstum und die Unversehrtheit der Mukosazelllen wichtig ist. NO ist ein intra- und interzellulärer Botenstoff, der an der Prostaglandinsynthese, der Apoptose, der Hemmung der Leukozytenmigration und Thrombozytenaggregation sowie an der Hormonfreisetzung und Neurotransmission beteiligt ist. Arginin steigert die Proteinsynthese, was auch zu einer verbesserten Wundheilung führt. Pharmakologische Mengen von Arginin stimulieren die zelluläre Immunabwehr durch eine Steigerung der Mitogenese und Proliferation der T-Lymphozyten sowie durch eine erhöhte Aktivität der Killerzellen. Glutamin macht in der Skelettmuskulatur ca. 60 % des gesamten Aminosäurenpools aus. Neben seiner Funktion als Baustein von Proteinen hat es als Zwischenprodukt multipler Stoffwechselwege eine wichtige Rolle. Dazu gehören beispielsweise die Lieferung von Stickstoff für die Synthese von Purinen, Pyrimidinen, NAD^+ und Aminozuckern. Zudem ist es der Präkursor für die Bildung von Arginin. Für die Zellen des Gastrointestinaltraktes, Enterozyten und Kolonozyten, ist Glutamin ein wichtiges Energiesubstrat, für die Immunzellen Energie- und Stickstofflieferant. Glutamin-abhängige Vorgänge sind die Lymphozytenproliferation, die Zytokinproduktion, die Phagozytoseaktivität, die Antigen-Expression und -Präsentation von Makrophagen und die Aktivität der natürlichen Killerzellen. Schließlich ist es auch an der Synthese von Glutathion beteiligt.

Außer den proteinogenen AS gibt es im Organismus eine Vielzahl nicht-proteinogener, meist in freier Form vorliegender AS. Diese haben Funktionen als Produkte des Intermediärstoffwechsels, sind Bestandteile von Coenzymen und dienen als Neurotransmitter im Zentralnervensystem, als Vorstufen der biogenen Amine und für die Hormonsynthese.

Aufgrund der spezifischen räumlichen Struktur und der dadurch unterschiedlichen Löslichkeit werden Proteine in zwei Klassen eingeteilt, die **Sphäroproteine** (globuläre Proteine, kugelförmig, wasser- und salzlöslich) und die **Skleroproteine** (fibrilläre Proteine, nicht wasserlöslich). Die Skleroproteine sind als Kollagene, Elastine und Keratine Bestandteile von Sehnen, Bindegeweben, Gefäßen und Haaren. Die Sphäroproteine bilden kolloidale Strukturen und haben als Transportmoleküle, Immunglobuline und kontraktile Proteine spezifische Aufgaben. Die wichtigsten, auch in Lebensmitteln vorkommenden Sphäroproteine sind Albumine (in Blut, Milch, Ei, Weizen, Hülsenfrüchten), Globuline (in Muskelfleisch, Blut, Getreide, Soja), Prolamine (in Pflanzen, vorwiegend Getreide) und Gluteline (in Weizen, Roggen, Gerste). Prolamine und Gluteline induzieren bei disponierten Personen das Krankheitsbild der Zöliakie.

AS, Peptide und Proteine haben im Organismus vielfältige Aufgaben. Sie fungieren beispielsweise als Transport-, Zellerkennungs-, Rezeptor- und Speichermoleküle im Blut und in Geweben, als Kontraktionselemente in der Muskulatur, als Enzyme und Hormone, als Antikörper im Immunsystem, als Gerinnungsfaktoren im Blut sowie als Gerüst- und Stützsubstanzen im Bindegewebe, in Knochen, Nägeln und Haaren.

Merke
Eine ausreichende Proteinzufuhr ist für die zelluläre Integrität und die Funktion für den Gesunden und den Kranken von entscheidender Bedeutung. **Nahrungsproteine** haben daher zwei ernährungsphysiologische Hauptfunktionen, die Versorgung mit Aminosäuren und die Lieferung von Stickstoff. Nur ein ausgewogenes Verhältnis zwischen essenziellen und nichtessenziellen AS und eine bedarfsgerechte Stickstoffzufuhr führen zu einem adäquaten Wachstum und einem Gleichgewicht zwischen dem Abbau und Aufbau von Körperproteinen – einer ausgeglichenen Stickstoffbilanz.

Merke
Proteine sind nicht durch andere Nährstoffe zu ersetzen.

Obwohl Proteine durch Bildung von ATP an der Energiegewinnng beteiligt sind und glucogene AS im Hungerzustand α-Ketosäuren für die Gluconeogenese bereitstellen, sind Proteine keine dominierende Energiequelle (1 g Eiweiß liefert ca. 4,1 kcal = 17,1 kJ). Um ihre Aufgaben als AS- und N-Lieferanten zu erfüllen, sollte daher gleichzeitig mit den Proteinen immer ausreichend Energie in Form von Kohlenhydraten und Fetten zugeführt werden.

Proteine sind in tierischen (Fleisch, Fisch, Milch und -produkte, Eier) und pflanzlichen Lebensmitteln (Getreide und -produkte, Hülsenfrüchte, Kartoffeln, Nüsse und Soja) enthalten. Die Qualität der Nahrungsproteine ist hauptsächlich von der Aminosäurenzusammensetzung abhängig, das heißt davon, wie gut das Nahrungsprotein dem Bedarf des Organismus entspricht. Je hochwertiger ein Protein ist, umso weniger davon muss (bei ausreichender Energiezufuhr) zur Bedarfsdeckung des Organismus aufgenommen werden. Die Höhe der „biologischen

Wertigkeit“ eines Nahrungsproteins ist im Wesentlichen von der Menge und Relation essenzieller AS abhängig. Die limitierende AS eines Proteins ist die essenzielle AS, von der in Bezug auf ihren Bedarf am wenigsten im Protein enthalten ist.
Proteine aus tierischen Lebensmitteln haben generell eine höhere biologische Wertigkeit als die aus pflanzlichen Lebensmitteln. Da Nahrungsproteine unterschiedliche limitierende AS enthalten, ist es möglich, durch eine günstige Kombination pflanzlicher Lebensmittel eine höhere Qualität zu erreichen. Dies ist vor allem in der Ernährungstherapie von Erkrankungen mit verminderter Proteintoleranz wie der chronischen Niereninsuffizienz von Bedeutung.

Exkurs

Die Eiweißverdauung erfolgt durch Aufspaltung von im Magen, Pankreas und Dünndarm gebildeten Peptidasen in Poly- und Oligopeptide und schließlich in AS. AS werden vorwiegend im Jejunum resorbiert, aber auch Di- und Tripeptide werden aufgenommen und in den Mukosazellen von Peptidasen gespalten. Dies ist die Grundlage für den Einsatz der niedermolekularen Sondennahrungen. Resorbierte, nicht zur Eigensynthese von Proteinen benutzte AS werden durch Decarboxylierung, Transaminierung und oxidative Desaminierung abgebaut. Dabei entstehen vorwiegend α-Ketosäuren (vorwiegend zur Energiegewinnung), biogene Amine (Vorstufen z. B. für die Synthese von Enzymen und Hormonen) sowie Ammoniak (nach Abbau im Harnstoffzyklus Ausscheidung als Harnstoff im Urin).

Die D-A-CH empfiehlt für Erwachsene von 19–65 Jahren und älter eine Proteinzufuhr von 0,8 g/kg KG/d und einen Anteil an der Gesamtenergiezufuhr von 10–15 %. Proteinmangel ist in den Industrieländern vorwiegend durch Erkrankungen bedingt. Weitere Risikogruppen für einen Proteinmangel sind alte, multimorbide Personen sowie Tumorpatienten mit ihren inflammationsbedingten Stoffwechselstörungen und konsekutiv erhöhtem Proteinumsatz. Dieser verbunden mit gesteigertem Proteinabbau und unzureichender Proteinsynthese im Skelettmuskel führt zusätzlich bei unzureichender Proteinzufuhr zu Proteinmangel. Die Leitlinien empfehlen daher für Tumorpatienten eine höhere Proteinzufuhr von 1,2–1,5 g/kg KG/d (s. Kap. 4 und Kap. 5).

1.2.2 Fette (Lipide)

Fette sind eine heterogene Gruppe von Substanzen. Gemeinsam ist ihnen die Unlöslichkeit in Wasser und die hohe Löslichkeit in organischen Lösungsmitteln (Chloroform, Diethylether, Benzol, Hexan). Nach ihrer chemischen Zusammensetzung lassen sich die Lipide in einfache, nicht verseifbare Fette und deren Derivate sowie Isoprenderivate – beispielsweise die fettlöslichen Vitamine und die Steroide – und in komplexe, verseifbare Fette wie Acylglyceride (Neutralfette) und Wachse klassifizieren. Die meisten dieser Substanzen enthalten Fettsäuren (FS), chemisch aliphatische Carbonsäuren mit unterschiedlich langen Kohlenwasserstoffketten. Die physikalischen und biochemischen Eigenschaften der FS werden von der Kettenlänge (Anzahl der C-Atome), dem jeweiligen Sättigungsgrad (Zahl an Doppelbindungen) und der Lokalisation der ersten Doppelbindung (vom Methylende des Moleküls = ω- bzw. n-Ende) sowie der Gesamtzahl der Doppelbindungen bestimmt. Kurzkettige FS haben 4–6, mittelkettige FS 8–12 und langkettige FS > 12 C-Atome.

Exkurs

Kurzkettige FS (Acetat, Butyrat, Propionat) sind in Nahrungsmitteln nur in geringer Menge vorhanden. Sie entstehen vor allem bei der bakteriellen Fermentation der Ballaststoffe im Dickdarm und hemmen dort das Wachstum unerwünschter Mikroorganismen. Zudem haben sie positive Einflüsse auf das Kolonepithel (Förderung der Protein- und Mucinsynthese, Steigerung der Durchblutung und Kolonmotilität). Triglyceride mittelkettiger FS (MCT) werden aufgrund ihrer im Darm unabhängig von Lipasen und Gallensäuren stattfindenden Verdauung, der raschen intestinalen Absorption, der fehlenden Chylomikronenbildung und dem direkten Transport über die Pfortader bei Krankheiten des Verdauungstraktes (Maldigestion und Malabsorption), Störungen der Fettresorption, Chylomikronämie und in der enteralen und parenteralen Ernährung eingesetzt (s. Kap. 6.3). Unter den langkettigen Fettsäuren finden sich die essenziellen Fettsäuren.

Fettsäuren ohne Doppelbindungen werden als gesättigte, solche mit Doppelbindungen als ungesättigte Fettsäuren bezeichnet. In Abhängigkeit von der Zahl der Doppelbindungen wird zwischen einfach und mehrfach ungesättigten FS (EUFS und MUFS) und je nach der Lage der Doppelbindungen wird zwischen ω-9, ω-6 und ω-3 unterschieden. Für die biologische Wirksamkeit der mehrfach ungesättigten Fettsäuren ist die Konfiguration von Bedeutung. Die „physiologische" Konfiguration ist die cis-Konfiguration. Tabelle 1-9 gibt eine Übersicht über für die menschliche Ernährung wichtige Fettsäuren.

Linolsäure und α-Linolensäure sind essenzielle Fettsäuren, da sie vom menschlichen Organismus nicht synthetisiert werden können. Wahrscheinlich gilt dies auch für die Eicosapentaensäure (EPA). Langkettige Fettsäuren haben einige spezifische Aufgaben: Sie sind Bestandteile von biologischen Membranen und beeinflussen deren Fluidität und damit transmembranöse Transportprozesse. Weiterhin sind sie Ausgangssubstanzen für die Eicosanoide, lokal wirksame Gewebehormone. Nach dem Ort ihrer Synthese werden Prostaglandine (Bildung in allen Geweben), Prostacycline (Produkte der Gefäßendothelzellen), Thromboxane (Synthese in den Thrombozyten) und Leukotriene (Synthese in den Leukozyten) unterschieden. Von der Arachidonsäure (AA) leiten sich Eicosanoide mit vasokonstriktorischer, verstärkt aggregatorischer und proinflammatorischer Wirkung („schlechte Eicosanoide") ab, von der EPA Eicosanoide mit gegenteiliger Wirkung („gute Eicosanoide").

Die einfachsten Fettsäurenverbindungen sind die Triglyceride (TG) oder Neutralfette, in denen jeweils drei Fettsäurenreste mit dem dreiwertigen Alkohol Glycerol verestert sind. TG sind mit 95–98 % in der Nahrung und im menschlichen Organismus die am häufigsten vorkommende Fettklasse. Einfache TG haben nur gleiche, gemischte TG unterschiedliche Fettsäurenreste. Die Eigenschaften der Triglyceride sind von den enthaltenen Fettsäuren abhängig. Lebensmittel mit hohem Fettgehalt sind Speisefette und -öle, Fleisch und Fleischwaren, fettreiche Käse und Nüsse. Tierische Fette – vor allem Depotfette, Schweineschmalz, Rindertalg und Gänseschmalz – enthalten vorwiegend gesättigte und einfach ungesättigte Fette. Pflanzliche Fette, mit Ausnahme von Palmkern- und Kokosfett, haben einen hohen Anteil an einfach und mehrfach ungesättigten Fettsäuren und sind daher bei Raumtemperatur meist flüssig (Öle). Nicht nur in der Onkologie von besonderem Interesse sind fette Fische (Hering, Makrele, Lachs, Sardine) – Lieferanten der ω-3-Fettsäuren.

Voraussetzung für die Verdauung der Nahrungsfette ist die Umwandlung der wasserunlöslichen TG in eine wasserlösliche Form. Da die Wasserlöslichkeit im Wesentlichen von der Kettenlänge der Fettsäuren abhängt, wird auch die Digestion und Resorption von der Kettenlänge mitbestimmt. Die diätetisch eingesetzten wasserlöslichen mittelkettigen TG (MCT) werden ohne Emulgierung und Hydrolyse absorbiert und gelangen auch ohne Reveresterung und Chylomikronenbildung direkt in die Pfortader. Das gilt auch für die kurzkettigen FS. Beide Fettsäuren werden im Kolon resorbiert.

Tab. 1-9 Charakteristika und Vorkommen ausgewählter Fettsäuren

Name	Zahl der C-Atome	Zahl der Doppelbindungen	Symbol	Vorkommen
Kurzkettig				
Essigsäure	2	0	C 2:0	Essig
Propionsäure	3	0	C 3:0	Emmentaler Käse
Buttersäure	4	0	C 4:0	Milchfett
Mittelkettig				
Capronsäure	6		C 6:0	Milchfett, Kokosöl
Caprylsäure	8		C 8:0	Milch-, Kokos- und Palmkernfett
Caprinsäure	10		C 10:0	Milch-, Kokos- und Palmkernfett
Laurinsäure	12	0	C 12:0	Milch-, Kokos- und Palmkernfett
Langkettig, gesättigt				
Myristinsäure	14	0	C 14:0	tierische Fette
Palmitinsäure	16	0	C 16:0	tierische Fette
Stearinsäure	18	0	C 18:0	Kakaobutter, tierische Fette
Langkettig, ungesättigt, (cis)				
Ölsäure	18	1	C 18:1 ω9	Oliven- und Rapsöl
Linolsäure	18	2	C 18:2 ω6	Sonnenblumen-, Maiskeim-, Traubenkern-, Distel-, Raps- und Sojaöl
γ-Linolensäure	18	3	C 18:3 ω6	Nachtkerzenöl
α-Linolensäure	18	3	C 18:3 ω3	Lein-, Hanf-, Raps-, Soja- und Nussöl
Arachidonsäure	20	4	C 18:4 ω6	Schlachttierfette
Eicosapentaensäure (EPA)	20	5	C 20:5 ω3	Fischöle
Docosahexaensäure (DHA)	22	6	C 22:6 ω3	Fischöle

Exkurs

Der Abbau der Fette findet hauptsächlich im Dünndarm statt. Einfach dargestellt werden TG, Phospholipide und Cholesterolester nach Emulgierung unter der Mitwirkung von Gallensäuren durch Pankreaslipase, Phospholipase und Cholesterolesterase in Fettsäuren und freies Glycerol, Mono- und Diglyceride, Phospholipide und Cholesterol gespalten. Die Spaltprodukte bilden zusammen mit konjugierten Gallensäuren wasserlösliche Mizellen, in denen auch fettlösliche Vitamine und Cholesterin enthalten sind. So entstehen gemischte Mizellen. Die Spaltprodukte ohne die Gallensalze, die im terminalen Ileum rückresorbiert werden, werden im oberen Dünndarmabschnitt durch passive Diffusion in die Darmschleimhautzellen aufgenommen. Dort wird die Hydrolyse von Mono- und Diglyceriden fortgesetzt, bevor bei langkettigen FS die Kopplung an ein wasserlösliches Trägerprotein erfolgt. Während der Zellpassage werden langkettige FS zu TG reverestert und bilden mit β-Lipoproteinen aus der Darmschleimhaut, Cholesterolestern und Phospholipiden Chylomikronen. Diese werden an der Mukosazellbasis in die Lymphe abgegeben und gelangen über den Ductus thoracicus in das Blut, wo sie rasch durch das Enzym Lipoproteinlipase in freie Fettsäuren und Monoglyceride hydrolysiert werden. Die Spaltprodukte werden von den peripheren Geweben (Muskulatur und Fettgewebe) und der Leber aufgenommen und weiter metabolisiert.

TG sind Hauptenergielieferanten (1 g liefert 9,3 kcal = 39 kJ; MCT: 1 g liefert 8,2 kcal = 34 kJ), Energiespeicher im Fettgewebe, Lieferanten essenzieller Fettsäuren und fettlöslicher Vitamine, wichtige Aroma- und Geschmacksträger, Zellmembranbestandteil, Vorstufe für die Synthese von Steroidhormonen, Gallensäuren sowie Eicosanoiden, und sie schützen vor Wärmeverlust. Die D-A-CH empfiehlt einen Fettanteil von 30–35 % der Gesamtenergiezufuhr in der Nahrung. Wichtig ist die Fettqualität. Die empfohlene Zufuhr an Linolsäure liegt für Jugendliche und Erwachsene bei 2,5 %, die für α-Linolensäure bei 0,5 % der Gesamtenergiezufuhr. Eine Zufuhr von DHA und EPA bis zu 3,0 g/d gilt als unbedenklich. Das empfohlene Verhältnis der Fettsäuren beträgt: < 10 % gesättigte (GFS) : 10–15 % einfach ungesättigten (EUFS) : 7 % mehrfach ungesättigte Fettsäuren (MUFS). Zur empfohlenen Fettzufuhr bei Tumorpatienten finden sich Informationen in Kapitel 4.

Cholesterol

Der Gesamtcholesterolgehalt des Körpers beträgt 150 g. Cholesterol kann aufgrund seiner im Organismus essenziellen Funktionen vollständig endogen aus Acetyl-CoA gebildet werden – grundsätzlich in allen Geweben, hauptsächlich aber in der Leber und in der Dünndarmschleimhaut. Als Bestandteil der Zellmembranen ist Cholesterol an der Regulation der Fluidität und Permeabilität von Lipidschichten beteiligt. Es ist das Ausgangssubstrat für die Bildung der Gallensäuren, die möglicherweise in der Kanzerogenese von Kolon- und Mastdarmtumoren eine Rolle spielen, und für die Synthese der Steroidhormone, der Sexualhormone (Progesteron, Östradiol und Testosteron), der Glucocorticoide (Cortisol und Corticosteron), des Mineralocorticoids Aldosteron sowie des Vitamin D_3 (Calcitriol). Zudem hat es eine regulatorische Bedeutung bei der Embryogenese. Der notwendige Bedarf an Cholesterol beträgt 1–1,5 g/d. Über die Nahrung wird Cholesterol ausschließlich mit tierischen Lebensmitteln zugeführt. Cholesterolreiche Lebensmittel sind Eigelb, Leber und Hirn sowie fette Fleisch- und Wurstwaren.

Die Höhe der Cholesterolaufnahme hängt von der Zusammensetzung der Nahrung ab und liegt bei 600–800 mg/d, wovon etwa die

Hälfte resorbiert wird. Die Resorptionshöhe ist individuell sehr unterschiedlich. Die empfohlene maximale Cholesterolzufuhr beträgt 300 mg/d.

Konjugierte Linolsäuren

Konjugierte Linolsäuren (CLA) sind ein Sammelbegriff für verschiedene Isomere der Linolsäure mit zwei Doppelbindungen in konjugierter Form, die besonders von der Pansenflora synthetisiert werden. Sie kommen daher überwiegend im Milchfett und im Fett von Wiederkäuern vor. Im Tierversuch konnte unter der Zufuhr von CLA-Isomeren-Gemischen die endotoxinbedingte Katabolie reduziert und die TNF-α-induzierte Gewichtsabnahme vermindert werden. Zudem traten experimentelle Tumoren seltener auf und das Wachstum humaner Tumorzellen in der Kultur wurde gehemmt. Entsprechende Humanstudien fehlen allerdings.

1.2.3 Kohlenhydrate

Den quantitativ bedeutendsten Bestandteil der menschlichen Nahrung bilden die Kohlenhydrate. Sie werden nach Molekülgröße eingeteilt in:

- Monosaccharide (Einfachzucker):
  - Glucose (Traubenzucker, Dextrose; Baustein der Polysaccharide Stärke, Glykogen, Cellulose); in Früchten, Honig, Spuren in den meisten Pflanzen; rein als Handelsware;
  - Fructose (Fruchtzucker); in Früchten, Honig, Spuren in den meisten Pflanzen; Bestandteil des Polyfructosans Inulin;
  - Galactose (Schleimzucker); Bestandteil der Lactose (wird bei der Verdauung freigesetzt); Baustein von Glykolipiden und Glykoproteinen;
  - Ribose; Baustein der RNA und von Nucleotid-Coenzymen;
- Disaccharide (Zweifachzucker):
  - Saccharose (Rohrzucker, Rübenzucker, Haushaltszucker; Glucose plus Fructose); in Zuckerrohr und Zuckerrüben, Früchten, Ahornzucker; rein als Handelsware;
  - Lactose (Milchzucker; Glucose plus Galactose); in Milch- und Milchprodukten;
  - Lactulose (Galactose plus Fructose); im menschlichen Verdauungstrakt nicht spaltbar; dient Bifidobakterien und Lactobacillen als Substrat; beim Abbau entstehen kurzkettige Fettsäuren;
  - Maltose (Malzzucker; Glucose plus Glucose); in Keimen (Gerste, Bier); entsteht bei der Stärkeverdauung;
- Oligosaccharide (Mehrfachzucker):
  - nur in geringen Mengen in der Nahrung enthalten, meistens in Hülsenfrüchten, Honig und aus dem Stärkeabbau;
  - Fructooligosaccharide (Oligofructose und Inulin); natürlicherweise in Chicorée, Zwiebeln, Bananen, Spargel und Tobinambur (Kartoffelschnaps) vorkommend; finden zunehmend als präbiotischer Lebensmittelzusatz Verwendung (s. Präbiotika);
- Polysaccharide (Vielfachzucker):
  - Stärke als den Hauptteil der Kohlenhydrate in der Ernährung liefernd; in Kartoffeln, Getreide und Leguminosen;
  - Glykogen (tierische Stärke); Reservekohlenhydrat im tierischen Organismus; hauptsächlich in Leber- und Skelettmuskulatur;
  - Ballaststoffe; retrogradierte Stärken (Bildung beim Abkühlen erhitzter Stärke bei technologischen Verarbeitungsprozessen); Nicht-Stärke-Polysaccharide (von den Verdauungsenzymen nicht spaltbare Kohlenhydrate) wie Cellulose, Hemicellulose, Pektin.

Merke
Mono-, Di- und Oligosaccharide sind leicht aufnehmbare, Polysaccharide schwer aufnehmbare Kohlenhydrate.

Kohlenhydratlieferanten sind fast ausschließlich pflanzliche Lebensmittel. Wichtige Quellen sind Getreide, Kartoffeln, Hülsenfrüchte sowie Obst und Gemüse, Zucker, Honig und Süßwaren.

Die Reaktion des Organismus auf die Kohlenhydratzufuhr kann in Form des **Glykämischen Index (GI)** quantitativ erfasst werden. Der GI gibt an, in welchem Maß ein Lebensmittel den Blutzuckerwert im Vergleich zu Glucose ansteigen lässt. Zur Ermittlung des GI werden die Flächen unter den Blutzuckerkurven nach dem Verzehr verschiedener Nahrungsmittel mit gleichen Kohlenhydratmengen zueinander in Beziehung gesetzt. Die blutzuckersteigernde Wirkung wird dabei vom Ballaststoffgehalt, der Konsistenz, dem Verarbeitungsgrad, der Konzentration der Enzyminhibitoren (vor allem α-Amylase-Inhibitoren) und dem Protein- und Fettgehalt beeinflusst. Da nicht nur die Art der Kohlenhydrate, sondern auch die verzehrte Menge, den Blutzucker entscheidend beeinflussen, wurde die Kenngröße des **Glykämischen Load (GL)** entwickelt. Er ist das Produkt aus GI und der Menge an Kohlenhydraten dividiert durch 100. Dies hat auch im onkologischen Bereich Bedeutung, da es Untersuchungen gibt, dass Lebensmittel mit hohem Glykämischem Index sich negativ auf den Tumorverlauf und die Inzidenz von manchen Tumoren – meist übergewichtabhängige Karzinome – auswirken (Dong et al. 2011; Nagle et al. 2011). Entsprechend sollten in diesen Fällen Nahrungsmittel mit niedrigem GI und GL ausgewählt werden (Hardin et al. 2011). Die Reduktion der chronischen Inflammation scheint dabei zusätzlich eine Rolle zu spielen – auch durch eine Minderung der Insulinresistenz (Hartman et al. 2010; Neuhouser et al. 2012).

Zu den wichtigsten Aufgaben der Kohlenhydrate gehört ihre Funktion als Energielieferanten durch die Bildung von ATP. 1 g Kohlenhydrate liefert 4,1 kcal (17,1 kJ). Bei Gesunden sollte der Kohlenhydratanteil in der Nahrung bei > 50 % der Gesamtenergiezufuhr liegen. Besonders das zentrale Nervensystem (ZNS), die Erythrozyten und die Nieren sind auf Glucose als Substrat angewiesen. Als Depotform sichern Muskel- und Leberglykogen die Energieversorgung mit Glucose. Kohlenhydrate stellen die Ausgangssubstrate für die Bildung nicht-essenzieller Aminosäuren, von Triglyceriden, Cholesterol, Steroidhormonen und Nucleotiden. Sie sind Teil von Plasma-, Membran- und Strukturproteinen sowie der Mucopolysaccharide, die am Aufbau des Bindegewebes beteiligt sind. Dort bestimmen sie im Wesentlichen die Struktur und Elastizität. Dennoch sind Kohlenhydrate keine essenziellen Nährstoffe, da sie in Leber und Niere aus Nichtkohlenhydraten (Pyruvat, Lactat, Glycerol, glucogenen Aminosäuren) in der Gluconeogenese synthetisiert werden können.

Merke
Um einen Abbau körpereigenen Proteins bzw. eine Ketoazidose zu verhindern, ist ein Kohlenhydratanteil von 25 % der Gesamtenergie notwendig.

Exkurs
Da Kohlenhydrate nur als Monosaccharide absorbiert werden können, müssen die in der Nahrung hauptsächlich enthaltenen Polysaccharide zunächst in ihre Grundbausteine hydrolysiert werden. Die Verdauung beginnt im Mund durch das Enzym Ptyalin, wird im Magen

fortgesetzt und findet hauptsächlich im Dünndarm durch Einwirkung der α-Amylase im Pankreassekret und der Disaccharidasen in der Bürstensaummembran der Dünndarmmukosa statt. Die in die Enterozyten absorbierten Monosaccharide verlassen die Epithelzelle und gelangen über das Portalblut in die Leber. Bezüglich des Kohlenhydratstoffwechsels wird auf die Fachliteratur verwiesen.

1.2.4 Ballaststoffe

Physiologisch gesehen sind Ballaststoffe (Nahrungsfasern) pflanzliche Nahrungsbestandteile, die von den körpereigenen Verdauungsenzymen nicht oder nur unvollständig abgebaut werden können und unverändert in den Dickdarm gelangen, wo sie Einfluss auf die Stuhlbeschaffenheit und die Darmbakterien haben. Mit Ausnahme von Lignin, das in der Ernährung keine wesentliche Bedeutung hat, sind die meisten Ballaststoffe aus unterschiedlichen Kohlenhydraten zusammengesetzt. Die quantitativ wichtigsten Ballaststoffe sind Cellulose, Hemicellulose und Pektine. Zu den Ballaststoffen gehören auch die resistente Stärke und Oligosaccharide – wie aus der in Hülsenfrüchten vorkommenden Raffinosefamilie (Raffinose, Stachyose und Verbascose) – und die Oligofructose, beispielsweise in Zwiebeln, Knoblauch und Artischocken vorkommend.

Die ernährungsphysiologische Bedeutung der Ballaststoffe beruht vor allem auf ihren im Gastrointestinaltrakt wirkenden physikalischen Eigenschaften, wie dem Wasserbindungsvermögen, der Quellfähigkeit, der Fermentierbarkeit, der Fähigkeit Gallensäuren zu binden, der Ionenaustauschfähigkeit und der Faserstruktur. Ein wesentliches Unterscheidungsmerkmal für die unterschiedlichen Ballaststoffwirkungen ist die Wasserlöslichkeit und die bakterielle Abbaubarkeit. Unterschieden werden wasserunlösliche und wasserlösliche Ballaststoffe.

Wasserunlösliche Ballaststoffe

Diese werden bakteriell nur wenig abgebaut und zum größten Teil mit dem Stuhl unverändert ausgeschieden. Aufgrund ihrer hohen Wasserbindungsfähigkeit erhöhen sie das Stuhlvolumen, wodurch die Peristaltik im Darm angeregt und die Transitzeit im Darm verkürzt wird. Dazu gehören:

- Cellulose (pflanzliche Gerüstsubstanz),
- Hemicellulose (Endosperm von Getreide, Membranbestandteile in Obst, Gemüse, Kaffee, Kakao),
- Lignin (verholzte Teile pflanzlicher Zellwände).

Wasserlösliche Ballaststoffe

Sie werden schnell und fast vollständig von der anaeroben Darmflora abgebaut. Dazu gehören:

- Pflanzenextrakte: Extrakte aus Zellwänden in Zitrusfrüchten, Apfeltrester, Zuckerrübenschnitzel; Pektine;
- Meeresalgenextrakte: Extrakte aus Zellwänden in Braun- und Rotalgen; Alginsäure (Alginate), Agar-Agar, Carrageen;
- Pflanzenexsudate: Extrakte des Stammes von Acacia- und Astralgus-Arten; Gummi arabicum, Traganth;
- Samenschleime: Endosperm des Samens des Johannisbrotkernbaums, Guarbohne; Extrakt aus der Samenschale von Leinsamen, Samen von Plantago; Johannisbrotkernmehl, Guarkernmehl, Leinsamenschleim, Psyllium, Ispaghula;
- Cellulosederivate: synthetische Hydrokolloide auf der Basis der wasserunlöslichen Cellulose.

Wesentliche Ballaststofflieferanten sind Vollkornmehle aller Getreidearten, Hülsenfrüchte (Bohnen, Erbsen, Kichererbsen, Linsen, Sojabohnen), Nüsse und Mandeln, Kartoffeln, Obst und Gemüse. Dabei enthalten Vollkornmehle und Hülsenfrüchte mehr Cellulosen, Hemicellulosen und β-Glucane und damit überwiegend unlösliche, Kartoffeln, Obst und Gemüse mehr Pektine und Cellulose und damit mehr lösliche Ballaststoffe.

Die DGE empfiehlt eine Ballaststoffzufuhr von mindestens 30 g/d (bei Männern: 12,5 g/1 000 kcal bzw. 3,8 g/MJ; bei Frauen: 16 g/1 000 kcal bzw. 2,9 g/MJ). Das Verhältnis von unlöslichen zu löslichen Ballaststoffen sollte im Verhältnis 3:1 liegen. Wie bei den sekundären Pflanzenstoffen sollten nicht nur die Einzelkomponenten wie Pektine oder Cellulose konsumiert werden, sondern das gesamte ballaststoffhaltige Lebensmittel. Für die Onkologie ist speziell die Wirkung der Ballaststoffe im Dickdarm von Bedeutung.

Exkurs

Im Dickdarm erhöhen unlösliche Ballaststoffe das Stuhlvolumen, fördern die Darmperistaltik und beschleunigen die Transitzeit, was der Obstipation vorbeugt sowie den Kontakt mit kanzerogenen Stoffen verkürzt. Außerdem wird die Konzentration kanzerogener Stoffe durch den hohen Wassergehalt verdünnt. Lösliche Ballaststoffe werden von den Darmbakterien weitgehend abgebaut, wobei kurzkettige Fettsäuren, Acetat, Propionat und Butyrat sowie Gase, Methan und Kohlendioxid entstehen. Durch kurzkettige Fettsäuren, vor allem Propionat, sinkt der pH-Wert im Dickdarm, was das Wachstum unerwünschter Mikroorganismen hemmt und die Ammoniakkonzentration reduziert. Das saure Milieu hemmt auch die Synthese der teilweise zytotoxisch und kokarzinogen wirkenden sekundären Gallensäuren. Besonders Pektine und Lignin binden die sekundären Gallensäuren (höchste Bindungsfähigkeit bei niedrigem pH) und steigern deren Ausscheidung. Die Darmmukosa nutzt kurzkettige Fettsäuren, besonders Butyrat, als Energiequelle zum Erhalt der Schleimhaut. Vermutet wird, dass Butyrat auch die zelluläre Proliferation des Dickdarmepithels normalisiert. Da ein geringer Teil der Fettsäuen zur Leber transportiert wird, liefern Ballaststoffe in geringem Maß auch Energie (ca. 2 kcal bzw. 8 kJ/g).

Ballaststoffe sollen aufgrund ihrer multiplen positiven Effekte einer Reihe von Erkrankungen und Funktionsstörungen entgegenwirken – beispielsweise Gallensteinen, Obstipation, Dickdarmdivertikulose, Übergewicht, Diabetes mellitus, Hypercholesterinämie und Arteriosklerose. Aufgrund der positiven Wirkungen im Dickdarm wird der ballaststoffreichen Ernährung eine gewisse Wirkung in der Tumorprävention zugewiesen, vor allem bei der Prävention kolorektaler Adenome und Karzinome (Aune et al. 2011). Die aktuelle Datenlage ist allerdings immer noch uneinheitlich. Studien des National Institute of Health (NIH) zeigten eine Prävention kolorektaler Adenome und Karzinome durch ballaststoffreiche Ernährung (Dahm et al. 2010), ein älterer Cochrane Review fand keine Assoziation (Asano et al. 2002).

1.3 Mineralstoffe

Mineralstoffe sind anorganische Lebensmittel- und Körperbestandteile des Menschen. Sie werden in Mengenelemente (Elektrolyte), Spurenelemente und Ultraspurenelemente eingeteilt.

Mengenelemente: Als Mengenelemente (Elektrolyte) werden Nahrungsbestandteile bezeichnet, die im menschlichen Organismus in einer Menge von > 50 mg/kg Körpertrockengewicht vorkommen. Dazu gehören Natrium (Na), Chlorid (Cl), Kalium (K), Calcium (Ca), Phosphor (P), Magnesium (Mg) und Schwefel (S).

Spurenelemente: Spurenelemente sind Nahrungsbestandteile, die im menschlichen Organismus in einer Menge von < 50 mg/kg Körpertrockengewicht vorkommen. Zu den Spurenelementen gehören Chrom (Cr), Eisen (Fe), Fluorid (F), Jod (J), Kobalt (Co), Kupfer (Cu), Mangan (Mn), Molybdän (Mo), Nickel (Ni), Selen (Se) und Zink (Zn). Dabei ist das Eisen mit einer Menge von ca. 60 mg/kg Körpertrockengewicht eine Ausnahme.

Ultraspurenelemente: So werden alle anderen Elemente bezeichnet, deren Essenzialität tierexperimentell über mehrere Generationen geprüft und für die Mangelerscheinungen gefunden wurden, ohne dass ihre speziellen Funktionen bekannt sind. Zu den Ultraspurenelementen gehören Aluminium (Al), Antimon (Sb), Arsen (As), Barium (Ba), Blei (Pb), Bor (B), Brom (Br), Cadmium (Cd), Caesium (Cs), Germanium (Ge), Lithium (Li), Quecksilber (Hg), Rubidium (Rb), Samarium (Sm), Silicium (Si), Strontium (Sr), Thallium (Tl), Titan (Ti), Vanadium (V), Wismut (Bi) und Wolfram (W).

Merke

Alle anorganischen Körperbestandteile können – in großem Umfang aufgenommen – Intoxikationen auslösen, indem sie die Wirkung essenzieller Substanzen blockieren, Wechselwirkungen mit anderen Elementen eingehen oder eine Umverteilung essenzieller Stoffe im Körper einleiten und damit Krankheiten auslösen (D-A-CH 2013).

Für die Aufrechterhaltung der Gesundheit und für eine ausreichende physische und psychische Leistungsfähigkeit sind Mengenelemente (Elektrolyte) und Spurenelemente für den menschlichen Körper essenziell. Ihren Funktionen nach sind sie Bau- und Wirkstoffe. Sie gewinnen in vielen Bereichen der Ernährungsmedizin zunehmend an Bedeutung. Für Gesunde gibt es von der D-A-CH Empfehlungen, Schätzwerte oder Richtwerte für die Zufuhr von Mengen- und Spurenelementen. Viele Krebsdiäten enthalten Empfehlungen, zusätzlich zur Ernährung verschiedener Mineralstoffe einzunehmen. Tabelle 1-10 gibt eine Übersicht über wichtige Daten zu den Mengen- und Spurenelementen.

Merke

Bei den angegebenen Bedarfsempfehlungen handelt es sich um Empfehlungen für Gesunde. Bei Kranken kann der Bedarf im Einzelfall höher sein.

1.3.1 Spurenelemente

Chrom (Cr): Bei Chrom muss das Chrom III vom Chrom VI unterschieden werden. Chrom III ist ein essenzielles Spurenelement und wird für die Fettstoffwechselhomöostase benötigt. Ferner hat es Bedeutung für den Kohlenhydratstoffwechsel. Bei totaler parenteraler Ernährung muss es regelmäßig substituiert werden. Nach Berichten korreliert die Höhe des Chromspiegels im Blut mit der Empfindlichkeit von Insulin auf den Glucosestoffwechsel. Chrom VI ist toxisch, löst Kontaktdermatitiden aus und ist mutagen.

Eisen (Fe): Eisen ist für die Sauerstoffversorgung des Körpers wichtig. Sowohl Myoglobin als auch Hämoglobin enthalten mehr als 70 % des Körpereisens. Der Rest ist in verschiedenen Enzymen und an das Eiweiß Ferritin gebunden. Hauptspeicherorte für Eisen im Körper sind die Leber und die Milz. Eisen ist für die körperliche Entwicklung

Tab. 1-10 Mineralstoffe, Mengenelemente (Elektrolyte) und Spurenelemente (D-A-CH* 2013)

	Körperbestand	Tageszufuhr: Erwachsene ≥ 19 Jahre	Vorkommen	Wichtige Funktionen	Mangelsymptome
Mengenelemente					
Natrium (Na^+)[2]	m: 100 g w: 77 g	minimal: 550 mg	Kochsalz (6 g NaCl enthalten 2,4 g Na^+), Fisch- und Wurstwaren, Hartkäse, Backwaren, Konserven, Mineralwasser	häufigstes Kation extrazellulär; Bestimmung von Volumen und osmotischem Druck; Rolle im Säure-Basen-Haushalt und in den Verdauungssäften; intrazellulär für das Membranpotenzial der Zellwände und für Enzymaktivitäten von Bedeutung (Aminosäuren- und Kohlenhydratresorption); neuromuskuläre Erregbarkeit	Übelkeit, Apathie, Absinken des Blutdrucks, Muskelkrämpfe, Kopfschmerzen
Chlorid (Cl^-)[2]	ca. 100 g	minimal: 830 mg	zusammen mit Natrium	wichtigstes extrazelluläres Anion; Aufrechterhaltung der extrazellulären Osmolalität, des Membranpotentials, des Säure-Basen-Haushalts; in hoher Konzentration im Liquor cerebrospinalis und in den Verdauungssekreten (Salzsäure im Magen)	Muskelschwäche, Störung der neuromuskulären Erregbarkeit; metabolische Alkalose bei Chloridmangel durch Erbrechen
Kalium (K^+)[2]	m: 150 g w: 100 g	minimal: 2000 mg	Getreide, Obst (Bananen), Trockenobst, Gemüse, Hülsenfrüchte, Kartoffeln, Milch, Käse, Fleisch	wichtigstes intrazelluläres Kation; Hauptdeterminate für Zellvolumen und intrazelluläre Osmolalität; erforderlich für den Erhalt der Elektrolythomöostase und für das Wachstum der Zellmasse; Aufrechterhaltung des	schwere neuromuskuläre bzw. muskuläre Störungen durch Steigerungen und Erniedrigungen der extrazellulären Kaliumkonzentration; neuromuskuläre Symptome wie Schwäche der Skelettmuskulatur, Erschlaffung

Tab. 1-10 (Fortsetzung)

	Körperbestand	Tageszufuhr: Erwachsene ≥ 19 Jahre	Vorkommen	Wichtige Funktionen	Mangelsymptome
Kalium (K^+)[2]				Membranpotenzials; Einfluss auf neuromuskuläre Erregbarkeit	der glatten Muskulatur bis zu Darmlähmungen und Herzfunktionsstörungen; Kaliumintoxikation bei Niereninsuffizienz (vor allem bei gleichzeitige Gabe kaliumsparender Diuretika) mit Herzrhythmusstörungen
Calcium (Ca^{2+})[1]	m: 900–1 300 g w: 750–1 100 g	1 000 mg unbedenkliche obere Zufuhrmenge für Erwachsene: 2 g/d	Milch, Milchprodukte, Hülsenfrüchte, Nüsse, Getreidevollkorn, Mineralwasser	wichtige Funktionen bei der Stabilisierung der Zellmembranen, der intrazellulären Signalübertragung, der Reizübertragung im Nervensystem, der elektromechanischen Kopplung im Muskel und bei der Blutgerinnung; Stabilisierung von Knochen und Zähnen	Rachitis, Tetanie
Phosphor (PO_4^{3-})[1]	600–700 g	700 mg	praktisch in allen Lebensmitteln; Milch und Milchprodukte, Hülsenfrüchte, Nüsse, Fleisch und -waren, Brot- und Backwaren, Eier und Eiprodukte, Lebensmittel mit Phosphatzusatz (Käse), Fisch, Süßwaren	wichtigstes intrazelluläres Anion; organische Phosphorverbindungen sind Bestandteil von Membranen und Nucleinsäuren; Steuerung zahlreicher Stoffwechselprozesse durch Phosphorylierungsreaktionen; anorganisches Phosphat als Puffersystem bei der Aufrechterhaltung des pH-Werts; in Knochen und Zähnen	nutritiver Mangel nicht bekannt; eine phosphorarme Ernährung ist auch eiweiß- und calciumarm; evtl. bei TPN Hypophosphatämie mit allgemeiner körperlicher Schwäche; Gefahr einer Phosphorintoxikation mit Hyperphosphatämie und Verkalkungen der Niere bei eingeschränkter Nierenfunktion

Tab. 1-10 (Fortsetzung)

	Körperbestand	Tageszufuhr: Erwachsene ≥ 19 Jahre	Vorkommen	Wichtige Funktionen	Mangelsymptome
Magnesium (Mg^{2+})[1]	25 g	m: 400–350 mg w: 310–300 mg	Vollkorngetreideprodukte, Nüsse, Hülsenfrüchte, Milch und Milchprodukte, Geflügel, Fisch, Kartoffeln, in allen grünen Gemüsen, Beerenobst, Orangen, Bananen, Tee, Kaffee, Schokolade, Mineralwasser	zu 60 % im Skelett, zu 30 % in der Muskulatur; als Cofaktor von Enzymen für über 300 enzymatische Reaktionen essenziell; insbesondere auch für Enzyme, die ATP-abhängige Reaktionen katalysieren; Cofaktor der phosphorylierten Nucleotide; Beteiligung an der Nucleinsäurensynthese; Rolle bei der Mineralisation des Knochens, der Membranphysiologie, der neuromuskulären Reizübertragung an den Synapsen und der Muskelkontraktion	üblicherweise kein Mangel; möglicher Mangel bei Erkrankungen des Magen-Darm-Traktes und länger dauernden Absorptionsstörungen, hohen renalen Verlusten, z. B. bei chronischem Alkoholkonsum und chronischer Aufnahme von Diuretika, Corticosteroiden, oralen Kontrazeptiva; bei schwerem Magnesiummangel neuromuskuläre Störungen (z. B. Tremor, Kribbeln in Händen und Füßen, Muskelkrämpfe, epileptische Anfälle, Herzrhythmusstörungen), gastrointestinale Störungen (z. B. Anorexie, Übelkeit, Erbrechen), Persönlichkeitsveränderungen (z. B. Verwirrtheit, Apathie); Ursache: Ca-Mg-Ungleichgewicht; schwerer Mg-Mangel geht mit erheblichen intrazellulären K-Verlusten, besonders der Herzmuskelzellen, einher **Cave:** Osmotisch bedingter Durchfall bei oraler Zufuhr von 3–5 g Magnesiumverbindun-

Tab. 1-10 (Fortsetzung)

	Körperbestand	Tageszufuhr: Erwachsene ≥ 19 Jahre	Vorkommen	Wichtige Funktionen	Mangelsymptome
Magnesium (Mg^{2+})[1]					gen/d; Überdosierung von Mg-Salzen bei Niereninsuffizienz kann zu einer lebensbedrohlichen Mg-Vergiftung führen
Schwefel (SO_4^{2-})	150 g	keine; bei ausreichender Proteinversorgung Bedarf gedeckt	in der Nahrung überwiegend in gebundener Form als Baustein der Aminosäuren Methionin und Cystein; daher vor allem in proteinreichen Lebensmitteln wie Fleisch, Fisch, Eier, Milch, Nüsse, Hülsenfrüchte	Bestandteil von Methionin und Cystein und daraus abgeleiteter Verbindungen wie Taurin (benötigt für die Konjugation der Gallensalze) und Cysteamin (Verwendung zum Aufbau von Coenzym A); auch Sulfat von Bedeutung, da es nach ATP-abhängiger Aktivierung für Synthesen und Konjugationsreaktionen verwendet werden kann, so bei der Bildung von Heparin, Mukopolysacchariden, Glucosaminglykanen und bei der Ausscheidung von Fremdstoffen über Phase II-Reaktionen in der Leber	nicht bekannt
Spurenelemente					
Chrom (Cr)[2]	20–30 µg/kg in Organen und Geweben	30–100 µg	Fleisch, Innereien, Eier, Bier, Hefe, Haferflocken, Vollkornprodukte, Tomaten-, Kopfsalat, Kakao, Pilze	Potenzierung der zellulären Wirkung von Insulin; notwendig für den Glucose- und Lipidmetabolismus	Zeichen eines Chrommangels: Insulinresistente Hyperglykämie, Hyperlipidämie, Gewichtsverlust, periphere Neuropathie und Ataxie (bisher nur bei langfristiger parenteraler Ernährung be-

Tab. 1-10 (Fortsetzung)

	Körperbestand	Tageszufuhr: Erwachsene ≥ 19 Jahre	Vorkommen	Wichtige Funktionen	Mangelsymptome
Chrom (Cr)[2]					obachtet); Toxizität des in der Nahrung enthaltenen dreiwertigen Chroms sehr niedrig (anders das sechswertige Chrom in Chromstäuben, das eine kanzerogene Arbeitsplatzchemikalie ist)
Eisen (Fe)[1]	2–4 g	m: 10 mg w: 15–10 mg	für die Absorption ist die Bioverfügbarkeit entscheidend: Hämeisen in Lebensmitteln tierischer Herkunft (vor allem Leber) ist besser bioverfügbar (über 20 %) als Nichthämeisen; dessen Absorption (ca. 5 %) wird durch absorptionshemmende Liganden (z. B. Tannine, Lignine, Oxalsäuren, Phytate, Phosphate) in vegetabilen Lebensmitteln (z. B. Getreide, Vollkornreis, Mais, Erbsen, Bohnen, Linsen) gehemmt; resorptionsfördernd sind: Fleisch, Fisch, Geflügel, Ascorbinsäure; die Absorption von Nicht-Hämeisen wird auch vermindert durch: Weizenkleie, Calciumprodukte, Milch- und Sojaprodukte, schwarzen Tee, Kaffee, Clofibrate	Bestandteil zahlreicher sauerstoff- und elektronenübertragender Wirkgruppen, z. B. von Hämo- und Myoglobin, verschiedenen Enzymen (z. B. Cytochrome und Ribonucleotidreduktase); zu den nicht-hämhaltigen Enzymen gehören die Metalloenzyme; Beteiligung auch an der Eicosanoid-, Carnitin-, Kollagen- und Neurotransmittersynthese sowie an der Desaturierung der Fettsäuren	beeinträchtigte Leistungsfähigkeit, Erschöpfung, Müdigkeit, Abgeschlagenheit, Kopfschmerzen, gestörte Thermoregulation, Anämie, beeinträchtigtes Immunsystem (Mundwinkelrhagaden, Infektanfälligkeit), trockene, spröde Haut, Störungen von Haar- und Nagelwachstum

Tab. 1-10 (Fortsetzung)

	Körperbestand	Tageszufuhr: Erwachsene ≥ 19 Jahre	Vorkommen	Wichtige Funktionen	Mangelsymptome
Fluorid (F)[3]	ca. 2,5–4 g, davon 99 % im Skelettsystem und den Zähnen	m: 3,8 mg w: 3,1 mg (Gesamtaufnahme)	in geringen Mengen in zahlreichen pflanzlichen und tierischen Lebensmitteln, z. B. Walnuss, Seefisch, Eier, Milch, Milchprodukte, Reis, Weizen, Tomaten, Kopfsalat, Champignons, fluoridiertes Speisesalz, Trinkwasser, Mineralwasser	Aufbau der Hartgewebe: Bestandteil von Zahnschmelz und Knochen; karieshemmende Wirkung	Karies; bei übermäßiger Aufnahme Skelettfluorose und Gefahr der Zahnfluorose
Jod (J)[1]	10–20 mg	200–180 µg unbedenkliche obere Zufuhrmenge für Erwachsene: 500 µg	Seefisch und andere marine Produkte, Jodsalz, Milch und Eier nur bei entsprechender Fütterung	Bestandteil der Schilddrüsenhormone	Kropfbildung (Struma); ungewollte Gewichtszunahme, Konzentrationsschwäche, Obstipation, Kälteempfindlichkeit, trockene Haut, Kretinismus
Kobalt (Co)	1–1,5 mg hauptsächlich in Leber und Knochenmark; essenziell nur als Bestandteil von Vitamin B_{12}	keine Angaben möglich und notwendig	in Form von Vitamin B_{12}, das in nennenswerten Mengen nur in tierischen Lebensmitteln vorkommt: Fleisch, Wurstwaren, Milchprodukten, Fisch, Innereien, Eier	Bestandteil von Vitamin B_{12}; in anorganischer Form Stimulation der Erythropoese; unspezifische Aktivierung von Enzymen	Co ist nur als Vitamin B_{12}-Komponente essenziell. Ein Vitamin B_{12}-Mangel ist jedoch nicht durch Kobaltzufuhr behebbar; bei Überdosierung: Herzmuskelschäden, Polycythämie, Schilddrüsenhyperplasie
Kupfer (Cu)[2]	80–100 mg	1,0–1,5 mg	in Lebensmitteln ubiquitär vorhanden; besonders reich in Getreideprodukten, Innereien (Leber), Fisch, Schweinefleisch,	Bestandteil von Metalloenzymen, die meist dem endogenen antioxidativen System angehören; Hauptaufgaben der kupferhalti-	alimentärer Kupfermangel selten; unzureichende Versorgung primär bei gestörter gastrointestinaler Absorption, z. B. bei Zöliakie,

Tab. 1-10 (Fortsetzung)

	Körperbestand	Tageszufuhr: Erwachsene ≥ 19 Jahre	Vorkommen	Wichtige Funktionen	Mangelsymptome
Kupfer (Cu)[2]			Nüsse, Bananen, Kartoffeln, Käse, Ei, einige grüne Gemüse	gen Enzyme: Beteiligung an der Bildung des Bindegewebes, an der Hämatopoese, dem Elektronentransport in der Atmungskette, an der Katecholaminsynthese, an der antioxiativen Abwehr; Bestandteil des Coeruloplasmins; dieses katalysiert die Oxidation von zweiwertigem Eisen, der Speicherform des Eisens, zu dreiwertigem Eisen als Voraussetzung für den Einbau von Eisen in das Eisentransportprotein Transferrin; allein so ist Eisen für die Hämoglobinsynthese verfügbar; Beteiligung an der Melaninsynthese; zentrale Rolle im Energiestoffwechsel als Bestandteil des Enzyms Cytochrom-c-Oxidase; Beteiligung an der ATP-Synthese; durch Beeinflussung verschiedener Transkriptionsfaktoren Beteiligung an der Regulation der Genexpression	Kurzdarmsyndrom, oder bei vermehrten Verlusten, z. B. bei nephrotischem Syndrom; Mangel klinisch: hypochrome, mikrozytäre Anämie bei gleichzeitig hohen Eisenkonzentrationen in der Leber, verminderte Hämoglobinsynthese, Leukozytopenie, Granulozytopenie, Knochenfrakturen infolge Osteoporose, spontane Gefäßrupturen und Aneurysmen aufgrund einer gestörten Synthese von Kollagen und Elastin, herabgesetzte Pigmentation von Haaren und Haut, im fortgeschrittenen Stadium neurologischen Störungen; „Menkes-Syndrom" = angeborene Störung der Kupferabsorption und des Kupferstoffwechsels; „Morbus Wilson" = autosomal rezessiv vererbter Defekt im Kupferstoffwechsel; aufgrund einer Abnahme der biliären Kupferausscheidung Kupferüberladung in Geweben und Organen, vor allem Leber, Niere, Augen und Gehirn; charakteristisch ist die

Tab. 1-10 (Fortsetzung)

	Körperbestand	Tageszufuhr: Erwachsene ≥ 19 Jahre	Vorkommen	Wichtige Funktionen	Mangelsymptome
Kupfer (Cu)[2]					pigmentförmige Kupferablagerung in der Cornea des Auges = Kayser-Fleischer-Kornealring
Mangan (Mn)[2]	10–40 mg	2,0–5,0 mg	pflanzliche Lebensmittel manganreicher; Haferflocken, Tee Lauch, Kopfsalat, Spinat, Erdbeeren	integraler Bestandteil verschiedener Metalloenzyme mit Bedeutung in der Gluconeogenese, im Glutaminstoffwechsel, im Harnstoffzyklus und bei der Katalyse der Proteoglykansynthese im Knorpel und in der Wachstumsfuge der Knochen; Superoxiddismutase ist manganabhängig	Mangelerscheinungen beim Menschen nur in einigen Fällen von TPN, Dermatitis, Abfall von Cholesterin und Triglyceriden, Nagelveränderungen; bei Überdosierung: Parkinson-ähnliche Symptome
Molybdän (Mo)[2]	8–10 mg	50–100 µg	Hülsenfrüchte (Erbsen, Linsen, Bohnen), Getreide, Gemüse, Milchprodukte	Bestandteil der Xanthinoxidase (Beteiligung an der Harnsäurebildung, vermutlich auch an der Bindung und Freisetzung von Eisen aus Ferritin und an der Reduktion von Cytochrom c), der Sulfitoxidase (katalysiert den Endabbau schwefelhaltiger Aminosäuren) und der Aldehydoxidase (oxidiert verschiedene heterozyklische Verbindungen, u. a. die Katecholamine); für die Aldehydoxidase ist eine Verbindung von Molybdän mit einem Pterin ein Cofaktor	Mangelerscheinungen beim Menschen nur bei parenteraler Ernährung beobachtet; eine seltene angeborene Stoffwechselstörung betrifft den Molybdän-Pterin-Cofaktor; in allen Fällen eines Molybdänmangels: Stoffwechselstörungen von schwefelhaltigen Aminosäuren und Nukleotiden sowie Funktionsstörungen an Nerven und Gehirn; bei Überdosierung: Erniedrigte Kupferabsorption und erhöhte Kupferausscheidung, Hyperurikämie

Tab. 1-10 (Fortsetzung)

	Körper-bestand	Tageszufuhr: Erwachsene ≥ 19 Jahre	Vorkommen	Wichtige Funktionen	Mangelsymptome
Selen (Se)[2]	10–20 mg	30–70 µg	Vorkommen in der Nahrung gebunden in Salzen (vor allem Selenite und Selenate) sowie als Bestandteil von Selenmethionin und Selenocystein; (absorptionsfördernd: physiologische Ascorbinsäuredosen; die Gabe von über 1 g Ascorbinsäure ist absorptionshemmend), Fleisch, Fisch, Hühnereier, Linsen, Spargel, Nüsse (Paranüsse), Pilze	bisher im menschlichen Genom 25 Gene, die für Selenproteine kodieren; am besten untersucht Funktion des Spurenelements als Bestandteil des aktiven Zentrums der Gluthathion-Peroxidase (GPxs); fünf verschiedene Isotypen bekannt; schützen gemeinsam mit Vitamin E die Zellmembranen vor peroxidbedingten Schäden in Folge des Abbaus von Fettsäurehydroperoxiden; Beitrag zur physiologischen Funktion der Schilddrüsenhormone; Antioxidans	klinische Symptome bei einer Zufuhr unter 20 µg/d sind abnorm vergrößerte Erythrozyten, Pseudoalbinismus, gestreifte Fingernägel und Muskelerkrankungen bis zur Einschränkung des Gehvermögens; klassische Mangelerkrankungen: „Kashin-Beck-Krankheit" = Osteoarthropathie und „Keshan Krankheit" = endemische Kardiomyopathie; bei Gesunden Selenmangel nicht zu befürchten; mögliche Unterversorgung z. B. bei Maldigestion, Malabsorption, Kurzdarmsyndrom, bei langer parenteraler Ernährung ohne Selen-Supplementierung (als Störungen der Muskelfunktion und des Immunsystems), bei erhöhter Exkretion durch schwere, langanhaltende Diarrhoen, Nierenkrankheiten, starke Blutungen; akute Vergiftungen nach Aufnahme von 3–7 mg; besonders Selenmethionin und -cystein sind in hohen Dosen toxisch; Symptome: Übelkeit, Brechreiz, Nagelveränderun-

Tab. 1-10 (Fortsetzung)

	Körper-bestand	Tageszufuhr: Erwachsene ≥ 19 Jahre	Vorkommen	Wichtige Funktionen	Mangelsymptome
Selen (Se)[2]					gen, trockene Haare und Haarausfall, Müdigkeit, Erschöpfung, intensiver Knoblauchgeruch der Atemluft und des Axelschweißes, gastrointestinale Beschwerden, Kopfschmerz, Heiserkeit, Selenrhinitis, Hautekzeme, Gewichtsabnahme
Zink (Zn)[1]	ca. 1,5–2,5 g	m: 10 mg w: 7 mg	Meeresfrüchte, Rind- und Schweinefleisch, Geflügel, Ei, Milchprodukte, Getreide, Ballaststoffe (Cellulose, Hemicellulosen, Lignin), Phosphat, Histidin, Casein aus Milchprodukten, große Mengen an Eisen, Kupfer, Calcium	katalytische, strukturelle und regulatorische Funktionen; an über 300 bisher identifizierten Metalloenzymen beteiligt; aufgrund des Vorkommens zinkabhängiger Enzyme in allen Stoffwechselbereichen in nahezu alle Lebensvorgänge involviert, an antioxidativen Mechanismen beteiligt und verfügt selbst über antioxidative Effekte; Auswahl physiologischer Funktionen: Intermediärstoffwechsel von Amino- und Nukleinsäuren, Kohlenhydraten, Lipiden, Kollagensynthese, Wundheilung, Integrität von Zellmenbranen und Zytoskelett, Bestandteil verschiedener Verdauungsenzyme, im-	klinisch Zinkmangel sehr selten nachweisbar; Mangel normalerweise nur bei allgemeiner Mangelernährung, z. B. bei multimorbiden Senioren, Alkoholikern, bei Patienten mit gastrointestinalen Erkrankungen, z. B. Malabsorptionssyndromen, HIV-Infektion; bei unzulänglicher parenteraler Ernährung, Behandlung mit Chelatbildnern (z. B. Penicillinamin), großflächigen Verbrennungen; Symptome bei schwerem Zink mangel: Verminderungen des Geruchs- und Geschmacksempfindens, Immunschwäche mit erhöhter Infektanfälligkeit und Verzögerung der Wundheilung, Appetitlosigkeit, Der-

Tab. 1-10 (Fortsetzung)

	Körper-bestand	Tageszufuhr: Erwachsene ≥ 19 Jahre	Vorkommen	Wichtige Funktionen	Mangelsymptome
Zink (Zn)[1]				munmodulatorische Effekte (Produktion von Thymushormon, T-Lymphozyten-Differenzierung), antioxidative Funktionen, Hör-, Seh-, Riech-, Geschmacksfunktion, Neurotransmitter-, Prostaglandin- und Hormonstoffwechsel (Insulin, Glucagon, Schilddrüsen-, Sexual- und Wachstumshormone), Gesundheit von Haut, Haaren, Nägeln, Regulation des Säuren-Basen-Haushalts, Insulinspeicherung im Pankreas, Vitamin-A-Stoffwechsel und Sehprozess, Regulation der Genexpression	matitis, Haarausfall, Diarrhoe und neuropsychische Störungen, Wachstumsstörungen, Störungen der männlichen Sexualentwicklung mit Hypogonadismus und der Reproduktionsfunktionen; „Akrodermatitis enteropathica" = autosomal-rezessiv vererbte Dermatose aufgrund einer verminderten Zinkabsorption

* D-A-CH = Deutsche Gesellschaft für Ernährung, Österreichische Gesellschaft für Ernährung, Schweizerische Gesellschaft für Ernährungsforschung, Schweizerische Vereinigung für Ernährung

Ergänzende Informationen aus den in der Literatur angegebenen Lehrbüchern zur Ernährungsmedizin

Erwachsene = 19–65 Jahre und älter

m = Männer, w = Frauen

[1] Empfehlungen: Für die Mehrzahl der unentbehrlichen (essenziellen) Nährstoffe werden Empfehlungen für die Zufuhr ausgesprochen. Ausgehend vom durchschnittlichen Bedarf wird ein Zuschlag von 20–30 % vorgenommen. Dies soll gewährleisten, dass der individuelle Bedarf nahezu aller Personen der untersuchten Gruppe erreicht wird.

[2] Schätzwerte: Liegen für unentbehrliche Nährstoffe keine vertrauenswürdigen Daten zum Bedarf vor, wird ein Schätzwert angegeben.

[3] Richtwerte: Für im strengen biochemischen Sinne entbehrliche Nährstoffe, die jedoch ernährungsmedizinisch eine Rolle spielen, werden Richtwerte als Orientierungshilfe zur maximalen bzw. minimalen Versorgung angegeben.

wichtig. Eisenmangelanämien sind häufig der erste Hinweis auf einen chronischen Blutverlust – beispielsweise bei Tumorerkrankungen. In der Hämato- und Onkologie ist der Eisenstoffwechsel zur Differenzierung von Anämien wichtig. Die Eisensubstitution dient der Verbesserung des Allgemeinbefindens von Patienten bei Eisenmangelsyndromen. Neueste Daten zeigen, dass nach Stimulation der Erythropoese bei Chemotherapie-induzierter Anämie die additive, beispielsweise auch intravenöse Gabe von Eisenpräparaten eine rasche Verbesserung der Lebensqualität durch Erhöhung des Hämoglobins erzielt. Das Problem der oralen Eisensubstitution ist die häufige Unverträglichkeit. Es treten Oberbauchbeschwerden im Sinne von Unwohlsein, Übelkeit, Erbrechen und zusätzlich eine Dunkelverfärbung des Stuhles auf. Neuere intravenöse Applikationsformen führen nicht mehr zu den früher häufig beobachteten allergischen Reaktionen.

Jod (J): Jod ist für die Synthese der jodhaltigen Schilddrüsenhormone essenziell. Jodmangel führt – neben der Ausbildung eines Kropfes – abhängig vom Lebensalter zu deutlichen körperlichen Veränderungen, zur Verminderung der Leistungsfähigkeit und ernährungsmedizinisch zum Umbau der Körperzusammensetzung. Auf eine ausreichende Jodsubstitution ist im Fall von parenteraler Ernährung zu achten. Über die heutige Ernährung mit Jodsupplementation – beispielsweise im Speisesalz – oder über Verzehr von Fisch, wie empfohlen zweimal pro Woche, ist der Körper ausreichend mit Jod versorgt.

Kobalt (Co): Kobalt ist als zentraler Bestandteil in Vitamin B_{12} enthalten. Daher benötigt der Erwachsene Kobalt, allerdings in sehr geringer Menge. Eine Überdosierung ist möglich. Ferner gibt es Berichte, dass chronische Kobaltaufnahme auch karzinogen wirken könnte.

Kupfer (Cu): Kupfer kommt in zahlreichen Lebensmitteln vor. Daher ist Kupfermangel selten und es muss nur bei lang dauernder parenteraler Ernährung substituiert werden. Von Kupfer sind zahlreiche Enzyme abhängig – beispielsweise Enzyme für den Katecholaminstoffwechsel und die Kollagenbildung.

Mangan (Mn): Mangan ist für eine Reihe von Enzymen, auch in der Gluconeogenese und im Harnstoffzyklus, essenziell. Üblicherweise wird täglich mit der Nahrung ausreichend Mangan aufgenommen. Ein Zusammenhang zwischen Mangan und hämatologischen/onkologischen Störungen ist nicht bekannt. Bei langzeitparenteraler Ernährung ist eine Substitution erforderlich.

Molybdän (Mo): Molybdän wird in zahlreichen Enzymen und Stoffwechseln benötigt. Die Grenzen zwischen den Schätzwerten für die Zufuhr und einer Überdosierung sind relativ eng. Normalerweise ist die Aufnahme von Molybdän ausreichend. Zusammenhänge zwischen Tumorerkrankungen und Molybdän sind nicht beschrieben.

Nickel (Ni): Nickel ist für Pflanzen und verschiedene Mikroorganismen essenziell, für Säugetiere ist die Essenzialität nicht gesichert. Hauptproblem bei Nickel sind Kontaktallergien. Beim Menschen sind bisher keine besonderen Funktionen bekannt; es wird allerdings von der Darmflora genutzt. Haferflocken, Hülsenfrüchte, Kohlsorten, Nüsse und Schokolade enthalten relativ hohe Nickelkonzentrationen. Nickelintoxikationen treten im Zusammenhang mit einer hohen Inhalationsbelastung auf – beispielsweise in galvanischen Betrieben. Dann ist Nickel eine hämato-, pulmo-, nephro-, hepato-, immuno-, geno- und reproduktionstoxische Substanz. Nickelstaub und wasserlösliche Nickelsalze sind vom IARC (*International Agency of Research on Cancer*) als kanzerogen eingestuft (Biesalski et al. 2010).

Selen (Se): Selen ist essenzieller Bestandteil zahlreicher Enzyme und Proteine. Die bekannteste Funktion erfüllt Selen als Bestandteil der Glutathionperoxidasen, die mit der Superoxiddismutase und antioxidativen Vitaminen an der antioxidativen Abwehr des Organismus beteiligt sind. Es ist zudem Bestandteil der Deiodasen, die für die Aktivierung des Prohormons Thyroxin (T_4) zum aktiven Schilddrüsenhormon T_3 essenziell sind. Außerdem existieren zahlreiche weitere selenhaltige Proteine und Enzyme, deren Funktionen teilweise nicht geklärt sind. In Pflanzen findet sich Selen als Selenmethionin, in Tieren vorwiegend als Selencystein. Alle funktionell bedeutsamen Proteine enthalten Selencystein. Selenmethionin ist der Selenspeicher, dessen Umfang von der Nahrungszufuhr abhängt und, im Gegensatz zu Selencystein, keinen Regulationsmechanismen unterliegt.

Eine Selensubstitution sollte bei einem vorhandenen Selenmangel durchgeführt werden. Eine generelle Empfehlung zur Bestimmung des Selenspiegels beim Menschen liegt derzeit allerdings nicht vor. Selen hat sich zu einem Supplement-Spurenelement entwickelt, das als additives Krebstherapeutikum in der Hämatologie/Onkologie eingesetzt wird. Es gibt Untersuchungen, dass Personen mit Selenmangel häufiger an Krebs erkranken. Man vermutet bei Selen folgende antikanzerogenen Effekte:

- antioxidative und antivirale Wirkung,
- Verbesserung der zellulären und humoralen Immunabwehr,
- Inaktivierung onkogener Gensegmente,
- Detoxifikation von Xenobiotika (antimutagener Effekt),
- antiproliferative und proapoptotische Wirkung.

In der komplementären Therapie wird Selen häufig hochdosiert Patienten in der palliativen Situation verabreicht. Dementsprechend gibt es Erfahrungen mit Intoxikationen. Die Symptome sind Abgeschlagenheit, Unwohlsein sowie Vigilanzstörungen bis hin zur Somnolenz. Nach Absetzen der Hochdosis-Selentherapie sind diese Symptome reversibel.

Merke

Da keine Evidenz besteht, dass hochdosiertes Selen antitumorös wirksam ist, sollten Hochdosis-Seleninfusionen nicht durchgeführt werden.

Zahlreiche Untersuchungen zeigen, zuletzt auch in der SELECT-Studie, dass höher dosiertes Selen bei regelmäßiger Einnahme für die Entwicklung eines Typ-2-Diabetes-mellitus verantwortlich ist. Die Bedeutung von Selen in der Hämatologie/Onkologie wird in den nächsten Jahren in weiteren, prospektiven Studien untersucht.

Zink (Zn): Zink ist als Cofaktor und integraler Bestandteil von über 300 Enzymen an allen Lebensvorgängen beteiligt. Die meisten Wirkungen sind positiv, weshalb es auch Bestandteil in vielen Vitamin- und Spurenelementpräparaten ist. Zink wird auch eine antioxidative Wirkung zugeschrieben. Schnellere Heilungsprozesse der Haut und der Schleimhaut bzw. bei Chemo- oder Radiotherapie induzierter Mukositis sind in Studien belegt. Ein Mangel ist in Mitteleuropa eher selten. Bei Überdosierung treten neurologische Störungen auf. In der Hämatologie/Onkologie hat Zink eine Bedeutung für die Schleimhautregeneration nach toxischen Einflüssen. Dies wird bestätigt durch eine Besserung der Parodontitis bei regelmäßiger Zinksupplementation.

1.3.2 Ultraspurenelemente

Blei (Pb): Blei ist ein Schwermetall, das generell giftig ist. Es ist primär ein neurotoxisches Metall. Betroffen sein können aber auch die Nieren und das gastrointestinale System. Während der Hämsynthese hat es hemmende Effekte auf zentrale Schritte der Porphyrin-Biosynthese und den Einbau von Eisen in das Hämoglobin. Stark mit Blei belastet sein können Speisefische, Meeresfrüchte und Weidevieh auf stark bejagten Feldern.

Cadmium (Cd): Cadmium ist generell giftig. Es akkumuliert natürlicherweise in der Nahrungskette, sodass Leber, Pilze und Meeresfrüchte relativ hohe Konzentrationen aufweisen können. Auch Kakaopulver, Leinsamen und Seetang sollen cadmiumreich sein, sodass vor einem übermäßigen täglichen Verzehr gewarnt wird. Im beruflichen Alltag ist das Einatmen von Cd der primäre Expositionsweg.

Merke

Eine relevante Cadmiumquelle ist der Zigarettenrauch. Starke Raucher haben im Blut durchschnittlich eine 4- bis 5-fach höhere Cd-Konzentration und eine 2- bis 3-fach höhere Konzentration in der Niere. Männer akkumulieren Cd bevorzugt in der Prostata, was mit dem Prostatakarzinom assoziiert wird.

Quecksilber (Hg): Quecksilber ist ein Schwermetall. Es ist in allen Formen giftig, als Dampf und in löslicher Form. Hg-haltige Amalgame (Gehalt ca. 5 %) werden in der Zahnmedizin noch eingesetzt. Die medizinische Anwendung ist weitgehend eingestellt. Eingesetzt wird es heute noch in der tibetanischen, chinesischen und ayurvedischen Medizin als Quelle des roten Farbpigmentes Vermilion (= Cinnabar = HgS = Quecksilbersulfid). Über die Luftverschmutzung nehmen Fische und Meeresfrüchte Hg auf und speichern es im Fettgewebe. Eine präferenzielle Aufnahme und Akkumulation durch bestimmte Pflanzen ist nicht beschrieben.

Lithium (Li): Lithium gilt als nicht essenziell und hat keine spezifischen physiologischen Effekte. Medizinisch wird es auch bei manisch-depressiven Patienten eingesetzt, hat aber eine geringe therapeutische Breite, sodass es schnell zu Nebenwirkungen kommt. In Einzelfällen ist ein Einfluss von Lithium auf hämatologische Erkrankungen beschrieben, beispielsweise in der Behandlung einer Neutropenie. Derzeit hat es keine Bedeutung für die Hämatologie/Onkologie.

Vanadium (Va): Vanadium ist als potenziell toxisch anzusehen. Die Essenzialität für den Menschen ist umstritten. Zugeschrieben wird ihm ein positiver Effekt auf die Insulinsensitivität und den Glucosestoffwechsel. Studien dazu beim Menschen fehlen allerdings. Zusammenhänge mit hämatologischen und onkologischen Erkrankungen sind nicht bekannt. Über die Atemwege aufgenommen, sind manche Va-Verbindungen starke Reizgifte, während die Aufnahme über die Haut und den Gastrointestinaltrakt relativ gering ist. Eine kanzerogene Wirkung ist noch umstritten.

1.4 Vitamine/Vitaminoide

Vitamine sind für den Menschen essenzielle Nährstoffe. Nur bei Retinol, Calciferol und Niacin können Vitamine aus ihren Vorstufen synthetisiert werden, alle anderen Vitamine sind vom menschlichen Körper nicht synthetisierbar. Vitamine sind weder energieliefernde Substanzen, noch dienen sie als Baustoffe für Gewebe und Organe. Der Körper nutzt Vitamine hauptsächlich zu steuernden und katalytischen Funktionen im Stoffwechsel. Vitamine gehören zu unterschiedlichen Stoffklassen und sind durch ihre chemische Struktur und durch ihre Wirkung definiert, das heißt, sie sind wirkungsspezifisch und untereinander nicht austauschbar. Vitamine werden in fett- und wasserlösliche Vitamine eingeteilt. Wasserlösliche Vitamine sind bis auf Vitamin C Coenzyme bzw. Coenzymvorstufen. Fettlösliche Vitamine können teilweise zu Vergiftungen führen.

Vitamine kommen in tierischen und pflanzlichen Lebensmitteln vor. Der Vitamingehalt der Nahrungsmittel wird durch viele Faktoren beeinflusst. Dazu gehören das Anbaugebiet, der Reifegrad, die Lagerungsdauer und die Lagerungsbedingungen, die Haltungs- und Fütterungsart sowie die Verarbeitungsprozesse (Sauerstoff, Tageslicht, Hitze, Kochverluste). Eine unzureichende Vitaminzufuhr kann zu schweren Erkrankungen führen. Ursachen für einen Vitaminmangel können eine unzureichende Zufuhr, Maldigestion und Malabsorption – beispielsweise bei gastrointestinalen Erkrankungen, – und ein erhöhter Bedarf sein – zum Beispiel in bestimmten Lebenssituationen wie Schwangerschaft, Stillzeit, Alter oder Krankheit. Ein Mangelzustand durchläuft verschiedene Stadien: die marginale Bedarfsdeckung, den subklinischen Mangel und den klinischen Mangel mit einem Frühstadium und einem Stadium mit manifesten Erscheinungen. Nachfolgend sind wichtige Informationen zu den einzelnen Vitaminen dargestellt (s. Tab. 1-11).

Merke

Bei den angegebenen Bedarfsempfehlungen handelt es sich um Empfehlungen für Gesunde. Bei Kranken kann der Bedarf im Einzelfall höher sein.

1.4.1 Fettlösliche Vitamine

Vitamin A (Retinol und Retinoide)

Vitamin A ist der Oberbegriff für Substanzen mit allen biologischen Effekten des Vitamins. Dazu gehören Retinol und verschiedene Retinylester, wie Retinylacetat, -palmitat und -stearat, die in Retinal und Retinsäure umgewandelt werden können. Zudem gibt es weitere, nicht in Retinol umwandelbare Vitamin-A-Derivate, die Retinoide, die **nicht** alle Vitamin-A-Effekte haben. Zu den Retinoiden gehören die Retinsäure und daraus abgeleitete synthetische Derivate. Vitamin A kommt ausschließlich im menschlichen Organismus und in tierischen Lebensmitteln vor. Vitamin-A-Verbindungen leiten sich von den in Pflanzen weit verbreiteten Carotinoiden ab. Die Carotinoide, die durch intramolekulare Spaltung in Vitamin A überführt werden können, werden als Provitamin A bezeichnet. Die Provitamin-A-Carotinoide – vorwiegend β-Carotin, α-Carotin, β-Cryptoxanthin – haben ebenfalls alle biologischen Vitamin-A-Wirkungen. Retinol ist die Transportform und ein Zwischenprodukt des Vitamin-A-Stoffwechsels, Retinylester die Speicherform von Vitamin A. Die verschiedenen Vitamin-A-Derivate haben unterschiedliche Funktionen (s. Tab. 1-11). Hier werden nur die tumorrelevanten Funktionen genauer ausgeführt.

Bei der Zelldifferenzierung und dem Zellwachstum kontrollieren Retinol und die Retinsäure die Expression von Genen, die Enzyme, Strukturproteine, Wachstumsfaktoren, Interleukine und Zytokine kodieren, die wiederum beispielsweise in das Wachstum und die Differenzierung des Respirationsepithels, der Darmschleimhaut sowie von Tumor- und Embryonalzellen eingebunden sind. Für die Kanzerogenese und die Apoptose sind auch die Effekte der Retinsäure auf die Zelldifferenzierung wichtig.

Tab. 1-11 Fett- und wasserlösliche Vitamine (D-A-CH 2013)

	Reservekapazität des Körpers	Tageszufuhr: Erwachsene ≥ 19 Jahre	Gute Vitaminquellen	Wichtige Funktionen	Mangelsymptome
Fettlösliche Vitamine					
Vitamin A[1] (Retinol, Retinal)	1–2 Jahre (bei vorangegangener guter Versorgung!)	m: 1,0 mg RÄ* w: 0,8 mg RÄ*	Leber, Eigelb, Butter, Margarine, Fisch, Fleisch, fettreiche Milchprodukte, Käse; als Provitamin A in Karotten, grünem Gemüse und Salaten und gelben Früchten	Beteiligung am Sehvorgang (Retinol, Retinal); an der Reproduktion: Oogenese, Spermatogenese, Plazenta-und Embryonalentwicklung (Retinol); an der Testosteronproduktion (Retinol, Retinsäure); am Wachstum, Proliferation und Zelldifferenzierung (Retinol, Retinsäure); am Immunsystem (Retinol, Retinsäure)	Störungen der Dunkeladaptation, Nachtblindheit, Xerose der Binde- und Hornhaut, Erblindung, Keratinisierung von Haut und Schleimhaut, Atrophie von Schleimhaut-, Flimmer- und Darmepithelien, Infektanfälligkeit (Bronchitis, Pneumonien), Resorptionsstörungen, Beeinträchtigung von Geschmacks- und Geruchsinn, Störungen der Spermatogenese, Teratogenität, Dentinationsstörungen, Knochendeformationen und Wachstumsstörungen
Provitamin A: β Carotin[2]	keine	2–4 mg	rote, gelbe, grüne Gemüse und Obstarten, z. B. Karotten, Spinat, Grünkohl, grüne Bohnen, Brokkoli, Feldsalat	Provitamin-A-Aktivität, Antioxidans, Zellkommunikation, Zellwachstum- und Zelldifferenzierung, Immunmodulation	Toxizität gering; bei Gesunden war eine Zufuhr von 25 mg/d über 10 Jahre ohne Nebenwirkungen; Personen, die Asbest ausgesetzt sind, und Raucher sollten auf eine Substitution verzichten; eine β-Carotin-reiche Ernährung ist unbedenklich
Vitamin D[2] (Calciferole)	2–6 Wochen	bis 65 J +: 20 µg** (1 µg Vitamin D_2 oder Vitamin D_3 = 40 IE; 1 IE = 0,025 µg)	fettreiche Seefische, (Hering, Aal, Lachs, Heilbutt, Makrele), Lebertran, angereicherte Margarine, Eigelb; geringe Mengen in	Regulation der Ca^{2+}-Homöostase, Regulation des Phosphatstoffwechsels, Mineralisierung von Knochen und Knorpel, Einfluss auf die Differenzierung der Epithelzellen der Haut, Modulation der	im Kindesalter Rachitis, bei Erwachsenen Osteomalazie mit generalisierten Schmerzen im gesamten Skelettsystem und einer Myopathie; bei suboptimaler Vitamin-D-Zufuhr Osteoporose

Tab. 1-11 (Fortsetzung)

	Reservekapazität des Körpers	Tageszufuhr: Erwachsene ≥ 19 Jahre	Gute Vitaminquellen	Wichtige Funktionen	Mangelsymptome
Vitamin D[2] (Calciferole)			Milch und Milchprodukten, Butter, Pilzen	Aktivität von Zellen des Immunsystems, Förderung der De-Novo-Proteinsynthese in den Muskelzellen, Beeinflussung der Transkription hormonsensitiver Gene	
Vitamin E[2] (Tocopherole)	2–6 Wochen	m: 12–15 mg TÄ*** w: 11–12 mg TÄ***	pflanzliche Öle (Weizenkeim-, Sonnenblumen-, Maiskeim-, Rapsöl und Olivenöl), Mandeln, Nüsse, Margarine	Schutzsysteme vor der Anlagerung reaktiven Sauerstoffs zur Verhinderung der Peroxidation mehrfach ungesättigter Fettsäuren in den Membranlipiden; Hemmung der Entstehung von oxidierten LDL im Plasma; in dieser Funktion Unterstützung durch Vitamin C, β-Carotin und selenhaltige Glutathionperoxidasen; Beeinflussung der Eicosanoidsynthese, des Immunsystems, des Cholesterol-Phospholipid-Verhältnisses in den Membranen (Membranfluidität); indirekte Rolle bei der Zellatmung; Regulator von Genaktivitäten, sie kodieren für unterschiedliche Enzyme wie z. B. Apoptose, Zelladhäsion, Zellwachstum, Inflammation, Lipoproteinrezeptoren, Transkriptionskontrolle, Vitamin-E-Metabolismus und -Exkretion	als Folge der Anhäufung von Radikalen und der Lipidperoxidation Ausfallserscheinungen, die die Membranfunktionen, den Muskelstoffwechsel und das Nervensystem betreffen; Ursachen für eine Unterversorgung: Malabsorption jeder Genese

Tab. 1-11 (Fortsetzung)

	Reservekapazität des Körpers	Tageszufuhr: Erwachsene ≥ 19 Jahre	Gute Vitaminquellen	Wichtige Funktionen	Mangelsymptome
Vitamin K[2] (Menachinon, Phyllochinon)	2–6 Wochen	m: 70–80 µg w: 60–65 µg	grüne Pflanzen (Spinat, Brokkoli, Rosen- und Grünkohl), Hühner- und Rindfleisch, Leber, Eier, Milch- und Milchprodukte, Getreide	Beteiligung an der Synthese der Gerinnungsfaktoren II (Prothrombin), VII, IX und X sowie der Gerinnungsproteine C, S und Z; Beteiligung an der Synthese weiterer Proteine, die im Plasma, in der Niere und im Knochen gefunden wurden: Osteocalcin (Bone-Gla-Protein) als Regulator von Gewebemineralisierung und Knochen-Turnover, Matrix-Gla-Protein (MGP) als Inhibitor von Gewebemineralisierung, Knochenprotein S (Synthese in den Osteoblasten), beteiligt an der Mineralisation des Knochens und der Regulation des Knochenstoffwechsels, Gas6 und die Gla-Proteine-1 und -2, beteiligt an der Signaltransduktion und der Regulation von Wachstumsprozessen	Blutungen in verschiedenen Geweben und Organen (z. B. Schleimhäute der Nase, Magen-Darm-Trakt, Lunge, Urogenitaltrakt, Haut, unsichtbar in Gehirn, Leber, Nebennieren, Retina), verlängerte Blutungszeit nach Operationen und Verletzungen; Einflüsse auf den Knochen nicht geklärt
Wasserlösliche Vitamine					
Thiamin[1] (Vitamin B_1)	4–10 Tage	m: 1,3–1,0 mg w: 1,0 mg	Weizenkeime, Vollkornprodukte, Schweinefleisch, Innereien der meisten Tiere, Hülsenfrüchte, Nüsse, Kartoffeln	Coenzym bei der Decarboxylierung von α-Ketosäuren; in dieser Funktion Beteiligung an Reaktionen im Citratzyklus (Pyruvat zu Acetyl-CoA und α-Ketoglutarat zu Succinyl-CoA) sowie am Abbau der Amino-	klassische Thiaminmangelkrankeit: Beri-Beri, in verschiedenen Formen

Tab. 1-11 (Fortsetzung)

	Reserve-kapazität des Körpers	Tageszufuhr: Erwachsene ≥ 19 Jahre	Gute Vitaminquellen	Wichtige Funktionen	Mangelsymptome
Thiamin[1] (Vitamin B_1)				säuren Valin, Leucin und Isoleucin; Coenzym der Transketolase im Pentosephosphatweg; in Form von Thiamintriphosphat möglicherweise Rolle im Nervengewebe bei der Nervenerregung und der nervalen Reizleitung	
Riboflavin[1] (Vitamin B_2)	2–6 Wochen	m: 1,5–1,2 mg w: 1,2 mg	Milch- und Milchprodukte, Muskelfleisch, Leber, Vollkornprodukte, grünes Gemüse (Spinat, Brokkoli)	in Form von FMN und FAD Wirkungsbestandteil von ca. 60 Enzymen, die beteiligt sind an Reaktionen wie Ein-Elektronentransfer, Dehydrogenierungen, Reaktionen mit schwefelhaltigen Verbindungen, Hydroxylierungen und die Reduktion von Sauerstoff zu Hydrogenperoxid; zu Flavoproteinen gehören Enzyme wie die Glutathionreduktase, Xanthinoxidase, NADH-Cytochrom-c-Reduktase und Aminosäurenoxidase, die Teile der Redoxsyteme in der mitochondrialen Atmungskette bilden; Riboflavin fördert das Wachstum und die Embryonenentwicklung und ist am Erhalt der Myelinschicht der Nerven, an der Synthese von Niacin aus Tryptophan und am	Mangelsymptome: zunächst keine äußeren Symptome; ab der 6. Woche Auftreten von Befindlichkeitstörungen; erste typische Symptome sind: Entzündung und Schuppung im Bereich der Lippen, Mundwinkelrhagaden, später Glossitis, Atrophie und Trockenheit der Rachen- und Ösophagusschleimhaut sowie seborrhoische Dermatitis (nasolabialer und Ohrmuschelbereich); Hautveränderungen auch an anderen Körperteilen möglich (Skrotum, Anus, Vulva, Vagina); Auftreten von Hyperkeratosen; harte, glanzlose und brüchige Nägel; Beeinträchtigung der Augen durch Lid- und Bindehautentzündungen, Vaskularisierung der Hornhaut mit Fremdkörpergefühl und

Tab. 1-11 (Fortsetzung)

	Reserve-kapazität des Körpers	Tageszufuhr: Erwachsene ≥ 19 Jahre	Gute Vitaminquellen	Wichtige Funktionen	Mangelsymptome
Riboflavin[1] (Vitamin B_2)				Stoffwechsel von Vitamin B_6 und Folat beteiligt	Lichtempfindlichkeit; später Störung des Eisenstoffwechsels und der Erythrozytenbildung; aufgrund der verringerten Aktivität der erythrozytären Glutathionreduktase verkürzte Überlebensdauer der Erythrozyten und Auftreten einer hypochromen Anämie; nach 90 Tagen Auftreten einer peripheren Neuropathie an Händen und Füßen mit Hyperästhesie, Kältegefühl und Schmerzen; im Alter Linsentrübung möglich; Riboflavinmangel führt auch zu Wachstumsstörungen und beeinträchtigt den Niacin- und Pyridoxinstoffwechsel
Niacin[1] (Vitamin B_3)	wenige Tage bis Wochen	m: 17–13 mgÄ w: 13 mgÄ (1 mg Niacin-Äquivalent = 60 mg Tryptophan)	Fleisch, Innereien, Geflügel, Fisch, Getreidevollkorn, Eier, Bohnenkaffee	Beteiligung an der Synthese und dem Abbau von Kohlenhydraten, Fettsäuren und Aminosäuren; NAD wird als Wasserstoffakzeptor unter Bildung von NADH für energieliefernde Oxidationsreaktionen (Glykolyse, Citratzyklus und Fettsäureoxidation) benötigt; NADPH ist bei Reduktionsreaktionen Wasserstoffdonator, wobei NADP gebildet wird; es dient zur Synthe-	Auftreten eines Mangels nur bei gleichzeitig gestörtem Tryptophanstoffwechsel bzw. bei sehr geringer Protein- und Pyridoxinzufuhr; im Frühstadium unspezifische Symptome wie Appetitverlust, Schwäche, Gedächtnisstörungen, Schlaflosigkeit; bei ausgeprägtem Mangel entwickelt sich das Krankheitsbild der Pellagra mit der Trias: Dermatitis, Diarrhoe, Demenz;

Tab. 1-11 (Fortsetzung)

	Reserve-kapazität des Körpers	Tageszufuhr: Erwachsene ≥ 19 Jahre	Gute Vitaminquellen	Wichtige Funktionen	Mangelsymptome
Niacin[1] (Vitamin B_3)				se von Fettsäuren, Cholesterin und Steroiden; wichtigster NADPH-liefernder Stoffwechselweg ist die Oxidation von Glucose-6-Phosphat im Pentosephosphatzyklus; das gebildete NADPH wird dabei primär für die Fettsäuresynthese benötigt; NAD ist auch Substrat bei der ADP-Ribosylierung von Nukleoproteinen und zur Bildung von cyclo-ADP-Ribosen; letztere stehen in Zusammenhang mit der Signaltransduktion; ADP-ribolysierte Proteine spielen eine Rolle bei der DNA-Replikation und Zelldifferenzierung	bei schwerem Mangel: Störungen des Nervensystems mit Schwindel, Kopfschmerzen, Verwirrtheit und Ataxien; die Hartnup-Krankheit ist eine seltene Erbkrankheit mit Hyperaminoazidurie und Pellagra
Pantothensäure[2] (Vitamin B_5)	4–10 Tage	6 mg	Fleisch, Leber, Niere, Fisch, Eigelb, Vollkornprodukte, Hülsenfrüchte, Milch, Hefe (in geringen Mengen in praktisch allen Lebensmitteln)	für den Intermediärstoffwechsel hat von den aktivierten Verbindungen des Coenzyms A das Acetyl-CoA die größte Bedeutung als Endprodukt des Aminosäuren-, Fett- und Kohlenhydratstoffwechsels; Beteiligung an der Fettsäurensynthese, Aminosäuresynthese (z. B. Arginin, Leucin, Methionin), Ketonkörperbildung, Hämoglobin- und Myoglobinsynthese, an der	unter experimentellem Mangel: Schlafstörungen, Taubheitsgefühl, Brennen in Händen und Füßen („Burning feet-Syndrom“), Muskelschwäche, Müdigkeit, Dermatitis, Magen-Darm-Störungen mit Übelkeit, Erbrechen und Bauchkrämpfen

Tab. 1-11 (Fortsetzung)

	Reserve-kapazität des Körpers	Tageszufuhr: Erwachsene ≥ 19 Jahre	Gute Vitaminquellen	Wichtige Funktionen	Mangelsymptome
Pantothen-säure[2] (Vitamin B_5)				Bildung des Neurotransmitters Acetylcholin, an der Synthese von Steroiden (z. B. Ubichinon, Cholesterol, Gallensäuren, Provitamin D)	
Pyridoxin[1] (Vitamin B_6)	2–6 Wochen	m: 1,5–1,4 mg w: 1,2 mg	Fleisch, Fisch, Leber, Vollkornprodukte, Hülsenfrüchte, Nüsse, Kartoffeln, Bananen, einige grüne Gemüse (z. B. Kohl, grüne Bohnen, Feldsalat)	Coenzym vieler Enzyme (meist Transaminasen und Decarboxylasen) im Protein-und Aminosäurestoffwechsel; Bildung von biogenen Aminen und damit von Neurotransmittern (z. B. Dopamin, Serotonin, γ-Aminobuttersäure); Beteiligung an der Bildung von Porphyrinen (z. B. Hämoglobin), an der Kollagensynthese, am Ab- und Umbau verschiedener Aminosäuren (z. B. Serin, Cystein, Threonin), an der Mobilisierung von Glykogen; wichtige Bedeutung im Homocysteinstoffwechsel; unabhängig von der Coenzymfunktion moduliert PLP die Wirkung von Steroidhormonen, Glucocorticoiden, Östrogenen und Androgenen; ein schlechter Vitamin-B_6-Status korreliert eng mit einer Schwächung des Immunsystems, vor allem der Lymphozytenproliferation und der Interleukin-2-Synthese	Symptome eines schweren Mangels: seborrhoische Dermatitis im Nasen-Augen-Bereich, Mundwinkelrhagaden, Glossitis, Wachstumsstörungen, Stomatitis, neurologische Störungen (periphere Neuritis, Sensibilitätsstörungen, Ataxie) und eine erhöhte Infektanfälligkeit; aufgrund einer unzureichenden Verfügbarkeit von PLP zur Synthese von Neurotransmittern Depressionen möglich; typisch mikrozytäre hypochrome Anämie; zudem Anstieg des Homocysteinspiegels im Blut

Tab. 1-11 (Fortsetzung)

	Reserve-kapazität des Körpers	Tageszufuhr: Erwachsene ≥ 19 Jahre	Gute Vitaminquellen	Wichtige Funktionen	Mangelsymptome
Biotin[2]	4–10 Tage	30–60 µg (der Bedarf kann nicht zuverlässig angegeben werden)	Innereien (Leber, Nieren), Eigelb, Hefe, Sojabohnen, Haferflocken, Erdnüsse, Champignons	Biotin dient als Cofaktor bei Carboxylierungsreaktionen; beim Menschen sind vier biotinabhängige Enzyme bekannt: Acetyl-CoA-Carboxylase mit Schlüsselfunktion in der Fettsäurensynthese, die Pyruvat-Carboxylase in der Gluconeogenese, die Propionyl-Carboxylase im Citratzyklus und die β-Methylcrotonyl-CoA-Carboxylase beim Abbau essenzieller Aminosäuren (Methonin, Isoleucin, Threonin, Valin)	typische Mangelsymotome sind: seborrhoische Dermatitis, Konjunktivitis, Glossitis, Schwäche, Anorexie, Übelkeit, Haarausfall, Depressionen sowie eine vermehrte Urinausscheidung bestimmter organischer Säuren, vorwiegend der 3-Hydroxy-Isovaleriansäure; außerdem erhöhter Cholesterinspiegel
Folsäure (Folat)[1]	3–4 Wochen	300 µg FÄ+	grünes Gemüse: Kohl (Blumenkohl, Grünkohl, Brokkoli), Erbsen, grüne Blattsalate (Spinat, Feldsalat), Tomaten, Rote Beete, Spargel, Hefe, Weizenkeime, Sojabohnen, Leber, Eier, Vollkorngetreideprodukte	unabdingbar für den normalen Ablauf der Zellteilung; in Form des Coenzyms Tetrahydrofolat (THF) wichtige Rolle im Aminosäuren-, Nukleinsäuren- und Phospholipidstoffwechsel; im Aminosäurenstoffwechsel Methylierung von Homocystein zu Methionin (Cobalamin ist Cofaktor), Umwandlung von Glycin in Serin und Katabolisierung von Histidin zu Glutamat; in Form des Formyl-THF (Bildung aus MTHF [= 5-Methyl-Tetrahydrofolat] unter Verwendung der Aminosäure	aufgrund der Essenzialität für die DNA-Synthese kommt es bei Mangel zu Störungen der Zellteilung und Zellneubildung, primär an Zellsystemen mit hoher Zellteilungsrate, z. B. Erythrozyten, Leukozyten, Schleimhautzellen des Gastrointestinal- und Urogenitaltraktes; megaloblastäre, makrozytäre, hyperchrome Anämie ist Leitsymptom eines Folatmangels; Mangel an Folsäure, Vitamin B_{12} oder B_6 führt zu einer Steigerung des Homocysteinspiegels im Serum; eine

Tab. 1-11 (Fortsetzung)

	Reserve-kapazität des Körpers	Tageszufuhr: Erwachsene ≥ 19 Jahre	Gute Vitaminquellen	Wichtige Funktionen	Mangelsymptome
Folsäure (Folat)[1]				Serin) Lieferung von zwei der fünf Kohlenstoffatome des Puringrundgerüsts; benötigt in der Pyrimidinsynthese bei Thymidinsynthese; MTHF wird auch zur Cholinbiosynthese benötigt	unzureichende Folatversorgung im frühen Schwangerschaftsstadium kann beim Feten zu Fehlbildungen des Zentralnervensystems (z. B. Neuralrohrdefekt, Spina bifida) und anderen Schwangerschaftskomplikationen führen
Vitamin B_{12}[1] (Cobalamine)	3–5 Jahre	3,0 µg	Leber, Nieren, Muskelfleisch, Seefisch, Muscheln, Eier, Milch, Käse; Lebensmittel pflanzlicher Herkunft enthalten nur Spuren des Vitamins, wenn sie einer Bakteriengärung ausgesetzt waren, z. B. Sauerkraut	von den Coenzymen Methyl- und Adenosylcobalamin katalysierte Reaktionen sind intramolekulare Umlagerungen und Methylierungen; Methylcobalamin ist beteiligt an der Remethylierung von Homocystein zu Methionin, Folsäure in Form von 5-Methyltetrahydrofolsäure (MTHF) ist mitbeteiligt; diese Reaktion verbindet den Stoffwechsel der beiden Vitamine; fehlt Cobalamin folgt indirekter Folsäuremangel aufgrund der Blockade der Bereitstellung der reaktionsfähigen MTHF; Adenosylcobalamin ist an der Umlagerung von Methylmalonyl-CoA zu Succinyl-CoA beteiligt; dieser Reaktionsschritt ist beim Abbau ungradzahliger und ver-	perniziöse Anämie und megaloblastische Anämie: Blässe von Haut und Schleimhäuten, Glossitis, Atrophie der Zungenschleimhaut, Schwäche, Müdigkeit, Leistungsminderung, Belastungsdyspnoe, Konzentrationsstörungen, Kopfschmerzen; funikuläre Myelose: neurologische Störungen auch ohne Auftreten einer Anämie möglich; schmerzhafte Parästhesien, Gangunsicherheit, Koordinationsstörungen, Polyneuropathien, psychiatrische Störungen

Tab. 1-11 (Fortsetzung)

	Reserve-kapazität des Körpers	Tageszufuhr: Erwachsene ≥ 19 Jahre	Gute Vitaminquellen	Wichtige Funktionen	Mangelsymptome
Vitamin B_{12}[1] (Cobalamine)				zweigtkettiger Fettsäuren sowie beim Abbau von Aminosäuren (Isoleucin, Methionin, Threonin, Valin) beteiligt	
Vitamin C[1] (Ascorbinsäure)	2–6 Wochen	100 mg	Gemüse, Obst: sehr hoher Gehalt in Acerolakirschen, Hagebutten, Sanddorn und schwarzen Johannisbeeren, Kiwi, Paprika, Zitrusfrüchten, Kohl	Elektronenlieferant in vielen intra- und extrazellulären Reaktionen; damit wirksames Reduktionsmittel; dabei reversibler Übergang in die oxidierte Form = Dehydroascorbinsäure; Beteiligung an der Kollagenbiosynthese (Bedeutung für die Wundheilung, Narbenbildung, Wachstum); notwendig für den Stoffwechsel verschiedener Aminosäuren (Tyrosin, Serotonin, Tryptophan) und Cholesterin, für die Biosynthese der Steroidhormone, Katecholamine und Carnitin; Förderung der Absorption von Nichthäm-Eisen und Einbau in Ferritin; Bedeutung bei der Umwandlung von Folsäure in Tetrahydrofolsäure; Hemmung der Nitrosaminbildung; Hemmung der Glykosylierung von Proteinen; als starkes Antioxidans effizienter Radikalenfänger von Superoxid,	beim Erwachsenen führt klassischer Vitamin-C-Mangel zu Skorbut; charakteristische Symptome: subkutane und intramuskuläre Blutungen (Schleimhaut, Haut, innere Organe), erhöhte Infektanfälligkeit, schlechte Wundheilung; durch Gelenkeinblutungen Knochen- und Gelenkveränderungen

Tab. 1-11 (Fortsetzung)

	Reserve-kapazität des Körpers	Tageszufuhr: Erwachsene ≥ 19 Jahre	Gute Vitaminquellen	Wichtige Funktionen	Mangelsymptome
Vitamin C[1] (Ascorbinsäure)				Singulettsauerstoff, Wasserstoffperoxid und Hydrochlorsäure; in dieser Funktion Schutz der Membranstrukturen vor Peroxidation, Regeneration von Tocopherolradikalen und Verhindern der LDL-Oxidation; Regeneration von Glutathion; Minderung der Toxizität von Cadmium, Blei, Selen, Vanadium; Inaktivierung von Arzneimitteln und Körpergiften; Stimulation des Immunsystems durch Förderung der Phagozytoseaktivität von Leukozyten, gesteigerte Bildung von Antikörpern, Komplement und Interferon	

[1] = Empfehlungen; [2] = Schätzwerte; [3] = Richtwerte
m: Männer, w: Frauen
RÄ* = Retinol-Äquivalent, 1 IE = 0,3 µg all-trans-Retinol = 0,6 µg β-Carotin
** Zu den Schätzwerten für die Vitamin-D-Zufuhr stellt die D-A-CH fest: Bei fehlender endogener Synthese reicht die Vitamin-D-Zufuhr über die Ernährung mit herkömmlichen Lebensmitteln nicht aus, um den Schätzwert für die angemessene Zufuhr zu erreichen. Die Differenz zum Schätzwert muss daher über die endogene Synthese und/oder die Supplementierung mit Vitamin D gedeckt werden.
TÄ*** = RRR-α-Tocopherol-Äquivalent
FÄ+ = Folat-Äquivalente (gemäß neuer Definition) = berechnet nach der Summe folatwirksamer Verbindungen in der üblichen Nahrung
1 µg Folat-Äquivalent = 1 µg Nahrungsfolat = 0,5 µg synthetische Folsäure (PGA)

Ein Vitamin-A-Mangel hat beispielsweise Metaplasie-ähnliche Veränderungen der Respirationsschleimhaut zur Folge und führt auch zu einer erhöhten Infektanfälligkeit. Betroffen sind die Aktivität der T-Lymphozyten, die Zahl natürlicher Killerzellen, die Antikörperbildung gegenüber bakteriellen Antigenen und auch die Phagozytose. Vitamin A reguliert die Glykoproteinsynthese, zu der auch die Immunglobuline gehören. Der Vitamin-A-Bedarf ist daher bei vielen Infektionen erhöht. Ursachen für einen Mangel in den Industrieländern sind Störungen der Fettdigestion und -absorption, Störungen der Speicherung oder des Transports sowie übermäßige Verluste – beispielsweise bei Nephritis, metabolisch-toxischer Leberschädigung mit alkohol- oder arzneimittelassoziierter Induktion des Cytochrom-P_{450}-Systems.

Eine Hypervitaminose kann durch akut und chronisch hohe Vitamin-A-Dosen ausgelöst sein, meist aufgrund von Supplementeinnahmen. Eine Intoxikation über die Ernährung ist sehr selten, wurde aber nach übermäßigem Verzehr von Leber beschrieben. Eine akute Hypervitaminose kann beim Erwachsenen nach einmaliger Einnahme von 300 mg (1 000 000 Internationale Einheiten, IE) Retinol auftreten.

Merke

Eine Überschreitung der Kapazität der Leber zur Vitamin-A-Speicherung ist gewöhnlich beim Menschen bei Mengen von > 300 000 IE bzw. bei > 50 000 IE/d der Fall. Bei Plasmaspiegeln von ≥ 3 µmol/l (≥ 85 µg/d) ist anzunehmen, dass die Bindungskapazität von RBP (Retinol-bindendes Protein) erschöpft ist.

Zeichen einer akuten Vergiftung sind: Benommenheit, starke Kopfschmerzen, Schwindel, Sehstörungen, unkoordinierte Bewegungen, Schläfrigkeit, Übelkeit, Erbrechen, Jucken und Abschälen der Haut. Symptome der häufiger auftretenden chronischen Vitamin-A-Hypervitaminose können erst nach mehreren Monaten bis Jahren auftreten – bei einer Aufnahme beim Erwachsenen ≥ 100 000 IE/d. Frühe Zeichen sind trockene und schuppende Haut, Rhagaden, Juckreiz, Haarausfall, Müdigkeit, Knochen-, Gelenk- und Muskelschmerzen sowie Blutungen. Bei anhaltend hoher Zufuhr kommt es zu einer Hepatosplenomegalie, Hypertrophie fettspeichernder Leberzellen, Leberzirrhose, Kopfschmerzen, Erhöhung der alkalischen Phosphatase und der Serum-Calciumkonzentrationen. Die Symptome können auch nach Gabe retinsäurehaltiger Medikamente auftreten.

Es gibt experimentelle Daten, dass Retinoide die Kanzerogenese hemmen. In der Hämatologie werden sie als Retinsäure zur Therapie der akuten Promyelozyten-Leukämie (APL; M3) eingesetzt.

Vitamin D

Zur Vitamin-D-Gruppe gehören mehrere biologische Wirkstoffe, die Calciferole. Die wichtigsten Vertreter sind das pflanzliche Vitamin D_2 (Ergocalciferol) und das in tierischen Lebensmitteln vorkommende Vitamin D_3 (Cholecalciferol). Der Mensch kann Vitamin D_3 (aus der Vorstufe Dehydrocholesterol) in der Haut synthetisieren. Bei regelmäßigem Aufenthalt im Freien stammen 80–90 % des Vitamin D im Körper aus der endogenen Synthese, nur 10–20 % werden, vorwiegend über tierische Lebensmittel, aufgenommen.

Merke

Mit dem Alter nimmt die Vitamin-D-Syntheseleistung in der Haut ab und kann auf weniger als die Hälfte vermindert sein. Risikogruppen für einen Vitamin-D-Mangel sind daher alte Menschen, aber auch Menschen mit dunkler Hautfarbe und Kranke.

Cholecalciferol ist ein Präprohormon, aus dem in der Leber das Prohormon 25-Hydroxyvitamin D (25-Hydroxycholecalciferol = Calcidiol) entsteht. Aus diesem Metaboliten wird in der Niere das Vitamin-D-Hormon 1,25-Dihydroxycholecalciferol (Calcitriol) gebildet.

Exkurs

Das pflanzliche Vitamin D_2 (Ergocalciferol) wird metabolisiert wie das Vitamin D_3, hat etwa die gleiche Wirkung, aber nur 25–30 % dessen biologischer Aktivität.

Für eine optimale Vitamin-D-Wirkung ist eine ausreichende Calciumzufuhr notwendig und umgekehrt. Die Aufrechterhaltung einer konstanten Plasma-Calciumkonzentration ist lebensnotwendig. Wird kein Calcium mit der Nahrung aufgenommen, wird es aus dem Knochen freigesetzt. Die Ermittlung des Vitamin-D-Status erfolgt über die Bestimmung der 25-(OH)-D-Serumkonzentration.

Eine Überdosierung von Vitamin D kann zu erheblichen Schäden führen. Die Folge der calciummobilisierenden Wirkung des Vitamins ist eine Entmineralisierung der Knochen, ein Anstieg des Plasma-Calciumspiegels und eine gesteigerte Calciumausscheidung über die Nieren. Bei überschrittener Sekretionskapazität der Nieren kommt es zur Hypercalciämie, zu Nierenfunktionsstörungen und pathologischen Kalkablagerungen im gesamten Organismus, vor allem auch in Herz, Lunge und Gefäßen. In der Folge treten schwere Funktionsstörungen in den betroffenen Organen auf. Erste Symptome sind Appetitlosigkeit, Übelkeit, Erbrechen, Kopfschmerzen, Gelenkschmerzen und Muskelschwäche.

Merke

Ursache einer Vitamin-D-Intoxikation ist ausschließlich eine unkontrollierte Aufnahme hoher Vitamin-D-Mengen. Eine Hypercalcämie tritt allerdings erst bei Serumkonzentrationen von > 400 nmol/l 25-(OH)-D auf, was einer Aufnahme von > 100 µg Vitamin D/d entspricht.

In den letzten Jahren hat Vitamin D eine große Bedeutung in vielen Bereichen der Medizin bekommen. Vitamin-D-Mangel wird auch mit Depressionen, Schwindel und Schmerzsyndromen assoziiert. Durch epidemiologische Studien hat Vitamin D auch eine große Bedeutung in der Hämatologie/Onkologie erlangt. So zeigen mehrere Untersuchungen, dass Patienten mit Lymphomen bei einem ausreichenden Vitamin-D-Blutspiegel eine langsamere Progression ihrer Erkrankung haben (Drake et al. 2010; Shanafelt et al. 2011). Auch in der Prophylaxe von Kolon- und anderen Karzinomen spielt ein ausreichender Vitamin-D-Spiegel eine bedeutende Rolle. Zwar führt Vitamin D im Tierexperiment zur Hemmung der Proliferation von Krebszellen und Apoptose. Dennoch sind die obigen Untersuchungen mit Vorsicht zu betrachten, da ein einheitlicher optimaler Vitamin-D-Spiegel im Labor derzeit noch nicht definiert ist. Geklärt ist auch noch nicht, ob Vitamin D_2 und/oder D_3 gemessen werden soll, und ob bei zu viel Sonnenlichtexposition nicht die Gefahr von kutanen Tumoren besteht. Derzeit werden mehrere Studien mit einer Vitamin-D-Substitution durchgeführt. Deren Ergebnisse sind abzuwarten, um eine generelle hochdosierte Vitamin-D-Substitution zu empfehlen.

Vitamin E

Vitamin E ist ein Sammelbegriff für alle Tocol- und Tocotrienolderivate, die qualitativ die biologische Aktivität von RRR-α-Toco-

pherol haben. Ihre biologische Wirksamkeit kann gewichtsbezogen in RRR-α-Tocopherol-Äquivalenten (TÄ) ausgedrückt werden. Im menschlichen Körper können die jeweils vier Tocopherole und Tocotrienole nicht ineinander umgewandelt werden. Die Wirksamkeit der Tocotrienole ist deutlich geringer als die der Tocopherole. Natürliche Tocopherole werden ausschließlich von Pflanzen synthetisiert.
Mangelerscheinungen treten bei normaler Ernährung nicht auf. Bei Malabsorption jeder Genese kann ein Vitamin-E-Mangel mit neuro-, myo- und retinopathologischen Symptomen vorkommen. Hypervitaminosen sind nicht beschrieben. Es kann jedoch zu einer Wechselwirkung mit dem Vitamin-K-Stoffwechsel kommen – mit der Folge einer erhöhten Blutungsneigung. Von der EFSA (*European Food Safety Authorithy*) wird ein oberer Grenzwert von 300 ng/d für die Zufuhr angegeben. In der Hämatologie/Onkologie sind neben der Beeinflussung der Gerinnung durch Suppression der Thrombozytenaggregation keine besonderen Einflüsse bekannt. Patienten unter Chemotherapie setzen Vitamin E gerne als Antioxidans zur Reduktion der Chemotherapienebenwirkungen ein. In der Tumorprävention wurde es ohne Erfolg supplementiert. So fand sich in der SELECT-Studie keine Reduktion der Inzidenz von Prostatakarzinomen bei höher dosiertem Vitamin E (s. Kap. 7).

Vitamin K

Vitamin K subsumiert eine Reihe von Verbindungen, die sich von dem in der Natur nicht vorkommenden Menadion (Vitamin K_3) ableiten. Synthetisiert und genutzt werden die Vitamin-K-Verbindungen von Pflanzen und Bakterien. Das in Pflanzen gebildete Vitamin K wird als Vitamin K_1 (Phyllochinon) bezeichnet, bei dem bakteriell gebildeten Vitamin K_2 handelt es sich um unterschiedliche Verbindungen, die Menachinone. Tierische Gewebe enthalten Phyllochinon und Menachinon in wechselndem Verhältnis. Die fettlöslichen K-Vitamine werden unter Mitwirkung von Gallensäuren und Pankreaslipase in den Mukosazellen des Jejunums zu 20–70 % resorbiert, gelangen über die Lymphe ins Blut und die Leber, von wo sie in die einzelnen Organe transportiert werden.
Der tatsächliche Bedarf an Vitamin K ist nur schätzbar. Die DGE gibt als angemessene Zufuhr 1 µg/kg KG/d an. Ein Vitamin-K-Mangel ist bei gesunden Menschen selten. Zu den zu einer Unterversorgung führenden Faktoren gehören gastrointestinale Erkrankungen, wie Kurzdarmsyndrom, Morbus Crohn, Zöliakie, chronische Lebererkrankungen, schwere Störungen der Fettabsorption, Störungen der Gallensäuresekretion sowie eine langdauernde Medikation mit Antikoagulanzien, Antibiotika, Antiepileptika, Tuberkulostatika oder Salyçilaten.

Merke
Wird bei einer parenteralen Ernährung zur Vitaminsubstitution Cernevit® verwendet, muss Vitamin K substituiert werden, da das Präparat kein Vitamin K enthält. Eine gleichzeitige Antibiotikatherapie wirkt sich für das Auftreten eines Vitamin-K-Mangels zusätzlich ungünstig aus.

Vitamin K_1 und K_2 sind nicht toxisch. In der Hämatologie/Onkologie ist Vitamin K aufgrund seiner Beteiligung an der Synthese von Gerinnungsfaktoren von Bedeutung. Da seine Speicherkapazität nur gering ist, muss vor allem bei Beeinträchtigungen des Gastrointestinaltraktes und bei parenteraler Ernährung an eine regelmäßige Vitamin-K-Substitution gedacht werden. Ob ein Vitamin-K-Mangel langfristig Auswirkungen auf den Knochen hat, ist nicht geklärt. Offen ist auch, ob die beim Menschen in tieferen Dünndarmabschnitten und im Kolon ablaufende bakterielle Menachinonsynthese zur Vitamin-K-Bedarfsdeckung beiträgt – zumal sie Symptome eines Vitamin-K-Mangels nicht verhindert (s. Kap. 6.6 zur Ernährung unter Antikoagulanzientherapie).

1.4.2 Wasserlösliche Vitamine

Vitamin B_1 (Thiamin)

Vitamin B_1 ist eine stickstoff- und schwefelhaltige Verbindung. Bereits geringe Veränderungen am Molekül bewirken einen Verlust der biologischen Aktivität bzw. führen zum Entstehen von Verbindungen mit Antivitaminwirkung. Thiamin findet sich in fast allen tierischen und pflanzlichen Lebensmitteln, meist in geringen Konzentrationen. Zudem führt bereits schonende Zubereitung zu einem Verlust von im Mittel ca. 30 %. Thiamin wird nur in freier Form im Dünndarm (Duodenum und Jejunum) absorbiert. Die aktive Form des Thiamins ist das Thiaminpyrophosphat, auch als Thiamindiphosphat oder Cocarboxylase bezeichnet.

Der Thiaminbedarf korreliert aufgrund seiner Funktion mit der Nahrungsenergieaufnahme. Der Minimalbedarf für Erwachsene liegt bei 0,33 mg/1 000 kcal (4,2 MJ). Vereinzelt wurden Mangelsymptome bei einer Thiaminzufuhr unter 0,2 mg/1 000 kcal (4,2 MJ) bereits nach neun Tagen beobachtet. Zum Erhalt einer ausreichenden Aktivität thiaminabhängiger Enzyme und der Sättigung der Gewebe mit Thiamin wird daher eine Mindestzufuhr von 0,5 mg/1 000 kcal (4,2 MJ) für notwendig erachtet.

Merke

Aufgrund der sehr geringen Speicherfähigkeit von 25–30 mg und einer biologischen Halbwertszeit von 10–20 Tagen ist eine relativ regelmäßige Thiaminzufuhr notwendig. Erhöhte Stoffwechselleistungen, beispielsweise schwere körperliche Anstrengung oder Fieber, bedingen einen erhöhten Thiaminbedarf.

Für einen Thiaminmangel besonders anfällig sind Patienten mit chronischem Alkoholkonsum, Patienten unter Hämodialyse, chronisch kranke Senioren sowie Patienten unter Dauermedikation mit Diuretika. Auch mangelernährte Tumorpatienten sind eine Risikogruppe. Thiaminmangel verursacht besonders Störungen im Kohlenhydratstoffwechsel. Es kommt zu einer Kumulation von Pentosephosphaten und einem Anstieg des Pyruvat- und Lactatspiegels im Blut. Postoperativ tödlich verlaufene Lactazidosen bei mangelernährten Tumorpatienten sind beschrieben. Klinische Symptome eines Thiaminmangels zeigen sich vor allem an Organen und Geweben mit einem hohen Glucoseumsatz – wie dem Nervensystem, dem kardiovaskulären System und dem Gastrointestinaltrakt. Beri-Beri-ähnliche Symptome treten bei chronischem Alkoholismus unter dem Krankeitsbild der Wernicke-Enzephalopathie auf. Es kommt zu Bewusstseinsstörungen, zerebraler Ataxie und Augenlähmung oder -zittern. Symptome eines latenten Thiaminmangels sind: Appetitlosigkeit, gestörte Magen-Darm-Funktion, Konzentrationsschwäche, Müdigkeit, Muskelschwäche und Depressionen.

Merke

Bei Patienten mit hämatologischen und onkologischen Erkrankungen, die eine unklare Bewusstseinseinschränkung/Somnolenz aufweisen und zudem in den vergangenen Wochen eine verminderte Nahrungsaufnahme hatten, sollte ein Vitamin B_1-Mangel ausgeschlossen werden.

Die Toxizität von Thiamin wird als gering eingestuft.

Vitamin B_2 (Riboflavin)

Riboflavin ist ein Isoalloxazinderivat mit Ribitol, einem Alkoholderivat der Ribose in der Seitenkette. Wie Thiamin hat es eine hohe Strukturspezifität. Die biologisch aktiven, ineinander überführbaren Formen sind Flavinmononukleotid (FMN) und Flavinadenindinukleotid (FAD). FMN und FAD sind als Coenzyme Bestandteil wasserstoffübertragender Enzyme (Flavoproteine, Flavinenzyme). Da Riboflavin von Pflanzen und Mikroorganismen synthetisiert wird, ist es in zahlreichen Lebensmitteln als FMN und FAD oder als Flavoprotein vorhanden. Die Hauptlieferanten sind aber tierische Nahrungsmittel. Da es zwar hitzestabil, aber sehr lichtempfindlich ist, liegen die Verarbeitungsverluste bei ca. 20 %.

Der Bedarf ist durch die normale Ernährung ausreichend gedeckt. Die Zufuhrempfehlungen sind vom Energieumsatz abhängig. Ein isolierter schwerer Mangel tritt beim gesunden Menschen nur selten auf. Die Mangelsymptome sind uncharakteristisch. Meist besteht eine chronische Unterversorgung mehrerer B-Vitamine (B_1 und B_6). Hauptursachen sind chronischer Alkoholkonsum, das Meiden von Milch- und Milchprodukten und die Einnahme einiger Pharmaka, wie Kontrazeptiva, psychotrope Medikamente und Zytostatika. Alkohol, Psychopharmaka und Neuroleptika (Promethazin) hemmen die Umwandlung von Riboflavin in die Coenzymformen. In der Hämatologie und Onkologie können therapiebedingte Absorptionsstörungen zu einem Mangel führen (s. Tab. 1-11). Die akute und chronische Toxizität ist extrem gering. Hohe Dosen führen zu einer gesundheitlich unbedenklichen Gelbfärbung des Urins.

Vitamin B_3 (Niacin)

Niacin ist ein Sammelbegriff für Nicotinsäure und ihr Säureamid Nicotinamid, die beide quantitativ und qualitativ die gleiche biologische Wirkung haben und im Stoffwechsel ineinander überführt werden können. Im Organismus sind sie in Form der Coenzyme Nicotinamid-Adenin-Dinukleotid (NAD^+) und Nicotinamid-Adenin-Dinukleotid-Phosphat ($NADP^+$) wirksam. Sie können auch aus Nicotinsäuremononukleotid (NMN) aus Tryptophan synthetisiert werden. Hauptsyntheseorte sind Leber und Niere. Niacin ist im Pflanzenreich (überwiegend als Nicotinsäure) und im tierischen Gewebe (hauptsächlich als Nicotinamid und als Coenzyme) verbreitet.

NAD^+ und $NADP^+$ sind Coenzyme von Dehydrogenasen bzw. Oxidoreduktasen. Von diesen wasserstoffübertragenden Enzymen sind derzeit ca. 200 bekannt. Der Niacinbedarf erfolgt nicht nur durch die Nahrungsaufnahme, sondern zu ca. 70 % über Tryptophan. Zu einem erhöhten Bedarf führen Alkoholismus, Leberzirrhose, chronische Diarrhoe, fieberhafte Erkrankungen, schwere körperliche Tätigkeit und die Einnahme oraler Kontrazeptiva. Ein endokriner Tumor, der große Mengen an Tryptophan zur Synthese von Serotonin verbraucht, kann pellagraähnliche Symptome hervorrufen. Überdosierungen von Nicotinamid sind unbedenklich. Dagegen führt die zu medizinischen Zwecken zur Behandlung der Hyperlipidämie in hohen Dosen (> 3 g/d) eingesetzte Nicotinsäure zu einer Gefäßerweiterung mit Hautrötungen (Flush), Hitzegefühl, Gastritiden, Hyperurikämie und Leberzellschäden. In Zellkulturen steigert NAD^+ die Stabilität der DNA gegenüber mutagenen Einflüssen. Es erhöht auch die Konzentration von Tumor-Suppressorproteinen. Zwei Humanstudien zum Effekt einer Niacinsupplementation auf die zelluläre Abwehr gegen DNA-Schäden durch genotoxische Substanzen (Weitberg 1989; Hagemann et al. 1998) lieferten jedoch widersprüchliche Ergebnisse, sodass derzeit nicht geklärt ist, inwieweit eine höhere Niacinzufuhr einen Beitrag zur Krebsprävention leisten kann.

Vitamin B_5 (Pantothensäure)

Die aktive, wichtigste Form der Pantothensäure ist das Coenzym A (CoA), ein Bestandteil jeder lebenden Zelle. Als essenzieller Bestandteil des Coenzym A und damit von Acetyl-CoA hat die Pantothensäure im gesamten Stoffwechsel eine zentrale Bedeutung. Der Bedarf an Pantothensäure ist nicht ausreichend erforscht. Laut Literatur treten Mangelsymptome dennoch nur bei extrem einseitigen Ernährungsbedingungen und mit anderen Versorgungsmängeln (Thiamin, Niacin) auf. Eine Risikogruppe sind Alkoholiker. Erzeugt werden können Mangelsymptome durch Gabe von Pantothensäureantagonisten wie ω-Methylpantothensäure. Nach Schätzungen treten bei schwerem Pantothensäuremangel Mangelsymptome erst nach ca. sechs Wochen auf. Die Toxizität von Pantothensäure ist extrem gering. Überdosierungserscheinungen kommen beim Menschen praktisch nicht vor. Eine spezielle Bedeutung in der Hämatologie/Onkologie ist nicht bekannt.

Vitamin B_6 (Pyridoxin)

Zur Gruppe der B_6-Vitamine werden Pyridoxin, Pyridoxal, Pyridoxamin und deren 5‘-Phosphorsäureester zusammengefasst. Letztere sind die biologisch aktiven Formen, haben vergleichbare Vitaminaktivitäten und können im Stoffwechsel ineinander überführt werden. Von Pflanzen und Mikroorganismen synthetisiert, finden sie sich in vielen Nahrungsmitteln – Pyridoxin primär in pflanzlichen und Pyridoxal und Pyridoxamin vor allem in tierischen.

Wie alle B-Vitamine wird Pyridoxin im gesamten Dünndarm resorbiert, wobei die Absorptionsgeschwindigkeit von proximal nach distal abnimmt. In seinen Coenzymformen (Pyridoxalphosphat [PLP] und Pyridoxaminphosphat [PMP]) ist Vitamin B_6 an ca. 100 verschiedenen enzymatischen Reaktionen beteiligt. Der Vitamin-B_6-Bedarf korreliert – aufgrund der engen Verknüpfung mit dem Aminosäurenstoffwechsel – mit der täglichen Proteinzufuhr, wobei eine Aufnahme von 0,02 mg/g Nahrungsprotein empfohlen wird. Bei hoher Proteinzufuhr erhöht sich der Bedarf entsprechend. Beim Gesunden tritt ein reiner Vitamin-B_6-Mangel aufgrund der in Lebensmitteln weiten Verbreitung sehr selten auf. Eine unzureichende Versorgung findet sich häufiger gemeinsam mit Defiziten an weiteren wasserlöslichen Vitaminen. Risikofaktoren für eine Hypovitaminose sind chronischer Alkohol- und Drogenkonsum, Absorptionsstörungen und Protein-Energie-Mangel. Bei chronischer Einnahme erhöhen Kontrazeptiva, Antikonvulsiva und Tuberkulostatika den Bedarf.

Merke

Im Gegensatz zu den anderen B-Vitaminen kann eine monate- bis jahrelange Vitamin-B_6-Zufuhr von >500 mg zu einer Toxizität führen. Diese äußert sich in einer peripheren sensorischen Neuropathie mit ataktischen Gangstörungen, Reflexausfällen und Störungen des Tast-, Vibrations- und Temperatursinns. In Einzelfällen wurden die Nebenwirkungen schon bei Dosierungen über 100 mg beobachtet. Die Störungen sind nach Absetzen von Vitamin B_6 weitgehend reversibel. Der tolerable upper intake level (UL) liegt bei 25 mg/d.

In der Hämatologie/Onkologie finden sich positive Auswirkungen von Vitamin B_6 bei manchen Formen des myelodysplastischen Syndroms (refraktäre Anämie [RA], refraktäre Anämie mit Ringsideroblasten [RARS]), bei denen es durch Gabe von Vitamin B_6 in

Kombination mit Vitamin B_{12} zur einer Normalisierung der Anämie kommen kann.

Biotin

Biotin ist ein heterozyklisches Harnstoffderivat. Es ist in vielen Nahrungsmitteln enthalten, überwiegend aber in geringen Konzentrationen. In pflanzlichen Nahrungsmitteln liegt es meist in freier Form vor, in tierischen vorwiegend an ein Protein gebunden, meist an ein biotinabhängiges Enzym. Die bakterielle Eigensynthese wird als sehr gering eingeschätzt. Die Absorption erfolgt vor allem im proximalen Dünndarm. Unter üblichen Ernährungsgewohnheiten tritt kein Biotinmangel auf.

Mangelsymptome (s. Tab. 1-11) wurden nach längerem Verzehr größerer Mengen roher Eier beobachtet. Das in den rohen Eiern enthaltene Avidin bildet mit Biotin einen Komplex, der von den Enzymen des Gastrointestinaltrakts nicht gespalten und das Biotin so nicht absorbiert werden kann. Auch bei parenteraler Ernährung und bei Patienten mit hohem Alkoholkonsum wurden Mangelzustände beschrieben. Ebenso ist bei Patienten unter Antikonvulsivatherapie (Phenytoin, Primidon; Phenobarbital, Carbamazepin) die Versorgung problematisch. Für nähere Angaben zu den genetischen Defekten biotinabhängiger Enzyme wird auf die Fachliteratur verwiesen. Hypervitaminosen von Biotin sind nicht bekannt.

Viele Tumorpatienten beklagen ein vermindertes Wachstum von Hautanhangsgebilden (Haare, Finger- und Fußnägel). Um die Probleme zu bessern, können versuchsweise höhere Dosen Biotin gegeben werden. Studien mit ausreichend hohen Patientenzahlen und mit positiven Effekten liegen jedoch nicht vor.

Folsäure (Folat)

Folsäure oder Folat gehört zu den wasserlöslichen B-Vitaminen. Der Begriff umfasst eine Gruppe von etwa 100 Substanzen mit ähnlicher Struktur, Derivate der Pteroylmonoglutaminsäure. Die biologisch aktive Form der Folsäure ist die 5,6,7,8-Tetrahydrofolsäure (THF) und ihre Derivate. In pflanzlichen und tierischen Geweben bzw. Lebensmitteln kommen natürlicherweise Pteroylpolyglutamate vor, die nur durch Pflanzen und einige Bakterien biosynthetisiert und die von Mensch und Tier als Folatquellen genutzt werden.

Merke

In Supplementen, nährstoffangereicherten Lebensmitteln und Medikamenten wird dagegen ausschließlich synthetische Folsäure verwendet – ein vollständig oxidiertes Pteroylmonoglutamat (PGA). Sie ist die stabilste Form des Vitamins und wird zu >90 % absorbiert.

Die natürlich vorkommenden Folate reagieren empfindlich auf Licht, Hitze, Sauerstoff und extreme pH-Werte. Die Zubereitungsverluste liegen bei Polyglutamaten bei etwa 50 %, bei Monoglutamaten bei bis zu 70 %. Die DGE gibt einen mittleren Verlust von 35 % an, da über 60 % der Folsäure aus rohen Nahrungsmitteln stammt. Die Folatresorption findet vor allem im proximalen Dünndarm statt. Die Bioverfügbarkeit der in der Nahrung enthaltenen Folsäure hängt auch von ihrer Bindungsform ab. Etwa 50 % liegen in der freien, gut resorbierbaren Form als Folsäure-Monoglutamate vor. Polyglutamate sind nur zu 20 % resorbierbar, da sie vor der Absorption in Monoglutamate umgewandelt werden müssen. Bei einer gemischten Kost wird von einer mittleren Verwertbarkeit von 50 % ausgegangen. Folsäure gilt als kritischer Nährstoff, da die empfohlene Zufuhr oft nicht erreicht wird. Ursachen eines Folatmangels können eine unzureichende Zufuhr mit der Nahrung (bei alten Menschen), ein erhöhter Bedarf (bei Schwangerschaft), Alkoholabusus und Medikamente (Antiepileptika, Zytostatika, Antimalariamittel) sein. Chronischer Mangel an Eisen, Vitamin B_{12} und Methionin können sekundär zu einer verminderten Folsäureverwertung führen. Eine Einnahme von 4 mg/d Folsäure über längere Zeit war ohne Nebenwirkungen. Bei höheren Dosen kam es in Einzelfällen zu gastrointestinalen Störungen, Schlafstörungen, Hyperaktivität und Reizbarkeit.

Merke
Eine hohe Folsäurezufuhr kann bei gleichzeitig bestehendem Vitamin B_{12}-Mangel dazu führen, dass das Leitsymptom des Vitamin B_{12}-Mangels, die Megaloblastenanämie, zwar verschwindet, die gleichzeitig bestehende neurologische Symptomatik jedoch weiterbesteht bzw. sich verschlimmert. Diese Maskierung des Vitamin B_{12}-Mangels kann irreversible Spätschäden des weiter bestehenden Mangels nach sich ziehen, eine funikuläre Myelose. Daher wird empfohlen, die regelmäßige zusätzliche Folsäurezufuhr auf 1 mg/d zu beschränken (*no observed adverse effect level*, NOAEL). Der UL liegt in der gleichen Höhe.

Eine Bedeutung für die Hämatologie/Onkologe hat die Folsäure durch Medikamente, die in den Folsäurestoffwechsel eingreifen – beispielsweise den Antimetaboliten Methotrexat und auch Cotrimoxazol (Kombination aus den zwei Antibiotika Trimethoprim und Sulfamethoxazol). Hochdosistherapien mit langfristigem Einsatz dieser Medikamente führen zu einem Folsäuremangel mit verstärkter Mundschleimhautentzündung und Ausbildung einer hyperchromen makrozytären Anämie. Durch entsprechende Substitution können diese Nebenwirkungen vermieden werden.

Merke
Hämatologisch ist die durch Folsäuremangel bedingte Megaloblastenanämie nicht von der durch einen Vitamin-B_{12}-Mangel bedingten Megaloblastenanämie zu unterscheiden.

Widersprüchliche Ergebnisse ergaben Untersuchungen, dass beim Erwachsenen eine langfristige Nahrungsergänzung mit Folsäure zu einer erhöhten Inzidenz von Tumoren führen kann (Baggott et al. 2012; Chuang et al. 2011; Eussen et al. 2010; Larsson et al. 2006).

Vitamin B_{12} (Cobalamine)

Als Vitamin B_{12} werden verschiedene vitaminwirksame Verbindungen bezeichnet, die ein Kobaltatom im Zentrum eines porphyrinähnlichen Ringsystems haben. Am Kobaltatom können unterschiedliche Restgruppen gebunden sein, wodurch sich unterschiedliche Vitamin-B_{12}-Verbindungen ergeben: Adenosyl-, Aquo-, Cyano-, Hydroxy- und Methylcobalamin. Nur Adenosyl- und Methylcobalamin haben im menschlichen Körper Coenzymwirksamkeit. Adenosylcobalamin wird in den Mitochondrien, Methylcobalamin im Zytoplasma gebildet. Aquocobalamin besitzt als einziges wasserlösliches Vitamin gute Speicherfähigkeit und wird deshalb als Depotform angesehen. Cyanocobalamin ist eine synthetische Verbindung. Sie kommt natürlicherweise nicht vor, wird aber in pharmazeutischen Präparaten sowie zur Anreicherung verwendet und ist im Vergleich zu den anderen Vitamin-B_{12}-Verbindungen gegen chemische und physikalische Einflüsse relativ stabil. Cyanocobalamin kann im Organismus in metabolisch aktive Cobalamine (Adenosyl- und Methylcobalamin) umgewandelt werden. Cobalamine werden nur von Mikroorganismen synthetisiert, sie können weder vom Menschen, noch von höheren Lebewesen, noch von Pflanzen aufgebaut werden.

Oral zugeführtes Vitamin B_{12} wird zur Absorption an ein von den Parietalzellen des Magens synthetisiertes Glykoprotein, den Intrinsic-Faktor, gebunden und im terminalen Ileum absorbiert. Obwohl Vitamin B_{12} von den Bakterien im Kolon in großen Mengen synthetisiert wird, ist dieser Absorptionsort der Grund, dass der Mensch auf eine exogene Zufuhr angewiesen ist. Ein Mangelzustand mit Absinken der Vitamin-B_{12}-Speicher und klinischer Symptomatik macht sich erst nach Jahren bemerkbar, da die Speicher im Körper – vor allem in der Leber – normalerweise 2–5 mg Vitamin B_{12} enthalten. Ursachen für einen Mangel sind eine unzureichende Zufuhr durch chronischen Alkoholismus, vegane Ernährung bzw. eine unzureichende Absorption bei alten Menschen, Erkrankungen des Verdauungstraktes (atrophische Gastritis, Zöliakie, Morbus Crohn, Pankreatitis, operative Eingriffe im Magen-Darm-Trakt) sowie Medikamente, die die Absorption hemmen, beispielsweise orale Kontrazeptiva, Tuberkulostatika, Antikonvulsiva oder langjährige Einnahme von Antazida. Das klassische Krankheitsbild eines Cobalaminmangels, die perniziöse Anämie, eine durch auffällig große Erythrozyten gekennzeichnete megaloblastäre Anämie, ist nicht Folge eines verminderten Vitamin-B_{12}-Gehaltes der Nahrung, sondern einer unzureichenden Absorption von Vitamin B_{12} infolge einer unzureichenden bzw. fehlenden Bildung des Intrinsic-Faktors. Der sekundäre Vitamin-B_{12}-Mangel führt aufgrund einer herabgesetzten DNA-Synthese zu einer Störung der Zellbildung im Knochenmark. Daran beteiligt ist auch ein Folsäuremangel, da es bei fehlendem Cobalamin zu einem indirekten Folsäuremangel kommt.

Die funikuläre Myelose – eine Degeneration von Rückenmarksbezirken – ist Folge eines Vitamin-B_{12}-Mangels, nicht aber eines Folatmangels.

Die Toxizität von Vitamin B_{12} ist gering: Bis zu 5 mg/d traten keine Nebenwirkungen auf.

Vitamin C (Ascorbinsäure)

Ascorbinsäure ist ein sich von der Glucuronsäure ableitendes Glucuronsäurelacton. Von den vier möglichen Stereoisomeren ist das L-Enantiomer die physiologisch aktive Form. Vitamin C wird von allen Pflanzen und fast allen Tieren aus D-Glucose synthetisiert und ist daher in zahlreichen Nahrungsmitteln vorhanden, teilweise in hohen Konzentrationen.

Ein großer Teil des Vitamins ist dabei in der Schale oder an der Oberfläche zu finden. Bei der Verarbeitung und Zubereitung von Lebensmitteln kann es aufgrund der erheblichen Oxidationsempfindlichkeit von Vitamin C zu hohen Verlusten kommen, wobei die durchschnittlichen Verluste mit 30 % angegeben werden.

Merke

Der Vitamin-C-Verlust kann durch küchentechnische Verfahren wie Blanchieren und Tiefgefrieren erheblich reduziert werden. Tiefgekühltes Gemüse enthält daher mehr Vitamin C als einige Tage gelagertes Gemüse.

Vitamin C wird vorwiegend im Ileum und Jejunum absorbiert – in Abhängigkeit von der Zufuhrhöhe. Eine fast vollständige Absorption erfolgt nur bei einer Menge bis zu 200 mg. Bei höheren Zufuhrmengen wird Vitamin C unmetabolisiert ausgeschieden. Ab einer Plasmakonzentration von 85 µmol/l wird Vitamin C unmetabolisiert als Diketogulonsäure oder Oxalsäure über die Niere ausgeschieden.

Unspezifische, subklinische Symptome einer Unterversorgung mit Vitamin C können bei

Vitamin-C-Plasmaspiegeln unter 20 µmol/l auftreten – beispielsweise Müdigkeit, Leistungsminderung, verzögerte Rekonvaleszenz, schlechte Wundheilung, erhöhte Infektanfälligkeit oder psychische Befindlichkeitsstörungen. Klinische Mangelsymptome treten auf, wenn die Speicherreserve unter 300 mg liegt. Die berechnete maximal mögliche Körperreserve liegt bei 3 g Vitamin C.
Eine Risikogruppe für eine Unterversorgung mit Vitamin C sind Raucher. Sie haben einen erhöhten Bedarf durch verringerte Absorption, einen erhöhten täglichen Turnover und daher eine Zufuhrempfehlung von 150 mg/d. Weitere Risikogruppen sind Personen mit einseitiger Ernährung und geringer Zufuhr an Obst und Gemüse, chronisch Kranke, Patienten mit Infektionen und Patienten nach ausgedehnten Operationen. Die Toxizität von Vitamin C ist gering. Bei Dosen >3 g/d kommt es zu osmotischer Diarrhoe und gastrointestinalen Beschwerden. Eine verstärkte Bildung von Oxalat-Nierensteinen ist bei Gesunden nicht nachgewiesen. Eine vitaminreiche Ernährung reduziert das Risiko von Herz-Kreislauf- und Krebserkrankungen.
In der Hämatologie/Onkologie gibt es Untersuchungen, dass hohe Dosen Vitamin C (10 g/d) Tumorerkrankungen vermeiden bzw. deren Progression verhindern können. Es gibt allerdings genauso viele Studien, die diese Ergebnisse widerlegen.

Merke
Beschrieben ist, dass die Wirkung des Proteasomenhemmers Bortezomib durch hohe Vitamin-C-Dosen reduziert wird.

Mangelerscheinungen in der Hämatologie werden möglicherweise durch Schleimhaut- und Hautblutungen verursacht, die auch mit Gerinnungsstörungen verwechselt werden können. Eine ausführliche Ernährungsanamnese kann die einseitige Nahrungsmittelauswahl belegen, die zu einer solchen Situation führen kann.

1.4.3 Vitaminoide

Als ihre Wirkungsweise noch nicht bekannt war, wurden Vitaminoide zu der Gruppe der Vitamine gezählt. Inzwischen gehören sie zu einer Gruppe organischer Verbindungen in Lebensmitteln, die physiologische Prozesse modulieren können. Dazu zählen auch die Ballaststoffe und die sekundären Pflanzenstoffe. Die Vitaminoide bestehen aus verschiedenen biologisch aktiven Wirkstoffen, die im Gegensatz zu Vitaminen als nicht essenziell beschrieben werden, da sie endogen synthetisierbar sind. Auch typische Mangelsymptome sind nicht beschrieben. Dennoch kann bei Erkrankungen eine unzureichende Eigensynthese vorliegen.

α-Liponsäure (Thioctsäure)

α-Liponsäure ist ein schwefelhaltiges Valeriansäurederivat. Zugeführt wird sie vor allem mit tierischen Nahrungsmitteln. Ihr Vorkommen in pflanzlichen Nahrungsmitteln ist eher gering, eine Ausnahme bilden Weizenkeime. Als Coenzym ist sie im Intermediärstoffwechsel an vier Reaktionen beteiligt: der oxidativen Decarboxylierung von Pyruvat, der Synthese von Succinyl-CoA aus α-Ketoglutarat (Citratzyklus), dem Abbau der verzweigtkettigen Aminosäuren Valin, Leucin und Isoleucin und dem Glycinabbau. Außerdem wirken α-Liponsäure und die intrazellulär reduzierte Form Dihydroliponsäure als universelle Antioxidanzien. Das Redoxpaar reduziert neben der direkten Interaktion mit reaktiven Sauerstoffspezies die prooxidativen Eigenschaften bestimmter Metallionen und ist an der Regeneration antioxidativer Schutzsysteme (Vitamin C und E, Coenzym Q_{10}, Glutathion) sowie der Reparatur oxidativ geschädigter Proteine beteiligt. Mangelerscheinungen sind unbekannt, da eine ausreichende Eigensynthese stattfindet.

Therapeutisch wird α-Liponsäure hochdosiert bei der diabetischen Polyneuropathie eingesetzt, außerdem zur Verbesserung der peripheren Insulinsensivität und Steigerung der Glucoseaufnahme und -oxidation bei Typ-2-Diabetes mellitus. Bei hämatologisch/onkologischen Erkrankungen hat sie keine therapeutische Bedeutung.

L-Carnitin

Carnitin ist eine wasserlösliche alkylierte Hydroxycarbonsäure. Sie findet sich in vielen pflanzlichen und tierischen Geweben. Beim Menschen sind 97 % der körpereigenen Reserven in der Skelettmuskulatur gespeichert. Sehr gute Carnitinquellen sind tierisches Muskelfleisch (Schaf-, Lamm-, Rind- und Schweinefleisch) und in geringen Mengen pflanzliche Lebensmittel (z. B. Äpfel, Tomaten, Birnen). Mit üblicher Mischkost beträgt die Zufuhr ca. 32 mg/d bei einem Gesamttagesbedarf von ca. 16–18 mg/d und einem Gesamtkörperspeicher > 15 g. Ohne Zufuhr mit der Nahrung kann der Körper seinen gesamten Bedarf durch endogene Synthese decken. Dazu müssen neben der Ausgangssubstanz Lysin, Methionin, Ascorbat, Vitamin B_6, Niacin und Eisen vorhanden seien.

Carnitin ist beteiligt am oxidativen Abbau langkettiger Fettsäuren (β-Oxidation), hat Einfluss auf die peroxisomale Oxidation langkettiger Fettsäuren, auf den Abbau verzweigtkettiger Aminosäuren und auf die Regulation der Gluconeogenese. Carnitinmangelzustände werden in primäre und sekundäre eingeteilt. Ursache der primären ist eine unzureichende hepatische Synthese (systemischer Carnitinmangel) oder eine erhöhte renale Ausscheidung, wobei manchmal nur die muskuläre Carnitinaufnahme vermindert ist (myopathischer Carnitinmangel). Der häufiger vorkommende sekundäre Carnitinmangel tritt krankheitsbedingt auf. Carnitin ist somit ein konditionell essenzieller Nährstoff. Eine verminderte endogene Synthese findet sich bei Leberzirrhose und Niereninsuffizienz. Ursache einer gesteigerten Exkretion können Diabetes mellitus, metabolischer Stress (z. B. Postaggressionsstoffwechsel, Sepsis) und die Einnahme verschiedener Medikamente (z. B. Antikonvulsiva wie Valproinsäure) sein. Hämodialysepatienten verlieren pro Dialyse 350 mg Carnitin. Auch eine längere total parenterale Ernährung führt zu einem Carnitinmangel. Ein Abfall der Carnitinkonzentration wird nach 20–40 Tagen beschrieben.

In der Hämatologie/Onkologie wird auf der Basis von Tierexperimenten angenommen, dass Carnitin aufgrund antioxidativer, antiapoptotischer und antiinflammatorischer Eigenschaften eine Verminderung der Chemotherapienebenwirkungen am Herz (durch Doxorubicin) und an der Niere (durch Cisplatin) bewirkt (Chao et al. 2011; Tufekci et al. 2009). Bekannt ist, dass eine Carboplatintherapie mit einem deutlichen Verlust von L-Carnitin im Urin assoziiert ist, höchstwahrscheinlich aufgrund einer Hemmung der Carnitinreabsorption in der Niere (Mancinelli et al. 2007). Zu den Effekten von Carnitin bei Tumorpatienten gibt es klinische Studien, meist mit kleinen Probandenzahlen. Bei Tumorpatienten mit Kachexie (mit und ohne gastrointestinale Tumoren), Tumorpatienten ohne Kachexie und Gesunden fanden sich bei allen Tumorpatienten erniedrigte Carnitinwerte, am deutlichsten bei Patienten mit Kachexie und gastrointestinalen Tumoren. Dabei korrelierten der Carnitin- und der Gewichtsverlust miteinander

(Malaguarnera 2006). Patienten ohne Anämie mit chemotherapieinduzierter Fatigue hatten alle erniedrigte Carnitinspiegel. Unter Therapie mit 4 g/d Levocarnitin über sieben Tage ergab sich nach einer Woche bei 45 von 50 Patienten eine Verbesserung der Fatigue (Graziano et al. 2002). In zwei weiteren Untersuchungen bei Tumorpatienten mit Fatigue-Symptomatik wurde in einer Studie unter einer einwöchigen Carnitinsubstitution die Fatigue gebessert (Cruciani et al. 2004). In der zweiten Studie bei Patienten mit fortgeschrittenem Tumorleiden und Fatigue unter Chemotherapie bessern sich unter der Gabe von 3 × 2 g Carnitin für sechs Wochen die Fatigue, die Lebensqualität und der Appetit. Außerdem nahm bei insgesamt unverändertem Gewicht die Magermasse zu und das CRP fiel ab (Gramignano et al. 2006). Nicht geklärt ist, ob Carnitin die Wirksamkeit einer Chemotherapie abschwächt. Bis dahin ist die Anwendung von Carnitin zur Behandlung der Fatigue unter kritischer Risikoabwägung eine Einzelfallentscheidung.

Cholin

Cholin ist ein in Leber und Niere durch Methylierung von Ethanolamin synthetisiertes biogenes Amin. Wichtigste Methylquelle zur Synthese ist Methionin. Es ist in tierischen und pflanzlichen Lebensmitteln weit verbreitet, wo es als freies Cholin, überwiegend aber gebunden in cholinhaltigen Phopholipiden, vor allem Lecithin, vorliegt. Gute Quellen sind Innereien, Eigelb und Fischerzeugnisse, aber auch Sojabohnen, Erdnüsse und Vollkornerzeugnisse. In der Lebensmittelindustrie wird Lecithin vielfältig als Zusatzstoff (Emulgator) eingesetzt, sodass Mayonnaisen, Schokolade, Backmischungen und ähnliche Erzeugnisse geringe bis mittlere Cholingehalte aufweisen. Nach Schätzungen werden mit der üblichen Kost 1–3 g Lecithin/d, entsprechend 130–390 mg Cholin/d aufgenommen. Der Organismus deckt den Großteil seines Cholinbedarfs außer mit der Zufuhr cholinhaltiger Lebensmittel durch Eigensynthese. Dazu sind eine normale Leberfunktion und eine ausreichende Versorgung mit Methionin, Folsäure und Vitamin B_{12} notwendig.

Cholin ist ein strukturgebender Bestandteil aller Zellmembranen und ist Vorstufe des Neurotransmitters Acetylcholin. Cholinhaltige Phospholipide beeinflussen als Präkursoren für Second messenger wie Diacylglycerol auch die Zellkommunikation. Aufgrund von auftretenden Mangelsymptomen muss die Nichtessenzialität von Cholin überdacht werden. Trotz der – in Abhängigkeit von einer zu geringen Zufuhr mit der Nahrung – gesteigerten Cholinbiosynthese wurde in Humanstudien unter totaler parenteraler Ernährung (TPN) und damit fehlender oraler Cholinzufuhr selbst bei ausreichender Methioninversorgung die Bildung einer Fettleber und andere Leberschäden beobachtet. Es wird daher für erwachsene Männer eine Cholinzufuhr von 550 mg/d und für Frauen von 425 mg/d empfohlen. Tierexperimentelle Daten belegen, dass bei optimierter Cholinzufuhr die Entstehung von Leberkrebs reduziert werden kann.

Coenzym Q_{1C}/Ubichinon

Coenzym Q_{1C} ist ein Bezochinonderivat mit struktureller Ähnlichkeit zu Vitamin E. Die fettlösliche Substanz kommt in zahlreichen pflanzlichen und tierischen Zellen vor, wobei tierische Lebensmittel höhere Mengen enthalten. Eine Ausnahme sind Soja-, Raps- und Sesamöl, die mittlere Konzentrationen enthalten. Die geschätzte durchschnittliche Ubichinonaufnahme liegt bei 5–10 mg/d. Zu den Funktionen von Ubichinon gehört die Elektronenübertragung in der mitochondrialen Atmungskette, wodurch es an der ATP-Synthese beteiligt ist. Zudem ist es wichtiges Antioxidans von Plasmamembranen, verhindert die ersten Schritte der Peroxidation und kann oxidiertes Vitamin E reduzieren. Angewandt wird Coenzym Q_{10} in der Altersmedizin und in der Kardiologie. Erwähnenswert ist, dass bei der Phenylketonurie (Ubichinon entsteht aus Phenylalanin bzw. Tyrosin) unter der Medikation mit 3-Hydroxy-3-Methylglutaryl-(HMG)-CoA-Reduktasehemmern (Statinen) auch die Ubichinonsynthese gehemmt wird. Eine routinemäßige Substitution wird derzeit allerdings nicht empfohlen. Aufgrund der Funktion als Antioxidans hat es hämatologisch/onkologisch möglicherweise eine präventive Bedeutung (Chai et al. 2011; Cooney et al. 2011). Größere Langzeitstudien sind dringend nötig.

1.5 Sekundäre Pflanzenstoffe

Sekundäre Pflanzenstoffe sind für die Aufrechterhaltung des menschlichen Lebens nicht zwingend erforderlich. Sie werden mit der Nahrung bei einer durchschnittlichen Mischkost in einer Menge von 1,5 g/d speziell beim Verzehr von Obst, Gemüse, Ölen, Nüssen und Zerealien aufgenommen. Für höhere Pflanzen stellen sie einen Schutz vor Schadstoffen, Pathogenen und vor UV-Strahlung dar und dienen ferner als Farbstoffe und Wachstumsregulatoren. Speziell in epidemiologischen Untersuchungen konnte beim Menschen ein gesundheitsfördernder Nutzen von sekundären Pflanzenstoffen gezeigt werden.
Die Deutsche Gesellschaft für Ernährungsmedizin (DGE) hat eine Klassifizierung dieser sekundären Pflanzenstoffe in drei große Gruppen erarbeitet:

- Terpene,
- Polyphenole,
- stickstoffhaltige niedermolekulare Substanzen.

1.5.1 Terpene

Monoterpene: Monoterpene haben gesundheitsfördernde Eigenschaften im Sinne von antimikrobieller Aktivität und sind wichtig für Zellwachstum und -differenzierung. Sie sind enthalten in Zitrusfrüchten und Gewürzpflanzen wie Menthol, Anemonen, Zitrus- und Thymianöl, Kümmel, Salbei und Rosmarin sowie in Duft- und Aromastoffen. Es wird ihnen eine Rolle in der Prävention von Tumorerkrankungen zugeschrieben.
Saponine: Saponine sind mit Zucker verknüpfte Steroide. Durch sie kann der Cholesterinspiegel gesenkt werden und sie haben eine antimykotische Wirkung. Kichererbsen, Soja, grüne Bohnen, Spargel, Lakritze und Spinat enthalten viel Saponin. Sie sind wichtig für Zellwachstum, -differenzierung und Immunmodulation. Das in der Süßholzwurzel enthaltene Glycyrrhizin kann zur Hypertonie führen. Deshalb ist ein hoher Lakritzkonsum zu vermeiden. Für Saponine wird eine positive Rolle in der Prävention von Tumorerkrankungen diskutiert; im Tierversuch senkten sie das Dickdarmkrebsrisiko, in Zellkulturen waren sie gegen humane Schleimhautzellen des Nasen-Rachen-Raumes sowie des Gebärmutterhalses antiproliferativ wirksam.
Phytosterine/Phytosterole: Sie haben eine Bedeutung bei der Senkung des Cholesterinspiegels und sind enthalten in Pflanzensamen (Sonnenblumenkernen, Sesam, Soja), Hülsenfrüchten, Nüssen und deren Ölen. In Tierexperimenten, ohne Evidenz beim Menschen, senken sie das Risiko kolorektaler Tumoren.

Carotinoide: Carotinoide besitzen alle ein hohes antioxidatives Potenzial, und es wird ihnen eine Funktion bei Zellwachstum und -differenzierung sowie Immunmodulation zugeschrieben. Wenige der zahlreichen bekannten Carotinoide haben eine Provitamin-A-Aktivität. Sie kommen vor in roten, gelben und grünen Gemüsesorten und in Obstarten – beispielsweise in Karotten, Blattgemüse, roter Paprika, Aprikosen und Mais. Eine regelmäßige Supplementierung von Carotinoiden sollte nicht durchgeführt werden. Eine langjährige hoch dosierte Betacarotin-Gabe kann häufiger zu Lungenkarzinomen führen, speziell bei Rauchern.

1.5.2 Polyphenole

Diese Gruppe der sekundären Pflanzenstoffe ist ebenfalls weit verbreitet. Man unterscheidet folgende Stoffgruppen.

Flavonoide (Flavone, Flavanole usw.) und Phenolsäuren: Sie sind enthalten in Äpfeln, Birnen, Trauben, Kirschen, Pflaumen, Beerenobst, Zwiebeln, Grünkohl, Auberginen, Soja, schwarzem und grünem Tee. Sie geben unter anderem der Frucht ihre Farbe und haben eine große Bedeutung als natürliche Antioxidanzien. Besonders bekannt ist Resveratrol, das speziell in französischen Rotweinen vermehrt enthalten ist. Erhöhter Konsum dieser Rotweine führt zu einer Verminderung der koronaren Herzerkrankung in Frankreich. Früchten mit hohem Polyphenolgehalt wird eine tumorpräventive Eigenschaft zugeschrieben – beispielsweise Cranberry, Granatapfel und Heidelbeere. Ferner wirken sie antithrombotisch, entzündungshemmend sowie antibiotisch und beeinflussen das Immunsystem. Im Tierexperiment, ohne Evidenz beim Menschen, senken sie das Risiko von Tumoren. Hoher Verzehr von Obst und Gemüse ist wahrscheinlich protektiv für Tumoren des oberen Thorax und des Gastrointestinaltrakts; dies wird durch die vorliegenden großen, internationalen Studien der EPIC (*European Prospective Investigation into Cancer and Nutrition*) derzeit nicht eindeutig belegt.

Phytoöstrogene: Diese haben eine dem Östrogen/17ß-Östradiol vergleichbare Wirkung, haben aber nur 0,1 % Wirksamkeit. Zu den Phytoöstrogenen gehören Isoflavone (syn. Isoflavonoide; Vertreter: Genistein, Daidzein, Glycitein), Lignane (Vertreter: Secoisolariciresinol, Matairesinol, Pinoresinol) und Coumestane (Vertreter: Coumöstrol, 4-Methoxycoumöstrol). Letztere sind in der Ernährung quantitativ von untergeordneter Bedeutung. Soja, Rotklee, Bohnen und Erbsen enthalten am meisten Isoflavone, die überall vorkommenden Lignane sind besonders in Vollkornprodukten und Ölsaaten enthalten, Coumestane kommen nur in Soja- und Alfalfasprossen vor. Isoflavone haben endokrine Effekte, entsprechend werden sie auch als Präparate im Rahmen der Behandlung postmenopausaler Beschwerden eingesetzt. Frauen mit einer familiären Disposition zum Mammakarzinom sollten keine isolierten Phytoöstrogene einnehmen, wobei diese Empfehlungen kontrovers diskutiert werden. Speziell die hochdosierte Gabe ist kritisch zu sehen. Da die Wirkung der Isoflavone auch von der Konzentration des endogenen Östrogens abhängt, können sie bei niedrigem Östrogenspiegel als Östrogenagonisten wirken. Tumorpatienten mit Östrogenrezeptor-positiven Erkrankungen (Mammakarzinom, Endometriumkarzinom) sollten wegen der Östrogen-agonistischen Wirkung Isoflavone nicht vermehrt konsumieren. Diese negativen Empfehlungen beruhen auf Zell- und Tierversuchen, in denen ein Zellwachstum gezeigt werden konnte.

Merke
Bei Östrogenrezeptor-positiven Erkrankungen sollten Phytoöstrogene/Isoflavone nach der derzeitigen Studienlage nicht medikamentös supplementiert werden.

Positiv betrachtet existieren Daten, dass Phytoöstrogene das Risiko für bestimmte Krebserkrankungen senken, antioxidativ sind, das Immunsystem positiv beeinflussen und eine protektive Wirkung auf den Knochenstoffwechsel haben.

1.5.3 Stickstoffhaltige sekundäre Pflanzenstoffe

In dieser Gruppe werden unter anderem die Alliine, eine auch als Sulfide bezeichnete Stoffklasse, die Ajoene und die Glucosinolate subsumiert.

Glucosinolate: Dies sind stickstoff- und auch schwefelhaltige sekundäre Pflanzenstoffe mit einer positiven Bedeutung bei der Tumorprävention durch Beeinflussung von Zellwachstum und -differenzierung. Daneben sind sie wichtig für die antioxidative Abwehr und haben antimikrobielle Aktivität. Dies gilt unter anderem für die Glucosinolate, die in gewissen Kohlarten, Kresse, Rettich, Meerrettich, Radieschen, Senf und vermehrt in Brokkoli vorkommen. Speziell Brokkoli mit seinen Inhaltsstoffen ist eine wesentliche Quelle für die sogenannte epigenetische Wirkung der Glucosinolate.

Exkurs
Epigenetik beschreibt den Einfluss von Faktoren – auch beispielsweise von Nahrungsbestandteilen – auf die Aktivität von Genen, Beeinflussung von Chromosomen und damit auch auf die Tumorentstehung. Die Evidenz ist noch unzureichend, da bisher schwerpunktmäßig nur epidemiologische Untersuchungen vorliegen. Es wird intensiv an epigenetischen Phänomenen geforscht, sodass in Zukunft ein möglicher direkter Zusammenhang bewiesen werden könnte.

Sulfide: Die Alliine und Ajoene sind vorwiegend in Lauch, Zwiebeln und Knoblauch zu finden. Sie sollen eine antioxidative, -inflammatorische und -mikrobielle Aktivität haben, speziell die zahlreichen Sulfide des Knoblauchs. Ferner existieren Daten zur Reduktion der Zellproliferation. In epidemiologischen Untersuchungen hatten Patienten mit hohem Knoblauchgenuss weniger Magen-Darm-Tumoren. Ajoene vermindern auch die Thrombozytenaggregation und haben durch ihre antithrombotische Wirkung einen weiteren hämatologischen Effekt.

1.5.4 Weitere sekundäre Pflanzenstoffe

Phytinsäure: Da sie allen Pflanzen als Phosphorspeicher dient, ist sie als Phosphatid eher den primären Pflanzenstoffen zuzuordnen. Bei einem Mangel ist die Proteinverdaubarkeit deutlich eingeschränkt. Da auch die Kohlenhydratverdauung beeinflusst wird, haben Phytate hemmende Auswirkungen auf die Ausbildung eines Diabetes mellitus. Zudem senken sie den LDL-Cholesterinspiegel. Tierexperimentell führte ein Mangel an Phytinsäure zu vermehrten Tumoren – speziell des Kolons. Dies könnte eine Begründung dafür sein, warum bei faserarmer Ernährung vermehrt Tumorerkrankungen des Kolons auftreten.

Proteine/Glykoproteine

Lektine: Lektine sind Proteine bzw. Glykoproteine, die an die Kohlenhydratstrukturen der Zellen bzw. der Zellmembranen binden. Man findet sie in Mikroorganismen, Tieren und Pflanzen. Sie können Zellteilung, Proteinbiosynthese und das Immunsystem beeinflussen. Getreide und Hülsenfrüchte enthalten viel Lektin.

Bekannt sind die Lektine aus der Mistel; sie werden als immunmodulatorische Produkte bei Tumorpatienten eingesetzt. Die Lektine führen zu einer Stimulation des Immunsystems, speziell der Natural-Killer-(NK)-Zellen bzw. der T-Suppressor-Zellen. Das Einsatzgebiet der Mistellektine liegt in der komplementären onkologischen Medizin bei der Monobehandlung oder additiv zur Chemo- oder Strahlentherapie. Die meisten Daten existieren bei Frauen mit Mammakarzinom. Die Untersuchungen zeigen nicht unbedingt einen Rückgang der Tumorlast, respektive eine Verminderung der Rezidivwahrscheinlichkeit, aber viele Frauen haben eine deutliche Verbesserung der Lebensqualität unter Lektin- bzw. Mistelgabe erlebt.

Proteaseinhibitoren: Sie hemmen die Verdauung von Proteinen, in dem sie an das spezifische Enzym binden, und kommen vor in Tomaten, Sojabohnen, Weizen, Gerste, Leinsamen, Knollen der Kartoffel und Gemüsesamen. Auch in den tierischen Lebensmitteln, beispielsweise im Hühnereiweiß, sind sie enthalten.

Da durch diese Inhibitoren weniger Aminosäuren zur Verfügung gestellt werden, zeigen vereinzelte Untersuchungen, dass Proteaseinhibitoren möglicherweise eine antikanzerogene Wirkung haben. Ihnen wird auch eine antiinflammatorische Aktivität zugerechnet.

Zusammenfassend ist festzustellen, dass zu den sekundären Pflanzenstoffen wenige Studien existieren, die klar den gesundheitlichen Nutzen dieser Substanzklasse für den Menschen beweisen. Trotzdem gibt es epidemiologische Hinweise, dass sowohl in der primären als auch tertiären Tumorprävention einzelne dieser Pflanzenstoffe eine antitumoröse Wirksamkeit haben könnten (s. Tab. 1-12).

Große randomisierte Untersuchungen wären nötig, um dies zu belegen. Allerdings wäre das Ergebnis wahrscheinlich nicht eindeutig: Denn es ist anzunehmen, dass sekundäre Pflanzenstoffe ihre Wirkung mit der Frucht (Gemüse, Obst) als Interaktion mit zahllosen weiteren Stoffen entfalten, dagegen als isolierte Einzelsubstanzen, synthetisch

Tab. 1-12 Übersicht sekundäre Pflanzenstoffe

Sekundärer Pflanzenstoff	Vorkommen	Mögliche Gesundheitseffekte
Flavonoide	Äpfel, Birnen, Trauben, Kirschen, Pflaumen, Beerenobst, Zwiebeln, Grünkohl, Auberginen, Soja, schwarzer und grüner Tee; Farbstoffe (rot, hellgelb, blau, violett)	• senken das Risiko für bestimmte Krebserkrankungen • senken das Risiko für Herz-Kreislauf-Krankheiten • antioxidativ • antithrombotisch • blutdrucksenkend • entzündungshemmend • immunsuppresiv in vitro und in vivo (Tierversuch) • antibiotisch • neurologische Wirkungen (positiver Einfluss auf kognitive Fähigkeiten)

Tab. 1-12 (Fortsetzung)

Sekundärer Pflanzenstoff	Vorkommen	Mögliche Gesundheitseffekte
Phenolsäuren	Kaffee, Tee, Vollkornprodukte, Weißwein, Nüsse; Abwehrstoffe gegen Fraßfeinde	• senken das Risiko für bestimmte Krebserkrankungen • antioxidativ
Carotinoide	Karotten, Tomaten, Paprika, grünes Gemüse (Spinat, Grünkohl), Grapefruit, Aprikosen, Melonen, Kürbis; Farbstoff (gelb, orange, rot)	• senken das Risiko für bestimmte Krebserkrankungen • senken das Risiko für Herz-Kreislauf-Krankheiten • antioxidativ • beeinflussen das Immunsystem • senken das Risiko für altersbedingte Augenerkrankungen • entzündungshemmend
Phytoöstrogene	Getreide und Hülsenfrüchte (z. B. Sojabohnen), Leinsamen; Pflanzenhormone, die ähnlich wie das weibliche Sexualhormon Östrogen aufgebaut sind	• senken das Risiko für bestimmte Krebserkrankungen • antioxidativ • beeinflussen das Immunsystem • protektive Wirkung auf Knochenstoffwechsel
Glucosinolate	alle Kohlarten, Rettich, Radieschen, Kresse, Senf; Abwehrstoffe gegen Fraßfeinde oder Pathogene	• senken das Risiko für bestimmte Krebserkrankungen • beeinflussen das Immunsystem • antibiotisch • antioxidativ
Sulfide	Zwiebeln, Lauch, Knoblauch, Schnittlauch; Duft- und Aromastoffe	• senken das Risiko für bestimmte Krebserkrankungen • antibiotisch • antioxidativ • antithrombotisch • blutdrucksenkend • cholesterolsenkend
Monoterpene	Minze, Zitronen, Kümmel; Duft- und Aromastoffe	• cholesterolsenkend • antikanzerogen (senken das Krebsrisiko im Tierversuch)
Saponine	Hülsenfrüchte, Soja, Spargel, Hafer, Lakritze; Bitterstoffe (in wässriger Lösung mit schaumbildender Wirkung)	• antikanzerogen (senken das Risiko für bestimmte Krebserkrankungen im Tierversuch) • antibiotisch (antifungal)
Phytosterine	Nüsse und Pflanzensamen (Sonnenblumenkerne, Sesam, Soja), Hülsenfrüchte; Membranbaustoff, Pflanzenhormone, die ähnlich wie Cholesterol aufgebaut sind	• cholesterolsenkend

hergestellt, keine Bedeutung haben. Dies wurde in Untersuchungen mit Lykopen, einem sekundären Pflanzenstoff der Tomate, gezeigt.

1.6 Sonstige bioaktive Substanzen

1.6.1 Probiotika

Ein Probiotikum ist eine Zubereitung, die lebensfähige Mikroorganismen enthält. Sie gehört zur Gruppe der Inhaltsstoffe funktioneller Lebensmittel, sogenannter Functional-Food-Produkte. Die allgemeinen Definitionen sind derzeit noch sehr uneinheitlich. Man geht davon aus, dass diese Mikroorganismen einer Fehlbesiedlung des Darmes mit Darmkeimen entgegenwirken und daraus ein positiver Effekt auf den Organismus resultiert. Hauptvertreter der Probiotika sind:
- Laktobazillen,
- Bifidobakterien,
- *Enterococcus faecalis* und *E. faecium*,
- *Streptococcus thermophilus*,
- *Saccharomyces boulardii*.

Am bekanntesten sind dabei *Lactobacillus caseii*, *L. rhamnosus* sowie *Bifidobacterium bifidum* und *B. longum*. Probiotika werden bei einer Vielzahl von Erkrankungen therapeutisch eingesetzt:
- Durchfallerkrankungen bei Kindern,
- Vermeidung oder Behandlung von Antibiotika-induzierten Durchfällen (*Clostridium difficile*),
- Colitis ulcerosa.

Probiotika unterliegen zahlreichen Anforderungen – sowohl klinisch als auch gesetzlich:
- Sie müssen gesundheitlich unbedenklich sein.
- Sie sollten Keime des normalen menschlichen Gastrointestinaltrakts enthalten.
- Sie müssen Magen und Dünndarm passieren, das heißt säureresistent sein.
- Sie sollten an Darmepithelien anhaften.
- Die Wirkung sollte dosisabhängig sein.
- Bei Behandlung der Nahrungsprodukte sollten sie erhalten bleiben.
- Studien sollten ihre Wirksamkeit belegen.

Studien haben nachfolgende gesundheitsfördernde Aspekte ergeben:
- Reduktion der Durchfallerkrankung,
- Erhalt der Darmflora,
- Reduktion von gesundheitsschädlichen, zum Teil auch karzinomauslösenden Enzymen im Dickdarm,
- positive Effekte auf das Immunsystem mit Reduktion der Translokation von Keimen durch die Darmwand,
- Motilitätssteigerung des Dickdarms (s. Ballaststoffe, S. 17),
- Reduktion des Serum-Cholesterinspiegels.

Hämatologisch/onkologisch betrachtet gibt es Hinweise, dass Probiotika einen positiven Einfluss auf die Entstehung des Kolonkarzinoms haben. Diese Wirkung ist aber noch nicht abschließend positiv bewertet.
Ferner existieren Empfehlungen, nach intensiver Chemotherapie und Antibiotikatherapie bei Regeneration der Schleimhautendothelbarriere Probiotika einzusetzen. Sie sollen bei Patienten mit Leukämien und nach hämatopoetischer Stammzelltransplantation den Magen-Darm-Trakt wiederbesiedeln. Auch hier fehlen groß angelegte Untersuchungen, die einen potenziellen positiven Effekt bei der Reduktion der Transplantat-gegen-Wirt-Reaktion (*Graft versus Host Disease; GvHD*) und der Vermeidung von Diarrhöen beweisen. Dagegen zeigen Untersuchungen bei Kindern, dass der Einsatz von Probiotika bei noch nicht abgeschlossener Heilung der Kolonschleimhaut als Schutzbarriere zu schwe-

ren Infektionen einschließlich Septikämien führen kann.

1.6.2 Präbiotika

Präbiotika sind nicht verdaubare Lebensmittelbestandteile, die ihren Wirt günstig beeinflussen, in dem sie das Wachstum oder die Aktivität einer oder mehrerer Bakterienarten im Dickdarm gezielt anregen und somit die Gesundheit des Wirts verbessern (Gibson u. Roberfroid 1995). Ihr Ziel ist es, das Wachstum milchsäureproduzierender Dickdarmbakterien zu fördern. In der Gruppe der Präbiotika werden zusammengefasst:

- Oligosaccharide (bestehend aus 2–10 monomeren Zuckermolekülen) und
- Fructooligosaccharide wie Oligofructose und Inulin.

Fructooligosaccharide sind vermehrt enthalten in Chicorée, Schwarzwurzeln und Topinambur als natürliche pflanzliche Präbiotika. Aus Chicorée werden Inulin und Oligofructose gewonnen, Lactulose und Galacto-Oligosaccharide werden dagegen aus Lactose (Milchzucker) hergestellt. Neben Chicorée enthalten auch Artischocken, Spargel, Lauch sowie Bananen Präbiotika.

Die Voraussetzungen, als Präbiotika anerkannt zu werden, entsprechen denen der Probiotika. Folgende Wirkungen der Präbiotika sind auch nachgewiesen:

- Reduktion von Chlostridium-Infektionen,
- Erhöhung des Stuhlvolumens,
- sehr geringer Energiewert mit gutem Sättigungsgefühl.

Folgende Wirkungen sind noch nicht belegt:

- Immunmodulation,
- verbesserte Bioverfügbarkeit von Elektrolyten,
- Vermeidung von Infektionen, Diarrhöen und Dickdarmkarzinomen.

1.6.3 Synbiotika

Unter dem Begriff Synbiotika versteht man die Kombination aus Probiotika und Präbiotika in einem Produkt. Diese ergänzen sich meist in ihren Wirkungen; aber es kann auch zu Nebenwirkungen, speziell zu Flatulenz, kommen. Neuere Untersuchungen konnten zeigen, dass die Kombination aus Prä- und Probiotika eine deutliche Reduktion von pathologischen gramnegativen Keimen im Darm bewirkt.

1.7 Wassergehalt und Flüssigkeitsbedarf

Der Wassergehalt des Menschen ist alters- und geschlechtsbedingt unterschiedlich. Er beträgt ungefähr 45–55 % bei Frauen, 50–60 % beim Mann und bis zu 80 % beim Neugeborenen. Das Gesamtkörperwasser nimmt mit dem Alter ab: Bis zum 85. Lebensjahr sinkt der Wassergehalt auf 45–50 % des Körpergewichtes ab. Mit zunehmendem Alter nimmt auch die fettfreie Körpermasse (Muskeln, Bindegewebe, Skelett), die sogenannte *Lean Body Mass*, ab und es kommt zu einer Zunahme des Körperfettanteils. Die Gesamtflüssigkeit, ungefähr 40 l, verteilen sich wie folgt:

- intrazelluläre Flüssigkeit: 25–30 l,
- extrazelluläre Flüssigkeit: ungefähr 15 l.

Von der extrazellulären Flüssigkeit beinhaltet der interstitielle Raum wiederum 11 l, das Volumen des Plasmawassers liegt bei 3 l und das des transzellulären Wassers bei 1 l.

Die Bedeutung des Wassers im menschlichen Körper richtet sich nach seinen Funktionen:

- Transportmittel,
- Kühlmittel,
- Baustoff,

- Lösungsmittel,
- Reaktionspartner.

Als Baustoff der Zellen hat es einen sehr unterschiedlichen Anteil an den einzelnen Kompartimenten: im Muskel ungefähr 75 %, im Skelett 25 %, im Fettgewebe 30 % und im Blutplasma 92 %. Während des Schwitzens merken wir, dass das Wasser als Kühlmittel dient. Normalerweise beträgt die tägliche Wasserabgabe 850 ml, bei leichtem Schwitzen 1 500 ml, bei dauerndem Schwitzen, hohem Fieber und hohen Außentemperaturen kann die Wasserabgabe bei 2 l und mehr liegen. Deshalb sollte bei Fieber, sowohl infektiöser Genese als auch bei B-Symptomatik, die Flüssigkeitszufuhr oral oder parenteral um mindestens die Höhe des zusätzlichen Verlusts erhöht werden.
Die verschiedenen Körpersäfte enthalten auch unterschiedliche Mengen an Flüssigkeit:

- Galle bis 1,1 l pro Tag,
- Dünndarmsekrete 1–2 l pro Tag,
- Mundspeichel 1–1,5 l pro Tag,
- Magensaft 3 l pro Tag und
- Bauchspeicheldrüsensekret bis 1,5 l pro Tag.

Flüssigkeit bzw. Wasser hat eine Bedeutung für das Wohlbefinden, die Durchblutung und den Stoffwechsel der Haut. Bei Flüssigkeitsaufnahme kommt es zu einer Verbesserung der Durchblutung der Haut, einer Zunahme der Fließgeschwindigkeit der roten Blutkörperchen und einer Verbesserung der Sauerstoffversorgung der Haut bei gleichzeitig gesteigerter Stoffwechselaktivität. Gleichzeitig dient Wasser auch als Lösungsmittel, indem es Salze, Stoffwechselprodukte und Mineralien durch den Körper transportiert, die in der Niere bzw. im Darm ausgeschieden werden.
Referenzwerte bezüglich der Wasseraufnahme eines Erwachsenen pro Tag wurden von der DGE 2008 erstellt (www.dge.de):

- Getränke: 1 440 ml,
- Oxidationswasser: 335 ml,
- Wasser in fester Nahrung: 875 ml.

Ebenso wurde die durchschnittliche Wasserabgabe beschrieben für den gesunden Menschen:

- Urin: 1 440 ml,
- Stuhl: 160 ml,
- Haut: 550 ml,
- Lunge: 500 ml.

Bei normaler Mischkost verbrauchen wir 300 ml Oxidationswasser. Dies ist nötig für den Abbau der energieliefernden Nährstoffe und entspricht je Gramm Kohlenhydrat 0,6 ml, je Gramm Fett 1,07 ml und je Gramm Eiweiß 0,42 ml Wasser. Die Gesamtwasseraufnahme wurde ebenfalls bei der DGE/D-A-CH beschrieben und ist altersabhängig.
Junge Menschen brauchen über 2 500 ml und ältere Menschen um die 2 250 ml pro Tag. Entsprechend lautet die geschlechtsspezifische Empfehlung, dass Frauen 2 l und Männer 2,5 l pro Tag trinken sollten.
Andere Vorschläge zur täglichen Flüssigkeitszufuhr sind:

- 30 ml/kg Körpergewicht,
- 1 ml/kcal Nahrung.

Diese Angaben beziehen sich aber auf die gesunde Normalbevölkerung ohne extreme körperliche Belastung.
Die Nebenwirkungen von zu wenig Flüssigkeit (Dehydration) bzw. erhöhtem Flüssigkeitsverlust sind Durst, verminderte Leistungsfähigkeit, verminderte Urinproduktion, Mundtrockenheit bis hin zur Tachykardie, Übelkeit, Erbrechen und schließlich Nieren- und Kreislaufversagen mit den neurologischen Symptomen Verwirrtheit und Somnolenz. Letzteres tritt bei einem Gesamtflüssigkeitsdefizit von 20 % auf.

In einer Reihe von Untersuchungen konnte gezeigt werden, dass mit zunehmendem Flüssigkeitsverlust sowohl die kognitive als auch die körperliche Leistungsfähigkeit deutlich reduziert sind. Zusammenhänge mit zu wenig Flüssigkeit und Tumorerkrankungen existieren nicht.

Bei der Flüssigkeitsaufnahme sind isotonische Flüssigkeiten zu bevorzugen und der Gehalt an Mineralien sollte bedacht werden, denn viele Mineralwässer werden als natriumarm deklariert und sind entsprechend nicht isoton. Speziell für Tumorpatienten, die während der Chemotherapie viel trinken sollen, ist eine ausreichende Kochsalzzufuhr zur Erhaltung der Nierenfunktion wichtig. Dagegen ist bei den meisten derzeit erhältlichen Mineralwässern der Calciuminhalt nicht ausreichend, um einer Osteoporose vorzubeugen.

Bei Tumorpatienten ist immer auf eine ausreichende Flüssigkeitszufuhr zu achten. Dieser sollte mit elektrolythaltigen Flüssigkeiten ausgeglichen werden – speziell bei den Nebenwirkungen der Chemotherapie, bei Übelkeit und Erbrechen, der Sekretableitung nach außen (Drainagen) oder bei Diarrhö. Der Flüssigkeitshaushalt sollte auch bedacht werden bezüglich der Lebensqualität des Patienten, da wie oben beschrieben schon ein 1%iger Flüssigkeitsverlust zu einer Verminderung der körperlichen und geistigen Leistungsfähigkeit führt (Dalal u. Bruera 2004).

1.8 Alkohol

Obwohl Ethanol (Ethylalkohol), im Alltag als Alkohol bezeichnet, selbst keine krebserregende Wirkung hat, gibt es eine Korrelation zwischen chronischem Alkoholkonsum und einem erhöhten Risiko für Tumoren im Kopf-, Hals- und Ösophagusbereich, für Brustkrebs, für das Leberkarzinom sowie für kolorektale Tumoren. Chronische hohe Alkoholzufuhr hat jedoch weitere und schwerwiegende gesundheitliche Folgen. Nach Angaben der Deutschen Hauptstelle für Suchtfrage e. V. (DHS) gehen aktuelle Analysen zu alkoholbezogenen Gesundheitsstörungen und Todesfällen jährlich von etwa 74 000 Todesfällen durch Alkoholkonsum allein (26 %) oder durch den Konsum von Alkohol und Tabak (74 %) aus (www.dhs.de; Zugriffsdatum 06.11.2013).

Eine psychische oder verhaltensbezogene Störung durch Alkohol wurde im Jahr 2011 als zweithäufigste Einzeldiagnose in Krankenhäusern mit 338 400 Behandlungsfällen diagnostiziert. 26 349 Kinder, Jugendliche und junge Erwachsene zwischen 10 und 20 Jahren wurden 2011 wegen eines akuten Alkoholmissbrauchs stationär behandelt. Die registrierten Behandlungsfälle in dieser Personengruppe (vollstationäre Krankenhauspatienten wegen psychischer Störung durch Alkohol oder wegen der toxischen Wirkung von Alkohol) stiegen in den letzten Jahren deutlich an. Lagen sie im Jahr 2000 bei 9 514 Fällen, betrugen sie 2005 19 449 Fälle und 2011 26 349 Fälle.

Die Alkoholaufnahme erfolgt hauptsächlich über alkoholische Getränke. Obst und Obstsäfte haben natürlicherweise einen geringen Alkoholgehalt. Lebensmitteln wie Süßwaren, Saucen und Desserts kann Alkohol zugesetzt sein. Kleine Mengen Alkohol werden auch von der Darmflora gebildet. Alkohol entsteht durch Hefepilze aus der Vergärung von Mono- und Disacchariden. Der Alkoholgehalt in Getränken wird üblicherweise in Volumenprozent angegeben.

Merke

20 g Alkohol sind enthalten in 0,5 l Bier oder 0,25 l Wein oder 0,06 l Weinbrand.

Merke
Alkohol liefert mit 7,1 kcal/g (29,4 kJ/g) viel Energie und wird im Körper zu etwa 95 % für die Energiegewinnung genutzt.

Aufgrund seiner Wasser- und Fettlöslichkeit diffundiert Alkohol leicht durch die Zellmembran. Zugeführter Alkohol wird schnell absorbiert – ca. 20 % bereits im Magen, 80 % im oberen Dünndarm. Die Absorptionsrate und -geschwindigkeit wird durch folgende Faktoren erhöht:

- leerer Magen,
- erhöhte Temperatur,
- erhöhter Kohlensäuregehalt der Getränke,
- gleichzeitige Aufnahme von Mono- und Disacchariden,
- Zufuhr von Wein.

Die Zufuhr von Milch, einer protein- und fettreichen Mahlzeit sowie der Genuss von Bier senken dagegen die Absorptionsrate und -geschwindigkeit. Alkohol verteilt sich rasch und gleichmäßig im Körperwasser, die maximale Blutkonzentration ist bereits nach etwa 1–2 Stunden erreicht.

Merke
Der Blutalkohol ist bei Frauen bei gleicher getrunkener Menge um etwa ein Fünftel höher – aufgrund des höheren Fettgehalts und geringeren Wasserverteilungsraums des weiblichen Körpers. Der Alkoholabbau erfolgt bei Frauen langsamer als bei Männern (Männer: 0,1 g/kg KG/h; Frauen: 0,085 g/kg KG/h).

Etwa 5–10 % des Alkohols werden im Magen und in der Leber durch den First-Pass-Stoffwechsel (primär mittels der in der Magenmukosa vorhandenen zinkhaltigen Alkoholdehydrogenase-[ADH]-Klasse I, III und IV) abgebaut, etwa 90–95 % in der Leber oxidiert und etwa 5 % durch den Schweiß, renal und pulmonal ausgeschieden. Beeinflusst wird der First-Pass-Stoffwechsel durch Alter und Geschlecht, die Magenmorphologie, das Vorhandensein eines *Helicobacter pylori*, die Magenentleerungsgeschwindigkeit, die mit dem Alter abnimmt, und die gleichzeitige Einnahme von Medikamenten wie Aspirin, Cimetidin und Ranitidin.

Merke
Bei Frauen, Älteren, Fastenden und chronischer Alkoholzufuhr ist der First-Pass-Weg vermindert. Dadurch kommt es zu einer höheren Zufuhr von unverstoffwechseltem Alkohol über die Pfortader in die Leber und damit zu einem höheren Blutalkoholspiegel.

Für den zum größten Teil in der Leber erfolgenden Metabolismus von Alkohol stehen drei Enzymsysteme zur Verfügung: Etwa 90 % des Alkohols werden über die im Zytosol der Leberzellen vorhandene Alkoholdehydrogenase (ADH 1, ADH 2) abgebaut und etwa 6 % über das mikrosomale, alkoholoxidierende System (MEOS) im endoplasmatischen Retikulum der Leberzellen – abhängig von Cytochrom P_{450} 2E1. Auch die Katalase, ein hämhaltiges Protein aus der Gruppe der Oxidoreduktasen, baut Alkohol in den Peroxisomen ab. Das ist allerdings von untergeordneter Bedeutung.

Exkurs
Geringe Alkoholmengen werden durch die ADH abgebaut. Bei höheren Alkoholkonzentrationen und bei chronischem Alkoholabusus erfolgt der Abbau über das MEOS. Erstes Abbauprodukt aller drei Enzymsysteme ist Acetaldehyd (AA), das von der mitochondrialen Acetaldehyddehydrogenase (ALDH) zu Acetat oxidiert wird, das als Acetyl-CoA in den Citratzyklus mündet oder für Syntheseleistungen – beispielsweise die Lipidazidogenese – genutzt wird. ADH und ALDH brauchen NAD^+ als Coenzym, sodass der geschwin-

digkeitsbestimmende Faktor der Alkoholelimination die Nachlieferung von NAD^+ ist. Eine sichere Methode, den Alkoholabbau zu steigern, gibt es bisher nicht. Koffein hat keinen Einfluss.

Merke

Im Alkoholstoffwechsel gibt es große interindividuelle Schwankungen. Ursache sind verschiedene Genotypen von ADH und ALDH. Bei Europäern ist ADH 3 das wesentliche Enzym, wobei drei verschiedene Typen der ADH 3 nachweisbar sind. Deren Vorkommen ist unterschiedlich häufig, und sie sind für den unterschiedlich schnellen Abbau von Alkohol zu toxischem AA verantwortlich. Damit sind sie auch Mitursache für die individuell unterschiedliche Toxizität von Alkohol.

AA ist eine hochtoxische Substanz. Sie schädigt die Mitochondrien, was zu einer Störung der Energiegewinnung und Initiierung von Apoptose führt. Die Schädigung der Mikrotubuli hemmt die Ausschleusung von Makromolekülen aus den Leberzellen. Die Produktion von freien Radikalen führt zu einer Lipidperoxidation. Zudem hemmt die AA die Proteinbiosynthese. Außer der AA entstehen Redoxäquivalente von NADH. Diese verändern das Redoxpotential der Leberzellen und führen zu Stoffwechselveränderungen wie Fettleber, Hyperlipoproteinämien, Hypoglykämie, Hyperlaktazidämie und Hyperurikämie.

Obwohl Alkohol dosisabhängig Ursache für Schäden an fast allen Organsystemen ist, ist die Leber am stärksten betroffen. Unterschieden werden kann zwischen den Folgen eines akuten und denen eines chronischen Alkoholkonsums.

Merke

Bereits geringe Mengen Alkohol können zu Nebenwirkungen wie einer Minderung der Muskelleistung und Organschäden führen. Einen risikofreien Schwellenwert gibt es nicht. Nach derzeitigem Wissenstand gelten als riskant ein regelmäßiger Alkoholkonsum bei Männern von >30 g/d und bei Frauen von >20 g/d (Kasper 2009). Die Grenzwerte dienen zur Orientierung. Eine Garantie für das Ausbleiben von Schädigungen und der Entwicklung einer Abhängigkeit gibt es auch beim Unterschreiten dieser Dosis nicht. Das Risiko des Einzelnen ist letztlich eine nicht berechenbare und höchstens abschätzbare Größe.

Alkohol hat einen erheblichen Einfluss auf die Ernährung eines Menschen. Bereits ein moderater Alkoholkonsum hat einen appetitsteigernden Effekt und liefert aufgrund des hohen Energiegehalts von Alkohol zusätzliche Energie – durch den Abbau über ADH und die Umsetzung in ATP. Zudem fördert die Hemmung der Lipidoxidation in der Leber und im Fettgewebe eine Gewichtszunahme und das Auftreten von Übergewicht. Bei Alkoholmissbrauch und Alkoholabhängigkeit wird der Energiebedarf zunehmend durch Alkohol gedeckt, andere Energiequellen werden durch „leere" Kalorien substituiert. Es kommt zur Gewichtsabnahme und Mangelernährung.

Weitere Ursachen einer unzureichenden Nahrungszufuhr sind eine Anorexie als Folge einer Beeinflussung der Appetitmediatoren (TNF-α, Cholezystokinin) durch die Mukosaschädigung des Gastrointestinaltrakts bei zusätzlicher Ösophagitis, Gastritis und Duodenitis. Der Alkoholabbau über MEOS ist kein Energiegewinn, sondern ein Energieverlust. Der Verlust von Gallensäuren und der Mangel an Pankreasenzymen (bei chronischer Pankreatitis) führt zur Maldigestion und die ebenfalls bestehende Malabsorption zu einer unzureichenden Deckung des Bedarfs an essenziellen Nährstoffen von etwa 20–30 % des Bedarfs. Durch die stark diuretische Wirkung von Alkohol kommt es auch zu erhöhten Nährstoffverlusten über den Urin. Die beeinträchtigte Leberfunktion bedingt einen erhöhten Proteinkatabolismus und eine verminderte Aminosäurezufuhr, Glykogenolyse, Gluconeogenese und Speicherkapazität sowie eine verminderte Fettoxidation. Bei den Mineralstoffen besteht ein Mangel an Natrium, Kalium, Calcium, Magnesium und Phosphor, bei den Spurenelementen vor allem an Eisen, Selen und Zink. Bei den wasserlöslichen Vitaminen besteht ein Mangel an den Vitaminen B_1, B_2 und B_6 sowie Folsäure, seltener an Vitamin B_{12}. Dagegen sind **alle** fettlöslichen Vitamine und die Carotinoide von einem Mangel betroffen.

Tabelle 1-13 gibt eine Übersicht über die Folgen eines akuten und chronischen Alkoholkonsums.

Da ein moderater, regelmäßiger Alkoholkonsum (unter 14 g/d) das Risiko für eine koronare Herzkrankheit und die Gesamtmortalität senkt – stärker bei Männern als bei Frauen und insbesondere bei älteren mit einem Risiko für eine KHK, nicht bei jungen

Tab. 1-13 Folgen von akutem und chronischem Alkoholkonsum auf die Organsysteme (ergänzt nach Hahn et al. 2006; Biesalski et al. 2010)

Organ/Organsystem	Funktionsstörungen/Erkrankungen
Kopf und Hals	
Innenohr	Schwindel durch direkten Einfluss auf das Gleichgewichtsorgan
Oropharynx, Larynx	Mukosaschädigung, Atrophie mit lipomatöser Umwandlung der großen Speicheldrüsen und verminderter Speichelsekretion, Karies, Karzinome
Ösophagus	Motilitätsstörungen, gastroösophagealer Reflux (infolge Verringerung des Druckes des unteren Ösophagussphinkters), Refluxösophagitis, Barett-Ösophagus, Varizen, Karzinom
Gastrointestinaltrakt	
Magen	Störungen der Säuresekretion, Motilitätsstörungen (akut: verzögerte Entleerung), akute (hämorrhagisch-erosive)/chronische Gastritis mit Übelkeit, Erbrechen, eventuell Blutungen und Ulzera, Mallory-Weiss-Syndrom (longitudinale Einrisse der Mukosa und Submukosa des Ösophagus mit der Möglichkeit von Blutungen des Ösophagus und/oder am Mageneingang), Maldigestion
Dünndarm	Motilitätsstörungen, Duodenitis (hämorrhagisch-erosiv), teilweise Jejunitis, gesteigerte Mukosapermeabiltät, Maldigestion und Malabsorption von Aminosäuren, Glucose, Xylose, Lactose, Thiamin, Folsäure, Vitamin B_{12}, Wasser, Natrium, Diarrhöen aufgrund erhöhter intestinaler Sekretion von Wasser und Elektrolyten, bakterielle Fehlbesiedelung
Leber	Fettleber(-hepatitis), Zirrhose, Fibrose, Zieve-Syndrom (Hyperlipidämie, hämolytische Anämie und alkoholtoxischer Leberschaden mit Ikterus), Abschwächung/Verstärkung von Arzneimittelwirkungen, Aktivierung von Prokarzinogenen, Leberzellkarzinom
Pankreas	akute/chronische Pankreatitis (höheres Risiko bei Frauen!), Steatorrhö
Dickdarm, Rektum	Mukositis, Resorptionsstörungen, kolorektale Karzinome

Tab. 1-13 (Fortsetzung)

Organ/Organsystem	Funktionsstörungen/Erkrankungen
Herz-Kreislauf-System	
	Hypertonie, Alkoholkardiomyopathie, Rhythmusstörungen, bei koronarer Herzkrankheit vermutlich Erhöhung des Angina-pectoris- und Myokardinfarktrisikos
Nieren	
	Schädigung mit erhöhter Ausscheidung von Mineralstoffen, vor allem Kalium, Magnesium, Zink
Haut	
	Urtikaria, Rosazea, Infektionen, Psoriasis, Seborrhö
Skelettmuskulatur	
	alkoholische Myopathie, akute Rhabdomyolyse
Skelettsystem	
	alkoholische Osteopathie, Osteoporose, Frakturen
Nervensystem	
	• ZNS: akute Alkoholintoxikation mit dämpfenden und erregenden Wirkungen (aufgrund einer Hemmung von aktivierenden und hemmenden Neuronen), mit steigender Alkoholkonzentration über Gangstörungen und eine verlängerte Reaktionszeit Überschreitung der Grenze für koordinierte Reaktionen, Entzugssymptome bis zum Delir, epileptische Anfälle, Wernicke-Korsakow-Syndrom, Hirnatrophie, Demenz, Apoplex (hämorrhagischer) • peripheres Nervensystem: Polyneuropathie
Hämatologisches und immunologisches System	
	• als Folge einer Knochenmarksschädigung: – Erythropoese: Makrozytose, Hyperchromie der Erythrozyten, Anämie, Hämolyse – Granulopoese: Leukozytose mit Linksverschiebung, Leukopenie, Funktionsstörungen der Leukozyten – Thrombopoese: Thrombopenie • lymphatisches System: Funktionsstörungen der T- und B-Lymphozyten • retikuloendotheliales System: Hemmung der Phagozytose • Infektionskrankheiten: Pneumonie, Tuberkulose, schwerer Verlauf anderer bakterieller Infektionen
Endokrines System	
	Hypercortisolismus (Pseudo-Cushing-Syndrom), Stimulierung des symphatikoadrenalen Systems, erhöhte Plasma-Katecholaminspiegel, Hemmung der Vasopressinfreisetzung • Männer: Hypogonadismus, Hodenatrophie, Feminisierung, Potenzstörungen • Frauen: vor der Menopause Ovarialinsuffizienz mit Oligo- und Amenorrhö, Libidoverlust

Tab. 1-13 (Fortsetzung)

Organ/Organsystem	Funktionsstörungen/Erkrankungen
Stoffwechsel	
	Hypertriglyceridämie, schwere (eventuell lebensbedrohliche) Hypoglykämie (Mortalität 10–20 %), Hyperlaktazidämie, Azidose, Hyperurikämie, Folgeerkrankungen von Mikronährstoffmängeln, Porphyrien
Embryonales System	
	Embryopathie mit Untergewicht bei der Geburt, Missbildungen an Schädel, Gliedmaßen, Gelenken und Nieren, ZNS-Störungen mit Lern-, Verhaltens- und Bewegungsstörungen
Ernährungssystem	
	primäre und sekundäre Mangelernährung

Menschen –, wurden Richtlinien für die tolerable tägliche Alkoholzufuhr erarbeitet.

Merke

Die tolerable Alkoholzufuhr liegt für Männer bei 20 g/d und für Frauen bei 10 g/d (D-A-CH 2008). Bei Krebserkrankungen wird nach Datenlage empfohlen, keinen Alkohol zu trinken (WCRF 2007).

1.9 Gesunderhaltende Ernährung

Außer einer bedarfsgerechten Energiezufuhr muss eine gesunderhaltende Ernährung alle lebensnotwendigen Nährstoffe, Ballaststoffe und sekundäre Pflanzenstoffe in ausreichender Menge enthalten. Wurde die Bedeutung der Ernährung früher primär darin gesehen, Bau und Funktion des Organismus zu erhalten sowie Mangelerscheinungen zu vermeiden, wird jetzt zusätzlich die Prävention verschiedener Krankheiten – auch Krebserkrankungen – als vorrangige Aufgabe der Ernährung angesehen.

Auf der Grundlage aktueller wissenschaftlicher Erkenntnisse hat die Deutsche Gesellschaft für Ernährung (DGE; www.dge.de) zehn Verhaltensregeln formuliert, die es dem Verbraucher einfach machen sollen, eine ernährungsphysiologisch sinnvolle Lebensmittelauswahl zu treffen, um sich genussvoll und gesund zu ernähren.

Für die Vermittlung der Verhaltensregeln hat die DGE eine dreidimensionale Ernährungspyramide entwickelt, die zudem quantitative und qualitative Aspekte einer sinnvollen Lebensmittelauswahl beinhaltet und angibt, wie häufig bestimmte Produkte ausgewählt werden sollten. Die in Kapitel 3.4 wiedergegebenen „Ernährungsempfehlungen zur Minderung des Krebsrisikos“ sind den Verhaltensregeln der DGE sehr ähnlich. Diese zehn Regeln sind nachfolgend dargestellt und teilweise durch weitere Hinweise ergänzt.

Praxistipp

1. **Vielseitig essen:** Merkmale einer ausgewogenen Ernährung sind eine abwechslungsreiche Lebensmittelauswahl, geeignete Kombinationen und eine angemessene Menge nährstoffreicher und energiearmer Lebensmittel.

2. **Reichlich Getreideprodukte und Kartoffeln:** Brot, Nudeln, Reis, Getreideflocken – am besten aus Vollkorn – und Kartoffeln enthalten natürlicherweise wenig Fett, aber pflanzliches Eiweiß, Ballaststoffe, Mineralstoffe (Kalium, Magnesium, Eisen, Selen, Zink), Vitamine (B_1, B_6, C, Folsäure) und sekundäre Pflanzenstoffe.
3. **Gemüse und Obst – „5 am Tag":** Obst (möglichst frisch), Gemüse, Salat und Hülsenfrüchte sind ideale Lebensmittel als Teil einer Hauptmahlzeit bzw. als Zwischenmahlzeit. Eine Portion Obst oder Gemüse kann auch als Saft verzehrt werden. Damit werden Ballaststoffe, Mineralstoffe, Vitamine und sekundäre Pflanzenstoffe, mit Hülsenfrüchten auch pflanzliches Eiweiß, zugeführt. Bei Nüssen ist zu beachten, dass sie nicht nur pflanzliches Eiweiß, sondern auch reichlich pflanzliches Fett enthalten, also kalorienreich sind und deshalb nur sparsam verzehrt werden sollten.
4. **Täglich Milch- und Milchprodukte:** Ein- bis zweimal in der Woche Fisch; 300–600 g Fleisch- und Wurstwaren pro Woche; Eier in Maßen:
   - Milch und Milchprodukte enthalten tierisches Eiweiß und tierisches Fett, sind die Hauptlieferanten von Calcium, enthalten Jod und Selen sowie die Vitamine A, B_2, B_{12} und Folsäure.
   - Fleisch- und Wurstwaren liefern tierisches Eiweiß, tierisches Fett, Cholesterol, Purine, die Mineralstoffe Kalium, Eisen, Selen und Zink und die Vitamine B_1, B_2, B_6 und B_{12}.
   - Fisch enthält tierisches Eiweiß, Seefisch langkettige ω-3-Fettsäuren, die Mineralstoffe Kalium, Eisen, Jod, Selen und Zink und die Vitamine B_1, B_2, B_6 und D.
   - In Eiern sind tierisches Eiweiß, tierisches Fett, Cholesterol, die Mineralstoffe Kalium, Eisen, Selen und Zink sowie die Vitamine A, D, B_{12} und Folsäure enthalten.
   - Bei der Lebensmittelauswahl sind fettarme Produkte zu bevorzugen.
5. **Wenig Fett und fettreiche Lebensmittel:** Fette liefern die essenzielle Linolsäure und die fettlöslichen Vitamine A, D und E. Pflanzliche Fette und Öle sind den tierischen Fetten vorzuziehen. Lebensmittel und Fette mit gehärteten Fetten sind zu meiden. Fett sollte aufgrund seines hohen Energiegehaltes sparsam verwendet werden. Der Bedarf liegt bei etwa 1 g/kg KG. Auf verstecktes Fett in Fleischwaren, Milchprodukten, Fast Food, Süßwaren, Gebäck und Fertigprodukten ist zu achten.
6. **Zucker und Salz in Maßen:** Lebensmittel bzw. Getränke mit Zuckerzusatz (z. B. Saccharose, Glucosesirup) sollten nur selten verzehrt werden. Das verwendete Salz sollte Jod und Fluor enthalten und sparsam verwendet werden.
7. **Reichlich Flüssigkeit:** Besteht keine ärztliche Verordnung über eine Verminderung der Flüssigkeitszufuhr, sollten etwa 1,5 l Flüssigkeit pro Tag getrunken werden. Geeignete Getränke sind Wasser (ohne Kohlensäure), Früchte- und Kräutertees, verdünnte Fruchtsäfte, in Maßen Kaffee und Schwarztee. Alkohol sollte nur in kleinen Mengen konsumiert werden (s. dazu Kap. 1.8).
8. **Schmackhaft und schonend zubereiten:** Speisen sollten bei möglichst niedrigen Temperaturen, mit wenig Flüssigkeit und wenig Fett so kurz wie möglich gegart werden. Bei Bedarf sollte man sie aufwärmen und nicht lange Zeit warmhalten.
9. **Zeit nehmen für das Essen – genießen:** Nicht nebenher essen, sondern langsam und bewusst.
10. **Auf das Gewicht achten und in Bewegung bleiben:** Um Übergewicht zu vermeiden, ist eine ausgeglichene Energiebilanz notwendig. Daher sollte die Energiezufuhr dem Energieverbrauch entsprechen. Ausreichende Bewegung – empfohlen werden täglich 30–60 min körperliche Aktivität – unterstützt dieses Ziel.

2 Erfassung des Ernährungszustands und der Ernährungssituation

2.1 Einleitung

Ernährungszustand, Gesundheit und Krankheit beeinflussen sich gegenseitig. Der Ernährungszustand eines Menschen wird durch die Art, Menge und Verteilung der mit der Nahrung aufgenommenen Substanzen, die ihr zugrunde liegenden Regulationsmechanismen sowie durch den Eigenbedarf an Energie, Nährstoffen und Flüssigkeit bestimmt. Er wird aber auch durch ernährungsunabhängige Faktoren beeinflusst – beispielsweise durch Krankheiten oder durch Medikamente. Bei der Erfassung des Ernährungszustandes erfolgt eine Analyse der stofflichen Zusammensetzung des gesamten Organismus und seiner Organe bzw. Kompartimente. Die Analyse besteht in klinischen, apparativen und laborchemischen Untersuchungen mit dem Ziel, risikobehaftete Normabweichungen zu erkennen, die ein individuelles gesundheitliches Risiko beinhalten. Dazu werden bestimmte Kenngrößen mit Referenzwerten verglichen, die meist an Bevölkerungsgruppen ermittelt wurden.

Da Tumorpatienten meist schon bei der Diagnosestellung unter negativen und für den Krankheitsverlauf relevanten Veränderungen des Ernährungszustands und auch der Ernährungssituation leiden, ist die Beurteilung des Ernährungszustands einschließlich der Ernährungssituation ein notwendiger Bestandteil jeder ärztlichen Untersuchung. Dies betonen alle onkologischen Leitlinien und empfehlen eine regelmäßige Ernährungsdiagnostik beginnend mit der Tumordiagnose möglichst bei jeder Konsultation (Arends et al. 2003, 2006, 2007).

2.2 Körperzusammensetzung

Unter Körperzusammensetzung versteht man die Aufteilung der Körpermasse in einzelne Bestandteile – beispielsweise Fettmasse, fettfreie Masse, Körperzellmasse, Muskelmasse, intra- und extrazelluläre Flüssigkeit oder Knochen. Da jede klinisch relevante Änderung des Ernährungszustandes auch zu Änderungen der Körperzusammensetzung führt, erlaubt die Messung der Körperzusammensetzung eine differenziertere Erfassung des Ernährungszustands. Sie ist daher eine wichtige Größe in der klinischen Ernährungsmedizin. Da eine direkte Analyse des aus Wasser, Triglyceriden, Eiweiß und Mineralien bestehenden Körpers in vivo nicht möglich ist, benutzt man zur Bestimmung der Körperzusammensetzung verschiedene Modelle (Müller et al. 2007; Pirlich et al. 2003, 2010, 2011). Eine Definition der einzelnen Kompartimente in Modellen zur Körperzusammensetzung findet sich in Tabelle 2-1.

Das einfachste Modell unterscheidet nur zwei Kompartimente – Fettmasse (FM) und fettfreie Masse (FFM). Differenziertere Modelle unterscheiden verschiedene Körperkompartimente auf anatomischer, zellulärer oder chemischer Ebene. Das derzeit bevorzugte Modell für die Bestimmung der Körperzusammensetzung ist das 4-Kompart-

Tab. 2-1 Definition der Kompartimente in Modellen zur Körperzusammensetzung (mod. nach Müller et al. 2007)

Kompartiment	Definition
Gesamtkörperwasser (*total body water* [TBW])	intrazelluläres Wasser (ICW) und extrazelluläres Wasser (ECW)
Fettmasse (*fat mass* [FM])	Menge der Triglyceride im Körper
Fettgewebe	Fett sowie zelluläres und extrazelluläres Gewebe (83 % Fett, 2 % Eiweiß, 15 % Wasser)
fettfreie Körpermasse (*fat free mass* [FFM])	LBM und Nichtfettanteile des Fettgewebes
Magermasse (*lean body mass* [LBM])	Nichtfettgewebskörpermasse
Muskelmasse	Summe der Muskeln
Körperzellmasse (*body cell mass* [BCM])	Zellen inklusive des intrazellulären Wassers (ICW) (LBM minus extrazelluläres Wassers plus feste extrazelluläre Bestandteile)
extrazelluläre Masse (ECM)	extrazelluläres Wasser plus feste extrazelluläre Bestandteile
feste extrazelluläre Bestandteile	Knochenmasse plus Faszien und Knorpel

ment-Modell oder 4C-Modell (Korth et al. 2005). Es bestimmt die Bestandteile Wasser, Protein, Fett und Mineralien und wird zum Vergleich einzelner Methoden herangezogen (Müller et al. 2007; Pirlich et al. 2011). Ein Nachteil aller Modelle ist, dass sie die Funktionen einzelner Organe nicht berücksichtigen. In der Ernährungsmedizin sind Muskel-, Fett- und Knochenmasse am interessantesten, da sie auch therapeutisch relevante Veränderungen zeigen – beispielsweise bei Überernährung, im Alter, während körperlichem Training und bei Schwerkranken (Müller et al. 2007). In Tabelle 2-2 sind die Methoden zur Bestimmung der Körperzusammensetzung mit den entsprechenden Zielgrößen sowie die Präzision und die Probleme der Methoden zusammengefasst.

Mit Ausnahme der Anthropometrie, BIA, BIS und des Kreatinin-Größen-Index sind die Methoden apparativ und zeitlich aufwendig sowie kostenintensiv, sodass sie für die klinische Diagnostik keine Rolle spielen. Sie dienen als Referenzmethoden oder werden für wissenschaftliche Untersuchungen eingesetzt (Pirlich et al. 2011). Für genauere Informationen zu den einzelnen Methoden sei auf die Lehrbücher zur Ernährungsmedizin verwiesen.

Merke

Um in der klinischen Praxis die Größe einzelner Körperkompartimente abzuschätzen, stehen drei technisch einfache und kostengünstige indirekte Methoden zur Verfügung:

- Anthropometrie zur Abschätzung der Fett- oder Muskelmasse,
- BIA zur Bestimmung des Ganzkörper- und extrazellulären Wassers, der fettfreien Masse, der Fettmasse und der Körperzellmasse,
- Kreatinin-Größen-Index zur Bestimmung der Muskelmasse (Pirlich et al. 2003, 2011).

Diese Methoden werden in Kapitel 2.5.2 genauer beschrieben.

Tab. 2-2 Methoden zur Bestimmung der Körperzusammensetzung mit den entsprechenden Zielgrößen sowie Einschätzung der Präzision und Probleme (mod. nach Müller et al. 2007)

Methode	Zielgrößen	Präzision (VK)	Probleme
Anthropometrie	Fettmasse, Fettverteilung, Muskelmasse	5–10 %	**Cave:** Berechnungsformeln (Berechnungsgrundlage, Erfassungszeitraum)
BIA, BIS	TBW (→ FFM und FM), BCM, Phasenwinkel, ECW und ICW (bei Multifrequenzmessung)	~ 5 %	Probleme bei veränderten Flüssigkeitsräumen, z. B. bei Aszites, Herz- und Niereninsuffizienz **Cave:** Berechnungsformeln
Kreatinin-Größen-Index	Muskelmasse	~ 20 %	Sammelfehler, Störgrößen
Densitometrie (ADP, Hydrodensitometrie)	Fettmasse (→ FFM)	~ 2–3 %	Aufwand, eingeschränkte Verfügbarkeit, Fehler bei Abweichungen vom mittleren Wasser- und Mineralgehalt der FFM, hohe Kosten
DEXA	Fettmasse, Knochenmineralgehalt, Weichteilmagermasse, Knochendichte	~ 2–3 %	Röntgenstrahlenbelastung, apparativ aufwendig, hohe Kosten
Dilutionsmethoden	TBW (→ FFM und FM) bei Deuterium oder Tritium, ECW (→ ICW) bei Natriumbromid	~ 3 %	Probleme bei veränderten Flüssigkeitsräumen, z. B. bei Aszites, Herz- und Niereninsuffizienz wegen fehlender Differenzierung zwischen extra- und intrazellulärer Flüssigkeit
^{40}Kalium-Zählung	BCM (→ FFM und FM)	3 %	Probleme bei schwerer Malnutrition (verändertes K/N-Verhältnis), Diuretikaeinnahme, Leber- und Nierenerkrankungen, geräteinterne Probleme, sehr hohe Kosten
Neutronenaktivierung	Calcium, Natrium, Chlor, Phosphor, Stickstoff, Wasserstoff, Sauerstoff, Kohlenstoff	1–4 %	apparativ aufwendig, sehr hohe Kosten, Strahlenbelastung
CT/MRT	Volumina und Flächen von viszeralen und subkutanen Fettgeweben, Muskel- und Organmassen/-volumina	hoch	Strahlenbelastung, sehr hohe Kosten

Präzision (Reproduzierbarkeit): VK (Variationskoeffizient) < 3 % = hoch; VK > 5 % = niedrig

BIA: Bioelektrische Impedanz-Analyse; BIS: Bioelektrische Impedanz-Spektroskopie; ADP: Air-Displacement-Plethysmographie; DEXA: Dual-Energy-X-ray-Absorptiometrie; FFM: fettfreie Masse; FM: Fettmasse; TBW: Total Body Water; ECW: extrazelluläres Wasser; ICW: intrazelluläres Wasser; BCM: Body Cell Mass; CT: Computertomografie; MRT: Magnetresonanztomografie

Folgende **Indikationen** zur Bestimmung der Körperzusammensetzung für klinische Zwecke werden angegeben (Pirlich et al. 2011):

- Bestimmung des Ernährungszustands bei Patienten mit Wassereinlagerungen – beispielsweise mit Aszites, Ödemen (bei Herz- und Niereninsuffizienz) oder ausgeprägten Pleuraergüssen – bei denen Gewicht und assoziierte Größen nicht aussagekräftig sind.
- Frühe Diagnostik und Quantifizierung der Mangelernährung, vor allem, wenn das Körpergewicht noch normal ist, aber bereits ein Verlust an Körperzellmasse vorliegt.
- Zur Verlaufskontrolle und Bewertung der Ernährungstherapie mit differenzierter Betrachtung bestimmter Organe oder Gewebe, beispielsweise um bei einer Gewichtsveränderung zwischen der Fettmasse und der klinisch-prognostisch relevanteren Muskelmasse bzw. Körperzellmasse (BCM) oder fettfreien Masse (FFM) unterscheiden zu können.

Diese Indikationen gelten auch für Tumorpatienten, der dritte Punkt vor allem auch für adipöse Patienten mit Gewichtsverlust (s. Kap. 4.1).

2.3 Veränderungen der Körperzusammensetzung

Nachfolgend werden die häufigsten und gleichzeitig besonders relevanten Veränderungen der Körperzusammensetzung beschrieben – Übergewicht und Adipositas sowie die Mangelernährung. Beide Formen von Veränderungen der Körperzusammensetzung sind auch für Tumorpatienten von Bedeutung (s. dazu Kap. 4.1).

2.3.1 Übergewicht/Adipositas

Nach der Definition der WHO spricht man von Adipositas bei einem Körperfettanteil von über 20 % bei Männern und über 30 % bei Frauen. Zur Klassifizierung von Unter-, Normal- und Übergewicht sowie zur graduellen Einteilung der Adipositas wird der Body-Mass-Index (BMI) verwendet. Er berechnet sich aus dem Gewicht in kg, dividiert durch die Körpergröße in m zum Quadrat (Wirth 2008).

BMI = Körpergewicht (kg) / (Körpergröße H [m])^2

Merke

Der BMI ist ein Maß für die Körperfettmasse und dient so auch zur Diagnostik von Übergewicht und Adipositas (s. Tab. 2-3).

Studien zur Mortalität bei Älteren zeigen aber, dass bei Personen über 70 Jahren das relative Risiko, innerhalb der nächsten 15 Jahren zu versterben, in der Gruppe mit niedrigem BMI (< 22,6 kg/m^2) am höchsten ist. Das geringste relative Sterberisiko hatten Frauen mit einem BMI von 25–27 kg/m^2 sowie Männer mit einem BMI von 27–29 kg/m^2. Dies zeigt, dass ältere Personen von einem höheren Körperfettanteil profitieren. In den

Tab. 2-3 Klassifizierung von Übergewicht und Adipositas (nach WHO 2000)

Gewichtskategorie	BMI (kg/m^2)
Untergewicht	< 18,5
Normalgewicht	18,5–24,9
Übergewicht	25,0–29,9
Adipositas Grad I	30,0–34,9
Adipositas Grad II	35,0–39,9
Adipositas Grad III	≥ 40

Tab. 2-4 Altersabhängige wünschenswerte BMI-Werte (kg/m²) (nach Wirth 2008)

Alter (J)	BMI (kg/m²)
19–24	19–24
25–34	20–25
35–44	21–26
45--54	22–27
55–64	23–28
>65	24–29

USA wurden daher altersabhängige BMI-Werte formuliert (s. Tab. 2-4).

In jüngeren Jahren sollte man danach einen BMI von 19–25 kg/m² haben, in mittleren Jahren einen BMI von 22–27 kg/m² und im höheren Alter einen BMI von 24–29 kg/m² (Wirth 2008). Das bedeutet allerdings nicht, dass man ein niedriges Gewicht, das man ein Leben lang hatte und mit dem man sich wohl fühlte und gesund war, im Alter erhöhen muss. Außer der Körperfettmasse beeinflusst auch die Fettverteilung das Gesundheitsrisiko. Man unterscheidet subkutanes und viszerales (intraabdominelles) Fettgewebe. Bei der gynoiden oder peripheren gluteal-femoralen Fettverteilung (sogenannter „Birnentyp") liegt eine Fettvermehrung vorwiegend im Bereich von Oberschenkel und Hüften vor, das Fett befindet sich meist subkutan. Vermehrt viszerales Fett findet sich bei der androiden, abdominalen, zentralen oder viszeralen Fettverteilung. Allerdings können beide Fettverteilungsformen bei Männern und bei Frauen auftreten. Während subkutanes Fett dem Körper hauptsächlich als Energiespeicher dient, wird viszerales Fett als endokrines Organ und weniger als Fettspeicher verstanden. Verglichen mit dem subkutanen Fett weist intraabdominales Fettgewebe eine höhere Zelldichte auf, wird stärker durchblutet und enthält eine höhere Anzahl an Glucocorticoidrezeptoren. Dies führt zu einer stärkeren Empfänglichkeit des viszeralen Fettgewebes für hormonelle Stimulationen und Veränderungen im Fettmetabolismus. Außerdem besitzen Fettzellen des viszeralen Fetts eine deutlich höhere Kapazität, Zytokine und andere proinflammatorische Botenstoffe zu synthetisieren als Fettzellen des subkutanen Fetts, die metabolisch weniger aktiv sind. Erfasst wird das Fettverteilungsmuster durch Messung des Taillenumfangs, der eine Beziehung zur Größe der intraabdominellen und viszeralen Fettdepots hat (s. Tab. 2-5).

Derzeit sind in Deutschland mehr als 50 % der Erwachsenen übergewichtig, jeder fünfte Erwachsene ist adipös. In höheren Altersgruppen erreicht die Zahl der Übergewichtigen 70 %. Übergewicht und Adipositas sind auch bei Kindern und Jugendlichen häufig: Insgesamt sind 16 % der Kinder und Jugendlichen übergewichtig, 6 % sind adipös (Müller 2009).

> **Merke**
> Zur Klassifizierung, graduellen Einteilung und Diagnostik von Übergewicht und Adipositas wird international der BMI verwendet. Er ist ein Maß für die Körperfettmasse. Als alleiniger Parameter zur Erfassung des Ernährungszustandes ist er daher ungeeignet.

Das metabolische Risiko wird wesentlich durch die Fettverteilung bestimmt. Diese wird mit dem Taillenumfang gemessen.

Tab. 2-5 Erfassung des Fettverteilungsmusters zur Einschätzung des kardio-metabolischen Risikos

Risiko	Taillenumfang[1] (cm)	
	Männer	Frauen
mäßig erhöht	>94	>80
deutlich erhöht	>102	>88

[1] Messung in der Mitte zwischen kaudalem Rippenbogen und Beckenkamm

2.3.2 Mangelernährung

Der Begriff Mangelernährung ist bisher nicht einheitlich definiert. Die WHO hat in ihrer weltweit anerkannten Klassifikation des BMI für die Über- und Unterernährung einen BMI von < 18,5 kg/m² als Kriterium für ein signifikantes Untergewicht festgelegt. Damit berücksichtigt sie den Umstand, dass global primär anhaltende Ernährungsdefizite und nicht Krankheit Ursache einer Mangelernährung sind. In den westlichen Ländern mit meist ausreichender bzw. übermäßiger Nahrungszufuhr und einer zum großen Teil übergewichtigen Bevölkerung ist der BMI ungeeignet, um eine krankheitsbedingte Mangelernährung zu erfassen. Häufig ist jedoch ein ungewollter Gewichtsverlust der erste Hinweis auf eine schwere Erkrankung. In allen Screening-Methoden zur Erfassung einer Mangelernährung ist die Frage nach einem Gewichtsverlust daher enthalten (s. Tab. 2-6).

Neben einem geringen Körpergewicht ist der ungewollte Gewichtsverlust ein zentrales Kriterium der Mangelernährung. Bei unzureichender Nahrungszufuhr und im Verlauf einer schweren Erkrankung betrifft der Verlust an Körpergewicht außer dem Abbau von Energiereserven auch die vitale Körperzellmasse. Ein Verlust von 40 % fettfreier Masse ist mit dem Leben nicht mehr vereinbar. Dies gilt auch für alle adipösen Patienten, ebenso wie für adipöse Tumorpatienten.

Merke

Ein unbeabsichtigter Gewichtsverlust > 10 % in den vergangenen sechs Monaten ist eine schwere Mangelernährung, er ist mit einem ungünstigeren klinischen Verlauf assoziiert (Pirlich et al. 2003, 2011). Der Zusammenhang zwischen Gewichtsverlust und ungünstiger Prognose ist bei Patienten mit einer Tumorerkrankung besonders deutlich (Pirlich et al. 2003).

Ein schwerer Gewichtsverlust bei Tumorpatienten wird häufig als Kachexie bezeichnet. Oft ist die Kachexie mit einer Anorexie – Inappetenz bzw. Appetitlosigkeit – verbunden, weshalb vom Kachexie-Anorexie-Syndrom gesprochen wird (s. dazu auch Kap. 5.1). Die

Tab. 2-6 Bei verschiedenen Methoden zum Screening und Assessment erhobene Parameter (mod. nach Schütz 2009)

	MUST	NRS	SGA	PG-SGA
Body-Mass-Index	x	x		
Gewichtsverlust	x	x	x	x
verminderte Nahrungszufuhr		x	x	x
Erkrankungsschwere	x	x	x	x
gastrointestinale Symptome			x	x
weitere, die Nahrungszufuhr beeinträchtigende Symptome				x
eingeschränkte Leistungsfähigkeit			x	x
körperliche Untersuchung			x	x
Alter > 70 Jahre		x		

MUST: Malnutrition Universal Screening Tool; NRS: Nutritional Risk Screening; SGA: Subjective Global Assessment; PG-SGA: Patient-generated Subjective Global Assessment

Kachexie ist als Nebenwirkung bzw. paraneoplastisches Syndrom bei Tumorerkrankungen lange bekannt. Sie ist mit vermindertem Überleben (DeWys et al. 1980), reduzierter Toleranz gegenüber der Antitumortherapie (Bachmann et al. 2008) und reduzierter körperlicher Leistungsfähigkeit (Moses et al. 2004) assoziiert. Die Tumorkachexie ist ein multifaktorielles Syndrom mit zunehmendem Verlust an skelettaler Muskelmasse – mit und ohne Verlust von Fettmasse. Dieser Verlust kann durch konventionelle Ernährungstherapie nicht komplett wiederhergestellt werden (Fearon et al. 2011). Auch der Begriff Kachexie war bisher international nicht einheitlich definiert. Allerdings arbeiteten in den letzten Jahren international mehrere Gruppen an einer Definition der Kachexie und veröffentlichten verschiedene Versionen (Fearon et al. 2006; Evans et al. 2008; Argilés et al. 2010). Tabelle 2-7 zeigt die Gemeinsamkeiten der Definitionen der drei Gruppen.

Im Rahmen eines Delphi-Prozesses erfolgte dann 2011 die Festlegung einer Definition durch Vertreter aller drei Gruppen (Fearon et al. 2011). In Tabelle 2-8 sind die Kriterien der gemeinsamen Definition zusammengefasst.

Ferner sollte zwischen einer sogenannten primären und einer sekundären Kachexie differenziert werden (Strasser et al. 2007). Die primäre Kachexie ist eine multifaktorielle, komplexe, humoral-inflammatorische Interaktion des Tumors mit dem Körper des Patienten, die sekundäre Kachexie die Folge einer reduzierten oralen Nahrungsaufnahme, einer verminderten gastrointestinalen

Tab. 2-7 Vergleich der Kriterien von drei Kachexie-Definitionen (adaptiert nach Argilés et al. 2010)

Parameter	EPCRC[1]	SIG-ESPEN[2]	SCWD[3]
Gewichtsverlust	+	+	+
Muskelabbau	+	+	+
Fettabbau	–	+	+/–
Anorexie	+	+	+
Entzündung (erhöhtes CRP)	+/–	+	+
Insulinresistenz	–	+	+
Abbau von Muskeleiweiß	–	+	+
Fatigue	–	–	+
Morbidität	+	+	+
Muskelabbau (Sarkopenie)	+	+	+
Unterernährung (Starvation)	–	–	+
Hypogonadismus	–	–	+
Präkachexie	–	+	–
Reversibilität durch Unterstützung bei der Ernährung	+	–	–

[1] EPCRC: European Palliative Care Research Collaborative (Fearon et al. 2006)
[2] SIG-ESPEN: Special Interest Group on Cachexia and Anorexia of the European Society and Parenteral Nutrition (Evans et al. 2008)
[3] SCWD: Society for Cachexia and Wasting Disorders (Argilés et al. 2010)

Tab. 2-8 Definition und Klassifikation der Tumorkachexie – Internationaler Konsensus (Fearon et al. 2011)

Stadium	Definition
Kachexie	• Gewichtsverlust > 5 % **oder** • Gewichtsverlust > 2 % bei Patienten mit BMI < 20 kg/m² (häufig assoziiert mit verminderter Nahrungsaufnahme und erhöhtem CRP) **oder** • Gewichtsverlust > 2 % bei Patienten mit Verlust der skelettalen Muskelmasse (Sarkopenie)
Präkachexie	• frühe klinische metabolische Zeichen, z. B. Gewichtsverlust < 5 %, Appetitlosigkeit/Anorexie sowie metabolische Veränderungen
refraktäre Kachexie	• variabler Grad der Kachexie • Zeichen des aktiven Katabolismus trotz Ernährungsintervention • progredienter Gewichtsverlust • schlechter Performance-Status • Lebenserwartung < 3 Monate • ECOG-Status 3/4

Absorption oder eines Verlusts von Nährstoffen – meist durch die Tumortherapie bedingt.

Exkurs

Die bei primärer Kachexie vorhandenen metabolischen Veränderungen mit einem ausgeprägten Hyperkatabolismus und einer systemischen Inflammation sind v. a. durch die Zytokine TNF-α, IL-6 und Interferon-γ ausgelöst (Agilés et al. 2011). **TNF-α** (früher als Cachectin bezeichnet) wirkt auf Hormone, die das Muskelwachstum beeinflussen, die Produktion von katabolen Zytokinen stimulieren und Anorexie auslösen. Nuklearfaktor-kappa B spielt dabei eine bedeutende Rolle (Agilés et al. 2011). **IL-6** ist der Hauptvermittler der hepatischen Akute-Phase-Reaktion. Es korreliert mit der Höhe des CRP und reduziert die Serumalbuminproduktion in der Leber. Zwischen Tumorgröße und IL-6-Wert besteht eine Korrelation. Im Tiermodell führt die Tumorreduktion zum Gewichtsanstieg, wenn IL-6 sinkt (Stassmann et al. 1992). **Interferon-γ** hat einige Gemeinsamkeiten mit *TNF-α*. Dagegen sind Untersuchungen zum *Leukemia inhibitory factor* (LIF), *Transforming Growth Factor-beta* (TGF-beta) und Interleukin-1 (IL-1) als primäre, am Anorexie-Kachexie-Syndrom beteiligte Zytokine nicht eindeutig. Eine direkte Blockade dieser Zytokine konnte die Kachexie nicht bremsen, sodass von einer sekundären Mitbeteiligung auszugehen ist (Strassmann et al. 1992).

Merke

Bei den meisten Tumorpatienten liegen eine primäre und eine sekundäre Kachexie vor, vor allem in fortgeschrittenen Tumorstadien. Bei Diagnosestellung haben ca. 50 % der Tumorpatienten bereits eine Inflammationsreaktion.

2.4 Ernährungsscreening und Ernährungsassessment

Bevor die Indikation zu einer Ernährungstherapie gestellt werden kann, ist eine Beurteilung des Ernährungszustands des Patienten notwendig. Die Diagnostik zur Erfassung der Mangelernährung und ihrer Ursachen erfolgt in zwei Abschnitten. Zunächst wird ein Ernährungsscreening durchgeführt, gefolgt von einem Ernährungsassessment. Ein **Ernährungsscreening** ist eine Reihenunter-

Malnutrition Universal Screening Tool (MUST)

Body-Mass-Index			Ungeplanter Gewichtsverlust (in den letzten 3 bis 6 Monaten)			Akute Erkrankung
BMI (kg/m²)	**Punkte**	+	**Prozent**	**Punkte**	+	Nahrungskarenz von (voraussichtlich) mehr als fünf Tagen **2 Punkte**
≥ 20	0		≤ 5%	0		
18,8–20,0	1		5–10%	1		
≤ 18,5	2		≥ 10%	2		

Gesamtrisiko für das Vorliegen einer Mangelernährung

Summe	Risiko	Maßnahme	Durchführung
0	**gering**	→ Screening wiederholen!	**Klinik:** wöchentlich **Heim:** monatlich **ambulant:** jährlich bei bestimmten Gruppen, z.B. Alter > 75 Jahre
1	**mittel**	→ Beobachten!	**Klinik und Heim:** Ernährungs- und Flüssigkeitsprotokoll über 3 Tage **ambulant:** erneutes Screening in 1 bis 6 Monaten, ggf. EZ-Bestimmung (z.B. SGA) und Diätberatung
≥ 2	**hoch**	→ Behandeln!	**Klinik/Heim/ambulant:** EZ-Bestimmung (z.B. SGA), Ernährungstherapie beginnen (Diätassistenz bzw. hauseigene Protokolle). Abfolge: 1. Nahrungsmittel, 2. angereicherte Nahrung, 3. orale Supplemente

EZ = Ernährungszustand

Abb. 2-1 Screening auf Mangelernährung im ambulanten Bereich. *Malnutrition Universal Screening Tool* (MUST) für Erwachsene (nach Kondrup J et al. Clinical Nutrition 2003; 22: 415–21. Empfohlen von der Europäischen Gesellschaft für Klinische Ernährung und Stoffwechsel [ESPEN]) (aus Schütz T, Valentini L, Plauth M. Screening auf Mangelernährung nach den ESPEN-Leitlinien 2002. Aktuel Ernahrungsmed 2005; 30 (2): 99–103 © Georg Thieme Verlag KG Stuttgart, New York)

suchung, die mit schneller und einfacher Methodik bei allen Patienten bei einem Arztbesuch oder einer Krankenhausaufnahme durchgeführt werden kann (Schütz et al. 2005). Ziel des Screening ist es, die Patienten zu identifizieren, bei denen eine Mangelernährung vorliegt bzw. zu erwarten ist. Mit der sich anschließenden differenzierten Erfassung des Ernährungszustandes, dem Assessment, werden die Ursachen der Ernährungsstörung geklärt, sodass die geeignete Ernährungstherapie eingeleitet werden kann. Da es keinen Goldstandard für Screeningmethoden für das Risiko bzw. das Bestehen einer Mangelernährung sowie für Assessmentmethoden zur Bestimmung des Ernährungszustands gibt und im Laufe der Zeit multiple, häufig nicht ausreichend validierte Scores entwickelt waren, veröffentlichte die ESPEN 2003 Leitlinien zum Screening des mangelernährungsbedingten Risikos (Kondrup et al. 2003). Darin werden für **drei Patientengruppen** unterschiedliche Screeningmethoden empfohlen.

Für ambulante Patienten: *Malnutrition Universal Screening Tool* (MUST; s. Abb. 2-1) (Kondrup et al. 2003b). Besonderheiten bei der Anwendung des MUST-Scores finden sich in Tabelle 2-9.

In der von der *British Association for Parenteral and Enteral Nutrition* (BAPEN) herausgegebenen Broschüre mit detaillierten Anweisungen zur Durchführung des MUST finden sich auch Hinweise zur Abschätzung aus anthropometrischen Messwerten oder aus alternativen Maßnahmen für Patienten, deren Körpergröße und/oder -gewicht nicht messbar sind (s. Tab. 2-10 und Tab. 2-11). Bei den empfohlenen Alternativmaßnahmen ist allerdings aufgrund der Ungenauigkeit Vorsicht geboten (Kondrup et al. 2003a; Pirlich et al. 2011).

Für stationäre Patienten: *Nutritional Risk Screening* (NRS 2002; s. Abb. 2-2) (Kondrup et al. 2003b). Hinweise zur Durchführung des NRS 2002 finden sich in Tabelle 2-12.

Für geriatrische Patienten: *Mini Nutritional Assessment – Langfassung* (MNA-LF) (Guigoz

Tab. 2-9 Besonderheiten bei der Anwendung des MUST-Scores (nach Schütz et al. 2005)

Problem	Lösung
Körpergröße kann nicht gemessen werden, beispielsweise beim bettlägerigen Patienten	• Angabe des Patienten bzw. dokumentierte Werte, falls verlässlich und realistisch • Messung der Unterarm(Ulna)-Länge und Umwandlung in die Körpergröße • Messung der Kniehöhe und Umwandlung in die Körpergröße
Patient kann nicht gewogen werden	• Angabe des Patienten bzw. dokumentierte Werte, falls verlässlich und realistisch • Sitzen Kleidung oder Schmuck lose? (Gewichtsverlust)
weder Größe noch Gewicht können gemessen werden	• Messung des Oberarmumfangs (OAU) links auf halber Höhe zwischen Akromion und Olekranon; ein OAU < 23,5 cm spricht für einen BMI < 20 kg/m² (Untergewicht)
Gewichtsverlauf kann nicht bestimmt werden	• OAU im Verlauf messen; ändert sich der OAU um mindestens 10 %, haben sich Größe und BMI ungefähr 10 % oder mehr verändert
fehlende Gliedmaße	• Körpergewicht kann angepasst werden: – Arm: 4,9 % (Oberarm: 2,7 %, Unterarm: 1,6 %, Hand: 0,6 %) – Bein: 15,6 % (Oberschenkel: 9,7 %, Unterschenkel: 4,5 %, Fuß: 1,4 %)
Gipsschienen	• Arm: < 1 kg • Unterschenkel und Rücken: 0,9–4,5 kg

Schütz T, Valentini L, Plauth M. Screening auf Mangelernährung nach den ESPEN-Leitlinien 2002 Aktuel Ernahrungsmed 2005; 30(2): 99–103 © Georg Thieme Verlag KG Stuttgart, New York

Tab. 2-10 Abschätzung der Körpergröße aus der gemessenen Ulna-Länge (Schütz et al. 2005, nach Malnutrition Advisory Group. The MUST explanatory booklet)

Gemessene Ulnalänge (cm)	Abgeschätzte Körpergröße (m)			
	Männer ≤65 Jahre	Männer >65 Jahre	Frauen ≤65 Jahre	Frauen >65 Jahre
18,5	1,46	1,45	1,47	1,40
19,0	1,48	1,46	1,48	1,42
19,5	1,49	1,48	1,50	1,44
20,0	1,51	1,49	1,51	1,45
20,5	1,53	1,51	1,52	1,47
21,0	1,55	1,52	1,54	1,48
21,5	1,57	1,54	1,55	1,50
22,0	1,58	1,56	1,56	1,52
22,5	1,60	1,57	1,58	1,53
23,0	1,62	1,59	1,59	1,55
23,5	1,64	1,60	1,61	1,56
24,0	1,66	1,62	1,62	1,58
24,5	1,67	1,63	1,63	1,60
25,0	1,69	1,65	1,65	1,61
25,5	1,71	1,67	1,66	1,63
26,0	1,73	1,68	1,68	1,65
26,5	1,75	1,70	1,69	1,66
27,0	1,76	1,71	1,70	1,68
27,5	1,78	1,73	1,72	1,70
28,0	1,80	1,75	1,73	1,71
28,5	1,82	1,76	1,75	1,73
29,0	1,84	1,78	1,76	1,75
29,5	1,85	1,79	1,77	1,76
30,0	1,87	1,81	1,79	1,78
30,5	1,89	1,82	1,80	1,79
31,0	1,91	1,84	1,81	1,81
31,5	1,93	1,86	1,83	1,83
32,0	1,94	1,87	1,84	1,84

Die Messung erfolgt am linken Unterarm mit einem Maßband. Am angewinkelten Arm wird die Strecke zwischen Ellenbogenspitze (Olekranon) und dem Griffelfortsatz der Elle (Processus styloideus) gemessen.
Schütz T, Valentini L, Plauth M. Screening auf Mangelernährung nach den ESPEN-Leitlinien 2002 Aktuel Ernahrungsmed 2005; 30 (2): 99–103 © Georg Thieme Verlag KG Stuttgart, New York

Tab. 2-11 Abschätzung der Körpergröße aus der gemessenen Kniehöhe (Schütz et al. 2005, nach Malnutrition Advisory Group. The MUST explanatory booklet)

Gemessene Kniehöhe (cm)	Abgeschätzte Körpergröße (m)			
	Männer 18–59 Jahre	Männer 60–90 Jahre	Frauen 18–59 Jahre	Frauen 60–90 Jahre
43,0	1,53	1,48	1,48	1,44
43,5	1,54	1,49	1,49	1,45
44,0	1,55	1,51	1,50	1,46
44,5	1,555	1,52	1,51	1,47
45,0	1,56	1,53	1,52	1,48
45,5	1,57	1,54	1,53	1,49
46,0	1,58	1,55	1,54	1,50
46,5	1,59	1,56	1,55	1,51
47,0	1,60	1,57	1,56	1,52
47,5	1,61	1,58	1,57	1,53
48,0	1,62	1,59	1,58	1,54
48,5	1,63	1,60	1,585	1,55
49,0	1,64	1,61	1,59	1,56
49,5	1,65	1,62	1,60	1,57
50,0	1,66	1,63	1,61	1,58
50,5	1,67	1,64	1,62	1,59
51,0	1,68	1,65	1,63	1,60
51,5	1,69	1,66	1,64	1,61
52,0	1,70	1,67	1,65	1,62
52,5	1,705	1,68	1,66	1,625
53,0	1,71	1,69	1,67	1,63
53,5	1,72	1,70	1,68	1,64
54,0	1,73	1,71	1,69	1,65
54,5	1,74	1,72	1,70	1,66
55,0	1,75	1,73	1,71	1,67
55,5	1,76	1,74	1,72	1,68
56,0	1,77	1,76	1,73	1,69
56,5	1,78	1,77	1,735	1,70
57,0	1,79	1,78	1,74	1,71
57,5	1,80	1,79	1,75	1,72
58,0	1,81	1,80	1,76	1,73

Tab. 2-11 (Fortsetzung)

Gemessene Kniehöhe (cm)	Abgeschätzte Körpergröße (m)			
	Männer 18–59 Jahre	Männer 60–90 Jahre	Frauen 18–59 Jahre	Frauen 60–90 Jahre
58,5	1,82	1,81	1,77	1,74
59,0	1,83	1,82	1,78	1,75
59,5	1,84	1,83	1,79	1,76
60,0	1,85	1,84	1,80	1,77
60,5	1,86	1,85	1,81	1,78
61,0	1,865	1,86	1,82	1,79
61,5	1,87	1,87	1,83	1,80
62,0	1,88	1,88	1,84	1,81
62,5	1,89	1,89	1,85	1,82
63,0	1,90	1,90	1,86	1,83
63,5	1,91	1,91	1,87	1,835
64,0	1,92	1,92	1,875	1,84
64,5	1,93	1,93	1,88	1,85
65,0	1,94	1,94	1,89	1,86

Die Kniehöhe wird am sitzenden Patienten am linken rechtwinkelig aufgestellten bloßen Bein mit einem Maßband bestimmt. Der Nullpunkt wird auf dem Oberschenkel in 4 cm Abstand von der Kniescheibe angelegt und die Strecke in gerader Linie entlang des Unterschenkels über den Knöchel bis zum Boden gemessen.

Schütz T, Valentini L, Plauth M. Screening auf Mangelernährung nach den ESPEN-Leitlinien 2002 Aktuel Ernahrungsmed 2005; 30 (2): 99–103 © Georg Thieme Verlag KG Stuttgart, New York

et al. 1994; Vellas et al. 1999). Das MNA enthält schon Teile eines Assessments, da es durch die ausführliche Anamnese Hinweise auf die Ursachen der Mangelernährung und mögliche Risikofaktoren für deren Entstehung angibt.

Da die Langform des MNA für die Routinediagnostik zu zeitaufwendig ist, wurde inzwischen eine Kurzform des MNA, das *MNA – Kurzfassung* (MNA-SF), herausgegeben, das nur sechs Fragen beinhaltet und eine ähnlich gute Aussagekraft wie die Langform hat (Kaiser et al. 2009, 2010, 2011). Beide Assessmentformen werden auch in der aktuellen S3-Leitlinie der DGEM „Klinische Ernährung in der Geriatrie" zur Erfassung der Mangelernährung empfohlen (Volkert et al. 2013).

Praxistipp

Das *Mini Nutritional Assessment – Langfassung* (MNA-LF) steht unter www.schattauer.de/bertz-2804.html als **Handout 1T** kostenlos zum Download bereit, das *MNA – Kurzfassung* (MNA-SF) finden Sie hier als **Handout 2T**.

Eine Sonderstellung unter den Screening- und Assessmentinstrumenten nimmt das *Subjec-*

Nutritional Risk Screening (NRS 2002)

Vorscreening

• Ist der Body-Mass-Index < 20,5 kg/m²?	☐ ja	☐ nein
• Hat der Patient in den vergangenen 3 Monaten an Gewicht verloren?	☐ ja	☐ nein
• War die Nahrungszufuhr in der vergangenen Woche vermindert?	☐ ja	☐ nein
• Ist der Patient schwer erkrankt? (z.B. Intensivtherapie)	☐ ja	☐ nein

→ Wird **eine** dieser Fragen mit **„Ja"** beantwortet, wird mit dem Hauptscreening fortgefahren.
→ Werden **alle** Fragen mit **„Nein"** beantwortet, wird der Patient wöchentlich neu gescreent.
→ Wenn für den Patienten z.B. eine große Operation geplant ist, sollte ein präventiver Ernährungsplan verfolgt werden, um das assoziierte Risiko zu vermeiden.

Hauptscreening

Störung des Ernährungszustands	Punkte		Krankheitsschwere	Punkte
keine	0		**keine**	0
mild Gewichtsverlust > 5% pro 3 Monate oder Nahrungszufuhr < 50–75% des Bedarfs in der vergangenen Woche	1		**mild** z.B. Schenkelhalsfraktur, chron. Erkrankungen bes. mit Komplikationen: Leberzirrhose, chron. obstruktive Lungenerkrankung, chron. Hämodialyse, Diabetes, Krebsleiden	1
mäßig Gewichtsverlust > 5% pro 2 Monate oder BMI 18,5–20,5 kg/m² und reduzierter Allgemeinzustand oder Nahrungszufuhr 20–60% des Bedarfs in der vergangenen Woche	2	+	**mäßig** z.B. große Bauchchirurgie, Schlaganfall, schwere Pneumonie, hämatologische Krebserkrankung	2
schwer Gewichtsverlust > 5% pro 1 Monat/> 15% pro 3 Monate oder BMI < 18,5 kg/m² und reduzierter Allgemeinzustand oder Nahrungszufuhr 0–25% des Bedarfs in der vergangenen Woche	3		**schwer** z.B. Kopfverletzung, Knochenmarktransplantation, intensivpflichtige Patienten (APACHE-II > 10)	3

+ 1 Punkt, wenn Alter ≥ 70

≥ 3 Punkte Ernährungsrisiko liegt vor, Erstellung eines Ernährungsplans

< 3 Punkte wöchentlich wiederholtes Screening. Wenn für den Patienten z.B. eine große Operation geplant ist, sollte ein präventiver Ernährungsplan verfolgt werden, um das assoziierte Risiko zu vermeiden.

Abb. 2-2 Screening auf Mangelernährung im Krankenhaus. *Nutritional Risk Screening* (NRS 2002) (nach Kondrup J et al. Clinical Nutrition 2003; 22: 415–21. Empfohlen von der Europäischen Gesellschaft für Klinische Ernährung und Stoffwechsel [ESPEN]) (aus Schütz T, Valentini L, Plauth M. Screening auf Mangelernährung nach den ESPEN-Leitlinien 2002. Aktuel Ernahrungsmed 2005; 30 (2): 99–103 © Georg Thieme Verlag KG Stuttgart, New York)

Tab. 2-12 Hinweise zur Durchführung des Nutritional Risk Screening (NRS 2002) (Schütz et al. 2005, nach Kondrup et al. 2003 b)

Beispiele zur Einschätzung der Krankheitsschwere
1 Punkt (mild) Ein chronisch kranker Patient wurde wegen Komplikationen aufgenommen. Patienten dieser Kategorie sind schwach, jedoch gehfähig, und weisen einen erhöhten Eiweißbedarf auf, der durch normale Ernährung oder Supplemente gedeckt werden kann.
2 Punkte (mäßig) Ein bettlägeriger Patient, beispielsweise nach einer großen Bauchoperation. Der Eiweißbedarf ist hoch, kann jedoch gedeckt werden. In vielen Fällen ist bereits eine künstliche Ernährung angezeigt.
3 Punkte (schwer) Typischerweise ein intensivpflichtiger Patient. Hier ist der Eiweißumsatz sehr stark erhöht und eine positive Eiweißbilanz kann auch durch künstliche Ernährung nicht erreicht werden. Durch sie können jedoch Proteinabbau und Stickstoffverlust reduziert werden.
Ein mangelernährungsbedingtes Risiko liegt vor, wenn der Patient:
• schwer mangelernährt ist (3 Punkte), • eine schwere Erkrankung hat (3 Punkte), • mäßig mangelernährt (2 Punkte) bei leichter Erkrankung (1 Punkt) ist, • leicht mangelernährt (1 Punkt) bei mäßig schwerer Erkrankung (2 Punkte) ist. • Bei diesen Patienten sollte ein Ernährungsplan erstellt und die Indikation zur Ernährungstherapie geprüft werden.

Schütz T, Valentini L, Plauth M. Screening auf Mangelernährung nach den ESPEN-Leitlinien 2002 Aktuel Ernahrungsmed 2005; 30 (2): 99–103 © Georg Thieme Verlag KG Stuttgart, New York

tive Global Assessment (SGA; s. Abb. 2-3 a, b) ein (Detsky et al. 1987).

Das SGA besteht aus einer Kombination von anamnestischen Daten und körperlicher Untersuchung, bei der jedoch keine zahlenmäßige Gewichtung der einzelnen Parameter durchgeführt wird. Es ist auch kein Score, sondern eine subjektive Einschätzung des Ernährungszustands. Diese muss vom Untersucher nach einer von den Autoren festgelegten Anleitung erfolgen. Eingeteilt wird in drei Kategorien:

- SGA A = gut ernährt,
- SGA B = mäßige Mangelernährung bzw. mit Verdacht auf Mangelernährung,
- SGA C = schwer mangelernährt.

Das SGA ist der bekannteste und in den letzten Jahren vielfältig angewandte Fragebogen. In den Leitlinien der ESPEN ist die Klassifizierung SGA C Indikator für eine schwere Mangelernährung (Pirlich et al. 2011).

Eine Weiterentwicklung des SGA für Tumorpatienten ist das *Patient-Generated SGA* (PG-SGA) (Ottery 1996) sowie das *scored Patient-Generated Subjective Global Assessment* (scored PG-SGA) (Bauer et al. 2002). Bei Letzterem wird zusätzlich zur subjektiven Klassifizierung des Ernährungszustandes ein Score aus dem anamnestischen Teil und der körperlichen Untersuchung berechnet. Die sich ergebende Punktzahl führt zu ernährungstherapeutischen Empfehlungen. Beide Instrumente sind trotz eines vom Patienten auszufüllenden Teils aufwendig und haben sich bei uns nicht durchgesetzt. Sie sind jedoch im Internet zu finden.

Alle empfohlenen Screening-Instrumente sind für Erwachsene konzipiert und können neben Ärzten auch von medizinischem Assistenzpersonal eingesetzt werden. Zu den bei den verschiedenen Screening- und Assessmentmethoden erhobenen Parametern wird auf Tabelle 2-6 verwiesen. Ausführliche

Beschreibungen und Wertungen der Screening-Instrumente finden sich außer in den Lehrbüchern der Ernährungsmedizin in den Veröffentlichungen von Schütz et al. 2005, Stanga et al. 2009 und Pirlich et al. 2011.

2.5 Methoden zur Bestimmung des Ernährungszustands

2.5.1 Klinische Diagnostik

Die klinische Diagnostik mit einer ausführlichen Anamnese und körperlichen Untersuchung des Patienten ist die Grundlage zu Erfassung des Ernährungszustandes. Wichtige Inhalte der Anamnese sind Beschwerden (z. B. Appetitlosigkeit, Übelkeit und Erbrechen, Durchfall, Völlegefühl, Kau-, Schluck- und Geschmacksstörungen, aber auch Infektanfälligkeit, Schlafstörungen, Leistungsminderung), frühere und aktuelle Krankheiten (z. B. Diabetes mellitus, chronische Pankreatitis, Darmresektionen), die Medikamenteneinnahme (z. B. Protonenpumpenhemmer, Antibiotika, Psychopharmaka, homöopathische Medikamente, Vitamine, Spurenelemente), die Lebensweise des Patienten und das Körpergewicht.

Von Bedeutung ist auch die Erfassung der Ernährungssituation, die im Kapitel 2.6 ausführlich besprochen wird. Teil der körperlichen Untersuchung sind die Inspektion, Palpation und Perkussion, die Anthropometrie und Funktionsanalyse. Oft gibt die Inspektion des Körpers erste Hinweise auf eine Mangelernährung oder einen spezifischen Nährstoffmangel. So sind dünne Oberarme und Beine, ein vermindertes Unterhautfettgewebe, schlaffe Hautfalten an Rücken, Bauch und Armen sowie hervorstehende Rippen- und Schulterknochen Zeichen verminderter Energiespeicher. Zeichen einer fortgeschrittenen Eiweißkatabolie sind eine Atrophie der Handmuskulatur, des Musculus deltoideus oder der Kau- und Gesichtsmuskulatur (Pirlich et al. 2011). Tabelle 2-13 gibt Hinweise auf den Zusammenhang zwischen klinischen Symptomen und Nährstoffdefiziten.

2.5.2 Anthropometrie und Messung der Körperzusammensetzung

Anthropometrie heißt Vermessung des Menschen. Diese erfolgt mit einfachen Mitteln wie Waage, Messlatte oder Maßband. Mit wenig Aufwand bestimmbare anthropometrische Parameter sind Körpergröße, Körpergewicht (BMI), Hautfaltendicke und Körperumfang. Diese Messungen beschreiben den Körper als Ganzes, jedoch auch Bestandteile der Körperzusammensetzung. Aus der Messung eines festgelegten Körperteils wird auf die Zusammensetzung des Gesamtorganismus geschlossen. Dabei werden in der Literatur multiple Messpunkte am Körper und an den Extremitäten angegeben.

Körpergröße und Körpergewicht erfassen den Körper als Ganzes. Da beide Parameter in den BMI eingehen, ist seine Aussagekraft von der Genauigkeit ihrer Werte abhängig. Größe und Gewicht sollte daher nach Möglichkeit gemessen und nicht erfragt werden (Volkert 2006). Bei der standardisierten

Abb. 2-3 a *Subjective Global Assessment* (SGA) – Einschätzung des Ernährungszustands; b Anleitung zur Einschätzung des Ernährungszustands mittels SGA (nach Detsky et al. JPEN 1987; 11: 8–13) (aus Schütz T, Plauth M. Subjective Global Assessment – eine Methode zur Erfassung des Ernährungszustands. Aktuel Ernahrungsmed 2005; 30 (1): 43–8 © Georg Thieme Verlag KG Stuttgart, New York)

Subjective Global Assessment (SGA) – Einschätzung des Ernährungszustands

Name, Vorname: ______________________ Untersuchungsdatum: ______________

Geburtsdatum: ______________________ Station: ______________

A Anamnese

1. Gewichtsveränderung

- in den vergangenen **6 Monaten**: .... kg (.......... % Körpergewicht)
  - Abnahme < 5 % Körpergewicht ☐
  - Abnahme 5–10 % Körpergewicht ☐
  - Abnahme > 10 % Körpergewicht ☐
- in den vergangenen **2 Wochen**:
  - Zunahme ☐
  - keine Veränderung ☐
  - Abnahme ☐

2. Nahrungszufuhr

- Veränderungen im Vergleich zur üblichen Zufuhr:
  - ☐ suboptimale feste Kost
  - ☐ ausschließlich Flüssigkost
  - ☐ hypokalorische Flüssigkeiten
  - ☐ keine Nahrungsaufnahme

  nein ☐
  ja → Dauer: .... ☐

3. Gastrointestinale Symptome (> 2 Wochen)

- ☐ Übelkeit ☐ Erbrechen
- ☐ Durchfall ☐ Appetitlosigkeit

nein ☐
ja ☐

4. Beeinträchtigung der Leistungsfähigkeit

- in den vergangenen **6 Monaten**:
  - keine ☐
  - mäßig/eingeschränkt arbeitsfähig ☐
  - stark bettlägrig ☐
- in den vergangenen **2 Wochen**:
  - Verbesserung ☐
  - Verschlechterung ☐

5. Auswirkung der Erkrankung auf den Nährstoffbedarf

- Hauptdiagnose: ....
- metabolischer Bedarf
  - kein/niedriger Stress ☐
  - mäßiger Stress ☐
  - hoher Stress ☐

B Körperliche Untersuchung

	normal	leicht	mäßig	stark
Verlust von subkutanem Fettgewebe				
Muskelschwund (Quadrizeps, Deltoideus)				
Knöchelödem				
präsakrale Ödeme (Anasarka)				
Aszites				

C Subjektive Einschätzung des Ernährungszustands

A = gut ernährt ☐
B = mäßig mangelernährt bzw. mit Verdacht auf Mangelernährung ☐
C = schwer mangelernährt ☐

a

Anleitung zur Einschätzung des Ernährungszustands mittels Subjective Global Assessment (SGA)

(nach Detsky et al. JPEN 1987; 11:8–13)

Beschreibung:
Der SGA ist eine einfache, ohne apparativen Aufwand von Ärzten oder medizinischem Personal durchzuführende und reproduzierbare Bed-side-Methode zur Einschätzung des Ernährungszustandes bei ambulanten oder stationären Patienten.

Grundlage:
Auf der Grundlage von **Anamese** (Gewichtsveränderung, Nahrungszufuhr, gastrointestinale Symptome, Leistungsfähigkeit, Grunderkrankung) und **klinischer Untersuchung** (Unterhautfettgewebe, Muskelmasse, Ödeme) schätzt der Untersucher den Ernährungszustand des Patienten ein als

SGA A = gut ernährt
SGA B = mäßig mangelernährt bzw. mit Verdacht auf Mangelernährung
SGA C = schwer mangelernährt

Die Zuordnung ergibt sich allein auf Grundlage der subjektiven Bewertung durch den Untersucher und nicht durch ein gewichtetes Punkteschema. Das Hauptaugenmerk liegt dabei auf den Merkmalen Gewichtsverlust, verminderte Nahrungszufuhr, Verlust von subkutanem Fettgewebe und Muskelschwund.
Die anderen Fragen sollen dem Untersucher als Checkliste dabei helfen, den vom Patienten berichteten Gewichtsverlust und die veränderte Nahrungszufuhr zu erfassen.

Durchführung (siehe SGA-Bogen):

- **Gewichtsveränderung:**
  < 5 % des Körpergewichts: geringer Gewichtsverlust
  5–10 % des Körpergewichts: potenziell bedeutsamer Gewichtsverlust
  > 10 % des Körpergewichts: bedeutsamer Gewichtsverlust
  Ein, auch hoher, Gewichtsverlust mit anschließender Gewichtskonstanz oder geringer Gewichtszunahme ist günstiger zu bewerten als ein andauernder Gewichtsverlust.
- **Nahrungszufuhr** im Vergleich zur üblichen Zufuhr:
  normal oder abnormal (Art?, wie lange?)
- **Gastrointestinale Symptome** (Appetitlosigkeit, Übelkeit, Erbrechen, Durchfall), die täglich oder über länger als 2 Wochen auftreten.
- **Leistungsfähigkeit:**
  voll leistungsfähig, eingeschränkt leistungsfähig, gehfähig, bettlägrig
- **Metabolischer Bedarf** der Grunderkrankung:
  Erkrankung mit hohem Stress, z. B. akuter Schub einer Colitis ulcerosa mit häufigen blutigen Diarrhöen;
  Erkrankung mit niedrigem Stress, z. B. latente Infektion, maligne Erkrankung

Besonderheiten bei der Interpretation von Gewichtsveränderungen

- **SGA A: keine Zeichen einer Mangelernährung**
  Eine kürzliche Gewichtszunahme, die nicht nur auf einer Flüssigkeiteinlagerung beruht, führt zu SGA A, auch wenn der Nettogewichtsverlust zwischen 5 und 10 % beträgt und der Patient einen geringen Verlust von subkutanem Fettgewebe aufweist.
  Dies gilt insbesondere dann, wenn der Patient eine Verbesserung der anderen anamnestischen Kriterien angibt (z. B. verbesserter Appetit).
- **SGA B: mäßig mangelernährt bzw. mit Verdacht auf Mangelernährung**
  Mindestens 5 % Gewichtsverlust in den Wochen vor Aufnahme ohne Gewichtsstabilisierung oder -zunahme zusammen mit einer deutlichen Abnahme der Nahrungszufuhr und einem geringen Verlust von subkutanem Fettgewebe oder geringem Muskelschwund.
  Abgrenzung zu SGA A: Bei Unsicherheiten und nicht eindeutig auf SGA B hinweisenden Merkmalen ist die Einteilung in SGA A angezeigt.
- **SGA C: schwere Mangelernährung**
  Offensichtliche körperliche Zeichen einer Mangelernährung wie hoher Verlust von subkutanem Fettgewebe, starker Muskelschwund, teilweise Ödeme bei gleichzeitigem Vorhandensein eines klaren und überzeugenden Gewichtsverlustes (> 10 % des Körpergewichtes) und andere hinweisende Punkte in der Anamnese.
  Abgrenzung zu SGA B: SGA C erfordert eindeutige Hinweise auf eine schwere Mangelernährung. Bei zweifelhaften Merkmalen sollte SGB B vergeben werden.
  Achtung: Bei Patienten mit ausgeprägten Ödemen, Aszites oder Tumormasse kann die Höhe des Gewichtsverlustes leicht unterschätzt werden.

Literatur:
[1]Detsky AS, McLaughlin JR, Baker JP et al. What is subjective global assessment of nutritional status? JPEN 1987; 11: 8–13.
[2]Detsky AS, Baker JP, Medelson RA et al. Evaluating the accuracy of nutritional assessment techniques applied to hospitalized patients: Methodology and comparisons. JPEN 1984; 8: 153–159.
[3]Baker JP, Detsky AS, Wesson D et al. Nutritional assessment: A comparison of clinical judgement and objective measurements. N Engl J Med 1982; 306: 969–972.
[4]Baker JP, Detsky AS, Whitwell J et al. A comparison of the predictive value of nutritional assessment techniques. Hum Nut Clin Nutr 1982; 36c: 233–241.

b

Übersetzt und bearbeitet von Dr. Tatjana Schütz und Prof. Mathias Plauth. Kontakt: E-Mail: tatjana.schuetz@medizin.uni-leipzig.de Tel.: 0341/9715 957

Tab. 2-13 Hinweise klinischer Symptome auf mögliche Nährstoffdefizite (Auswahl) (mod. nach Schauder et al. 2003; Pirlich 2003; Pirlich et al. 2011)

Organ	Klinisches Symptom	Ernährungsdefizit
Haut/ Haare	• geringer Turgor • Exsikkose • Ödeme • punktförmige Hautblutungen • Purpura (Unterhautblutungen) • Pigmentation • Blässe • follikuläre Hyperkeratose • akneiforme Läsionen • seborrhoische Dermatitis • Xerose (trockene, raue, rissige Haut) • Störungen der Schweißdrüsenfunktion • schlechte Wundheilung • Dekubitus • diffuser Haarausfall • sprödes Haar	• Wasser • Flüssigkeit • Protein, Vitamin B_1 • Vitamine A, C • Vitamine C, K • Niacin • Biotin, Eisen, Folsäure, Vitamine B_6, B_{12} • Vitamine A, C • Vitamin A • Biotin, Vitamin B_6, Zink, essenzielle Fettsäuren • Protein, freie Fettsäuren, Eisen, Zink, Vitamine A, B_2, B_6 • Vitamin A • Energie, Protein, Vitamin C, Eisen, Zink • Energie, Protein, Vitamin C, Eisen, Zink • Protein, Eisen, Zink • Protein, Eisen, Biotin (?)
Fingernägel	• quergestreifte Depigmentierung • vermehrte Brüchigkeit • Dystrophie (Mulden, Koilonychie)	• Protein, B-Vitamine • Energie, Protein • Eisen
Lippen/ Mund	• trockene, raue Lippen • Cheilose • Gingivitis, Hyperplasie, Blutung • blasse Zunge • Glossitis, orales Brennen • atrophische Papillen • Geschmacksstörung • orale Ulzerationen, Erosionen	• Flüssigkeit, Niacin, Eisen, • Protein, Vitamine B_2, B_6, Niacin, Eisen, Zink • Folsäure, Vitamin C, Eisen • Eisen, Vitamin B_{12} • Protein, Folsäure, Eisen, Niacin, Vitamine B_2, B_6, B_{12} • Niacin, Vitamin B_2, Eisen • Vitamin A • Vitamin B_6, Eisen
Augen	• anguläre Palpebritis (Lidentzündung) • blasse Konjunktiven • Xerophthalmie • Keratomalazie • Bitot-Flecken (matt-weiße Flecken) • Fotophobie	• Vitamin B_2 • Folsäure, Vitamin B_{12}, Eisen • Vitamin A • Vitamin A • Vitamin A • Zink
Nervensystem	• Müdigkeit, Apathie • Depression, Lethargie • Desorientiertheit, Verwirrtheit • Ataxie • Schwäche, Lähmung der Beine • Hyporeflexie • periphere Neuropathie • Muskelkrämpfe	• Energie, Biotin, Eisen, Magnesium • Biotin, Folsäure, Vitamin C • Flüssigkeit, Vitamine B_1, B_2, B_{12} • Vitamin B_{12} • Pantothensäure, Vitamine B_1, B_6, B_{12} • Vitamin B_1 • Vitamine B_2, B_6, B_{12} • Vitamin B_6, Calcium, Magnesium

Messung der Körpergröße (cm) (Volkert 2006) gelten folgende Hinweise:

- in aufrechter stehender, gestreckter Körperhaltung,
- Arme hängen entspannt, Schultern nicht angehoben,
- ohne Schuhe auf einem ebenen, festen Untergrund,
- Fersen zusammen und am Boden,
- Blick geradeaus, imaginäre Verbindungslinie (Frankfort-Linie) zwischen Ohr und Auge verläuft waagrecht,
- bei starker Rückenkrümmung (Kyphose) keine Messung möglich,
- Messgenauigkeit 0,1 cm.

Die Messung der Körpergröße erfolgt im Idealfall mit einem Stadiometer mit variabler Messlatte. Alternativ kann ein fest installiertes Maßband oder auch ein Meterstab an einer senkrechten, ebenen Wand benutzt werden. Bei gebrechlichen Personen, die nur kurze Zeit stehen können, erleichtert ein Ultraschallgerät die Messung (Volkert 2006). Die Messlatte des Stadiometers bzw. ein flacher Gegenstand (Buch, Klemmbrett) wird im rechten Winkel zur Wand leicht auf Kopf des Patienten aufgelegt und die Körpergröße auf 0,1 cm genau abgelesen.

Bei bettlägerigen Patienten, die ausgestreckt, flach liegen können, ist die Körperlänge im Liegen messbar. Auf eine ebene Einstellung des Bettes und senkrecht abgewinkelte Fußgelenke ist dabei zu achten. Ist auch eine Messung im Liegen nicht möglich, kann eine Schätzung der Körpergröße aus der Ulnalänge bzw. der Kniehöhe erfolgen.

Zur standardisierten Messung des Körpergewichtes (kg) gelten nach Volkert (2006) folgende Hinweise:

- mit geeichter Waage auf ebenem, festem Untergrund (kein Teppich),
- in leichter Hauskleidung,
- morgens nüchtern,
- nach Entleerung der Blase,
- ausgeglichener Wasserhaushalt (Exsikkose, Ödeme),
- Messgenauigkeit 0,1 kg.

Für Patienten mit Mobilitätseinschränkungen gibt es Sitz- und Bettwaagen. Störungen im Wasserhaushalt – beispielsweise starke Wassereinlagerungen (Ödeme, Aszites) bzw. starke Austrocknungszustände – sollten geprüft und dokumentiert werden. Amputierte Gliedmaßen müssen bei der BMI-Berechnung berücksichtigt werden.

Merke

Bei Verlaufsbeobachtungen und wiederholten Berechnungen des BMI bei der gleichen Person sollte darauf geachtet werden, dass stets die gleiche Körpergröße benutzt wird. Wiederholungsmessungen des Gewichts sollten immer mit der gleichen Waage, unter gleichen Bedingungen (gleiche Uhrzeit, gleiche Kleidung) und möglichst von der gleichen Person durchgeführt werden.

Wie bereits in Kapitel 2.3.1 erwähnt, hat der BMI eine Korrelation zum Körperfettanteil. Bei hohen BMI-Werten ist der hohe Körperfettanteil, das heißt das Übergewicht bzw. die Adipositas, für das Gesundheitsrisiko verantwortlich. Bei niedrigen BMI-Werten sind nicht nur die Fettreserven vermindert, sondern auch die fettfreie Körpermasse. Die Folgen sind Funktionseinbußen und ein erhöhtes Morbiditäts- und Mortalitätsrisiko (Volkert 2006).

Der BMI gibt somit keine genaue Information über die Körperzusammensetzung. Ein hoher BMI kann auch durch eine große Muskelmasse (Kraftsportler) oder durch Wassereinlagerungen entstanden sein, ein niedriger BMI durch starke Wasserverluste.

Merke
Bei älteren Menschen gilt nicht ein BMI < 18,5 kg/m² als Mangelernährung, sondern bereits ein BMI < 20 kg/m² (Volkert et al. 2013).

Mit der Anthropometrie sind die Fett- und Muskelmasse indirekt bestimmbar. Der in Kapitel 2.3.1 bereits erwähnte Taillenumfang sowie der Taille-Hüft-Quotient (*Waist-Hip-Ratio* [WHR]) sind ein Maß für die abdominelle Fettmenge. Der WHR sollte bei Männern < 1 und bei Frauen < 0,85 liegen. Die mit Hilfe eines Kalipers gemessene Trizepshautfaltendicke (THF) kann als Maß für das subkutane Fettgewebe verwendet werden. Die Messung erfolgt bei entspanntem Arm am rechten Oberarm zwischen Akromion und Olekranon. Die Methode basiert auf dem Befund, dass etwa die Hälfte des Körperfettes im Unterhautfettgewebe lokalisiert ist. Tabelle 2-14 enthält die alters- und geschlechtsspezifischen Grenzwerte für die Trizepshautfaltendicke (mm) entsprechend der 5. und 10. Perzentile (Pirlich et al. 2011; McDowell et al. 2005).

Ein Wert unter der 10. Perzentile ist ein Hinweis auf Mangelernährung. Mit Hilfe der Messung des Oberarmumfanges (OAU), der Fett- und Muskelmasse reflektiert, ist eine grobe Abschätzung der Muskelmasse möglich. Gemessen wird in der Mitte zwischen Akromionspitze und Olekranonfortsatz. Tabelle 2-15 enthält die alters- und geschlechtsspezifischen Grenzwerte für den Oberarmumfang (mm) entsprechend der 5. und 10. Perzentile (Pirlich et al. 2011; McDowell et al. 2005).

Auch hier ist ein Wert unter der 10. Perzentile ein Hinweis auf Mangelernährung. Mit Hilfe des OAU und der Trizepshautfaltendicke lassen sich unter Annahme eines kreisförmigen Oberarmquerschnittes der Armmuskelumfang (AMU) und die Armmuskelfläche (AMF) berechnen, die eine Aussage über den somatischen Proteinbestandteil ermöglichen (Pirlich et al. 2003, 2011). Die Formeln zur Berechnung des Armmuskelumfangs und der Armmuskelfläche lauten nach Pirlich et al. (2011):

Armmuskelumfang (mm) = Oberarmumfang (mm) – $\pi \times$ Trizepshautfalte (mm)

Armmuskelfläche (mm²) = (Armmuskelumfang [mm])²/ 4 π ($\pi = 3{,}141$)

Tab. 2-14 Geschlechts- und altersspezifische Grenzwerte für die Trizepshautfaltendicke (mm) entsprechend der 5. und 10. Perzentile (National Health and Nutrition Examination Survey, NHANES, 1999–2002)

Altersgruppe	Männer		Frauen	
(Jahre)	5. Perzentile	10. Perzentile	5. Perzentile	10. Perzentile
20–29	5,1	6,2	10,5	12,6
30–39	5,4	6,4	10,3	12,6
40–49	6,1	7,1	12,1	14,1
50–59	6,7	7,7	13,0	15,7
60–69	7,6	8,4	14,6	16,0
70–79	6,9	8,3	11,0	13,2
≥80	6,7	7,9	8,7	10,8

Pirlich M, Norman K. Bestimmung des Ernährungszustands: moderne Standards. Aktuel Ernahrungsmed 2011; 36 (4): 248–64

Tab. 2-15 Geschlechts- und altersspezifische Grenzwerte für den Oberarmumfang (mm) entsprechend der 5. und 10. Perzentile (National Health and Nutrition Examination Survey, NHANES, 1999–2002)

Altersgruppe	Männer		Frauen	
(Jahre)	5. Perzentile	10. Perzentile	5. Perzentile	10. Perzentile
20–29	268	282	237	249
30–39	279	292	243	256
40–49	284	297	252	261
50–59	279	297	259	270
60–69	279	289	259	274
70–79	264	280	237	263
≥80	256	267	229	235

Pirlich M, Norman K. Bestimmung des Ernährungszustands: moderne Standards. Aktuel Ernahrungsmed 2011; 36 (4): 248–64 © Georg Thieme Verlag KG Stuttgart, New York

Zur Bestimmung der Körperzusammensetzung am häufigsten benutzt wird derzeit die Bioelektrische Impedanzanalyse (BIA). Basis der BIA ist die Messung des Widerstands des Körpers gegen einen schwachen elektrischen Wechselstrom (Pirlich et al. 2011). Bezüglich der theoretischen Grundlagen der BIA sei auf die Fachliteratur verwiesen (Pirlich et al. 1999; Kyle et al. 2004; Stobäus et al. 2010; Pirlich et al. 2011). Je höher der (nichtleitende) Körperfettanteil, umso stärker ist der Widerstand. Da der Strom nur durch das ionisierte Körperwasser geleitet wird, kann aus dem ermittelten Widerstand auf das Gesamtkörperwasser – *Total Body Water* (TBW) – geschlossen werden. Über Formeln kann aus dem TBW die fettfreie (FFM) und fettarme Körpermasse – *Lean Body Mass* (LBM) – sowie die Gesamtfettmasse – *Total Body Fat* (TBF) – berechnet werden. Klinisch von besonderer Bedeutung ist der Phasenwinkel, der mit der Körperzellmasse (BCM) korreliert und zu deren Bestimmung benutzt wird (Stobäus et al. 2010; Pirlich et al. 2011). Aus der Differenz der BCM zur FFM ist die extrazelluläre Masse (ECM) errechenbar. Das Verhältnis von ECM zu BCM ist ein wichtiges Maß für Hydratationsstörungen und gilt als früher Marker einer katabolen Stoffwechsellage (Pirlich et al. 2011).

Merke
Was die Bedeutung des Phasenwinkels anbelangt, so konnte in mehreren Studien – allerdings mit unterschiedlichen Cut-Off-Werten – gezeigt werden, dass ein niedriger Phasenwinkel ein starker prognostischer Indikator für einen ungünstigen klinischen Ausgang ist und zwar in Bezug auf die Überlebenszeit, die Krankheitsprogression und das Auftreten postoperativer Komplikationen (Stobäus et al. 2010).

Zu den untersuchten Patientengruppen gehörten Tumorpatienten (mit Lungen-, Kolorektal-, Mamma- und Pankreaskarzinom), Patienten unter Hämo- und Peritonealdialyse, mit COPD (chronisch obstruktive Lungenkrankheit), mit Leberzirrhose, mit ALS (amyotrophe Lateralsklerose), chirurgische Patienten sowie HIV-Patienten. Von der Arbeitsgruppe um Müller (Kiel) wurden an einer großen Population erhobene deutsche Referenzwerte für den Phasenwinkel veröffentlicht (Bosy-Westphal et al. 2006) (s. Tab. 2-16).

Unter Anwendung dieser Referenzwerte konnte an einer großen Zahl von Tumorpatienten gezeigt werden, dass ein Phasenwinkel unter der 5. Perzentile mit einem schlechteren funktionellen Status sowie Ernährungsstatus verbunden ist sowie zudem ein unabhängiger Prädiktor der Mortalität ist (Norman et al. 2010).

Eine Weiterentwicklung der BIA ist die Bioelektrische Impedanz-Vektoranalyse (BIVA) (Stobäus et al. 2010; Pirlich et al. 2011). Die BIVA ermöglicht eine eingehendere Analyse

Tab. 2-16 Phasenwinkel – stratifiziert nach BMI, Altersklassen und Geschlecht (mod. nach Bosy-Westphal et al. 2006)

	Frauen			Männer		
	Mittelwert (°)	10. Perzentile (°)	5. Perzentile (°)	Mittelwert (°)	10. Perzentile (°)	5. Perzentile (°)
BMI 18,5–25 kg/m²						
18–19 Jahre	5,93	5,20	4,97	6,82	5,93	5,47
20–29 Jahre	5,98	5,19	5,01	6,89	6,02	5,79
30–39 Jahre	6,03	5,26	5,07	6,66	5,79	5,53
40–49 Jahre	5,96	5,18	4,98	6,46	5,64	5,41
50–59 Jahre	5,73	4,94	4,74	6,24	5,48	5,23
60–69 Jahre	5,51	4,69	4,41	5,77	4,73	4,23
≥70 Jahre	5,12	4,13	3,85	5,11	3,95	3,82
BMI >25–30 kg/m²						
18–19 Jahre	6,08	5,31	5,04	7,07	6,25	5,79
20–29 Jahre	6,10	5,32	5,12	7,00	6,14	5,80
30–39 Jahre	6,17	5,40	5,19	6,92	6,07	5,85
40–49 Jahre	6,09	5,32	5,11	6,70	5,84	5,60
50–59 Jahre	5,87	5,07	4,87	6,41	5,54	5,27
60–69 Jahre	5,59	4,79	4,58	6,01	5,14	4,92
≥70 Jahre	5,26	4,41	4,17	5,43	4,45	4,20
BMI >30–35 kg/m²						
18–19 Jahre	6,10	5,35	5,16	6,92	5,87	5,67
20–29 Jahre	6,18	5,40	5,19	7,02	6,15	5,87
30–39 Jahre	6,25	5,49	5,28	6,94	6,09	5,82
40–49 Jahre	6,17	5,37	5,15	6,75	5,90	5,67
50–59 Jahre	5,90	5,11	4,88	6,43	5,59	5,32
60–69 Jahre	5,62	4,77	4,55	6,03	5,13	4,85
≥70 Jahre	5,27	4,44	4,22	5,50	4,52	4,27

Tab. 2-16 (Fortsetzung)

	Frauen			Männer		
BMI >35–40 kg/m²						
18–19 Jahre	6,13	5,25	5,02	6,81	5,93	5,75
20–29 Jahre	6,21	5,42	5,20	6,90	5,97	5,72
30–39 Jahre	6,21	5,46	5,26	6,88	6,05	5,71
40–49 Jahre	6,16	5,33	5,12	6,64	5,76	5,52
50–59 Jahre	5,89	5,07	4,84	6,36	5,49	5,10
60–69 Jahre	5,56	4,71	4,47	5,96	5,00	4,70
≥70 Jahre	5,26	4,36	4,12	5,42	4,48	4,22
BMI >40–50 kg/m²						
18–19 Jahre	6,06	5,28	5,06	6,56	5,58	5,43
20–29 Jahre	6,15	5,34	5,12	6,73	5,80	5,55
30–39 Jahre	6,19	5,37	5,15	6,68	5,77	5,44
40–49 Jahre	6,08	5,25	5,00	6,43	5,49	5,24
50–59 Jahre	5,81	4,98	4,78	6,16	5,29	5,03
60–69 Jahre	5,49	4,67	4,42	5,75	4,80	4,45
≥70 Jahre	5,07	4,21	3,98	5,03	3,90	3,63

des Hydratationszustandes (Exsikkose, Hyperhydratation) und der Körperzellmasse im Vergleich zur alleinigen Betrachtung des Phasenwinkels. Für Deutschland gibt es auch für die BIVA alters-, geschlechts- und BMI-stratifizierte Referenzwerte (Bosy-Westphal et al. 2005).

2.5.3 Laborchemische Diagnostik

Eine weitere Möglichkeit – außer der Bestimmung der Armmuskelfläche – zur Abschätzung der Skelettmuskelmasse ist die Bestimmung des Kreatinin-Größen-Index (KGI) (Pirlich et al. 2003, 2011). Kreatin findet sich fast ausschließlich in der Skelett- und glatten Muskulatur – in einer konstanten Menge pro Kilogramm Körpergewicht – und wird von der Muskulatur in gleichbleibenden Tagesraten in den Kreislauf abgegeben. Zudem wird Kreatin nichtenzymatisch und irreversibel zu Kreatinin umgewandelt und in konstanten Tagesraten über die Nieren ausgeschieden (Pirlich et al. 2003). Die Kreatininwerte werden allerdings durch mehrere Faktoren beeinflusst. Niedrigere Kreatininwerte finden sich bei Frauen, schlanken Menschen, fleischfreier Kost, Niereninsuffizienz, gutem Hydratationszustand (Herzinsuffizienz), Hyperfiltration (Schwangerschaft, Diabetes mellitus). Höhere Kreatininwerte kommen vor bei muskulösen Menschen, fleischreicher Kost, stärkerer körperlicher Aktivität, Dehydratation, Trauma, Fieber und Infektionen. Zudem wird die tubuläre Sekretion durch die Medikamente Amilorid, Cimetidin, Probenecid, Trimethoprim (nephrotoxisch), Triamteren sowie Spironolacton gehemmt. Hauptfehlerquelle bei der Bestimmung sind jedoch Urinsammelfehler. Idealerweise erfolgt die Bestimmung der Kreatininausscheidung aus dem Mittelwert von drei Urinsammlungen an aufeinander folgenden Tagen bei fleischfreier Kost. Auch unter idealen Bedingungen beträgt der Variationsquotient von Wiederholungsmessungen an Gesunden 4–8 %. Die Bewertung der Messwerte erfolgt mit dem Kreatinin-Größen-Index nach Bistrian:

Kreatinin-Größen-Index = (gemessenes Kreatinin : ideales Kreatinin) × 100

Bezugsgröße ist dabei eine für die Körpergröße und das Geschlecht ideale Kreatininausscheidung nach Bistrian (1977) (s. Tab. 2-17). Dabei ist ein KGI < 80 % Ausdruck eines moderaten, ein Wert < 60 % eines schweren Muskelmassenverlusts (Pirlich et al. 2003, 2011). Aufgrund der Beeinflussungs- und der Bestimmungsprobleme sowie der hohen Varianz der Methode wird sie in der klinischen Praxis kaum noch angewandt.

Als Indikatoren für die viszeralen Proteinspeicher können Serumproteinbestimmungen verwendet werden (Pirlich et al. 2003, 2011; Schauder et al. 2003; Schutz et al. 2010). Eingesetzt als Marker für einen Eiweißmangel wird vorwiegend das Albumin. Tabelle 2-18 gibt eine Übersicht über die verschiedenen Parameter, ihre Halbwertszeit und nicht ernährungsbedingte Einflussfaktoren.

Merke

Alle in der Tabelle aufgeführten Parameter werden durch eine Mangelernährung beeinflusst – aber nicht spezifisch und ausschließlich. Differenzialdiagnostisch müssen daher immer auch nicht ernährungsbedingte Ursachen in Betracht gezogen werden.

Tab. 2-17 Ideale 24-h-Kreatininwerte für Erwachsene (nach Bistrian 1977)

Männer		Frauen	
Größe (cm)	**Urin-Kreatinin (mg/24 h)**	**Größe (cm)**	**Urin-Kreatinin (mg/24 h)**
157,5	1288	147,3	830
160,0	1325	149,9	851
162,6	1359	152,4	875
165,1	1386	154,9	900
167,6	1426	157,5	925
170,2	1467	160,0	949
172,7	1513	162,6	977
175,3	1555	165,2	1006
177,8	1596	167,6	1044
180,3	1642	170,2	1076
182,9	1691	172,7	1109
185,4	1739	175,3	1141
188,0	1785	177,8	1174
190,5	1831	180,3	1206
193,0	1891	182,9	1240

Serum-Albuminwerte < 3,0 g/l korrelieren statistisch durch den Verlust an Körperzellmasse mit einem schlechten Ernährungszustand und mit einer hohen Krankheitsaktivität. Sie sind auch ein Prognoseparameter bei vielen unterschiedlichen Krankheitsbildern, vor allem Erkrankungen mit einem hohen Risiko für eine katabole Stoffwechselsituation – beispielsweise chronische Niereninsuffizienz und Dialyse. Transferrin ist aufgrund seiner Funktion als Eisentransportprotein sowie die Abhängigkeit vom Eisenstoffwechsel zur Beurteilung des Eiweißstoffwechsels allein nicht geeignet. Präalbumin und RBG reagieren aufgrund ihrer kurzen Halbwertszeit schnell auf einen Eiweißmangel und auch auf eine steigende Eiweißzufuhr. Sie sind daher zur frühen Diagnostik eines Proteinmangels und zur Therapiekontrolle gut geeignet. Beide Labor-

Tab. 2-18 Serumproteine zur Erfassung des viszeralen Proteinstatus: Normwerte, Halbwertszeit und nicht ernährungsbedingte Einflussfaktoren (nach Schutz et al. 2010; Pirlich et al. 2011)

Parameter	Normbereich	Halbwertszeit (Tage)	Einflussfaktoren
Albumin (g/l)	35–45	18–20	**Erhöhung:** Dehydratation **Abfall:** erhöhte Krankheitsaktivität (Inflammation), Tumoren, Infektionen, Herzinsuffizienz, Überwässerung, Störung der Syntheseleistung der Leber (z. B. Leberzirrhose), Proteinverlust (z. B. nephrotisches Syndrom, entzündliche Darmerkrankungen, Verbrennungen), Verteilungsstörungen (z. B. Sepsis), Schwangerschaft
Präalbumin/TTR* (mg/l)	150–300	2	**Erhöhung:** Dehydratation, Urämie, dialysepflichtige Niereninsuffizienz **Abfall:** Malabsorption, Entzündungen, Hyperthyreose, Herzinsuffizienz, schwere Lebererkrankung, Überwässerung, Schwangerschaft
Transferrin (g/l)	2,5–3,0	8–10	**Erhöhung:** Eisenmangel, akute Hepatitis, Hypoxie, Schwangerschaft, Einnahme von Östrogenen oder Kontrazeptiva, Therapie mit alkylierten 17α-Steroiden **Abfall:** Malabsorption, Entzündung, chronische Infekte, Hämochromatose, schwere Lebererkrankungen, nephrotisches Syndrom, entzündliche Darmerkrankungen, Verbrennungen
retinolbindendes Globulin (RBG) (mg/l)	26–76	0,5	**Erhöhung:** Niereninsuffizienz **Abfall:** Vitamin A-Mangel, chronische Lebererkrankungen, Zinkmangel, Malabsorption, Hyperthyreose

TTR* = Transthyretin

Pirlich M, Norman K. Bestimmung des Ernährungszustands: moderne Standards. Aktuel Ernahrungsmed 2011; 36 (4): 248–64 © Georg Thieme Verlag KG Stuttgart, New York

parameter werden meist nicht routinemäßig angeboten.

Laboruntersuchungen zur Bestimmung der Immunfunktion wie die Bestimmung der absoluten Lymphozytenzahl (Werte < 800/µl = 0,8 × 10^9/l entsprechen einer schweren Mangelernährung) sind bei Patienten mit Tumorerkrankungen nicht einsetzbar, ebenso die intrakutane Applikation von Standardantigenen wie der Merieux-Hauttest zur Ablesung der T-Zell-Reaktion.

2.6 Erfassung der Ernährungssituation

Die Erfassung der Ernährungsgewohnheiten ist ein wesentlicher Teil in der Beurteilung des Ernährungszustandes eines Patienten, da damit auch Ursachen pathologischer Veränderungen des Ernährungszustandes aufgedeckt werden können. Zudem ist ohne das Wissen um die Ernährungsgewohnheiten eines Patienten keine Ernährungsberatung möglich.

Merke

Die Beeinflussung ernährungsabhängiger Krankheiten und krankheitsbedingter Ernährungsstörungen durch Diät- bzw. Ernährungsberatung ist Therapie und damit eine ärztliche Aufgabe.

Aufgaben des Arztes im Rahmen einer Ernährungsberatung sind:

- Indikationsstellung zur präventiven oder therapeutischen Ernährungsberatung,
- Festlegen des Behandlungsziels,
- Verordnung der dazu geeigneten Ernährungsform,
- Beurteilung des Beratungserfolgs anhand klinischer Parameter,
- Änderung des Beratungskonzepts bei ausbleibendem Erfolg.

Die praktische Umsetzung der Beratungsinhalte muss dann durch eine zertifizierte Ernährungsfachkraft erfolgen, die die individuellen Maßnahmen zum Erlangen der Beratungsziele auswählt und dem Patienten und/oder den ihn betreuenden Personen vermittelt. Da das Ernährungs- und Essverhalten eines Patienten nicht nur vom Krankheitsgeschehen, sondern auch von Hunger und Appetit, sensorischer Qualität, emotionaler Wirkung, kulturellen Einflüssen, Traditionen sowie sozialen und ökonomischen Bedingungen beeinflusst wird, müssen auch diese Parameter erfasst werden. So ist beispielsweise auch von Bedeutung, wer den Haushalt führt, wer einkauft, wer kocht oder wie an den Wochenenden gegessen wird.

In Tabelle 2-19 sind die wichtigsten direkten Methoden zur Erfassung der Nahrungsaufnahme mit ihren positiven und negativen Aspekten zusammengestellt.

Mit der Ernährungsgeschichte – oft auch als Ernährungsanamnese bezeichnet – wird der Patient befragt, was er üblicherweise und in welchen Mengen verzehrt. Die Fragen sollten dabei präzise und nicht suggestiv gestellt sein. Tabelle 2-20 enthält beispielhaft eine Liste zur Erhebung und Dokumentation der Ernährungsgeschichte für ein Frühstück.

Ähnliche Listen können für alle Mahlzeiten erstellt werden. Eine Fachkraft erhält so – auch ohne Berechnung – einen schnellen und guten Einblick in das Ernährungs- und Essverhalten des Patienten und kann sofort Hilfestellung leisten. Für ein Ernährungsprotokoll werden alle Lebensmittel gewogen oder in Haushaltsmaßen geschätzt – idealerweise über eine Woche, mindestens aber über drei Tage unter Einschluss eines Wochenendes. Der Patient sollte zur Führung eines Ernährungsprotokolls angeleitet und zu Unklarheiten nochmals befragt werden. Ein gut geführtes Ernährungsprotokoll erlaubt eine Energie- und Nährwertberechnung. Dazu gibt es multiple, unterschiedlich teure Nährwertberechnungsprogramme auf dem Markt.

Praxistipp
Als Beispiel für ein Patienten-Ernährungsprotokoll steht der von der Sektion Ernährungsmedizin und Diätetik, Department Innere Medizin, Klinik für Innere Medizin I, Freiburg erarbeitete und verwendete Bogen unter www.schattauer.de/bertz-2804.html als **Handout 3-1P** kostenlos zum Download bereit. **Handout 3-2P** enthält die dazu erarbeitete Anleitung zur Führung dieses Ernährungsprotokolls, die mit den Patienten durchgesprochen wird.

Da auch während des stationären Aufenthaltes eines Patienten Ernährungs- und Essverhalten erfasst werden müssen, wurde ein gesonderter Protokollbogen erarbeitet, auf dem die Pflegekräfte leicht die vom Patienten verzehrte Nahrungs- und Trinkmenge sowie auch Trink- und Sondennahrung protokollieren können. Da der Energie- und Nährstoffgehalt des bestellten Klinikessens bekannt ist, kann die vom Patienten verzehrte Energie- und Nährstoffmenge leicht ermittelt werden.

Praxistipp
Das gesonderte Ernährungsprotokoll für Pflegekräfte wurde ebenfalls von der Sektion Ernährungsmedizin und Diätetik, Department Innere Medizin, Klinik für Innere Medizin I, Freiburg erarbeitet und steht unter www.schattauer.de/bertz-2804.html als **Handout 4T** kostenlos zum Download bereit.

Außer der Ernährungsgeschichte und dem Ernährungsprotokoll gibt es als direkte Me-

Tab. 2-19 Direkte Methoden zur Erfassung der Nahrungsaufnahme (erstellt von S. Schmitting-Ulrich, Sektion Ernährungsmedizin und Diätetik, Department Innere Medizin, Klinik für Innere Medizin I, Schwerpunkt Hämatologie, Onkologie und Stammzelltransplantation, Freiburg)

Methode	Positive Kriterien	Negative Kriterien
Ernährungsgeschichte (Ernährungsanamnese)	• für den schnellen Bedarf im ambulanten und stationären Bereich • mittlere Dauer • hohe Compliance • unwesentliche Beeinflussung der Ernährungsgewohnheit	• Schwierigkeiten bei der Erinnerung • Schwankungen im Ernährungsverhalten bleiben unberücksichtigt • Interpretationsfehler durch den Befrager • sehr gut geschulter Interviewer notwendig
24-Stunden-Recall		• Schwierigkeiten bei der Erinnerung • abhängig von der Tagesform
Fragebogenmethode		• nur im Rahmen von Studien genutzt
Ernährungsprotokoll	• unabhängig von der Erinnerung des Patienten • spiegelt den üblichen Verzehr • bei Wiederholungen Erfassung von Schwankungen • relativ hohe Compliance • bei genauen Angaben für die Nährwertberechnung geeignet	• sehr aufwendig für Patienten und Berater • hohes Maß an Kooperation erforderlich • mögliche Beeinflussung durch bewusstes Wahrnehmen • Under- und Overreporting möglich

thoden zur Erfassung der Nahrungsaufnahme noch zwei weitere Möglichkeiten, den „24-Stunden-Recall" und die „Fragebogenmethode". Beim 24-Stunden-Recall wird der Patient danach gefragt, was er am Vortag gegessen hat. Die Methode ist nicht zu empfehlen, da sie sehr ungenau ist. Hatte der Patient einen schlechten Tag, hat er möglicherweise wesentlich weniger verzehrt als sonst üblich oder umgekehrt. Die Fragebogenmethode wird für Studien benutzt und ist für eine individuelle ambulante und stationäre Patientenbetreuung nicht geeignet.

2.7 Einfache Beurteilung des Ernährungszustands in Klinik und Praxis

Bei der Erstvorstellung sollte bei jedem Patienten ein Screening des Ernährungszustandes mit einem Fragebogen durchgeführt werden. Welcher Bogen dabei verwendet wird, ist vom Arzt und seinen Mitarbeitern festzulegen. Ausschlaggebend ist dabei sicher der Zeitaufwand. Unbedingt muss bei der klinischen Diagnostik die Größe und das aktuelle Gewicht sowie der Gewichtsverlauf in den vergangenen sechs Monaten erfasst werden. Bestimmt werden sollten auch die Trizepshautfaltendicke und der Oberarmumfang zur Berechnung der Armmuskelfläche. Bei der Labordiagnostik ist das CRP (C-reaktives Protein) als Marker für das Ausmaß der Akute-Phase-Reaktion beim Tumorpatienten aussagekräftiger als das Albumin – außer der Patient hat eine Infektion. Die Bestimmung wird daher auch in den DGEM- und ESPEN-Leitlinien empfohlen. Zur Erfassung des Ernährungs- und Essverhaltens sollte eine quantitative und qualitative Ernährungsanamnese erfolgen bzw. ein Ernährungsprotokoll geschrieben werden. Hilfreich ist die Möglichkeit zur Durchführung einer Bioelektrischen Impedanz-Analyse (BIA) – vor allem wegen des Phasenwinkels α.

Tab. 2-20 Liste für die Erhebung und Dokumentation der Ernährungsgeschichte (erstellt von S. Schmitting-Ulrich, Sektion Ernährungsmedizin und Diätetik, Department Innere Medizin, Klinik für Innere Medizin I, Schwerpunkt Hämatologie, Onkologie und Stammzelltransplantation, Freiburg)

Mahlzeit	Lebensmittel	Art	Menge
Frühstück	Kaffee, Schwarztee, Kräutertee		Tasse/ml
	Milch 1,5 %, 3,5 %		Tasse/ml, EL
	Kondensmilch 4 %, 7,5 %, 10 %		TL, EL
	Zucker, Süßstoff		TL, Stück
	Vollkornbrot, -toast		Scheibe
	Graubrot		Scheibe
	Weißbrot, Brötchen, Toast		Scheibe
	Knäckebrot, Crisp		Scheibe
	Butter, Margarine	halbfett	Msp., TL, EL
	Konfitüre, Honig, Sirup		TL, EL
	Wurst, Schinken	Fettgehalt	Scheibe
	Käse	Fettgehalt	Scheibe, Stück
	Quark	Fettgehalt	EL
	Müslimischung	mit: (Komponenten)	EL

3 Ernährungs- und lebensstilbedingte Risikofaktoren für die Krebsentstehung

3.1 Epidemiologie von Krebserkrankungen

Nach Lilienfeld ist die Epidemiologie „die Lehre von der Verteilung von Erkrankungen oder physiologischen Tatbeständen in Bevölkerungen und den Faktoren, die diese Verteilung beeinflussen" (Schulz 2006, S. B5). Sie ist demnach eine beobachtende Wissenschaft mit den Zielen:

- in der Bevölkerung das Ausmaß einer Erkrankung bzw. anderer gesundheitsbezogener Faktoren zu bestimmen,
- die Ursache einer Erkrankung und die Faktoren, die das Erkrankungsrisiko steigern oder vermindern, festzustellen,
- Maßnahmen zur Vorbeugung und Behandlung zu bewerten und
- eine Plattform zur Bildung gesundheitspolitischer Entscheidungen bereitzustellen (Schulz 2009).

Tumorerkrankungen sind die zweithäufigste Todesursache in Deutschland. Nach den Erhebungen des Statistischen Bundesamtes verstarben 2010 41,1 % der Bundesbürger an Herz-Kreislauf-Erkrankungen und 25,5 % an Krebserkrankungen – davon 54 % Männer und 46 % Frauen. Alle zwei Jahre schätzt das Robert Koch-Institut (RKI) in Zusammenarbeit mit der Gesellschaft der epidemiologischen Krebsregister in Deutschland e. V. (GEKID) die Zahl aller pro Jahr neu aufgetretenen Krebserkrankungen und Krebssterbefälle. Die Grundlage sind Daten aus vollzählig erfassenden epidemiologischen Krebsregistern in Deutschland. Nach der Schätzung des RKI 2013 (auf Basis der Daten von 2010) sind in Deutschland 2010 schätzungsweise 477 300 Krebsneuerkrankungen aufgetreten – 252 390 bei Männern und 224 910 bei Frauen (s. Abb. 3-1). An Krebs verstorben sind 2010 117 855 Männer und 100 403 Frauen (s. Abb. 3-2).

Das Lebenszeitrisiko, jemals an Krebs zu erkranken, liegt danach für Männer bei 50,8 % und für Frauen bei 42,9 %, das Lebenszeitrisiko, jemals an Krebs zu versterben, bei 25,8 % bzw. 20,2 % (Krebs in Deutschland 2013). An erster Stelle der Krebsneuerkrankungen steht bei Männern das Prostatakarzinom und bei Frauen das Mammakarzinom. An zweiter und dritter Stelle stehen bei Männern das Lungen- und das kolorektale Karzinom, bei Frauen das kolorektale und dann das Lungenkarzinom (s. Abb. 3-1). Haupttodesursache ist bei Männern das Lungen-, bei Frauen das Mammakarzinom. Zweithäufigste Krebstodesursache ist bei Männern das kolorektale Karzinom und bei Frauen das Lungenkarzinom, an dritter Stelle steht bei Männern das Prostata- und bei Frauen das kolorektale Karzinom (s. Abb. 3-2).

3.2 Einfluss von Ernährung und Lebensstil auf die Karzinogenese

Malignome entstehen in mehreren Schritten, durch die sogenannte Mehrschrittkarzinogenese. Jeder Schritt entspricht dem Auftreten zusätzlicher genetischer Schädigun-

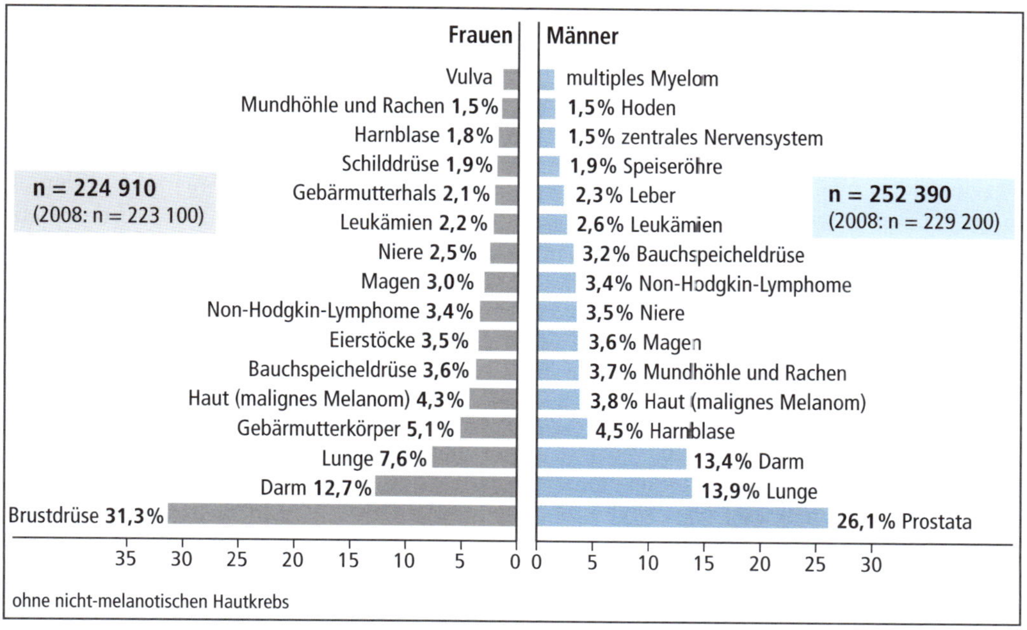

Abb. 3-1 Prozentualer Anteil ausgewählter Tumorlokalisationen/-erkrankungen an allen Krebsneuerkrankungen in Deutschland 2010

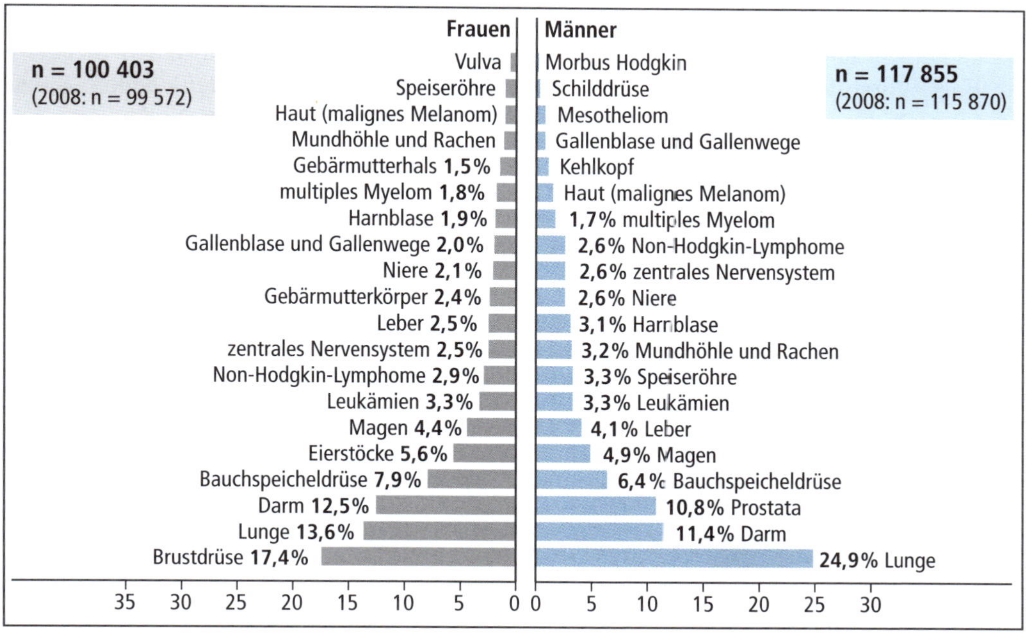

Abb. 3-2 Prozentualer Anteil ausgewählter Tumorlokalisationen/-erkrankungen an allen Krebssterbefällen in Deutschland 2010

gen. Dabei stehen Punktmutationen oder zytogenetische Aberrationen mit Veränderung der Aktivität regulatorischer Gene im Vordergrund, zum Beispiel p53 und pRB.

Exkurs

p53 und pRB (Retinoblastomgen) sind Tumorsuppressorgene. p53 hat in normalen Zellen antiproliferierende Effekte, aktiviert DNA-Reparaturmechanismen und ist ein wichtiger Regulator der Apoptose. Produkt des RB-Gens ist ein DNA-bindendes Protein, das in allen normalen Zellen vorkommt. In aktiviertem Zustand bremst RB den Übergang der Kontrollphase G1 in die S-Phase, die Replikationsphase. Folge eines Funktionsverlustes ist eine Proliferationssteigerung.

Die Änderungen können erblich, sogenannte Keimbahnmutationen, oder spontan, sogenannte somatische Mutationen, infolge unterschiedlicher Faktoren auftreten: Substanzen, die bereits in sehr kleinen Mengen bleibende DNA-Veränderungen hervorrufen, werden als Initiatoren oder Karzinogene bezeichnet. Vorstufen von Karzinogenen, sogenannte Prokarzinogene, rufen selbst keine Schäden hervor, können jedoch im Organismus durch enzymatische Umsetzung in Karzinogene umgewandelt werden und zudem die karzinogenetische Wirkung anderer Substanzen verstärken.

Die Karzinogenese kann durch endogene und durch exogene Faktoren beeinflusst werden. Zu den endogenen Faktoren gehören das Alter, eine ererbte genetische Disposition, Erkrankungen mit einem erhöhten Krebsrisiko, oxidativer Stress und chronische Entzündungen. Endogene karzinogenetische Störungen sind Defekte der DNA-Reparatur, Chromosomenfehlverteilung, Defekte der Regulation epigenetischer Ereignisse und genetische Instabilität. Unter den exogenen Umwelt- und Lebensstilfaktoren sind das Rauchen und die Ernährung von besonderer Bedeutung. Den Anteil der Ernährung an der Kanzerogenese schätzten erstmals Doll und Peto 1981 ab. Sie ermittelten eine Größenordnung von 35 %, wobei der Anteil einzelner Tumoren zwischen 10 % und 70 % lag.

Im World Cancer Report 2003 wurde erneut das Risiko der Faktoren bewertet, die die Krebsentstehung modifizieren. Dabei lagen die Ernährung und das Rauchen mit einem Anteil von jeweils etwa 30 % an der Spitze. Das geschätzte Risiko von Umweltfaktoren lag nur bei 1–4 %. In einer neueren Arbeit werden neun potenziell modifizierbare Verhaltens- und Umgebungsfaktoren als Ursache für 35 % der 2001 weltweit geschätzten Krebstoten angesehen (Danaei et al. 2005). In den Ländern mit hohem Einkommen sind die risikomodifizierenden Faktoren das Rauchen (29 %), Alkohol (4 %), geringer Obst- und Gemüseverzehr (3 %), Übergewicht (3 %), körperliche Inaktivität (2 %), ungeschützter Geschlechtsverkehr (1 %) und Luftverschmutzung (1 %).

Viele weltweit erhobene Studienergebnisse belegen die krebsfördernden und krebshemmenden Einflüsse von Nahrung und Ernährung auf die mit der Krebsentstehung verbundenen zellulären Prozesse wie Karzinogenstoffwechsel, DNA-Reparatur, Proliferation, hormonelle Regulation, Differenzierung, Entzündung und Immunität, Apoptose und Zellzyklus. Dabei wird deutlich, dass eine „gute" Ernährung – definiert als angemessene Versorgung mit Nahrung und Nährstoffen des gesamten Körpers bis hin zur zellulären und intrazellulären Ebene – für einen normalen Aufbau und eine normale Funktion bereits von der Geburt an notwendig ist. Ist eine Person durch Unter- oder Überernährung „nicht gut" ernährt, wirkt sich das auf die Mikroumgebung des Gewebes aus, indem Struktur und Funktion beeinträchtigt sind (WCRF 2007).

Der *World Cancer Research Fund* (WCRF) und das *American Institute for Cancer Research* haben 1997 und 2007 die weltweit verfügbaren Studienergebnisse zum Zusammenhang zwischen Lebensstilfaktoren, dem Verzehr von Lebensmitteln und der Zufuhr von Nährstoffen und Nahrungsinhaltsstoffen und dem Auftreten maligner Tumoren erfasst. Anschließend wurden die Ergebnisse hinsichtlich der Evidenz einer präventiven, risikosenkenden bzw. einer risikoerhöhenden Wirkung bewertet und darauf basierende Ernährungsempfehlungen zur Krebsprävention formuliert. Der aktuelle Bericht des WCRF beruht auf den bis Ende 2005 vorgelegenen Studien. In Deutschland hat die Deutsche Gesellschaft für Ernährung e. V. (DGE) in den Ernährungsberichten von 2004, 2008 und 2012 die Ergebnisse der Übersichtsarbeiten und Metaanalysen der Jahre 1999 bis 2003, 2006 bis Oktober 2007 sowie 2008 bis November 2011 beschrieben und in der Art des WCRF auch bewertet. Im Ernährungsbericht 2008 wurden die Ergebnisse des Berichtes des WCRF von 2007 miteinbezogen. Zudem wurde bereits 2004 die biologische Plausibilität für einen Einfluss auf das Krebsrisiko für die Ernährungsfaktoren beschrieben, die aufgrund der epidemiologischen Datenlage für das Krebsrisiko als wichtig angesehen werden.

Exkurs

Eine Beziehung zwischen Ernährungsfaktor und dem Krankheitsrisiko liegt vor, wenn dieses in den Studien jeweils mit einer statistischen Wahrscheinlichkeit von $p < 0{,}05$ abgesichert wurde (DGE 2012).

Bei den folgenden Ausführungen wurden auch die aktuellen Angaben zum Zusammenhang zwischen der Kohlenhydratzufuhr und der Prävention von Krebserkrankungen aus der evidenzbasierten Leitlinie „Kohlenhydratzufuhr und Prävention ausgewählter ernährungsmitbedingter Krankheiten“ der DGE (DGE 2011) berücksichtigt.

Die Einteilung der Beweisqualitäten (Evidenzen) bezieht auch den Entwurf und die Qualität der verfügbaren Studien mit ein und beruht auf den in allen Berichten verwendeten Evaluierungsschemata der Weltgesundheitsorganisation (WHO). Danach werden die Evidenzen folgendermaßen eingeteilt:

- überzeugende Evidenz für einen risikomodifizierenden Effekt,
- wahrscheinliche Evidenz für einen risikomodifizierenden Effekt,
- mögliche Evidenz für einen risikomodifizierenden Effekt,
- unzureichende Evidenz für einen risikobeeinflussenden Effekt.

Die beeinflussende Wirkung kann dabei mit steigendem Konsum risikoerhöhend oder risikomindernd sein, oder es besteht keine Risikobeziehung mit verändertem Konsum. Während eine mögliche Evidenz einen bestehenden Beweis für eine im Allgemeinen konsistente Richtung des Effekts zeigt, macht ein unzureichender Beweis eine wesentliche Risikowirkung auch in absehbarer Zukunft unwahrscheinlich.

Exkurs

Darauf hingewiesen werden soll, dass als Alternative zur randomisierten, Placebo-kontrollierten Interventionsstudie die langfristige Beobachtung von Personengruppen gilt. Ergebnisse aus solchen prospektiven Kohortenstudien tragen zur Bewertung der Evidenz für eine risikomodifizierende Wirkung bei, wenn sie für die bekannten Störgrößen adjustiert wurden. Die Evidenzlage kann dadurch verbessert werden, dass wichtige Inhalte der Hypothese durch kurzfristige Interventionsstudien mit intermediären Krankheitsmarkern abgesichert werden. Fall-Kontroll-Studien liefern lediglich Hinweise, dienen jedoch nicht als Basis für Präventionsempfehlungen. Grundsätzlich sollten Präventionsempfehlungen nur auf der Grundlage der höchst möglichen Evidenz für einen risikomodifizierenden Effekt gegeben werden. Der WCRF hält auch bei einer „wahrscheinlichen Evidenz" im Allgemeinen Empfehlungen für gerechtfertigt, um die Krebsinzidenz zu reduzieren.

Der Zusammenhang zwischen Lebensstil- und Ernährungsfaktoren und dem Erkrankungsrisiko an Krebs ist für die häufigsten Organtumoren in Tabelle 3-1 übersichtsartig zusammengestellt. Zu einem möglichen Zusammenhang zwischen Lebensstil- und Ernährungsfaktoren und einem Erkrankungsrisiko an Schilddrüsentumoren, Hodentumoren, hämatologischen Tumoren, Tumoren des muskuloskelettalen Systems und des Nervensystems hat der WCRF keine evidenzbasierte Beurteilung vorgenommen. Ebenso enthalten die deutschen Ernährungsberichte keine Stellungsnahmen zu diesen Tumorentitäten.

Seit Oktober 2007 wurde eine große Zahl neuer Arbeiten zum Zusammenhang zwischen Ernährungs- und Lebensstilfaktoren und dem Erkrankungsrisiko an malignen Tumoren veröffentlicht, darunter sind auch Studien zu Hirntumoren. In Tabelle 3-2 ist eine Auswahl relevanter Studien zu den häufigsten Tumoren zusammengestellt.

Merke

Ein Viertel der Bundesbürger stirbt an Krebs. Bei den exogenen Faktoren sind die Hauptursachen die Ernährung und das Rauchen.

3.3 Mögliche Ursachen für den Einfluss von Lebensstil und Ernährung auf die Karzinogenese

3.3.1 Lebensstilfaktoren

Übergewicht, Adipositas und Fettverteilung

Zur Klassifizierung von Übergewicht und Adipositas, der graduellen Einteilung der Adipositas sowie der Bedeutung und Erfassung des Fettverteilungsmusters siehe Kapitel 2.3.1.

Übergewicht und Adipositas erhöhen mit überzeugender Evidenz das Risiko für kolorektale Karzinome, postmenopausale Mammakarzinome, Nierenzellkarzinome, Adenokarzinome des Ösophagus, Pankreaskarzinome sowie Endometriumkarzinome. Eine wahrscheinliche Evidenz besteht für den Zusammenhang zwischen Übergewicht und Adipositas und einem gesteigerten Risiko für Gallenblasenkarzinome sowie bei einer Gewichtszunahme im Erwachsenenalter für postmenopausale Mammakarzinome. Überzeugend ist auch die Evidenz für den Zusammenhang zwischen abdomineller Adipositas und kolorektalen Karzinomen, wahrscheinlich für einen Zusammenhang mit Pankreaskarzinomen, postmenopausalen Mammakarzinomen und Endometriumkarzinomen. Aktuelle Untersuchungen bestätigen die Bedeutung einer Gewichtszunahme und eines erhöhten Taillenumfanges für das Pankreaskarzinom (Arslan et al. 2010). Erstmals nachgewiesen wurde der risikoerhöhende Einfluss von bereits in der Jugend bestehendem Übergewicht und Adipositas auf das Erkrankungsrisiko und das Outcome einer Krebserkrankung – und zwar bei Pankreaskarzinomen (Li et al. 2009). Neu sind auch die risikoerhöhende Bedeutung der Adipositas für epitheliale Ovarialkarzinome

Tab. 3-1 Evidenz des Zusammenhangs zwischen Ernährungs- und Lebensstilfaktoren und dem Erkrankungsrisiko an einzelnen Krebsarten (WCRF 2007; Ernährungsberichte 2004, 2008, 2012; evidenzbasierte DGE-Leitlinie „Kohlenhydratzufuhr und Prävention ausgewählter ernährungsmitbedingter Krankheiten" 2011)

Grad der Evidenz:

▲▲▲ (▼▼▼): überzeugende Evidenz für einen risikoerhöhenden (-senkenden) Effekt mit steigendem Konsum
▲▲ (▼▼): wahrscheinliche Evidenz für einen risikoerhöhenden (-senkenden) Effekt mit steigendem Konsum
▲ (▼): mögliche Evidenz für einen risikoerhöhenden (-senkenden) Effekt mit steigendem Konsum
♦♦♦ (♦♦, ♦): überzeugende (wahrscheinliche, mögliche) Evidenz für keine Risikobeziehung mit verändertem Konsum

Betroffenes Organ	Senkung des Krebsrisikos	Steigerung des Krebsrisikos	Keine Beziehung zu einem Krebsrisiko	Unzureichende Hinweise auf ein Krebsrisiko
Blase	Milch, Milchprodukte ▼		Fleisch (rot) ♦ Fleischerzeugnisse ♦	Alkohol, Ballaststoffe (2008), Eier, Fett (gesamt), gesättigte Fettsäuren, langkettige ω-3-Fettsäuren, Fisch, Geflügel, Obst und Gemüse, Glykämischer Index (2008)
Gallenblase		Übergewicht, Adipositas (direkt und indirekt durch Gallensteinbildung) ▲▲		Alkohol, Ballaststoffe (2008), Eier, Fett (gesamt), gesättigte Fettsäuren, langkettige ω-3-Fettsäuren, Fisch, Fleisch (rot), Fleischerzeugnisse, Geflügel, Obst und Gemüse, Milch, Milchprodukte, Glykämischer Index (2008)
Kolon (Dickdarm)	Bewegung ▼▼▼ Obst- und Gemüse ▼▼ Ballaststoffe (2008) ▼▼ Knoblauch ▼▼ Milch, Milchprodukte ▼▼	Übergewicht, Adipositas ▲▲▲ abdominelles Übergewicht ▲▲▲ Alkohol ▲▲▲ Fleisch (rot) ▲▲	Fett (gesamt) ♦♦ gesättigte Fettsäuren ♦♦ Fisch ♦ Geflügel ♦ Glykämischer Index (2008) ♦ 2011:	Eier 2011: Monosaccharide ↑

Tab. 3-1 (Fortsetzung)

Betroffenes Organ	Senkung des Krebsrisikos	Steigerung des Krebsrisikos	Keine Beziehung zu einem Krebsrisiko	Unzureichende Hinweise auf ein Krebsrisiko
Kolon (Dickdarm)	langkettige ω-3-Fettsäuren ▼ 2011: Ballaststoffe (gesamt) ↑ ▼ Ballaststoffe aus Getreideprodukten ↑ ▼▼	Fleischerzeugnisse ▲▲ 2011: Glykämischer Index ↑ ▲	Kohlenhydratzufuhr (gesamt) ↑ ♦ Disaccharide ↑ ♦ zuckergesüßte Getränke ↑ ♦ Polysaccharide (Stärke) ↑ ♦ Glykämische Last ↑ ♦	
Rektum (Mastdarm)	Bewegung (weniger stark als Kolon) ▼▼▼ Knoblauch ▼▼ Milch, Milchprodukte ▼ Ballaststoffe (2008) ▼ langkettige ω-3-Fettsäuren ▼ Obst und Gemüse ▼ 2011: Ballaststoffe (gesamt) ↑ ▼ Ballaststoffe aus Getreideprodukten ↑ ▼▼	Übergewicht, Adipositas ▲▲▲ abdominelles Übergewicht ▲▲▲ Alkohol ▲▲▲ Fleisch (rot) ▲▲ Fleischerzeugnisse ▲▲ 2011: Glykämischer Index ↑ ▲	Fett (gesamt) ♦♦ gesättigte Fettsäuren ♦♦ Fisch ♦ Geflügel ♦ Glykämischer Index (2008) ♦ 2011: Kohlenhydratzufuhr (gesamt) ↑ ♦ Disaccharide ↑ ♦ zuckergesüßte Getränke ↑ ♦ Polysaccharide (Stärke) ↑ ♦ Glykämische Last ↑ ♦	Eier 2011: Monosaccharide ↑
Leber		Alkohol ▲▲▲		Ballaststoffe (2008), Eier, Fett (gesamt), gesättigte Fettsäuren, langkettige ω-3-Fettsäuren, Fisch, Fleisch (rot), Fleischerzeugnisse, Geflügel, Milch, Milchprodukte, Obst und Gemüse, Glykämischer Index (2008)

Tab. 3-1 (Fortsetzung)

Betroffenes Organ	Senkung des Krebsrisikos	Steigerung des Krebsrisikos	Keine Beziehung zu einem Krebsrisiko	Unzureichende Hinweise auf ein Krebsrisiko
Lunge	Bewegung ▼ nur Obst ▼▼ Lebensmittel mit Carotinoiden ▼▼ nur Gemüse ▼		Fett (gesamt) ◆◆ gesättigte Fettsäuren ◆◆ Alkohol ◆	Ballaststoffe (2008), Eier, langkettige ω-3-Fettsäuren, Fisch, Fleisch (rot), Fleischerzeugnisse, Geflügel, Milch, Milchprodukte, Glykämischer Index (2008)
Magen	Obst und Gemüse ▼ Grünes Gemüse ▼▼ Zwiebelgemüse ▼▼ Ballaststoffe (2008) ▼ 2011: Ballaststoffe aus Getreideprodukten ↑ ▼	Alkohol ▲▲ Salz ▲▲ Fleischerzeugnisse ▲	Glykämischer Index (2008) ◆ 2011: Kohlenhydratzufuhr (gesamt) ↑ ◆ Polysaccharide (Stärke) ↑ ◆ Ballaststoffe (gesamt) ↑ ◆	Eier, Fett (gesamt), gesättigte Fettsäuren, langkettige ω-3-Fettsäuren, Fisch, Fleisch (rot), Geflügel, Milch, Milchprodukte 2011: Monosaccharide ↑** Disaccharide ↑** zuckergesüßte Getränke ↑ Glykämischer Index ↑ Glykämische Last ↑
Mamma (Brust)	Bewegung (postmenopausal) ▼▼ Bewegung (prämenopausal) ▼ Milch, Milchprodukte ▼	Übergewicht, Adipositas (postmenopausal) ▲▲▲ abdominelles Übergewicht (postmenopausal) ▲▲ Gewichtszunahme im Erwachsenenalter (postmenopausal) ▲▲ Alkohol ▲▲▲ Eier ▲	Obst und Gemüse ◆ Fisch ◆ Ballaststoffe (2008) (postmenopausal) ◆ Fleisch (rot) ◆ Fleischerzeugnisse ◆ Geflügel ◆ 2011: Kohlenhydratzufuhr (gesamt) ↑ ◆	langkettige ω-3-Fettsäuren, Glykämischer Index (2008) 2011: Monosaccharide ↑ zuckergesüßte Getränke ↑** Polysaccharide (Stärke) ↑

Tab. 3-1 (Fortsetzung)

Betroffenes Organ	Senkung des Krebsrisikos	Steigerung des Krebsrisikos	Keine Beziehung zu einem Krebsrisiko	Unzureichende Hinweise auf ein Krebsrisiko
Mamma (Brust)		Fett (gesamt, postmenopausal) ▲ gesättigte Fettsäuren (postmenopausal) ▲	Disaccharide ↑ ♦ Ballaststoffe ↑ ♦ Glykämischer Index ↑ ♦ Glykämische Last ♦♦	
Niere	Obst und Gemüse ▼	Übergewicht, Adipositas ▲▲▲ Fleischerzeugnisse ▲	Alkohol ♦♦ Fleisch (rot) ♦ Geflügel ♦	Ballaststoffe (2008), Eier, Fett (gesamt), gesättigte Fettsäuren, langkettige ω-3-Fettsäuren, Fisch, Milch, Milchprodukte, Glykämischer Index (2008)
Ösophagus (Speiseröhre)	Obst und Gemüse (Plattenepithelkarzinom) ▼▼ (Adenokarzinom) ▼ grünes Gemüse ▼▼ Lebensmittel mit Beta-Carotin ▼▼ Lebensmittel mit Vitamin C ▼▼	Übergewicht, Adipositas (nur Adenokarzinom) ▲▲▲ Alkohol ▲▲▲ Fleisch (rot) ▲ Fleischerzeugnisse ▲		Ballaststoffe (2008), Eier, Fett (gesamt), gesättigte Fettsäuren, langkettige ω-3-Fettsäuren, Fisch, Geflügel, Milch, Milchprodukte, Glykämischer Index (2008) 2011: Kohlenhydratzufuhr (gesamt) ↑ Monosaccharide ↑ Disaccharide ↑ zuckergesüßte Getränke ↑** Polysaccharide (Stärke) ↑ Ballaststoffe ↑ Glykämischer Index ↑ Glykämische Last ↑

Tab. 3-1 (Fortsetzung)

Betroffenes Organ	Senkung des Krebsrisikos	Steigerung des Krebsrisikos	Keine Beziehung zu einem Krebsrisiko	Unzureichende Hinweise auf ein Krebsrisiko
Oro-Pharynx-Larynx-Bereich (Mund-Rachen-Kehlkopf-Bereich)	Obst und Gemüse ▼▼ grünes Gemüse ▼▼ Lebensmittel mit Carotinoiden ▼▼	Alkohol ▲▲▲		Ballaststoffe (2008), Eier, Fett (gesamt), gesättigte Fettsäuren, langkettige ω-3-Fettsäuren, Fleisch (rot), Fleischerzeugnisse, Fisch, Geflügel, Milch, Milchprodukte, Glykämischer Index (2008)
Ovar (Eierstock)			Fett (gesamt) ♦♦ gesättigte Fettsäuren ♦♦ langkettige ω-3-Fettsäuren ♦ Alkohol ♦ Fleisch (rot) ♦ Fleischerzeugnisse ♦	Ballaststoffe (2008), Eier, Fisch, Geflügel, Milch, Milchprodukte, Obst und Gemüse, Glykämischer Index (2008)
Pankreas (Bauchspeicheldrüse)	Bewegung ▼ Obst ▼ Lebensmittel mit Folat ▼▼	Übergewicht, Adipositas ▲▲▲ abdominelles Übergewicht ▲▲ 2011: Monosaccharide ↑ ▲	Fett (gesamt) ♦♦ gesättigte Fettsäuren ♦♦ Obst und Gemüse ♦ Fleisch (rot) ♦ Fleischerzeugnisse ♦ 2011: Kohlenhydratzufuhr (gesamt) ↑ ♦ Disaccharide ↑ ♦ zuckergesüßte Getränke ↑ ♦ Polysaccharide (Stärke) ↑ ♦ Glykämischer Index ↑ ♦ Glykämische Last ↑ ♦	Alkohol, Ballaststoffe (2008), Eier, langkettige ω-3-Fettsäuren,Fisch, nur Gemüse, Geflügel, Milch, Milchprodukte, Glykämischer Index (2008) 2011: Ballaststoffe ↑

Tab. 3-1 (Fortsetzung)

Betroffenes Organ	Senkung des Krebsrisikos	Steigerung des Krebsrisikos	Keine Beziehung zu einem Krebsrisiko	Unzureichende Hinweise auf ein Krebsrisiko
Prostata (Vorsteherdrüse)	Lebensmittel mit Lycopen ▼▼ Lebensmittel mit Selen ▼▼	abdominelles Übergewicht ▲ Milch, Milchprodukte ▲	Fett (gesamt) ♦♦ gesättigte Fettsäuren ♦♦ Obst und Gemüse ♦ Fleisch (rot) ♦ Fleischerzeugnisse ♦ Geflügel ♦ Fisch ♦ langkettige ω-3-Fettsäuren ♦ Alkohol ♦	Ballaststoffe (2008), Eier, Glykämischer Index (2008)
Uterus (Gebärmutter) a) Zervix (Hals) b) Endometrium (Schleimhaut)	nur b: Bewegung ▼▼	nur b: Übergewicht, Adipositas ▲▲▲ abdominelles Übergewicht ▲▲ 2011: nur b) Glykämische Last ↑ ▲	nur b: Fett (gesamt) ♦♦ gesättigte Fettsäuren ♦♦ 2011: nur b) Kohlenhydratzufuhr (gesamt) ↑ ♦ Glykämischer Index ↑ ♦	nur a: Fett (gesamt), gesättigte Fettsäuren a und b: Alkohol, Ballaststoffe (2008), Eier, langkettige ω-3-Fettsäuren, Fleisch (rot), Fleischerzeugnisse, Fisch, Geflügel, Milch, Milchprodukte, Obst und Gemüse, Glykämischer Index (2008) 2011: nur b) Monosaccharide ↑** Disaccharide ↑ zuckergesüßte Getränke ↑** Polysaccharide (Stärke) ↑ Ballaststoffe ↑

* In der Leitlinie wurden nur die folgenden sechs Tumorarten beurteilt: Tumoren von Speiseröhre, Magen, Kolorektum, Brust, Gebärmutterschleimhaut und Bauchspeicheldrüse

** Aufgrund fehlender Studien

Tab. 3-2 Auswahl epidemiologischer Studien zu Ernährungs- und Lebensstilfaktoren und Organtumoren

Tumor	Befunde
allgemeine Übersichtsarbeiten	**Lebensstilfaktoren:** Bei deutschen Erwachsenen sinkt mit steigender Adhärenz an vier gesunden Lebensstilfaktoren das Krebsrisiko im Mittel um 36 %. Lebensstilfaktoren sind: nie geraucht, BMI < 30 kg/m², körperliche Aktivität von 3,5 h pro Woche oder mehr, gesunde Ernährungsprinzipien (= hohe Aufnahme von Obst und Gemüse, Vollkornbrot, niedriger Fleischkonsum) (Ford et al. 2009).
	mediterraner Ernährungsstil: Niedrigeres Gesamtkrebsrisiko bei mediterranem Lebensstil, vor allem bei mit Rauchen assoziierten Tumoren (Lunge, Niere, oberer Atemwegs- und Gastrointestinaltrakt, Magen, Pankreas, Blase, Leber, kolorektale Tumore). Insgesamt würden 4,7 % der Tumoren bei Männern und 2,4 % der Tumoren bei Frauen durch eine größere Adhärenz an einen mediterranen Lebensstil vermieden werden (Couto et al. 2011).
	Körperzusammensetzung: Signifikante Assoziation zwischen der Adhärenz an einen mediterranen Ernährungsstil und einem niedrigeren Taillenumfang bei Männern und Frauen in Europa (Romaguera et al. 2009).
	Bewegung: Bewegung ist in neun europäischen Ländern (darunter war Deutschland) invers mit dem BMI (Body-Mass-Index) und dem Taillenumfang assoziiert (Besson et al. 2009).
	Alkohol: Von der Inzidenz aller Tumoren in acht europäischen Ländern (Dänemark, Deutschland, England, Frankreich, Griechenland, Italien, Niederlande, Spanien) waren bei Männern 10 % (95 % CI: 7–13 %) und bei Frauen 3 % (95 % CI: 1–5 %) durch ehemaligen und aktuellen Alkoholkonsum bedingt. Für alkoholmitbedingte Tumoren lag der Anteil bei Männern bei 32 %, bei Frauen bei 5 % mit einem substanziellen Anteil infolge eines Alkoholkonsums über dem empfohlenen oberen Limit von 24 g/d für Männer und 12 g/d für Frauen (Männer: 33 037 von 178 578 alkoholmitbedingten Tumorfällen; Frauen: 17 470 von 397 043 alkoholmitbedingten Tumorfällen) (Schütze et al. 2011).
	Fleisch: Mäßiger Anstieg der Gesamtmortalität, Krebsmortalität und Mortalität an kardiovaskulären Erkrankungen durch rotes und bearbeitetes Fleisch. Inverse Assoziation für die Gesamt- und Krebsmortalität mit weißem Fleisch (Sinha et al. 2009).
	Omega-3-Fettsäuren: Review (65 Berichte zu Einschätzungen über den Zusammenhang zwischen dem Verzehr von ω-3-Fettsäuren und dem Krebsrisiko, darunter nur acht signifikante; große Heterogenität zwischen den Studien). **Ergebnisse:** *Brustkrebs,* signifikant: 1 × Risikoerhöhung, 3 × Risikosenkung, 7 × keine Signifikanz; *kolorektale Tumoren,* signifikant: 1 × Risikosenkung, 17 × keine Signifikanz; *Lungenkrebs,* signifikant: 1 × Risikosteigerung, 1 × Risikosenkung, 4 × keine Signifikanz; *Prostatakrebs,* signifikant: 1 × Risikosenkung, 1 × Risikosteigerung bei fortgeschrittenen Tumoren, 15 × keine Signifikanz; *Hautkrebs,* signifikant: 1 × Risikosteigerung. Keine signifikanten Assoziationen für Tumoren im Bereich der oberen Atemwege und des oberen Verdauungstrakts, Magenkrebs, Pankreaskarzinom, Ovarialkarzinom, Blasenkrebs und Lymphome. **Schlussfolgerung:** Keine breite Evidenz für eine signifikante Assoziation zwischen ω-3-Fettsäuren und dem Krebsrisiko (MacLean et al. 2006).

Tab. 3-2 (Fortsetzung)

Tumor	Befunde
allgemeine Übersichtsarbeiten	**Milchprodukte und Calcium:** *Männer:* Keine Assoziation der Summe der Krebserkrankungen mit der Calciumaufnahme. *Frauen:* Nicht-lineare Risikoreduktion der Summe der Krebserkrankungen mit einer Calciumaufnahme bis 1300 mg/d; darüber hinaus keine weitere Risikoreduktion. *Beide Geschlechter:* Inverse Assoziation zwischen der Aufnahme von Milchprodukten und Calcium und Tumoren des Verdauungstrakts, vor allem Kolonkarzinomen. Inverse Assoziation von Kolonkarzinomen auch mit Calciumsupplementierung (Park et al. 2009).
	Obst und Gemüse: Sehr geringe inverse Assoziation zwischen der Obst- und Gemüseaufnahme gesamt und getrennt: Steigerung der Zufuhr um im Mittel etwa 150 g/d senkt das Krebsrisiko bei Männern um 2,6 %, bei Frauen um 2,3 % (Boffetta et al. 2010).
	sekundäre Pflanzenstoffe: Plasmacarotin-und α-Tocopherol-Spiegel im Verhältnis zur 10-Jahres-Gesamt- und ursachenspezifischen Mortalität bei europäischen Senioren („SENECA"): Assoziation hoher Plasmacarotinspiegel mit niedriger Mortalität für alle Ursachen und für die Krebsmortalität bei den Senioren. Keine Assoziation mit dem α-Tocopherol-Spiegel (Buijsse et al. 2005).
	Lycopen, Tomaten und Karzinomrisiko: Evidence-Based Review der FDA (Food and Drug Administration): Keine glaubhafte Evidenz für eine Assoziation zwischen der Lycopenaufnahme und einem reduzierten Risiko für Prostata-, Lungen-, Magen-, Brust-, Ovarial-, Endometrium- oder Pankreaskarzinomen sowie kolorektalen Karzinomen; keine glaubhafte Evidenz für eine Assoziation zwischen dem Tomatenkonsum und einem verminderten Risiko für Lungen-, Brust-, Zervix- oder Endometriumkarzinomen sowie kolorektalen Karzinomen und eine sehr begrenzte Evidenz für eine Assoziation zwischen dem Tomatenkonsum und einer Risikominderung für Prostata-, Ovarial-, Magen- und Pankreaskarzinome (Kavanaugh et al. 2007).
	Verzehr von Zwiebeln und Knoblauch und Krebsrisiko: Netzwerk aus Italien und der Schweiz: Inverse Assoziation zwischen der Häufigkeit des Verzehrs von Zwiebeln und Knoblauch (> 1 Portion/d) und dem Risiko für verschiedene Tumoren. Die multivarianten ORs für die höchste Kategorie der Zwiebel- und Knoblauchaufnahme betrugen 0,16 und 0,61 für Tumoren von Mund und Pharynx, 0,12 und 0,43 für Ösophaguskarzinome, 0,44 und 0,74 für kolorektale Karzinome, 0,17 und 0,56 für Larynxkarzinome, 0,75 und 0,90 für Brustkrebs, 0,27 und 0,78 für Ovarialkarzinome, 0,29 und 0,81 für Prostatakarzinome und 0,62 und 0,69 für Nierenzellkarzinome (Galeone et al. 2006).
	Flavonoidaufnahme und Krebsrisiko bei postmenopausalen Frauen: *The Iowa Women's Health Study*: Grenzwertig signifikante Risikominderung für alle Tumoren beim Vergleich der höchsten mit der niedrigsten Gesamtflavonoidaufnahme und inverse Assoziation der Isoflavonaufnahme; kein signifikanter Zusammenhang mit der Gesamtflavonoidaufnahme und sieben Flavonoidsubklassen und dem Risiko für Brust-, Pankreas- und kolorektale Karzinome sowie Tumoren des oberen Atem- und Verdauungstrakts; kein Einfluss des Rauchverhaltens (Cutler et al. 2008). Siehe auch die Befunde zum Lungenkrebs.

Tab. 3-2 (Fortsetzung)

Tumor	Befunde
allgemeine Übersichtsarbeiten	**Vitamine, Mineralstoffe, Spurenelemente:** Vitamin D: Metaanalyse Observationsstudien: Serum-25-Hydroxy-Vitamin-D-Spiegel und Brust- und Prostatakrebs sowie kolorektale Tumoren und Adenome. Konsistent inverse Assoziation zwischen der Höhe der Vitamin-D-Spiegels (10 ng/ml Anstieg von Vitamin D) und dem Risiko für kolorektale Karzinome; keine Assoziation für Brust- und Prostatakarzinome (Gandini et al. 2010).
	Plasma-Vitamin-D-Spiegel und Mortalität bei älteren Männern (> 71 Jahre): Annähernd 50 % höhere Gesamt-Mortalität und höhere Krebsmortalität bei Männern mit den niedrigsten 10 % (< 46 nmol/l) und den höchsten 5 % (> 98 nmol/l) Plasma-25-(OH)-D-Konzentrationen im Vergleich zu mittleren Konzentrationen (Michaëlsson et al. 2010).
Blase	**Obst und Gemüse:** Kein Effekt von Obst- und Gemüseverzehr (allein oder einzeln) auf das Krebsrisiko (Büchner et al. 2009).
	Sekundäre Pflanzenstoffe: 29%ige Risikominderung bei hoher Isothiocyanataufnahme (Senfölglykosinate in Kreuzblütlern), vor allem bei Männern ≥ 64 Jahren, Rauchern und starken Rauchern; keine Modifikation durch Gen-Polymorphismen (Zhao et al. 2007).
Gliome	**Kaffee und Tee:** Risikominderung durch den Genuss von Kaffee und Tee (> 100 ml/d versus < 100 ml/d) (Michaud et al. 2010).
	Spurenelemente: Keine Risikominderung durch Zinkaufnahme (Dimitropoulou et al. 2008).
Meningeome	**Kaffee und Tee:** Keine Risikominderung durch den Genuss von Kaffee und Tee (Michaud et al. 2010).
	Spurenelemente: Keine Risikominderung durch Zinkaufnahme (Dimitropoulou et al. 2008).
Kolon/ Rektum (Dickdarm, Enddarm)	**Lebensstil:** *Nurses Health Study*: Risikofaktoren für ein Kolonkarzinom bei Frauen über 70 Jahren: Risikoerhöhung bei positive Familienanamnese für ein Kolon- oder Rektumkarzinom (55 %), zehn oder mehr *pack-years* Zigarettenrauchen vor dem 30. Lebensjahr (16 %), Größe 170 cm vs 155 cm (19 %); Risikominderung bei aktuellem postmenopausalem Gebrauch von Hormonen (–23 %), körperlicher Aktivität (21 Metabolic-Äquivalente-[MET]-Stunden/Woche vs 2 MET-Stunden/Woche) (–49 %), Aspirineinnahme (7 Tabletten vs keine Tabletten) (–29 %) und vorhandenem Screening (–24 %). Raucherinnen hatten ein konsistent relativ hohes Gewicht, waren weniger körperlich aktiv, aßen mehr rotes und bearbeitetes Fleisch, waren niemals gescreent, nahmen täglich wenig Folat auf und hatten ein vierfach höheres kumulatives Kolonkarzinomrisiko mit 70 Jahren (Wei et al. 2009).
	Stoffwechsel: Relativ mäßige Assoziation zwischen kolorektalen Tumoren und dem Serum-IGF-I (Rinaldi et al. 2010).
	C-reaktives Protein (CRP): Erhöhte CRP-Konzentrationen sind mit einem höheren Risiko für Kolonkarzinome, aber nicht für Rektumkarzinome verbunden, vor allem bei Männern und unabhängig von Adipositas, Insulinresistenz und Dyslipidämie (Aleksandrova et al. 2010).

Tab. 3-2 (Fortsetzung)

Tumor	Befunde
Kolon/ Rektum (Dickdarm, Enddarm)	**Obst und Gemüse:** Inverse Assoziation zwischen dem Risiko vor allem für Kolonkarzinome und der Obst- und Gemüseaufnahme gesamt sowie der Gemüseaufnahme allein bei Nichtrauchern und ehemaligen Rauchern; positive Assoziation bei aktuellen Rauchern (van Dujnhoven et al. 2009). **sekundäre Pflanzenstoffe:** Carotinoide: Analyse von 11 Kohortenstudien; untersucht wurden α-Carotin, β-Carotin, β-Cryptoxanthin, Lutein, Zeaxanthin und Lycopen; keine Hinweise auf eine wichtige Rolle in der Ätiologie kolorektaler Karzinome (Männistö et al. 2005). **Flavonoide:** Studie aus Italien: Risikoreduktion mit steigender Aufnahme von Anthocyanidinen, Flavonen, Flavonolen und Isoflavonen; keine signifikante Korrelation für Totalflavonoide, Flavanole und Flavanone (Rossi et al. 2006). Griechische Studie: Ca. 30%ige Risikoreduktion in der höchsten vs. der niedrigsten Quartile der Aufnahme für Flavonole, Quercetin, Catechin, Epicatechin und Procyanidine, stärker bei Nichtrauchern; keine Risikoreduktion für Flavone, Flavonone und Phytoöstrogene (Theodoratou et al. 2007). Abnehmendes Risiko mit steigender Aufnahme von Proanthocyanidinen (für alle Klassen außer Monomeren), strenger für rektale als für Kolonkarzinome (Rossi et al. 2010). Inverse Assoziation der Nicht-Tee-Flavonol-Aufnahme, vor allem von Quercetin, mit Kolon-, nicht mit Rektumkarzinomen; keine lineare Assoziation mit der Aufnahme von Flavonolen insgesamt, Flavanolen, Flavanen und Procyanidin (Kyle et al. 2010). **grüner und schwarzer Tee:** Metaanalyse epidemiologischer Studien: Die verfügbaren epidemiologischen Daten sind unzureichend, um daraus die schützende Wirkung einer Teesorte abzuleiten (Sun et al. 2006). **Plasmaenterolignane und kolorektale Adenome:** Signifikante inverse Assoziation zwischen dem Adenomrisiko und hohen Plasmaenterolignanspiegeln, besonders von Enterodiol (Kuijsten et al. 2006). **Aufnahme von Phytoöstrogenen:** Signifikante Senkung des Karzinomrisikos durch die Isoflavon- und Lignanaufnahme (Cotterchio et al. 2006). **Phytoöstrogene:** Inverse Assoziation mit dem Krebsrisiko und der Enterolacton- und der Gesamtenterolignanaufnahme sowie einem positiven Trend mit Secoisolariciresinol bei Frauen; keine Assoziation bei Männern (Ward et al. 2010). **Vitamine, Mineralstoffe, Spurenelemente:** Folat: keine Assoziation mit dem Plasmafolatspiegel und einem Karzinomrisiko, nicht mit Methylentetrahydrofolat-Reduktase-Polymorphismen (Eussen et al. 2010). **Folataufnahme und Risiko für Adenome und kolorektale Karzinome:** Adenome: Assoziation von Langzeit- und Kurzzeitaufnahmen von Gesamtfolat mit einem niedrigeren Risiko, mit einer strengen Assoziation mit einer Aufnahme 4–8 Jahre vor der Diagnose (32 %; Zufuhr von ≥800 im Vergleich zu <250 µg Folat/d). Kolorektale Karzinome: Assoziation zwischen der Gesamtfolataufnahme 12–16 Jahre vor der Diagnose und einem niedrigeren Risiko für kolorektale Karzinome (31 %; Zufuhr von ≥800 im Vergleich zu <250 µg Folat/d); keine Assoziation zwischen der

Tab. 3-2 (Fortsetzung)

Tumor	Befunde
Kolon/ Rektum (Dickdarm, Enddarm)	Zufuhr in der nahen Vergangenheit und dem kolorektalen Karzinomrisiko; keine negativen Effekte des Gesamtfolats oder synthetischen Folats auf das Adenom- bzw. Karzinomrisiko; bezüglich der Multivitaminsubstitution siehe Tabelle 3-3 (Lee et al. 2011).
	kolorektale Adenome und Vitamin D: Metaanalyse zur Risikoassoziation zwischen dem Plasma- oder Serum-25-Hydroxy-Vitamin-D und der Vitamin-D-Aufnahme: Inverse Assoziation zwischen dem Plasma- und Serum-25-(OH)-D-Spiegel und Adenomen; die höchste Quintile der Vitamin-D-Aufnahme war gegenüber einer niedrigen Vitamin-D-Aufnahme mit einer 11%igen Risikominderung für das Auftreten und einer 12%igen für ein Adenomrezidiv assoziiert. Beide Assoziationen waren strenger für fortgeschrittene Adenome (Wei et al. 2008).
	Plasma-25-(0H)D-Konzentration und Kolonkarzinom: Streng inverse lineare Dosis-Wirkung-Assoziation zwischen der prädiagnostischen Plasma 25-(OH)D-Konzentration (50–75 nmol/l = 20–30 ng/ml) (höchste vs niedrigste Konzentration) und dem Kolonkarzinom bei beiden Geschlechtern (in der Subgruppenanalyse nicht mit dem Rektumkarzinom). In der höchsten Quintile der 25-(OH)-D-Konzentration Minderung des Krebsrisikos um 40 %. Keine Assoziation mit dem Nahrungs-Vitamin-D. Assoziation einer höheren Calciumaufnahme (höchste vs niedrigste Aufnahme) mit einem niedrigeren Risiko für kolorektale Tumoren (Jenab et al. 2010).
	kolorektale Karzinome und Vitamin-D-Aufnahme bzw. Vitamin-D-Blutspiegel: Metaanalyse: Inverse Assoziation zwischen der Aufnahme und den Blutspiegeln von Vitamin D und dem Krebsrisiko. Ein Anstieg von 25-(OH)-D im Blut um 10 ng/ml korrelierte mit einer 26%igen Risikominderung (Ma et al. 2011).
	kolorektale Karzinome und Vitamin-D-Plasmaspiegel: *Physicians'Health Study* und Metaanalyse von acht prospektiven Studien: Signifikant inverse Assoziation zwischen dem Krebsrisiko und den Plasmaspiegeln von 25-(OH)-D beim Vergleich der höchsten mit der niedrigsten Quartile mit einer strengeren Assoziation mit dem Rektumkarzinom (Lee et al. 2011).
	kolorektale Karzinome und Vitamin-D-Aufnahme, Vitamin-D-Blutspiegel und Vitamin-D-Rezeptor-Polymorphismen: Metaanalyse: Inverse Assoziationen zwischen dem Krebsrisiko und dem Nahrungs-Vitamin-D per 100 IU/d und dem Serum/Plasma-25-(OH)-D, nicht mit dem Gesamt-Vitamin-D. Inverse Assoziation mit dem Kolonkarzinomrisiko für supplementierte (0–600 IU/d) und Gesamt-Vitamin-D-Aufnahme und dem 25-(OH)-D-Status (Touvier et al. 2011).
Lunge	**Obst und Gemüse:** In der gesamten Population signifikante Verminderung der Krebsinzidenz mit dem Obst-, nicht mit dem Gemüsekonsum. Bei Rauchern signifikante Verminderung des Krebsrisikos mit höherem Gemüsekonsum, geringer mit dem Obstkonsum. Verminderung der Krebsinzidenz mit höherem Konsum von Äpfeln und Pfirsichen (gesamte Kohorte) und mit rohem Gemüse (Raucher) (Linseisen et al. 2007). Inverse Assoziation für das Lungenkrebsrisiko bei einem Anstieg des Gemüse- und Obstverzehrs um 100 g/Tag, auch bei Rauchern; kein klarer Einfluss auf die

Tab. 3-2 (Fortsetzung)

Tumor	Befunde
Lunge	verschiedenen Subtypen. Bei aktuellen Rauchern Risikominderung vor allem für squamöse Karzinome bei einen Anstieg des Obst- und Gemüseverzehrs kombiniert von 100 g/Tag (Büchner et al. 2010).
	sekundäre Pflanzenstoffe: β-Carotin-, α-Carotin-, β-Cryptoxanthin-, Lutein-, Zeaxanthin- und Lycopenaufnahme: Inverse Assoziation mit dem Karzinomrisiko nur für die β-Cryptoxanthin-Aufnahme; höchste vs. niedrigste Quintile, sonst kein Effekt auf das Karzinomrisiko (Männistö et al. 2004).
	Gesamtcarotinoidzufuhr, Zufuhr von α-Carotin, Zufuhr an Lycopin: Systematische Auswertung von 25 (bis 9/2007) publizierten prospektiven Kohortenstudien: Signifikant verringertes Risiko bei hoher alimentärer Zufuhr für die Gesamtcarotinoidzufuhr und für die Zufuhr der Einzelsubstanzen (Gallicchio et al. 2008).
	Flavonoidaufnahme und Lungenkrebsrisiko bei postmenopausalen Frauen: *The Iowa Women's Health Study*: 32 % niedrigere Inzidenz beim Vergleich der höchsten mit der niedrigsten Quintile der Flavanonaufnahme und 25 % niedrigere Inzidenz beim Vergleich der höchsten mit der niedrigsten Quintile der Proanthocyanidinaufnahme bei aktuellen und ehemaligen Raucherinnen, nicht bei Nichtraucherinnen (Cutler et al. 2008).
	Vitamine, Mineralstoffe, Spurenelemente: Vitamin B_6: Signifikante Risikoverminderung bei erhöhten Serum-Vitamin-B_6- und Serum-Methionin-Spiegeln (beide vierte vs erste Quartile) bei Nichtrauchern, ehemaligen und aktuellen Rauchern(Johannson et al. 2010).
	Folsäure: Signifikante Risikominderung bei erhöhten Serum-Folatspiegeln (vierte vs erste Quartile) bei ehemaligen und aktuellen Rauchern (Johannson et al. 2010).
Magen	**Bewegung:** Niedrigeres Gesamtrisiko für alle und Nicht-Kardia-Tumoren mit steigendem Aktivitätsindex (gelegentliche Aktivität plus wöchentliche Zeit für Sport und Radfahren) (Huerta et al. 2010).
	Ernährungsform: Signifikante Verminderung der Magenkarzinom-Inzidenz durch größere Adhärenz an eine mediterrane Ernährung (Buckland et al. 2010).
	Alkohol: Assoziation von hohem (≥ 60 g/d) Alkoholkonsum, vorwiegend als Bier, nicht als Wein oder Likör, mit dem intestinalen Typ eines Nicht-Kardia-Magenkarzinoms (Duell et al. 2011).
	sekundäre Pflanzenstoffe: Plasmaspiegel der Carotinoide β-Cyptoxanthin und Zeaxanthin, Retinol und α-Tocopherol: Signifikant inverse Assoziation in der höchsten versus der niedrigsten Quartile und dem Karzinomrisiko; beim histologisch diffusen Typ inverse Assoziation in der höchsten versus der niedrigsten Quartile des Plasmaspiegels von α-Tocopherol (Jenab et al. 2006).
	Flavonoide, Proanthozyanidine: Keine signifikante Risikosenkung für alle Flavonoidklassen; streng inverse Assoziation mit den Proanthozyanidinen (monomere, dimere und polymere Formen) (Rossi et al. 2010).

Tab. 3-2 (Fortsetzung)

Tumor	Befunde
Magen	**Vitamine, Mineralstoffe, Spurenelemente:** Vitamin-C-Plasmaspiegel und Nahrungsaufnahme: Signifikante und inverse Assoziation zwischen dem Plasma-Vitamin-C-Spiegel, nicht aber mit der Vitamin-C-Aufnahme über die Nahrung und dem Krebsrisiko. Die Assoziation war stärker bei Personen mit höherem Verzehr an rotem und bearbeiteten Fleisch (Jenab et al. 2006).
Mamma (Brust)	**Review prospektiver Bebachtungsstudien:** Das Brustkrebsrisiko kann durch das Vermeiden einer Gewichtszunahme im Erwachsenenalter und durch Limitierung des Alkoholkonsums vermindert werden (Michels et al. 2007).
	Bewegung: Inverse Assoziation mit körperlicher Aktivität und dem Östradiol-Spiegel (gesamt und inaktiv), positive Assoziation mit dem SHBG (Sex Hormon Binding Globulin)- und DHEAS (Dehydroepiandrosteron-Sulfat)-Spiegel bei postmenopausalen Frauen; Beeinflussung von der Aktivitätsstärke abhängig (van Gils et al. 2009).
	Stoffwechsel: Hyperinsulinämie ist ein unabhängiger Risikofaktor für ein postmenopausales Mammakarzinom bei Frauen ohne Diabetes mellitus und ohne Hormontherapie (Gunter et al. 2009). Erhöhte Seruminsulin-, nicht erhöhte Serumglucosespiegel korrelieren mit dem Risiko für ein Mammakarzinom (Kabat et al. 2009).
	Ernährungsform: Signifikante Assoziation zwischen der Auswahl fettreicher Lebensmittel und dem Brustkrebsrisiko. Gesamtfettzufuhr zweimal wichtiger als spezifische Fettsäuren (Schulz et al. 2008). Positive Assoziation zwischen einem „Alkohol/Western"-Ernährungsstil und einem postmenopausalen, vor allem Östrogen- und Progesteron-Rezeptor-positiven Mammakarzinom. Negative Assoziation mit einem „gesunden/mediterranen Ernährungsstil" und einem postmenopausalen, vor allem Östrogen-Rezeptor-positiven und Progesteron-Rezeptor-negativen Mammakarzinom (Cottet et al. 2009). Übereinstimmung mit traditioneller mediterraner Ernährung ist mit einem niedrigeren Mammakarzinomrisiko assoziiert (Trichopoulou et al. 2010).
	Fettzufuhr und postmenopausales Krebsrisiko: Ergebnisse eines Follow-up von 20 Jahren: Kein Zusammenhang zwischen der Fettaufnahme, spezifischen Fettsorten und einem Brustkrebsrisiko, auch nicht für den Rezeptorstatus. Kein Zusammenhang zwischen der Fettaufnahme prämenopausal und einem postmenopausalen Brustkrebsrisiko. Ein Taillenumfang von ≥ 88,9 cm war mit einer signifikanten Minderung des Krebsrisikos assoziiert (Kim et al. 2006).
	Fleisch: Keine Assoziation zwischen Gesamtfleischzufuhr, rotem Fleisch, bei hohen Temperaturen gekochtem Fleisch und Fleischmutagenen (Kabat et al. 2009). Keine Assoziation zwischen dem Verzehr von rotem und verarbeitetem Fleisch insgesamt und dem Krebsrisiko je nach Rezeptorstatus. Der Verzehr von gebratenem Fleisch ließ eine Risikosteigerung für ein Rezeptorstatus-Östrogen-positives/Progesteron-negatives Mammakarzinom vermuten. Mittleres Follow-up: 17,4 Jahre; Verzehrs-

Tab. 3-2 (Fortsetzung)

Tumor	Befunde
Mamma (Brust)	mengen: Höchste Quintile 98 g/d, niedrigste Quintile <46 g/d (Larsson et al. 2009). Kein klarer Zusammenhang zwischen dem Verzehr von rotem Fleisch und einem prämenopausalen Mammakarzinom (Taylor et al. 2009). **Fleisch, Eier, Milchprodukte:** Kein konsistenter Zusammenhang zwischen dem Verzehr und einem prä- und postmenopausalen Krebsrisiko (Pala et al. 2009). **konjugierte Fettsäuren:** Kein protektiver Effekt von konjugierten Fettsäuren auf das Gesamtkrebsrisiko (Larsson et al. 2009). **Kaffee und Tee:** Keine Assoziation zwischen Kaffee- und Teegenuss und dem Krebsrisiko (Bhoo et al. 2010). **Psyche:** Keine Assoziation mit sozialem Stress über eine Periode von zehn Jahren (Surtees et al. 2010). **sekundäre Pflanzenstoffe:** Flavonoidaufnahme (Griechenland): Signifikante Risikominderung um 13 % nur mit steigender Flavonaufnahme (in Sellerie, Paprika, Petersilie, Thymian) (Peterson et al. 2003). Flavonoidaufnahme (Italien): Signifikante Risikominderung um 19 % mit steigender Aufnahme von Flavonen und um 20 % mit steigender Aufnahme von Flavonolen (weit verbreitet in Äpfeln, Kirschen, Endivie, Kopfsalat, Brokkoli, Grünkohl, Tomaten, Tee, Zwiebeln, Rotwein); keine signifikanten Assoziationen mit anderen Flavonoiden (Rossi et al. 2005). Flavonoidaufnahme (USA): Risikominderung mit der Gesamtflavonoidaufnahme; am höchsten ausgeprägter Befund bei postmenopausalen Frauen und nur für Flavonole (Risikominderung 46 %), Flavone (Risikominderung 39 %), Flavanolen (Risikominderung 26 %) und Lignane (Risikominderung 31 %); die risikomindernde Flavonoidmenge wurde mit einem Apfel oder einer halben Tasse schwarzem oder grünem Tee erreicht (Fink et al. 2006; Ernährungsbericht 2008). **Teepolyphenolausscheidung im Urin:** *Shanghai Women Health Study*: Messung der Polyphenole Epicatechin, Epigallocatechin und ihrer Metabolite und der Flavonole Quercetin und Kaempferol: Kein Dosis-Wirkungs-Verhältnis zwischen dem Brustkrebsrisiko und der Urin-Polyphenolausscheidung; signifikant inverse Assoziation der Urinausscheidung von Epicatechin mit dem Krebsrisiko (Risikominderung um 41 % für die mittlere Tertile); außerdem Dosis-Wirkungs-Beziehung zwischen dem Epicatechinlevel und dem Brustkrebsrisiko, allerdings nur in der höchsten Stufe der Epicatechinausscheidung (Luo et al. 2008). **Carotinoide, Retinol, Tocopherole:** Signifikantes 25–35 % niedrigeres Krebsrisiko bei Frauen in der höchsten im Vergleich zur niedrigsten Quintile der Blutspiegel der Gesamtcarotinoide sowie von α-Carotin, β-Carotin und Lutein/Zeaxanthin; keine signifikanten Befunde für β-Cryptoxanthin, Lycopen, Retinol und die Tocopherole (Tamimi et al. 2005). Inverse Assoziation zwischen der Aufnahme von α-Carotin, β-Carotin, Lycopen (höchste vs niedrigste Quintile) mit der Nahrung und dem Risiko nur für postmenopausale Östrogen-positive/Progesteron-positive Mammakarzinome, aber nicht für

Tab. 3-2 (Fortsetzung)

Tumor	Befunde
Mamma (Brust)	andere Brustkrebsgruppen. Die Gesamt- oder supplementierten β-Carotin- und Nahrungsaufnahmen von Lutein und Zeaxanthin sowie Beta-Cryptoxanthin waren nicht mit durch den Rezeptorstatus definierten Mammatumoren assoziiert; keine Assoziation mit der Aufnahme von Vitamin E (gleich welcher Herkunft) und Nahrungs-Vitamin-C. Dennoch weich positive Assoziation mit dem Gesamtbrustkrebsrisiko und der Gesamt- und supplementierten Vitamin-C-Aufnahme (Cui et al. 2008).
	Lignanzufuhr und postmenopausales Karzinom: Signifikante 17%ige Risikominderung in der höchsten versus der niedrigsten Quartile der Zufuhr von pflanzlichen Lignanen insgesamt und von Lariciesinol; Limitierung der signifikanten Risikominderung zwischen der Phytoöstrogenaufnahme und dem Krebsrisiko auf Östrogen- und Progesteron-positive Tumoren (signifikante 28%ige Risikominderung für die Gesamtlignanaufnahme und 23 % für den höchsten vs. den niedrigsten Enterolignanlevel) (Toullaud et al. 2007).
	Phytoöstrogenaufnahme und prämenopausales Brustkrebsrisiko: Signifikant vermindertes Risiko beim Vergleich der höchsten mit der niedrigsten Quartile der Zufuhr von Daidzein und Genistein (38 % bzw. 53 %), nur für Hormon-Rezeptor-positive Tumore; signifikante Minderung des Krebsrisikos auch bei einer hohen Aufnahme der pflanzlichen Lignane Matairesinol, aber nicht Secoisolariciresinol; dennoch waren beide geschätzten Säugetierlignane Enterodiol und Enterolacton invers mit dem Krebsrisiko assoziiert; kein Effekt für die Gesamtphytoöstrogenaufnahme (Linseisen et al. 2004).
	Plasmaphytoöstrogene und Brustkrebs: 32%ige Risikominderung für den höchsten vs. den niedrigsten Genisteinspiegel und dem Krebsrisiko prä-, peri- und postmenopausaler Frauen; keine signifikanten protektiven Effekte für die anderen Isoflavone und die Lignane (Verheus et al. 2007).
	Phytoöstrogenausscheidung und postmenopausales Krebsrisiko: *The Multiethnic Cohort Study:* Signifikant inverse, nicht einförmige Risikominderung mit steigender Ausscheidung von Genistein und Gesamtisoflavonen (Goodman et al. 2009). Keine signifikante Assoziation mit der Aufnahme von Phytoöstrogenen und dem Krebsrisiko (mögliche Ursache geringer Gehalt in der Lebensmittelauswahl) (Ward et al. 2010).
	Vitamine, Mineralstoffe, Spurenelemente **Vitamin B_6, Vitamin B_{12}, Folsäure:** Prämenopausale Frauen: Keine Risikominderung bei erhöhter Aufnahme, auch nicht für Östrogen-Rezeptor-negative Tumoren. Gleiche Ergebnisse für die Höhe der Alkoholmengen und die Folataufnahme (Cho et al. 2007).
	β-Carotin, Vitamin C und Vitamin E: Keine Assoziation zwischen der Gesamtaufnahme von β-Carotin, Vitamin C und Vitamin E mit der Nahrung und dem prä- und postmenopausalen Krebsrisiko. Bei postmenopausalen Frauen unter Hormontherapie unter hoher β-Carotin- und Vitamin-C-Zufuhr und bei Frauen mit einer Alkoholaufnahme > 10 g/d unter hoher β-Carotin-Aufnahme Trend zu einem reduzierten Krebsrisiko (Nagel et al. 2010).

Tab. 3-2 (Fortsetzung)

Tumor	Befunde
Mamma (Brust)	Kein Zusammenhang zwischen Serum-Carotinoid-, Tocopherol- und Retinolkonzentrationen und dem Mammakarzinomrisiko (Maillard et al. 2010). **Vitamin C, Vitamin E, Folat und β-Carotin aus der Nahrung und als Supplement und das Risiko für postmenopausale Brustkrebssubtypen:** Kein Zusammenhang mit dem Gesamtbrustkrebsrisiko postmenopausal und einem Mikronährstoff; protektiver Effekt gegen das lobuläre Mammakarzinom durch Nahrungs-, nicht aber supplementiertes β-Carotin; vermindertes Risiko für Östrogen-Rezeptor-und Progesteron-positiven Brustkrebs und Vitamin E aus der Nahrung; Assoziation zwischen dem Nahrungsfolat und einem erhöhten Risiko für Östrogen-Rezeptor-und Progesteron-positiven Brustkrebs (Roswall et al. 2010). **25-(OH)-D-Konzentration:** Signifikante inverse Assoziation zwischen dem Risiko für ein postmenopausales Mammakarzinom und 25-(OH)-D-Konzentration < 30 ng/ml. Die Assoziation war höher bei Frauen, die nie eine menopausale Hormontherapie hatten im Vergleich zu ehemaligen und aktuellen Anwendern (Abbas et al. 2008). Signifikant inverse Assoziation zwischen dem Risiko für ein prämenopausales Mammakarzinom und den Plasma-25-(OH)-D-Konzentrationen beim Vergleich der niedrigsten (< 30 nmol/l) mit den höheren Kategorien (30–45 nmol/l, 45–60 nmol/l, ≥ 60 nmol/l) mit einer strengeren Assoziation bei Progesteron-Rezeptor-negativen Tumoren (Abbas et al. 2009). **Serum-Vitamin-D und Brustkrebsrisiko:** Metaanalyse mit vor und nach der Diagnose beobachteten Spiegeln: Fallkontrollstudien mit einer Messung der Spiegel nach der Diagnose zeigten eine signifikante inverse Risikoassoziation bei einer Erhöhung um 20 g/ml. In prospektiven Studien mit einer Messung vor der Diagnose war die inverse Assoziation nicht signifikant (Yin et al. 2010). **Calcium:** Kein Zusammenhang mit der Calciumaufnahme in der Nahrung und dem Gesamtrisiko für Brustkrebs (Larsson et al. 2009).
malignes Melanom (Haut)	**Ernährungsform:** Protektiver Effekt von Komponenten einer mediterranen Ernährung gegen kutane Melanome: Wöchentlicher (und mehr) Verzehr von Fisch (Schellfisch, Fische mit reichlich ω-3-Fettsäuren), vor allem tägliches Teetrinken, hoher Konsum von Gemüse (> 3 ×/Woche), vor allem Karotten, Cruciferen und grünes Blattgemüse, hoher Obstkonsum (> 5 ×/Woche), vor allem von Zitrusfrüchten (Fortes et al. 2008).
Ösophagus (Speiseröhre) Adeno-karzinom	**Bewegung:** Keine Assoziation mit körperlicher Aktivität (Huerta et al. 2010).
Ovarien (Eierstock)	**Körperzusammensetzung:** Adipositas (BMI > 30 kg/m²) ist für alle Frauen (vor allem postmenopausal und weicher prämenopausal) der wichtigste Risikofaktor für epitheliale Ovarialkarzinome (Lahmann e al. 2010). **Vitamine:** Folat, Vitamin B_6: Vermindertes Karzinomrisiko bei einer vor kurzem erfolgten Folataufnahme über die Ernährung von ≥ 300 µg/d im Vergleich zu ≤ 300 µg/d. Verdacht auf ein erhöhtes Karzinomrisiko mit der Gesamtfolatzufuhr (über die

Tab. 3-2 (Fortsetzung)

Tumor	Befunde
Ovarien (Eierstock)	Nahrung und über Supplemente) in der Vergangenheit und stärker vor kurzem; keine klaren individuellen Assoziationen zwischen Vitamin B_6 oder einem Multivitamingebrauch und dem Gesamtkarzinomrisiko (Kotsopoulos et al. 2010).
Pankreas (Bauchspeicheldrüse)	**Körperzusammensetzung:** Positive Assoziation zwischen zunehmendem BMI und Pankreaskarzinomrisiko bei Männern und Frauen. Erhöhter Taillenumfang ist ein zusätzliches Risiko, vor allem bei Frauen (Arslan et al. 2010).
	Übergewicht und Adipositas: Personen mit Übergewicht vom 14.–39. Lebensjahr oder Adipositas vom 20.–49. Lebensjahr haben ein erhöhtes Pankreaskarzinomrisiko, unabhängig vom Diabetesstatus. Strengere Assoziation für Männer in Bezug auf den BMI zwischen 14–59 Jahre und für Raucher. Bei Personen mit Übergewicht oder Adipositas vom 20.–49. Lebensjahr 2–6 Jahre früheres Auftreten des Tumors. Im Vergleich zu Personen mit normalem BMI und nach Adjustierung für alle klinischen Faktoren hatten im Alter von 30–79 Jahren übergewichtige und adipöse Personen ein vermindertes Überleben unabhängig vom Stadium der Erkrankung und Status der Tumorresektion (Li et al. 2009).
	Alkohol: Keine Assoziation mit dem Konsum von Alkohol als Bier und Wein (30 g/d und mehr vs 0,1–4,8 g/d) bei der Rekrutierung, noch dem lebenslangen mittleren Alkoholkonsum und dem Krebsrisiko. Hoher lebenslanger Alkoholkonsum als Likör und Schnaps (10 g/d und mehr vs 0,1–4,9 g/d) zeigte eine Tendenz zu einem höheren Krebsrisiko (Rohrmann et al. 2009).
	Frischfleisch, Fisch, Eier, Fett und Fettarten: Keine Assoziation mit dem Krebsrisiko (Heinen et al. 2009).
	Obst und Gemüse: Keine Assoziation zwischen dem Krebsrisiko und dem Verzehr von Obst und Gemüse kombiniert und allein und auch für Subgruppen von Obst und Gemüse (Vrieling et al. 2009).
	Sekundäre Pflanzenstoffe **Gesamtflavonole und die drei Flavonole Quercetin, Kaempferol und Myricetin:** Wichtigste Lebensmittel für dieses Ernährungsmuster sind frisches Obst, Kohlgemüse, schwarzer Tee und Wein. Erste Studie an Teilnehmern der *Multiethnic Cohort Study*. Dabei signifikante Risikominderung für die Gesamtflavonolaufnahme und für die individuelle Aufnahme der drei Flavonole, mit der stärksten Wirkung für Kaempferol, beim Vergleich der höchsten mit der niedrigsten Quintile nur bei aktiven Rauchern, nicht bei Nicht- bzw. ehemaligen Rauchern (Nöthlings et al. 2007). Zur Prüfung der Assoziationen des Ernährungsmusters mit dem Pankreaskarzinom und Bestätigung der Ergebnisse der Assoziationen eines vereinfachten Ernährungsmusters mit dem Pankreaskarzinom Entwurf einer zweiten Studie im Rahmen der EPIC. Dabei keine Wiederholung der Befunde (Nöthlings et al. 2008).
Prostata (Vorsteherdrüse)	**Körperzusammensetzung:** Möglicher Zusammenhang zwischen abdomineller Adipositas und einem erhöhten Risiko für fortgeschrittene Tumoren, vor allem bei Männern mit niedrigerem BMI (Pischon et al. 2008).
	Stoffwechsel: Analyse individueller Patientendaten von zwölf prospektiven Studien zur Assoziation der Höhe der Blutspiegel einiger Wachstumsfaktoren (*insulin-like-growth factors*: IGF-I, IGF-II, IGF-III) und der IGF-bindenden Proteine (IGFBP-III) auf

Tab. 3-2 (Fortsetzung)

Tumor	Befunde
Prostata (Vorsteherdrüse)	das Prostatakarzinomrisiko. Hohe zirkulierende IGF-I-Konzentrationen waren signifikant mit einem mäßig erhöhten Karzinomrisiko assoziiert. Korrelation von IGF-I mit IGFBP-III (Roddam et al. 2008).
	Fischkonsum: Prospektive Kohortenstudie mit 22 Jahren Beobachtungszeit: Kein Zusammenhang zwischen dem Fischkonsum und der Krebsinzidenz. Bei Karzinompatienten bei einem Fischkonsum von 5 ×/Woche oder mehr gegenüber einem Fischkonsum von weniger als 1 ×/Woche Senkung der Prostatakarzinommortalität um 48 %. Signifikante Senkung der Krebsmortalität auch bei der Einnahme von ω-3-Fettsäuren aus Fisch beim Vergleich der höchsten mit der niedrigsten Quintile (Chavarro et al. 2008). Metaanalyse: Keine strenge Evidenz für einen protektiven Effekt des Fischkonsums auf die Karzinominzidenz. Signifikante Minderung der Prostatakarzinom-spezifischen Mortalität um 63 % (Szymanski et al. 2010).
	tierische Lebensmittel, Eiweiß, Calcium: Signifikante Risikosteigerung des Karzinomrisikos in der höchsten Quintile (27 g/d) vs der niedrigsten Quintile (10 g/d) der Zufuhr von Eiweiß aus Milchprodukten (nicht Milch) sowie der Calciumzufuhr (880 mg/d vs 300 mg/d) aus Milchprodukten. Keine Risikosteigerung durch tierische Lebensmittel, die Gesamtproteinaufnahme, die Aufnahme an tierischem und pflanzlichem Protein sowie die Calciumzufuhr aus Nicht-Milchprodukten (Allen et al. 2008).
	Sekundäre Pflanzenstoffe **β-Carotin:** Assoziation hoher Serum-β-Carotin-Konzentrationen mit einem erhöhten Risiko für agressive, klinisch relevante Karzinome (Peters et al. 2007).
	Plasmakonzentrationen von Carotinoiden, Retinol und Tocopherolen (EPIC): Keine Assoziationen zwischen den Plasmakonzentrationen und dem Gesamtprostatakrebsrisiko (Key et al. 2007).
	Lycopen, Tomaten und Tomatenprodukte: Entgegen früheren Ergebnissen über einen protektiven Effekt (Etminan et al. 2004) in neueren prospektiven Studien kein protektiver Zusammenhang (Kirsh et al. 2005; Peters et al. 2007); Schutzeffekt möglicherweise nur bei generell sehr niedrigen Zufuhrmengen (Jian et al. 2005); in einem *Evidence-Based Review* der FDA fand sich keine glaubhafte Evidenz für eine Assoziation zwischen der Lycopenaufnahme und dem Prostatakrebsrisiko und eine sehr begrenzte Evidenz zwischen dem Tomatenkonsum und einem verminderten Prostatakrebsrisiko (Kavanaugh et al. 2007).
	Phytoöstrogenausscheidung (Daidzein und Genistein): *The Multiethnic Cohort Study*: Signifikant inverse Assoziation zwischen hoher Ausscheidung von Daidzein und Genistein und dem Krebsrisiko; Hinweis auf positiven Effekt einer hohen Isoflavonaufnahme (Park et al. 2009).
	Sojaverzehr und Krebsrisiko: Metaanalyse: Hinweise auf eine Senkung des Krebsrisikos beim Verzehr von Sojaprodukten; Abhängigkeit des Schutzeffektes von der Art und Menge der verzehrten Sojaprodukte (Yan et al. 2009).
Uterus (Gebärmutter) Zervix (Hals)	**Vitamin- oder Antioxidanzienaufnahme (oder Serumspiegel):** Metaanalyse aus 22 Fall-Kontrollstudien: Signifikant präventiver Effekt mit der Aufnahme von β-Carotin, Vitamin C, Vitamin E, Vitamin B_{12} (Myung et al. 2011).

(Lahmann et al. 2010) und ein möglicher Zusammenhang zwischen abdomineller Adipositas und einem erhöhten Risiko für fortgeschrittene Prostatakarzinome, vor allem bei Männern mit niedrigerem BMI (Pischon et al. 2008).

Das relative und bevölkerungsbezogene attributable Karzinomrisiko bei Übergewicht und Adipositas ist in Tabelle 3-3 dargestellt.

Exkurs

Das relative Risiko vergleicht die Erkrankungsrisiken von exponierten und nicht exponierten Personen. Das attributable Risiko gibt den Prozentsatz an, um den man in Europa die Karzinomhäufigkeit senken kann, wenn man den Risikofaktor Übergewicht und Adipositas ausschließt.

Als Ursache für den Zusammenhang zwischen erhöhtem Körpergewicht und der Entstehung maligner Tumoren werden Effekte von Insulin und den Sexualhormonen diskutiert. Eine Zunahme der Körperfettmasse, vor allem des viszeralen Fettes, beeinträchtigt die Insulinwirkung und führt zu Insulinresistenz und Hyperinsulinämie. Die Hyperinsulinämie wird verursacht von einer Zunahme der insulinabhängigen Wachstumsfaktoren, besonders *Insulin-like growth factor 1* (IGF-1). Zudem steigern die Hyperinsulinämie und die erhöhte Verfügbarkeit von IGF-1 die Verfügbarkeit von freiem Östrogen und freiem Androgen – über eine Hemmung der hepatischen Synthese des *Sex hormone binding proteins* (SHBG).

Das Fettgewebe ist ein endokrines, sekretorisch aktives Organ, das Substrate, Enzyme, Hormone, Metabolite, Zytokine und weitere Substanzen bildet, die insgesamt als Adipokine bezeichnet werden. Eine in den Stromazellen des Fettgewebes enthaltene Cytochrom-P_{450}-abhängige Aromatase kann Östrogene und eine 5α-Reduktase kann Androgene synthetisieren. Zudem werden im Fettgewebe Östrogen- und Androgenrezep-

Tab. 3-3 Relatives und attributables Karzinomrisiko bei Übergewicht und Adipositas. Summarische Darstellung der Cancer Prevention Study I und II (mod. nach Calle u. Kaaks 2004)

Tumor	Relatives Risiko		Attributables Risiko (%) für BMI ≥ 25 kg/m²
	BMI 25–29 kg/m²	BMI ≥ 30 kg/m²	EU
Endometriumkarzinom	2,0	3,5	45,2
Gallenblasenkarzinom	1,5	2,0	27,1
kolorektales Karzinom (Männer)	1,5	2,0	27,5
kolorektales Karzinom (Frauen)	1,2	1,5	14,2
Magenkarzinom (Kardiakarzinom)	1,5	2,0	27,1
Mammakarzinom (postmenopausal)	1,3	1,5	16,7
Nierenzellkarzinom	1,5	2,5	31,1
Ösophaguskarzinom (Adenokarzinom)	2,0	3,0	42,7
Pankreaskarzinom	1,3	1,7	19,3

toren exprimiert. Eine wichtige Verbindung zwischen Adipositas und Krebs scheint auch das nur in den Adipozyten sezernierte Hormon Adiponektin zu sein. Der Adiponektin-Plasmaspiegel korreliert invers mit dem Insulinspiegel und stimuliert die Insulinsensivität. Adipöse haben erniedrigte Adiponektin-Spiegel mit der Folge einer Insulinresistenz und Hyperinsulinämie. Auch bei mit Adipositas und Insulinresistenz assoziierten Malignomen wurden erniedrigte Adiponektin-Spiegel gefunden, so beim Endometriumkarzinom, postmenopausalen Mammakarzinom, Kolonkarzinom, Magenkarzinom und beim Prostatakarzinom (Kelesidis et al. 2006).

Östrogene stimulieren das Wachstum von Mammakarzinomen. Bei postmenopausalen Frauen ist das Fettgewebe die Hauptquelle für Östrogen. Adipöse Frauen haben höhere Östrogenspiegel als normalgewichtige. Studien lassen vermuten, dass Hyperinsulinämie und erhöhte Östrogenspiegel an der Genese des postmenopausalen Mammakarzinoms und des Endometriumkarzinoms beteiligt sind. Die inverse Beziehung zwischen Body-Mass-Index und prämenopausalem Mammakarzinomrisiko wird mit vermehrt bestehenden anovulatorischen Zyklen bei adipösen Frauen erklärt. Für die Entstehung kolorektaler Tumoren scheinen hohe IGF-1-Konzentrationen von Bedeutung zu sein, was eine neue Studie stützt (Rinaldi et al. 2010).

Als Ursache für die Adenokarzinome des Ösophagus und die Kardiakarzinome des Magens wird das bei Adipositas gehäufte Auftreten eines gastroösophagealen Refluxes diskutiert. Beim Gallenblasenkarzinom soll das gesteigerte Karzinomrisiko mit dem bei Adipositas gehäuften Auftreten von Gallensteinen assoziiert sein.

Bewegung

Im aktuellen Bericht des WCRF 2007 wird körperliche Aktivität lediglich noch bei den kolorektalen Karzinomen mit überzeugender Evidenz als risikomindernd eingestuft. Dabei ist die Evidenz für Kolonkarzinome stärker als für Rektumkarzinome. Eine wahrscheinliche Senkung des Krebsrisikos wird für das postmenopausale Mammakarzinom und für das Endometriumkarzinom angenommen. In einer aktuellen multinationalen Studie aus den USA fand sich eine 50%ige Senkung des Brustkrebsrisikos bei den Frauen, die sich mindestens einmal pro Woche bewegten, unabhängig vom Alter, der ethnischen Herkunft, dem BMI und dem Rauchverhalten (Ratnasinghe et al. 2010). Frauen, die mindestens dreimal pro Woche aktiv waren, zeigten keine zusätzliche Risikominderung. Auch die Dauer der körperlichen Aktivität war mit der Risikominderung assoziiert. Bei allen ethnischen Gruppen sank das Brustkrebsrisiko um 35 % oder mehr, wenn sie länger als 30 min pro Woche körperlich aktiv waren. Eine weitere Untersuchung ergab ein niedrigeres Gesamtrisiko für alle Magenkarzinome außer den Kardiakarzinomen mit einem steigendem Aktivitätsindex (Huerta et al. 2010).

Die Ursachen der krebspräventiven Wirkung einer gesteigerten körperlichen Aktivität sind eine verbesserte Gewichtskontrolle und Veränderungen der Körperzusammensetzung sowie der Einfluss auf den Insulinstoffwechsel und die Sexualhormone. In neun europäischen Ländern fand sich eine inverse Assoziation zwischen Bewegung, Body-Mass-Index und Taillenumfang (Besson et al. 2009). Beim postmenopausalen Mammakarzinom war die körperliche Aktivität invers mit dem Östradiolspiegel sowie positiv mit den SHBG- und DHEAS-Spiegeln assoziiert (van Gils et al. 2009). Relevant für eine Senkung des Krebsrisikos könnte auch der positive

Einfluss von Bewegung auf die Immunantwort sein. Bei kolorektalen Karzinomen könnten eine verkürzte Passagezeit des Stuhls und damit eine verminderte Gallensäuresekretion für die Senkung des Krebsrisikos durch Bewegung von Bedeutung sein.

3.3.2 Lebensmittelgruppen

Eier

Im Ernährungsbericht 2004, 2008 und 2012 wurde eine mögliche Evidenz zwischen dem Verzehr von Eiern und einem Mammakarzinomrisiko beschrieben. Grundlage dieser Einschätzung sind gepoolte Ergebnisse aus acht Kohortenstudien, die bei einem Verzehr von ungefähr zwei Eiern pro Tag einen Risikoanstieg um 22 % ergaben. Die Risikosteigerung korrelierte nicht mit dem Cholesteringehalt und nicht mit dem Fettsäurenspektrum, sodass mögliche biologische Mechanismen derzeit unklar sind. In der EPIC-Studie zeigte sich zwar für prä- und postmenopausalen Brustkrebs für einige Kategorien des Eiverzehrs eine Risikoerhöhung, allerdings war die Beziehung nicht signifikant (Pala et al. 2009).

Fleisch (gesamt, rot, bearbeitet) und Fleischwaren

Bei der Beziehung zwischen dem Verzehr von Fleisch und einem Karzinomrisiko wird zwischen rotem (von Rind, Schaf, Schwein, Ziege) und weißem Fleisch (von Fisch und Geflügel) getrennt. Grund ist die im roten Fleisch höhere (Met-)Hämoglobinkonzentration. Da Fleischerzeugnisse (Wurst, Schinken, Pökelwaren) meist mit rotem Fleisch hergestellt werden, werden sie in der Lebensmittelgruppe „rotes Fleisch" mit bewertet.
Der Ernährungsbericht der DGE 2012 bewertet den Zusammenhang zwischen dem Verzehr von rotem Fleisch und Fleischerzeugnissen und dem Erkrankungsrisiko an kolorektalen Karzinomen erneut als wahrscheinlich. Im Bericht des WCRF 2007 wurde der Zusammenhang noch als überzeugend eingeschätzt. Diese Einschätzung ist darin begründet, dass bisher der Nachweis fehlt, welche karzinogenen Einzelsubstanzen in Verbindung mit rotem Fleisch diese Malignome auslösen.
Nach dem WCRF 2007 ist eine Aufnahme von unter 70 g/Tag rotem Fleisch und verarbeiteten Fleischwaren mit einer geringen Bildung krebserregender Substanzen im Darm verbunden. Eine mögliche Evidenz für den Zusammenhang zwischen dem Konsum von rotem Fleisch besteht für das Mamma-, das Ösophagus- (Adenokarzinom) und das Pankreaskarzinom, für den Verzehr von Fleischwaren für das Mamma-, das Ösophagus- (Adenokarzinom) und das Magenkarzinom (Adenokarzinom, Nicht-Kardiakarzinome).

> **Exkurs**
> Eine aktuelle Übersichtsarbeit fand nur einen mäßigen Anstieg von Gesamt- und Krebsmortalität durch rotes und bearbeitetes Fleisch (Sinha et al. 2009). Kein Zusammenhang mit dem Fleischverzehr ergab sich für das Erkrankungsrisiko an Gliomen (Michaud et al. 2009). In der EPIC-Studie konnte ein Zusammenhang zwischen dem Verzehr von rotem Fleisch und einem gesteigerten Blasenkarzinomrisiko nur bei Personen nachgewiesen werden, die eine genetische Variante im N-Acetyl-Transferase-2-Gen besitzen (Jakszyn et al. 2011). Ebenso zeigte sich in drei weiteren Studien kein Nachweis, dass Fleischverzehr und prä- und postmenopausalem Brustkrebsrisiko zusammenhängen (Kabat et al. 2009; Larsson et al. 2009; Taylor et al. 2009).

Fleisch ist ein wichtiger Lieferant für tierisches Eiweiß, Vitamin B_{12}, Eisen, Selen und

Zink. Bei einer Zubereitung mit großer Hitze (Braten, Grillen) können sich jedoch kanzerogene Verbindungen bilden – beispielsweise heterozyklischer Amine und polyzyklische, aromatische Kohlenwasserstoffe (PAK). Ihre genotoxische Wirkung entfalten viele dieser Verbindungen erst nach enzymatischer Aktivierung durch das Cytochrom-P_{450}-System unter Beteiligung von Acetyl- und Sulfotransferasen.
Einzelne heterozyklische Amine zeigen bei Tieren eine stark kanzerogene Wirkung. Beim Menschen gibt es Hinweise auf ein erhöhtes Krebsrisiko für kolorektale Tumoren und Mammakarzinom durch diese Substanzen beim Verzehr von stark gebratenem Fleisch. Für Brustkrebs konnten zwei aktuelle Arbeiten allerdings keinen Zusammenhang zwischen der Zubereitungsart und dem Krebsrisiko finden (Kabat et al. 2009; Larsson et al. 2009). Eine Untersuchung fand eine positive Assoziation mit rotem Fleisch und heterozyklischen Aminen (Ferrucci et al. 2009). In der EPIC-Heidelberg-Kohorte ergab sich kein Zusammenhang zwischen der Aufnahme von heterozyklischen aromatischen Aminen und dem Prostatakarzinomrisiko (Sander et al. 2010).
Auch Nitrosamine lösen bei einigen Tierarten Organtumoren aus – zum Beispiel in Gehirn, Ösophagus, Magen, Pankreas, Leber, Niere und Harnblase. Ob Nitrosamine beim Menschen kanzerogen sind, ist nicht geklärt.
Gepökelte Fleischwaren enthalten N-Nitrosoverbindungen. Das in Fleisch und Fleischerzeugnissen enthaltene Häm-Eisen kann auch als Katalysator für die endogene Bildung derartiger Verbindungen wirken. Nach neueren Erkenntnissen fördert Hämeisen ab einer Aufnahme von etwa 60 g Fleisch/Tag die Bildung von N-Nitrosoverbindungen im Darm. Dabei haben im menschlichen Darm gebildete N-Nitrosoverbindungen keine Gemeinsamkeiten mit den bei der Lebensmittelzubereitung entstehenden N-Nitrosaminen.

Exkurs

In einer englischen Studie kam es nach dem täglichen Verzehr von 400–600 g rotem Fleisch über zwei Wochen zu einer erheblichen Steigerung der fäkalen Konzentration endogen gebildeter N-Nitrosoverbindungen (Bingham et al. 2002). Nach einem anschließenden zweiwöchigen Verzehr von 400–600 g weißem Fleisch waren kaum noch N-Nitrosoverbindungen nachweisbar. Eine weitere Arbeit zeigte, dass die gemessene Konzentration an endogen gebildeten N-Nitrosoverbindungen im Stuhl in Abhängigkeit von der verzehrten Menge an rotem Fleisch zunahm (Hughes et al. 2001). Bei der Suche nach dem für die Stimulierung der endogenen Bildung von N-Nitrosoverbindungen im Stuhl verantwortlichen Bestandteil im roten Fleisch ergab sich bei der Supplementierung mit Häm ein deutlicher Anstieg der fäkalen Konzentration von N-Nitrosoverbindungen. Eine Supplementierung mit Eisen-(II)-Gluconat war dagegen ohne Einfluss auf die Bildung (Cross et al. 2003). Zwischenzeitlich konnte auch gezeigt werden, dass Häm im menschlichen Magen-Darm-Trakt die Bildung von N-Nitrosoverbindungen anregt und nach dem Verzehr von rotem Fleisch vor allem S-Nitrosothiole und Nitrosyl-Häm gebildet werden. An der Entstehung eines Dickdarmkarzinoms können die N-Nitrosoverbindungen auf zwei Arten beteiligt sein. Durch Nitrosierung der Aminosäure Glycin kann das hoch reaktive alkylierende Agens Diazoacetat entstehen, das zur Modifizierung von DNA-Basen und anschließend zu Mutationen in der DNA von Dickdarmepitelzellen führt (Steinberg 2009, 2010). Zudem kann das von S-Nitrosothiolen und Nitrosyl-Häm gebildete Stickstoffmonoxid selbst die Vermehrung und Metastasierung von Tumorzellen unterstützen. Ob daraus Dickdarmkrebs entstehen kann, muss weiter untersucht werden. Unklar ist auch noch, ob diese Stoffgruppe allein oder im Zusammenspiel mit weiteren Substanzgruppen, beispielsweise heterozyklischen aromatischen Aminen und polyzyklischen aromatischen Kohlenwasserstoffen, die beim Erhitzen von rotem Fleisch entstehen, agieren (Steinberg 2009).

Exkurs

Häm-Eisen könnte das Karzinomrisiko durch eine verstärkte Bildung reaktiver Sauerstoffverbindungen und daraus entstehenden DNA-Schäden beeinflussen. Zum Zusammenhang zwischen Hämeisen, der Eisenaufnahme und dem Erkrankungsrisiko an Blasenkrebs, Brustkrebs, Endometriumkarzinom, kolorektalen Tumoren (Frauen und Männer) sowie Lungenkrebs sind in den letzten Jahren epidemiologische Studien erschienen. Dabei ergaben sich keine Assoziationen zwischen der Eisenaufnahme mit der Nahrung, der Hämeisenaufnahme und einem Risiko für kolorektale Tumoren bei Frauen (Kabat et al. 2007) sowie Endometrium- und Lungenkarzinomen (Kabat et al. 2008; Tasevska et al. 2011). Eine große prospektive Untersuchung zum Fleischkonsum und dem Risiko für kolorektale Tumoren fand dagegen bei Männern und Frauen eine Risikosteigerung für rotes und bearbeitetes Fleisch. Die Assoziationen konnten durch Hämeisen, Nitrat/Nitrit und heterozyklische Amine vom Fleisch erklärt werden – besonders stark für die rektalen Tumoren mit Ausnahme der heterozyklischen Amine, die nur mit dem Kolonkarzinomrisiko verbunden waren (Cross et al. 2010). Zwei Untersuchungen zum Zusammenhang mit einem Mammakarzinomrisiko und der Eisenaufnahme ergaben sich widersprechende Ergebnisse (Kabat et al. 2007; Ferrucci et al. 2009). Eine andere Studie konnte keine Assoziationen finden zwischen Blasenkarzinomen und Hämeisen sowie Nitrosaminen (Jakszyn et al. 2011). Der positive Zusammenhang zwischen dem Verzehr von rotem Fleisch, einer Infektion mit *Helicobacter pylori* und dem Magenkrebsrisiko (Nicht-Kardiakarzinome) wird damit erklärt, dass Eisen ein essenzieller Wachstumsfaktor für *Helicobacter pylori* ist (Gonzaléz et al. 2006).

Fisch

In der Health-Professional-Follow-up-Studie wurde untersucht, ob der Fischverzehr mit dem Krebsrisiko allgemein assoziiert ist (Virtanen et al. 2008). Dabei ergab sich keine Risikobeziehung. Aufgrund des Ernährungsberichtes 2012 besteht derzeit lediglich eine mögliche Evidenz für einen fehlenden Zusammenhang des Fischverzehrs mit dem Risiko für kolorektale Tumoren und auch für Brust- und Prostatakrebs (DGE 2012). Für alle anderen untersuchten Tumorentitäten wird die Datenlage weiterhin als unzureichend eingestuft. Eine Fallkontrollstudie untersuchte, ob ein wöchentlicher Verzehr von Schellfisch sowie Fischen mit hohem Gehalt an ω-3-Fettsäuren – als Komponenten einer mediterranen Ernährung – vor malignen Melanomen der Haut schützen kann (Fortes et al. 2008). Als biologisch relevante Schutzfaktoren werden die ω-3-Fettsäuren diskutiert, die vorwiegend in den fettreichen Kaltwasserfischen enthalten sind.

Geflügel

Nach dem Ernährungsbericht 2012 besteht für kolorektale Tumoren, Mamma-, Prostata- und Nierenzellkarzinome mit möglicher Evidenz kein Zusammenhang. Für alle anderen beurteilten Krebsformen ist die Datenlage unzureichend. Eine Übersichtsarbeit zum Fleischverzehr und der Gesamt- und Krebsmortalität ergab für weißes Fleisch eine inverse Risikoassoziation (Sinha et al. 2009).

Milch und Milchprodukte

Bis auf Befunde zum Kolon-, Rektum-, Mamma-, Blasen- und Prostatakarzinom ist die Evidenz für eine risikomodifizierende Wirkung durch den Verzehr von Milch und Milchprodukten auf Tumoren in anderen Organen unzureichend.

Nach dem Ernährungsbericht 2012 scheinen der Konsum von Milch und Milchprodukten wahrscheinlich mit einem schützenden Effekt vor Kolon-, und möglicherweise vor Rektum-, Mamma- und Blasenkarzinomen verbunden zu sein. Eine Studie bestätigte die inverse Risikokonstellation für kolorektale Tumoren erneut für beide Geschlechter (Park et al. 2009). Die risikomindernde Wirkung von Milch und Milchprodukten wird mit dem Calcium- und Vitamin-D-Gehalt in Zusammenhang gebracht. Calcium könnte Gallensäuren und oxidierte Fettsäuren im Darm ausfällen und damit das Darmepithel vor der Wirkung dieser als zytotoxisch betrachteten Substanzen schützen.

Auch der als möglich eingestufte Zusammenhang zwischen einem erhöhten Prostatakrebsrisiko und einem steigenden Konsum von Milch und Milchprodukten wird mit Calcium und Vitamin D in Verbindung gebracht: Ein Metabolit des Vitamin-D-Stoffwechsels – 1,25-$(OH)_2$-Vitamin-D – scheint die Kanzerogenese in der Prostata zu hemmen. Eine hohe Calciumaufnahme reduziert jedoch dessen Bildung aus 25-(OH)-D und könnte so bei geringer Versorgung mit Vitamin D die Entstehung eines Prostatakarzinoms fördern. Eine aktuelle Studie zeigt allerdings keinen Einfluss von Milch und Milchprodukten sowie einer Calciumaufnahme bis 1 300 mg/Tag (empfohlene Zufuhr 1 000 mg/d) auf das Prostatakrebsrisiko (Park et al. 2009). Als krebsfördernd in der Diskussion ist auch der IGF-1. Seine Konzentration im Serum steigt nach Milchverzehr an, was vor allem durch den Proteingehalt der Milch bedingt zu sein scheint.

Obst und Gemüse

In der ausführlichen Beschreibung und Bewertung des WCRF 2007 zum Zusammenhang zwischen Obst- und Gemüseverzehr und dem Krebsrisiko ergaben sich keine Assoziationen mit überzeugender Beweisqualität. Diese Ansicht teilen auch die Ernährungsberichte der DGE von 2008 und 2012. Die krebspräventive Wirkung eines gesteigerten Konsums von Obst und Gemüse wird heute als wesentlich geringer eingestuft (Soerjomataram et al. 2010). Kohortenstudien der EPIC hatten keinen Zusammenhang zwischen dem Verzehr von Obst und Gemüse und einem Krebsrisiko von Mamma-, Nierenzell-, Ovarial- und Prostatakarzinom beobachtet. Bemerkenswert war auch, dass bei Tumoren des oberen Verdauungstrakts, beim Nierenzell- und Ovarialkarzinom ein geringerer Verzehr von Obst und/oder Gemüse (< 300 g/Tag) mit einer stärkeren Risikominderung verbunden war als eine höhere Zufuhr. Experten nehmen an, dass Personen mit einer geringen Zufuhr an Obst und Gemüse von einer Verzehrsteigerung mehr profitieren als mit diesen Lebensmitteln gut versorgte Personen.

Der Ernährungsbericht 2012 beschreibt einen wahrscheinlichen Zusammenhang zwischen dem Obst- und Gemüseverzehr und einer Senkung des Erkrankungsrisikos an Tumoren im Bereich von Mund, Rachen, Kehlkopf, Speiseröhre (Plattenepithelkarzinom) und Dickdarm und eine mögliche Risikominderung für Adenokarzinome des Ösophagus, Magen-, Rektum- und Nierenkarzinome.

Exkurs

Interessant ist eine zusammengeführte (pooled) Beschreibung von 14 Kohortenstudien mit 756 217 über 6–20 Jahre beobachteten Männern und Frauen, von denen 5 838 an einem Kolonkarzinom erkrankten. Dabei ergab sich eine 9%ige Reduktion für das Erkrankungsrisiko, die nicht signifikant war. Bei der Analyse des Risikos für die einzelnen Kolonabschnitte fand sich jedoch eine statistisch signifikante

26%ige Risikominderung für Karzinome im distalen Kolon beim Vergleich der höchsten (800 g/d) mit der niedrigsten (< 200 g/d) Quintile des Verzehrs von Obst und Gemüse gesamt und ebenso für Obst gesamt und Gemüse gesamt (Koushik et al. 2007).

Obstverzehr allein korreliert mit einer wahrscheinlichen, Gemüseverzehr allein mit einer möglichen Verminderung des Lungenkarzinomrisikos. Als möglich bewertet wird die Evidenz für einen fehlenden Zusammenhang zwischen dem Verzehr von Obst und Gemüse und dem Risiko für Brust-, Prostata- und Pankreaskarzinome.

In einer neueren Studie der EPIC zur Assoziation des Krebsrisikos mit einer erhöhten Obst- und Gemüseaufnahme gesamt und getrennt ergab sich eine sehr geringe inverse Assoziation zwischen allen Formen der Obst- und Gemüseaufnahme: Eine Steigerung der Zufuhr um im Mittel etwa 150 g/d senkte das Krebsrisiko bei Männern um 2,6 % und bei Frauen um 2,3 % (Boffetta et al. 2010).

Nach dem Ernährungsbericht 2004 scheinen die krebshemmenden Effekte eines hohen Obst- und Gemüseverzehrs primär bereits im Stadium der Initiation und nicht in späteren Stadien der Kanzerogenese zu wirken. Weitere Wirkungsmöglichkeiten sind das antioxidative bzw. antikanzerogene Potenzial von in Obst und Gemüse enthaltenen sekundären Pflanzenstoffen und Mikronährstoffen (s. Kap. 1.3, 1.4 und 1.5). Die präventive Wirkung von Obst und Gemüse wird auch darauf zurückgeführt, dass eine betont pflanzliche Kost sich günstig auf das Gewicht und den Taillenumfang auswirkt.

Probiotika, Präbiotika und Synbiotika

Zur Definition von Probiotika, Präbiotika und Synbiotika siehe Kapitel 1.6.

Nachdem in Tierversuchen krebshemmende Eigenschaften beobachtet wurden, werden auch beim Menschen antikanzerogene Effekte angenommen, vor allem in Bezug auf Kolonkarzinome. In Kohortenstudien fanden sich jedoch bisher keine Assoziationen zwischen dem Verzehr fermentierter Milchprodukte insgesamt und einem Kolonkarzinomrisiko. Von Bedeutung ist aber, dass Probiotika in zahlreichen Studien günstige Effekte auf die Colitis ulcerosa als einem Risikofaktor für die Entstehung von Darmkrebs hatten. Bei milder bis mäßiger Colitis konnte nachgewiesen werden, das Probiotika vorwiegend präventiv wirken, aber auch die Remission einleiten und erhalten. Allerdings zeigte eine aktuelle, doppelt-blinde, Placebo-kontrollierte Crossover-Untersuchung an gesunden Menschen unter der Supplementierung von Prä-, Pro- und Synbiotika lediglich Änderungen in der fäkalen Mikroflora, aber keine Effekte auf luminale, inflammatorische, epigenetische und epitheliale Biomarker kolorektaler Tumoren (Worthley et al. 2009). Geprüft wurde die Wirkung von resistenter Stärke und *Bifidobacterium lactis*, allein oder kombiniert als symbiotische Präparation.

Lediglich zwei Studien aus den Jahr 2002 zum Blasenkarzinom belegen einen krebsprotektiven Einfluss von Probiotika. In einer Untersuchung verminderte die Gabe von *Lactobacillus casei Shirota* signifikant die Rückfallrate von erfolgreich operiertem Blasenkarzinom. In der zweiten Arbeit korrelierte die Aufnahme von Lactobacillen invers mit dem Blasenkrebsrisiko. Aufgrund der Datenlage wird im Ernährungsbericht 2008 die Evidenz für eine Assoziation zwischen dem Verzehr von Pro- und Präbiotika und dem Krebsrisiko allgemein und auch für spezifische Krebserkrankungen als unzureichend bewertet.

3.3.3 Nahrungsinhaltsstoffe (Auswahl)

Alkohol

Alkohol- und Tabakkonsum verstärken sich im Hinblick auf das Krebsrisiko multiplikativ (Bagnardi et al. 2001; Korte et al. 2002; Ansary-Moghaddam et al. 2009). Ein steigender Alkoholkonsum ist bei allen Krebsarten mit einem steigenden Risiko verbunden. Ein moderater Konsum bedeutet daher nicht ein moderates Krebsrisiko. Ein täglicher Alkoholkonsum von 50 g war in einer für Tabakkonsum adjustierten Metaanalyse (sechs Kohorten- und zwei Fallkontrollstudien) signifikant mit einem erhöhten Gesamtkrebsrisiko assoziiert. Die überzeugende Evidenz für einen Risiko erhöhenden Effekt von Alkohol für maligne Tumoren im Bereich von Mund, Rachen, Kehlkopf und Speiseröhre wird auf der Basis neuer Studien im aktuellen Ernährungsbericht (2008) bestätigt. Auch für kolorektale Tumoren bei Männern und Frauen, das Mammakarzinom sowie das Leberzellkarzinom besteht eine überzeugende Evidenz für eine risikosteigernde Wirkung. In einer Metaanalyse wurde für Brustkrebs eine Risikoerhöhung um 22 % und pro 10 g Alkohol/d um 10 % festgestellt (Key et al. 2006).

Ein wahrscheinlich risikoerhöhender Effekt besteht weiterhin für die Beziehung zwischen dem Konsum alkoholischer Getränke und malignen Tumoren des Magens. Eine aktuelle Untersuchung der EPIC liegt zum Zusammenhang von Menge und Art des Alkoholkonsums und dem Ort der Entstehung eines Magenkarzinoms vor (Duell et al. 2011): Darin waren bei Männern eine Alkoholaufnahme von ≥ 60 g/d, vor allem in Form von Bier, nicht aber als Wein oder Likör, mit einem Nicht-Kardiakarzinom vom intestinalen Typ assoziiert.

Wahrscheinlich keine Risikobeziehung besteht zwischen Alkoholkonsum und dem Nierenzellkarzinom und möglicherweise keine Risikobeziehung zu Lungen-, Ovarial- und Prostatakarzinom (s. Tab. 3-1). Das relative Erkrankungsrisiko für verschiedene Tumorarten in Abhängigkeit vom Alkoholkonsum ist in Tabelle 3-4 dargestellt.

Die Datenlage zum Zusammenhang zwischen Alkoholkonsum und dem Pankreaskarzinomrisiko war bisher unzureichend. Eine aktuelle Studie ergab erneut keine Assoziation mit dem Konsum von Alkohol als Bier und Wein (30 g/d und mehr versus 0,1–4,8 g/d). Ein hoher lebenslanger Alkoholkonsum als Likör oder Schnaps (10 g/d und mehr versus 0,1–4,9 g/d) zeigte jedoch eine Tendenz zu einem höheren Krebsrisiko (Rohrmann et al. 2009).

Dass in Westeuropa ein wesentlicher Anteil von Tumorerkrankungen auf den Alkoholkonsum zurückzuführen ist, belegt eine aktuelle Untersuchung aus der EPIC (Schütze et al. 2011). Die Daten beruhen auf der prospektiven Kohortenstudie ergänzt durch repräsentative Ergebnisse zum Alkoholkonsum in acht europäischen Ländern, darunter Deutschland (bezüglich der Daten für alle Länder s. Tab. 3-2). In der Bundesrepublik waren danach bei Männern 9 % und bei Frauen 3 % der Gesamtinzidenz aller Tumoren durch früheren und aktuellen Alkoholkonsum bedingt. Bei den einzelnen Tumoren betrugen die Zahlen für Tumoren der oberen Atemwege und des oberen Gastrointestinaltrakts 47 % und 30 %, für Lebertumoren 35 % und 15 %, für kolorektale Tumoren 16 % bzw. 6 % und für Brustkrebs 7 %. Dabei war ein beträchtlicher Teil (zwischen 40 und 98 %) der Alkohol-mitbedingten Tumoren durch einen Alkoholkonsum über der empfohlenen Grenze – zwei Drinks/Tag mit ca. 24 g Alkohol für Männer und einem Drink/Tag mit ca. 12 g Alkohol für Frauen – verursacht.

Die biologischen Mechanismen der alkoholinduzierten Krebsentstehung sind derzeit nicht geklärt. Alkohol selbst ist nicht karzinogen, hat im Tierversuch aber eine kokarzinogene und das Tumorwachstum fördernde Wirkung. Eine Annahme ist, dass die krebserregende Wirkung vor allem auf Acetaldehyd beruht, dem ersten Abbauprodukt im Alkoholabbau. Acetaldehyd wirkt mutagen und karzinogen, indem es an DNA und Proteine bindet und Folat zerstört. Beim Abbau zu Acetaldehyd entstehen auch freie Radikale. Ursächlich könnten daher auch Mechanismen eine Rolle spielen, an denen reaktive Sauerstoffverbindungen beteiligt sind, beispielsweise Lipidperoxidationsprozesse. Durch Interaktionen zwischen Alkoholkonsum und der Aktivität von Enzymen des Cytochrom-P_{450}-Systems könnte eine ethanolabhängige Enzyminduktion zu einer gesteigerten Reaktivität krebserregender und erbgutverändernder Stoffe führen, die auch über dieses Enzymsystem metabolisiert werden.

Exkurs

Die Cytochrome P_{450} sind eine Enzymfamilie, der aufgrund geringer Substratspezifität hunderte von Reaktionen zugeschrieben werden. Bei Alkoholkonzentrationen über 0,5 ‰ wird Ethanol in den Mikrosomen der Leberzellen über einen Cytochrom-P_{450}-2E1-abhängigen Stoffwechselweg abgebaut, das *Microsomal Ethanol Oxidation System* (MEOS). Bei chronischem Alkoholkonsum beschleunigt sich dadurch der Alkoholabbau und die damit verbundene Bildung freier Radikale (s. auch Kap. 1.7).

Für krebserregende Substanzen des Tabaks könnte Alkohol als Lösungsmittel wirken und die Verstoffwechselung dieser Substanzen in den Mikrosomen der Leber beeinflussen. Durch einen veränderten zellulären Stoffwechsel könnte es außerdem zu einer erhöhten Aktivierung von prokanzerogenen Stoffen kommen.

Für den postmenopausalen Brustkrebs wird eine Alkoholwirkung auf den weiblichen

Tab. 3-4 Relatives Risiko zwischen der Höhe des täglichen Alkoholkonsums und Krebserkrankungen (nach Corrao et al. 2004)

Tumorlokalisation	Relatives Risiko (95 %-Konfidenzintervall) pro mittlerer Alkoholmenge			
	0 g/d	25 g/d	50 g/d	100 g/d
Mundhöhle und Rachenraum	1	1,86 (1,76–1,96)	3,11 (2,85–3,39)	6,45 (5,76–7,24)
Speiseröhre	1	1,39 (1,36–1,42)	1,93 (1,85–2,00)	3,59 (3,34–3,87)
Kehlkopf	1	1,43 (1,38–1,48)	2,02 (1,89–2,16)	3,86 (3,42–4,35)
Dickdarm	1	1,05 (1,01–1,09)	1,10 (1,03–1,18)	1,21 (1,05–1,39)
Mastdarm	1	1,09 (1,08–1,12)	1,19 (1,19–1,24)	1,42 (1,30–1,55)
Brust	1	1,25 (1,20–1,29)	1,55 (1,44–1,67)	2,41 (2,07–2,80)
Leber	1	1,19 (1,12–1,27)	1,40 (1,25–1,56)	1,81 (1,50–2,19)

Hormonstoffwechsel mit erhöhten Östrogenkonzentrationen als Folge vermutet. Nach dem Konsum von bis zu 30 g Alkohol täglich über einen Zeitraum von acht Wochen wurde in einer Interventionsstudie eine signifikante Zunahme weiblicher Sexualhormone im Serum beobachtet (Dorgan et al. 2001). Mögliche Ursache ist auch eine Hyperinsulinämie und mitogen wirksame, insulinabhängige Wachstumsfaktoren als Folge einer alkoholbedingten gestörten Leberfunktion.

Ein hoher Alkoholkonsum kann zudem mit einer mangelhaften Nährstoffversorgung verbunden sein. Eine dadurch bedingte Immunsuppression könnte das Entstehen von Tumoren fördern. Hierbei könnte das Vitamin A aufgrund seiner Funktionen bei der Proliferation und Differenzierung von Zellen eine entscheidende Rolle spielen. Vor allem bei der Entstehung von Kopf- und Halstumoren wird eine derartige Ursache diskutiert. Nach dem Ernährungsbericht 2004 hat der Alkohol aufgrund experimenteller Untersuchungen zur Krebsentstehung weniger eine initiierende als eine promovierende Wirkung beim Krebsgeschehen.

Ballaststoffe

Im Ernährungsbericht 2008 wurde der Zusammenhang der Genese von 17 Tumorentitäten mit der Ernährung bewertet (s. Tab. 3-1). Dabei wurde die Evidenz für einen risikosenkenden Effekt von Ballaststoffen, vor allem aus Getreide, für die Entstehung des Kolonkarzinoms als wahrscheinlich eingestuft, für das Rektumkarzinom lediglich als möglich. Auch ein risikosenkender Effekt von Ballaststoffen für das Magenkarzinom wird nur als möglich bewertet.

Die Deutsche Gesellschaft für Ernährung (DGE e.V.) veröffentlichte 2011 eine evidenzbasierte Leitlinie zur „Kohlenhydratzufuhr und Prävention ausgewählter ernährungsmitbedingter Erkrankungen". Auf ihre Evidenz bewertet werden in der Leitlinie nur Studienergebnisse auf der Grundlage von Kohorten- und Interventionsstudien und nur zu Krebsformen, zu denen neue Literatur vorlag. Dies sind die folgenden sechs Karzinome: Ösophaguskarzinom, Magenkarzinom, kolorektales Karzinom, Mammakarzinom, Endometriumkarzinom und Pankreaskarzinom. Die Bewertung ergibt jetzt eine wahrscheinliche Evidenz für eine Minderung des Risikos für kolorektale Tumoren durch Ballaststoffe aus Getreideprodukten und eine mögliche Evidenz für eine Risikominderung durch die Gesamtballaststoffzufuhr. Die Evidenz für eine Senkung des Risikos für das Magenkarzinom durch die Ballaststoffzufuhr aus Getreideprodukten wird als möglich und für die Gesamtballaststoffzufuhr als unzureichend bewertet. Unzureichend ist die Evidenz auch für einen Zusammenhang zwischen der Zufuhr von Ballaststoffen und dem Erkrankungsrisiko an einem Ösophagus-, Pankreas- und Endometriumkarzinom. Mit möglicher Evidenz besteht kein Zusammenhang zwischen Ballaststoffzufuhr und Brustkrebsrisiko.

Der protektive Effekt von Ballaststoffen könnte auf der geringeren Energiedichte der Nahrung und einem dadurch bedingten niedrigeren Risiko für eine Gewichtszunahme beruhen (Du et al. 2010). Übergewicht ist ein Risikofaktor mit überzeugender Evidenz für Adenokarzinome des Ösophagus, Kolon- und Endometriumkarzinome. Der Schutzeffekt gegen Kolonkarzinome könnte auch durch eine Erhöhung des Stuhlvolumens, eine Verkürzung der Darmpassagezeit, durch Verdünnungseffekte möglicher schädigender Substanzen sowie durch eine Steigerung der bakteriellen Fermentation durch die Ballaststoffzufuhr bedingt sein. Folge einer gesteigerten Fermentation ist eine erhöhte Konzentration kurzkettiger Fettsäuren (Acetat, Butyrat, Propionat). Eine für die Dickdarmschleimhaut besonders wichtige Fettsäure ist die Buttersäure, Butyrat, da sie das Wachstum von aus menschlichen Kolonkarzinomen gewonnenen Zelllinien hemmt und einen programmierten Zelltod induziert. Zudem wird der Differenzierungsgrad bösartiger Zellen durch physiologische Konzentrationen von Butyrat gesteigert. Eine erhöhte Konzentration an Butter- und Propionsäure senkt auch den pH-Wert im Darm, was die Bildung von sekundären aus primären Gallensäuren vermindert. Sekundäre Gallensäuren wirken im Tierexperiment als effektive Kokarzinogene. In der Prophylaxe von Brustkrebs könnte eine östrogensenkende Wirkung von Ballaststoffen durch eine Minderung der intestinalen Östrogenabsorption von Bedeutung sein (Ernährungsbericht 2004).

Fett (gesamt) und Fettsäuren (gesättigte Fettsäuren, langkettige ω-3-Fettsäuren)

Der Ernährungsbericht 2008 findet einen möglichen Zusammenhang zwischen der Gesamtfettzufuhr, der Zufuhr an gesättigten Fettsäuren und dem Risiko für ein postmenopausales Mammakarzinom. Zusätzlich ist dort eine mögliche Risikominderung zwischen dem Auftreten kolorektaler Tumoren und ω-3-Fettsäuren beschrieben.

Unter den Studien nach 2008 sind zwei Übersichtsarbeiten, die eine Risikoerhöhung für das postmenopausale Mammakarzinom mit dem Ernährungsstil zeigen. In einer Untersuchung ergibt sich eine signifikante Assoziation mit der Auswahl sehr fettreicher Lebensmittel, die von größerer Bedeutung war als die Art der zugeführten Fettsäuren (Schulz et al. 2008). Die zweite Arbeit zeigt eine positive Assoziation zwischen einem „Alkohol/Western"-Ernährungsstil und einem postmenopausalen, vor allem Östrogen- und Progesteron-Rezeptor-positiven Mammakarzinom (Cottet et al. 2009). Negativ war die Assoziation mit einem „gesunden/mediterranen Ernährungsstil" und einem postmenopausalen, vor allem Östrogen-Rezeptor-positiven und Progesteron-Rezeptor-negativen Mammakarzinom. Auch der öfter postulierte schützende Effekt konjugierter Fettsäuren auf das Krebsrisiko konnte für das Mammakarzinom in einer neuen Arbeit nicht bestätigt werden (Larsson et al. 2009).

Die Fettaufnahme und die verschiedenen Fettsäuren – gesättigte Fettsäuren, einfach- und mehrfach ungesättigte Fettsäuren, besonders ω-6- und ω-3-Fettsäuren, und Transfettsäuren – sind für die Krebsentstehung von besonderem Interesse. Dies liegt daran, dass der westliche, mit einer hohen Fettaufnahme assoziierte Lebensstil, auch eine erhöhte Inzidenz von Brust- und kolorektalen Tumoren aufweist. Zudem ist der mit einer positiven Energiebilanz verbundene Hauptrisikofaktor für die Krebsentstehung, die Adipositas, mit verschiedenen Krebsformen assoziiert.

Nach der derzeitigen Form der Beurteilung eines Risikofaktors kann man den Nährstoff Fett nur dann als Risikofaktor für das Krebsgeschehen betrachten, wenn der Fettverzehr bzw. die Fettsäuren unabhängig von der aufgenommenen Energiemenge und dem Körpergewicht mit dem Krebsrisiko korrelieren (Pischon et al. 2007). Die Deutsche Gesellschaft für Ernährung e. V. (DGE) hat 2006 in ihrer evidenzbasierten Leitlinie zur Bedeutung der Ernährung in der Krankheitsprävention auch dazu Stellung genommen, ob die Gesamtfettaufnahme bzw. die Zufuhr der einzelnen Fettsäuren mit einem Krebsrisiko assoziiert sind. Bewertet wurde die Literatur zu folgenden Organtumoren: Blasenkarzinom, Endometriumkarzinom, kolorektale Tumoren, Lungenkarzinom, Mammakarzinom, Ovarialkarzinom, Pankreaskarzinom und Prostatakarzinom. Dabei ergab sich eine hohe Evidenz, dass die Gesamtfettaufnahme und die Aufnahme aller Fettsäuren bei der Krebsentstehung keine bedeutsame Rolle spielen. Dies zeigte sich auch im Ernährungsbericht 2008.

Bei kolorektalen Tumoren könnte das Krebsrisiko auch dadurch beeinflusst werden, dass die erhöhte Fettaufnahme die Ausschüttung von Gallensäuren und die Bildung sekundärer Gallensäuren steigert. Weiter wird diskutiert, dass die Oxidation von ungesättigten Fettsäuren durch Bildung von Lipidradikalen und Hydroperoxyden zu DNA-Schäden führen könnte. Eicosapentaensäure (EPA) und Docosahexaensäure (DHA) hemmen in vitro und im Tiermodell das Tumorzellwachstum. Ω-6- und ω-3-Fettsäuren konkurrieren bezüglich ihrer enzymatischen Umsetzung um die Cyclooxygenase (s. auch Kap. 1.2.2).

Exkurs

ω-6-Fettsäuren sind Vorläufer der proliferationsfördernden Prostaglandine der 2er-Reihe, ω-3-Fettsäuren hemmen deren Synthese und werden selbst in die antiproliferativen Prostaglandine der 3er-Reihe umgewandelt. Prostaglandine der 2er-Reihe führen über eine Aktivierung des P_{450}-Aromatasekomplexes zu einer erhöhten Östrogenproduktion. Eine Verschiebung zugunsten der Prostaglandine der 3er-Reihe, die diesen Enzymkomplex nicht aktivieren, könnte die Östrogenbildung vermindern. Dieser Mechanismus könnte der Krebsentstehung in Geweben mit Östrogenrezeptoren wie Brust und Prostata entgegenwirken. Davon unabhängig reduzieren ω-3-Fettsäuren die Expression der Cyclooxygenase 2, einer Isoform der Cyclooxygenase, die in vielen malignen Geweben nachweisbar ist, und vermindern dadurch das Wachstum metastasierender Tumoren (Ernährungsbericht 2004).

Außer ihrer modulierenden Wirkung im Eicosanoidstoffwechsel nimmt man an, dass die ω-3-Fettsäuren die Expression ausgewählter Onkogene, die Signaltransduktionskaskaden und die Differenzierung von Tumorzellen beeinflussen.

Kohlenhydrate

Im Ernährungsbericht 2008 wurde für die beurteilten 17 Tumorarten nur der Zusammenhang zwischen dem Krebsrisiko und der Zufuhr von Ballaststoffen sowie dem Glykämischen Index (GI) und der Glykämischen Last (GL) bewertet (s. Tab. 3-1). In der DGE-Leitlinie „Kohlenhydratzufuhr und Prävention ausgewählter ernährungsmitbedingter Krankheiten“ wurden auch die Wirkung der Gesamtkohlenhydratzufuhr sowie der Zufuhr von Mono-, Di- und Polysacchariden (Stärke) und zuckergesüßten Getränken auf das Krebsrisiko beurteilt. Die aktuelle Evidenz zur Ballaststoffzufuhr und dem Krebsrisiko ist ebenfalls dort dargestellt.

Nachfolgend sind die Endergebnisse der aufgrund neuer Literatur bewerteten sechs Karzinome (Ösophaguskarzinom, Magenkarzinom, kolorektales Karzinom, Mammakarzinom, Endometriumkarzinom, Pankreaskarzinom) zusammengefasst. Für ausführlichere Informationen, insbesondere auch die bewerteten Studien, wird auf die Leitlinie selbst verwiesen. Sie ist auf der Homepage der DGE (www.dge.de) verfügbar.

Kohlenhydratzufuhr gesamt

Aufgrund der geringen Studienzahl ergibt sich geringe Evidenz dafür, dass eine Steigerung der Gesamtkohlenhydratzufuhr die Entstehung von Ösophagustumoren beeinflusst. Die Leitlinie beurteilt mit möglicher Evidenz, dass die Gesamtkohlenhydratzufuhr mit dem Risiko für Malignome in Brust, Endometrium, Magen, Pankreas und auch für kolorektale Tumoren zusammenhängt.

Monosaccharide (Einfachzucker)

Es fehlen Studien, um zu beurteilen, ob der gesteigerte Verzehr von Monosacchariden sich auf die Genese von malignen Magen- und Endometriumtumoren auswirkt. Die Evidenz für einen Zusammenhang zwischen der Zufuhr an Einfachzuckern und der Entstehung von Ösophagus-, Brust-und kolorektalen Tumoren ist unzureichend. Eine mögliche Evidenz besteht allerdings zwischen einer Monosaccharidzufuhr und malignen Pankreastumoren.

Disaccharide (Zweifachzucker)

Auch zur Frage, ob das Risiko für maligne Magentumoren beeinflusst wird, wenn sich die Zufuhr an Disacchariden erhöht, fehlen die Daten. Die Evidenz zwischen der Disaccharidzufuhr und dem Risiko für Ösophagus- und Endometriummalignome ist unzureichend. Möglicherweise besteht kein Zusammenhang zwischen der Disaccharidzufuhr und dem Risiko für maligne Brust-, Pankreastumoren und kolorektale Tumoren.

Zuckergesüßte Getränke

Keine Daten gibt es zum Zusammenhang zwischen einem gesteigerten Konsum von zuckergesüßten Getränken und dem Risiko für Ösophagus-, Brust-, Magen- und Endometriummalignome. Mit möglicher Evidenz besteht kein Zusammenhang zwischen zuckergesüßten Getränken und kolorektalen Tumoren sowie Pankreastumoren.

Polysaccharide (Mehrfachzucker, Stärke)

Die Evidenz zwischen einem gesteigerten Verzehr von Polysacchariden (Stärke) und dem Risiko für Ösophagus-, Brust- und Endometriummalignome ist unzureichend. Möglicherweise besteht kein Zusammenhang zwischen dem Verzehr von Polysacchariden in Form von Stärke und einem Risiko für Magen-, Pankreastumoren und kolorektale Tumoren.

Glykämischer Index (GI) und Glykämische Last (GL)

Zur Definition und Bedeutung von GI und GL siehe Kapitel 1.2.3. Da die GL eng mit der Kohlenhydratzufuhr verbunden ist, wurde sie im Ernährungsbericht 2008 nicht gesondert in Bezug auf das Krebsrisiko der beurteilten Tumorarten bewertet. Bei der Betrachtung des GI fand sich eine mögliche Evidenz dafür, dass keine Risikobeziehung zwischen dem GI und der Entstehung von Magen- und kolorektalen Tumoren besteht. Eine unzureichende Evidenz für eine Risikobeziehung mit dem GI wurde bei den übrigen bewerteten Tumorarten festgestellt (s. Tab. 3-1).

In der DGE-Leitlinie zur Kohlenhydratzufuhr sind die Ergebnisse zum Zusammenhang zwischen dem Krebsrisiko für die sechs bewerteten Tumoren und einem erhöhten GI bzw. GL getrennt dargestellt. Dabei ergibt sich für das Mammakarzinom möglicherweise kein Zusammenhang mit dem GI bzw. wahrscheinlich kein Zusammenhang mit der GL. Möglicherweise hängen auch das Risiko eines Endometriumkarzinoms und der GI nicht zusammen, während das Krebsrisiko bei einer erhöhten GL als möglich eingestuft wird. Ein möglicherweise gesteigertes Krebsrisiko ergibt sich auch für die kolorektalen Karzinome bei einem erhöhten GI, nicht aber bei einer erhöhten GL. Möglicherweise keine Risikobeziehung besteht zwischen GI und GL und einem Pankreaskarzinom. Möglicherweise unzureichend ist die Evidenz für eine Assoziation zwischen GI bzw. Gl und dem Risiko für Ösophagus- und Magenmalignome (DGE 2011).

Sekundäre Pflanzenstoffe

Zu den Grundlagen über die einzelnen Gruppen der sekundären Pflanzenstoffe siehe Kapitel 1.5. Basis der Aussagen zu den krebspräventiven Wirkungen sind der Bericht des WCRF und AICR (2007), die Ernährungsberichte der DGE (2004, 2008, 2012) sowie aktuelle Arbeiten (Gerhäuser et al. 2011) und eine Auswahl von epidemiologischen Studien.

Sekundäre Pflanzenstoffe kommen in allen pflanzlichen Nahrungsmitteln vor. Sie werden zwar meist mit Obst und Gemüse in Zusammenhang gebracht, sind aber auch in Getreide, Hülsenfrüchten, Ölsaaten sowie Kräutern und Gewürzen vorhanden. Die in zehn Hauptgruppen eingeteilten Pflanzenstoffe haben multiple Effekte und wirken unter anderem antikanzerogen (alle zehn Gruppen), antioxidativ (Carotinoide, Flavonoide, Proteaseinhibitoren, Phytoöstrogene, Sulfide), entzündungshemmend (Flavonoide, Monoterpene, Sulfide) und immunmodulierend (Carotinoide, Phytosterine, Flavonoide, Phytoöstrogene, Sulfide) (Watzl 2011). Es wird angenommen, dass viele dem Obst- und Gemüseverzehr zugeschriebenen Wirkungen Effekte der sekundären Pflanzenstoffe sind.

Viele sekundäre Pflanzenstoffe sind noch unbekannt, und auch das Ausmaß der Effekte der bereits bekannten, potenziell antikanzerogen wirkenden sekundären Pflanzenstoffe und ihrer Metabolite ist nur teilweise erforscht. Für epidemiologische Studien müssen Datenbanken mit qualitativ guten Angaben zum Gehalt an sekundären Pflanzenstoffen vorhanden sein. Dies war in der Vergangenheit ein Problem, da qualitativ sehr unterschiedliche Datenbanken und -quellen verwendet wurden. Durch die Einrichtung zentraler Datenbanken ist hier eine Verbesserung eingetreten. Es liegen inzwischen viele Untersuchungen vor zu den in pflanzlichen Lebensmitteln weit verbreiteten Flavonoiden, den überwiegend in orange-gelbroten Gemüsen und Obst vorkommenden Carotinoiden, den vorwiegend in Zwiebeln und Knoblauch enthaltenen Sulfiden, den in Kreuzblütlern und damit in Kohlgemüsearten, Kohlrabi, Steckrüben, Rettich, Senf, Meerrettich und Kresse enthaltenen Glucosinolaten sowie zu den Phytoöstrogen zugeordneten Isoflavonen – vor allem in Sojabohnen und Tofu vorkommend – und den Lignanen mit Vollkorn und Ölsaaten als Hauptquellen.

Trotz intensiver Forschung können bisher keine Zufuhrempfehlungen für einzelne sekundäre Pflanzenstoffe gegeben werden. Dass isoliert angewandte sekundäre Pflanzenstoffe negative Effekte haben können, zeigt die Alpha-Tocopherol-Beta-Carotene-Prevention-(ATBC)-Studie, in der das Lungenkrebsrisiko unter der Supplementierung von 20 mg/d β-Carotin erhöht wurde (s. Tab. 3-5).

Eine carotinreiche Ernährung senkte dagegen das Lungenkrebsrisiko (s. Tab. 3-2). Eine risikomindernde Wirkung einer erhöhten Zufuhr von Sojaisoflavonen in Bezug auf Brust- bzw. Prostatakrebs ist in asiatischen, nicht aber in westlichen Ländern belegt (Ernährungsbericht 2012). Aus Tierexperimenten gibt es auch Hinweise, dass die Gabe einzelner Phytoöstrogene, beispielsweise Genistein, proliferationsfördernd wirkt, die Kombination verschiedener Phytoöstrogene (Isoflavone und Lignane) in vergleichbarer Dosierung aber eine präventive Wirkung hat (Ernährungsbericht 2008). Auf der Basis dieser unterschiedlichen Datenlage wird die Einnahme isolierter Phytoöstrogene nicht empfohlen.

Für die individuelle antikanzerogene Wirkung sekundärer Pflanzenstoffe wird auch die Erforschung der Bedeutung genetischer Polymorphismen – individueller Unterschiede

Tab. 3-5 Auswahl epidemiologischer Studien zum Zusammenhang zwischen der Supplementierung von Mineralstoffen, Vitaminen und Spurenelementen und dem Krebsrisiko

Tumor	Substanz	Befund
	Mineralstoffe, Vitamine, Spurenelemente	
Krebsinzidenz gesamt (Männer) **Tumoren** Blase Prostata Lunge Kolon/Rektum Magen Pankreas Gehirn Schilddrüse Lymphome Leukämie Melanom	β-Carotin vs Placebo	*Physician Health Study*: 22 071 gesunde männliche Ärzte; 40–82 Jahre; Beobachtungszeit: bis zu 13 Jahren **Intervention**: 4 Gruppen: 325 mg Aspirin jeden zweiten Tag, 50 mg β-Carotin jeden zweiten Tag, beide Substanzen oder Placebo (nach 6 Jahren Abbruch der Aspirinkomponente aufgrund einer signifikanten Minderung des Herzinfarktrisikos um 44 %) **Primäres Outcome**: CVD und Krebsinzidenz gesamt **Ergebnisse**: Kein signifikanter Unterschied zwischen der β-Carotin- und der Placebogruppe für die Gesamtkrebsinzidenz sowie für das Auftreten von Prostata-, kolorektalen Lungen-, Magen-, Pankreas- und Hirntumoren, Lymphomen, Leukämie und Melanomen; in der Subgruppenanalyse ergab sich in der β-Carotin-Gruppe eine mäßige Minderung des Gesamtkrebsrisikos bei Personen mit 70 Jahren und älter, Personen mit täglichem Alkoholkonsum und Personen in der höchsten BMI-Quartile (BMI $\geq$26,38 kg/m^2). Reduzierte Inzidenz für Prostatakarzinome in der höchsten BMI-Quartile und reduzierte Inzidenz für Kolonkarzinome bei täglichem Alkoholkonsum. Signifikant erhöhte Inzidenz für Blasen- und Schilddrüsenkarzinome (Cook et al. 2000).
Krebsinzidenz gesamt	Vitamin C, α-Tocopherol, β-Carotin, Selen, Zink	*SUpplémentation en VItamines et Minéraux AntioXidants (SU.VI.MAX) Study*: 20 536 Erwachsene Frauen und Männer; mittlere Beobachtungszeit: 7,5 Jahre **Intervention**: 6 mg/d β-Carotin, 120 mg/d Vitamin C, 30 mg/d α-Tocopherol, 100 µg/d Selen, 20 mg/d Zink vs Placebo **Primäres Outcome**: CVD und Krebsinzidenz **Ergebnisse**: Keine Unterschiede in der Krebsinzidenz zwischen den Gruppen. Bei Männern, nicht aber bei Frauen statistisch signifikante Senkung des Krebsrisikos um 31 % aufgrund einer niedrigeren Inzidenz von Tumoren des Verdauungstrakts, der Atemwege und der Haut (Hercberg et al. 2004, 2006).
Krebsinzidenz gesamt (Männer) **Tumoren** Prostata Kolon/Rektum Lunge	Vitamin C und Vitamin E (die Intervention mit β-Carotin wurde nach vier Jahren gestoppt)	*Physician Health Study II (PHS II)*: 14 641 männliche Ärzte; 50 Jahre und älter, darunter 1 307 Männer mit einer Krebsanamnese; Beobachtungszeit: im Mittel acht Jahre **Intervention**: 400 IU Vitamin E jeden zweiten Tag, 500 mg/d Vitamin C und ein Multivitaminpräparat vs Placebo **Primäres Outcome**: CVD, Krebsinzidenz gesamt, Prostatakrebsrisiko

Tab. 3-5 (Fortsetzung)

Tumor	Substanz	Befund
Krebsinzidenz gesamt (Männer) **Tumoren** Prostata Kolon/Rektum Lunge		**Ergebnisse**: Im Vergleich mit Placebo kein signifikanter Effekt von Vitamin E allein, Vitamin C allein oder beiden oder dem Multivitaminpräparat auf die Krebsinzidenz insgesamt, das Prostatakrebsrisiko, das Risiko für kolorektale Tumoren, das Pankreaskrebsrisiko und das Lungenkrebsrisiko; kein Effekt von Vitamin E auf die Gesamt- und Krebsmortalität (Gaziano et al. 2009).
Krebsinzidenz gesamt (Frauen)	Vitamin E, β-Carotin, Aspirin	*Women's Health Study (WHS)*: 39 876 gesunde Frauen in Gesundheitsberufen, 45 Jahre oder älter **Intervention**: 600 IU Vitamin E, 50 mg/d β-Carotin, 100 mg Aspirin, alle jeden zweiten Tag; acht Behandlungsgruppen **Primäres Outcome**: CVD- und Krebsinzidenz **Ergebnisse**: β-Carotin-Gruppe nach vier Jahren aufgrund der negativen Ergebnisse in anderen Studien gestoppt. Kein signifikanter Effekt von β-Carotin und Vitamin E auf die Gesamtkrebsinzidenz und Krebsmortalität, auch nicht auf die Inzidenz von Brust-, Lungen- und Kolonkarzinomen (Lee et al. 1999, 2005).
Krebsinzidenz gesamt (Frauen)	Vitamin C, Vitamin E, β-Carotin	*Women's Antioxidant Cardiovascular Study (WACS)*: 7 627 Frauen, mindestens 40 Jahre alt; Beobachtungszeit: im Mittel 9,4 Jahre **Intervention**: 500 mg/d Vitamin C, 600 IU natürliches Vitamin E jeden zweiten Tag (d-α-Tocopherolacetat), 50 mg/d β-Carotin jeden zweiten Tag, jedes allein, drei Mixturen von zwei Substanzen, alle drei Substanzen vs Placebo **Primäres Outcome**: jede Krebsinzidenz **Ergebnisse**: Keine signifikanten Effekte bei Gebrauch einer der Antioxidanzien auf die Gesamtkrebsinzidenz oder die Krebsmortalität. Dauer und Gebrauch der drei Antioxidanzien waren ebenfalls ohne Effekt auf beide Parameter. Keine signifikanten Effekte auch auf spezifische Tumoren (Brust, Kolon, Rektum, Pankreas, Uterus, Ovar, Lunge) (außer einer signifikanten Risikoerhöhung unter Vitamin C), Non-Hodgkin-Lymphome (außer einer signifikanten Risikosenkung unter β-Carotin) (Lin et al. 2009).
Kopf- und Halstumoren: Mund-, Pharynx-, unspezifische oropharyngeale-, laryngeale Karzinome	Patientenberichte über die Einnahme von Vitaminen, Mineralstoffen, Multivitaminpräparaten: Vitamin A, Vitamin C, Vitamin E, β-Carotin, Calcium, Eisen, Selen, Zink	**Analyse** aus zwölf Fallkontrollstudien: Keine strengen Assoziationen zwischen der Aufnahme von Vitamin- oder Mineralstoffsupplementen und dem Tumorrisiko. Vermindertes Tumorrisiko mit jeder Vitamin-C-Aufnahme und jeder Calciumaufnahme. Inverse Risikoassoziation auch bei einer Vitamin-C-Zufuhr von zehn Jahren und mehr und bei einer kumulativen Calciumzufuhr von über 365 Tabletten. Keine linearen Trends für die Häufigkeit und Dauer der Zufuhr irgendeines Supplements (Li et al. 2011).

Tab. 3-5 (Fortsetzung)

Tumor	Substanz	Befund
	Mineralstoffe allein	
Kolon/Rektum	Calcium	**Rezidivprävention von Adenomen**: signifikante Risikominderung (um 19 %) unter der Medikation mit 3 g Calciumcarbonat (= 1 200 mg elementares Calcium) nach zwei Kontrollen (nach 1 und 4 Jahren). Die mittlere Zahl aufgetretener Adenome lag unter der Calciumgabe signifikant um 24 % niedriger. Der Effekt von Calcium war unabhängig von der initialen Fett- und Calciumaufnahme (Baron J et al. 1999).
		Rezidivprävention von Adenomen: Langzeitkontrolle des Substitutionseffektes von 3 g Calciumcarbonat (= 1 200 mg elementares Calcium) nach Beendigung der Intervention (Baron et al. 1999). In den ersten fünf Jahren nach Beendigung der Substitution signifikante Risikominderung um 31,5 % für ein Adenomrezidiv in der Verumgruppe. Zudem nicht signifikante Risikominderung für das Auftreten fortgeschrittener Adenome. In den nächsten fünf Jahren kein Unterschied mehr zwischen der substituierten und nicht substituierten Gruppe, auch nicht bei Calciumeinnahme (Grau et al. 2007).
	Vitamine allein	
Lunge	α-Tocopherol und β-Carotin	*Alpha-Tocopherol und Beta-Carotene study (ATBC)*: 29 133 männliche Raucher; Beobachtungsdauer: 5–8 Jahre (im Mittel: 6,1 Jahre) **Intervention**: 50 mg/d α-Tocopherol allein, 20 mg/d β-Carotin allein, beide Substanzen oder Placebo **Primäres Outcome**: Reduktion der Lungenkrebsinzidenz und möglicherweise weiterer Tumorarten **Ergebnisse**: kein Effekt von α-Tocopherol auf Inzidenz und Mortalität; signifikant erhöhte Inzidenz und Mortalität unter β-Carotin (deswegen Abbruch) (The ATBC Study Group 1994)
		Alpha-Tocopherol und Beta-Carotene study (ATBC): Kontrolle 6 und 8 Jahre nach Abbruch: in der β-Carotin-Gruppe nach 4–6 Jahren keine Risikoerhöhung mehr (Virtamo et al. 2003).
		Alpha-Tocopherol und Beta-Carotene study (ATBC): Sekundäranalyse der Befunde: Mögliche Modifikation des Effektes von α-Tocopherol durch das Alter und die Höhe der Vitamin-C-Zufuhr aus der Nahrung. Bei einer mittleren Vitamin-C-Aufnahme ≥ 90 mg/d Steigerung der Mortalität bei Männern mit 50–62 Jahren und Senkung der Mortalität bei Männern mit 66–69 Jahren. Kein Effekt bei einer Vitamin-C-Zufuhr ≤ 90 mg/d (Hemilä 2009).

Tab. 3-5 (Fortsetzung)

Tumor	Substanz	Befund
Lunge	β-Carotin und Retinol	*Beta-Carotene and Retinol Efficacy Trial (CARET)*: 18 314 Erwachsene mit Lungenkrebsrisiko (Raucher und Asbestarbeiter); Beobachtungsdauer: vier Jahre, dann gestoppt **Intervention**: 30 mg/d β-Carotin und 25 000 IU/d Retinol vs Placebo **Primäres Outcome**: Reduktion der Lungenkrebsinzidenz **Ergebnisse**: In der Interventionsgruppe: RR von 1,36 für die Lungenkrebsinzidenz, RR von 1,59 für die Lungenkrebsmortalität (Omenn et al. 1996).
		Beta-Carotene and Retinol Efficacy Trial (CARET): Kontrolle sechs Jahre nach Studienabbruch. Reduzierte, insignifikante Risikoerhöhung in der Interventionsgruppe (Goodman et al. 2004).
Kolon/Rektum	Folsäure	**Rezidivprävention von Adenomen**: Signifikante Risikominderung (um 39 %) für das erneute Auftreten von Adenomen unter der Supplementierung mit 1 mg/d Folsäure nur bei Patienten mit niedrigen Plasmafolatkonzentrationen (< 7,5 ng/ml); keine Evidenz für ein erhöhtes Risiko der Supplementierung für das Auftreten multipler oder fortgeschrittener Adenome (Wu et al. 2009).
	α-Tocopherol und β-Carotin	*Alpha-Tocopherol und Beta-Carotene study (ATBC)*: Design s. Lunge **Intervention**: 50 mg/d α-Tocopherol allein, 20 mg/d β-Carotin allein, beide Substanzen oder Placebo. **Ergebnisse**: α-Tocopherol allein: nicht signifikante Abnahme der Karzinominzidenz um 22 %, kein Effekt auf die Mortalität. α-Tocopherol und β-Carotin: nicht signifikante Abnahme der Karzinominzidenz um 18 %. β-Carotin allein: kein Effekt auf Inzidenz und Mortalität (Albanes et al. 1999). Bei der Kontrolle nach sechs und acht Jahren: keine signifikanten positiven oder negativen Effekte auf Inzidenz und Mortalität (Virtamo et al. 2003). **Sekundäranalyse** der Befunde: s. bei Lunge (Hemilä 2009).
Magen	α-Tocopherol und β-Carotin	*Alpha-Tocopherol und Beta-Carotene study (ATBC)*: Design s. Lunge **Intervention**: 50 mg/d α-Tocopherol allein, 20 mg/d β-Carotin allein, beide Substanzen oder Placebo **Ergebnisse**: α-Tocopherol allein: nicht signifikante Zunahme der Karzinominzidenz um 34 %. α-Tocopherol und β-Carotin: nicht signifikante Zunahme der Karzinominzidenz um 55 %.

Tab. 3-5 (Fortsetzung)

Tumor	Substanz	Befund
Magen		β-Carotin allein: nicht signifikante Zunahme der Karzinominzidenz um 38 %. In der Subgruppenanalyse erhöhtes Risiko bei β-Carotin auf Tumoren vom intestinalen Typ (Malila et al. 2002). Bei der Kontrolle nach sechs und acht Jahren: keine signifikanten positiven und negativen Ergebnisse auf Inzidenz und Mortalität (Virtamo et al. 2003). Sekundäranalyse der Befunde: s. bei Lunge (Hemilä 2009).
Mamma	β-Carotin	Siehe Tab. 3-2 (Cui et al. 2008).
Oro-Pharynx- Larynx Ösophagus	α-Tocopherol und β-Carotin	*Alpha-Tocopherol und Beta-Carotene study (ATBC)*: Design s. Lunge **Intervention**: 50 mg/d α-Tocopherol allein, 20 mg/d β-Carotin allein, beide Substanzen oder Placebo **Ergebnisse**: Kein Effekt auf Inzidenz und Mortalität in einer der Interventionsgruppen vs Placebo (Wright et al. 2007).
Pankreas	α-Tocopherol und β-Carotin	*Alpha-Tocopherol und Beta-Carotene study (ATBC)*: Design s. Lunge **Intervention**: 50 mg/d α-Tocopherol allein, 20 mg/d β-Carotin allein, beide Substanzen oder Placebo **Ergebnisse**: α-Tocopherol: nicht signifikante Zunahme der Karzinominzidenz um 34 % und der Mortalität um 11 %. α-Tocopherol und β-Carotin: kein Effekt auf die Karzinominzidenz. β-Carotin allein: nicht signifikante Abnahme der Karzinominzidenz um 25 %, der Mortalität um19 % (Rautalahti et al. 1999). Bei der Kontrolle nach sechs und acht Jahren: keine signifikanten positiven und negativen Ergebnisse auf Inzidenz und Mortalität (Virtamo et al. 2003). **Sekundäranalyse** der Befunde: s. Lunge (Hemilä 2009).
Prostata	α-Tocopherol und β-Carotin	*Alpha-Tocopherol und Beta-Carotene study (ATBC)*: Design s. Lunge Intervention: 50 mg/d α-Tocopherol allein, 20 mg/d β-Carotin allein, beide Substanzen oder Placebo **Ergebnisse**: α-Tocopherol allein: signifikante Abnahme der Karzinominzidenz um 32 % und der Mortalität um 41 %; Effekt nur bei klinisch nachweisbaren, nicht bei einem latenten Karzinom. α-Tocopherol und β-Carotin: signifikante Abnahme der Karzinominzidenz um 16 %. β-Carotin allein: nicht signifikante Zunahme der Karzinominzidenz um 23 %, der Mortalität um 15 % (Heinonen et al. 1998).

Tab. 3-5 (Fortsetzung)

Tumor	Substanz	Befund
Prostata	α-Tocopherol und β-Carotin	Bei der Kontrolle nach sechs und acht Jahren: keine signifikanten positiven und negativen Ergebnisse auf Inzidenz und Mortalität (Virtamo et al. 2003). Sekundäranalyse der Befunde: s. Lunge (Hemilä 2009)
	Vitamine und Spurenelemente	
Prostata	Vitamin C, α-Tocopherol, β-Carotin, Selen, Zink	*SUpplémentation en VItamines et Minéraux AntioXidants (SU.VI.MAX) Study:* Design s. Übersichten **Intervention**: 6 mg/d β-Carotin, 120 mg/d Vitamin C, 30 mg/d α-Tocopherol, 100 µg/d Selen, 20 mg/d Zink vs Placebo **Primäres Outcome**: Auftreten eines Karzinoms, Beeinflussung biochemischer Marker (Messung von PSA und IGFs) **Ergebnisse**: Mäßige, nicht signifikante Senkung der Prostatakrebsrate in der Interventionsgruppe; signifikant unterschiedlicher Effekt zwischen Männern mit normalem PSA (< 3 µg/l) beim Studienbeginn und Männern mit erhöhtem PSA. In der Interventionsgruppe bei Männern mit normalem PSA signifikante Senkung der Krebsrate um 48 %, bei Männern mit erhöhtem PSA marginal signifikante Steigerung der Krebsinzidenz um 54 %. Kein Effekt der Supplementation auf die PSA- oder die IGF-Höhe (Meyer et al. 2005).
	synthetisches Vitamin E (dl-α-Tocopheryl-acetat) und Selen	*Selenium and Vitamin E Prevention Trial (SELECT)*: 35 533 Männer (verschiedener Herkunft), 50 Jahre und älter mit einem PSA ≤ 4 ng/ml und negativer digitaler rektaler Untersuchung; Beobachtungsdauer: 7–12 Jahre **Intervention**: 400 IU/d Vitamin E allein, 200 µg/d Selen allein (L-Selenmethionin), beide Substanzen oder Placebo **Primäres Outcome**: Karzinominzidenz **Ergebnisse**: Abbruch der Studie nach einem mittleren Follow-up von 5,46 Jahren. Gründe: Kein Effekt von Selen oder Selen und Vitamin E auf das Karzinomrisiko; Hinweise auf eine mögliche Risikosteigerung unter Vitamin E; keine signifikanten Differenzen für andere vorher spezifizierte Tumoren und Endpunkte; statistisch nicht signifikante Risikosteigerung für einen Typ-2-Diabetes-mellitus in der Selengruppe; signifikante Assoziation mit Alopezie und einer Dermatitis Grad 1/2 (Lippman et al. 2009). **Sekundäranalyse**: Nachweis einer jetzt signifikanten Risikoerhöhung in der Vitamin-E-Gruppe (Klein et al. 2011).

in den Gensequenzen, die zu einer unterschiedlichen Metabolisierung endogener und exogener Substanzen führen – relevant sein (Ernährungsbericht 2004). Um die vielfältigen gesundheitsfördernden Effekte sekundärer Pflanzenstoffe zu nutzen, wird daher derzeit nur eine möglichst abwechslungsreiche Ernährung mit einem breiten Spektrum pflanzlicher Lebensmittel empfohlen. Zu der Bewertung der durchweg wahrscheinlichen Evidenz zwischen der Zufuhr einzelner Gruppen sekundärer Pflanzenstoffe und dem Krebsrisiko durch den *World Cancer Research Fund* (WCRF) und das *American Institute for Cancer Research* (AICR) siehe Tabelle 3-6 und Tabelle 3-7. In der Tabelle 3-2 und für β-Carotin auch in Tabelle 3-5 finden sich Übersichten zu epidemiologischen Studien zum Einfluss sekundärer Pflanzenstoffe auf das Erkrankungsrisiko an verschiedenen Tumorarten.

Vitamine, Mineralstoffe und Spurenelemente

Bezüglich der Einteilung und der Eigenschaften der einzelnen Vitamine, Mineralstoffe und Spurenelemente wird auf die

Tab. 3-6 WCRF 2007: Assoziationen zwischen der Zufuhr an Mineralstoffen, Vitaminen, Spurenelementen und sekundären Pflanzenstoffen und dem Krebsrisiko bei Tumoren

Tumor	Assoziation	Risikosenkung	Risikosteigerung
Blase	überzeugend	–	–
	wahrscheinlich	–	–
Gallenblase	überzeugend	–	–
	wahrscheinlich	–	–
kolorektale Tumoren (Dickdarm, Mastdarm)	überzeugend	–	–
	wahrscheinlich	**Calcium** durch Zufuhr von Milch und Milchprodukten **sekundäre Pflanzenstoffe** in Knoblauch (verantwortlich: Allylsulfide)	–
Leber	überzeugend	–	–
	wahrscheinlich	–	–
Lunge	überzeugend	–	–
	wahrscheinlich	**sekundäre Pflanzenstoffe** in Obst, Carotin-haltigen Lebensmitteln (natürlich und angereichert)	–
Magen	überzeugend	–	–
	wahrscheinlich	**sekundäre Pflanzenstoffe** in nicht-stärkehaltigem Gemüse*, Obst, Lauchgewächsen, vor allem Knoblauch	**Gesamtsalzaufnahme** von bearbeiteten Nahrungsmitteln, salzigen und gesalzenen Nahrungsmitteln, Salzzugabe beim Kochen und bei Tisch

Tab. 3-6 (Fortsetzung)

Tumor	Assoziation	Risikosenkung	Risikosteigerung
Mamma	überzeugend	–	–
	wahrscheinlich	–	–
Niere	überzeugend	–	–
	wahrscheinlich	–	–
Ösophagus	überzeugend	–	–
	wahrscheinlich	**Vitamin-C-haltige Lebensmittel** (natürlich und angereichert) **sekundäre Pflanzenstoffe** in nicht-stärkehaltigem Gemüse*, Obst, β-Carotin-haltigen Lebensmitteln (natürlich und angereichert)	–
Oro-Pharynx-Larynx	überzeugend	–	–
	wahrscheinlich	**sekundäre Pflanzenstoffe,** in nicht-stärkehaltigem Gemüse*, Obst, Carotin-haltigen Lebensmitteln (natürlich und angereichert)	
Ovar	überzeugend	–	–
	wahrscheinlich	–	–
Pankreas	überzeugend	–	–
	wahrscheinlich	**folathaltige Lebensmittel** (natürlich und angereichert)	
Prostata	überzeugend	–	–
	wahrscheinlich	**selenhaltige Lebensmittel** (natürlich und angereichert) **sekundäre Pflanzenstoffe** in lycopenhaltigen** Lebensmitteln (natürlich und angereichert)	**hohe Calciumzufuhr** durch Ernährung mit ca. 1,5 g Calcium und mehr am Tag (natürliche und angereicherte Lebensmittel)
Uterus (Zervix und Endometrium)	überzeugend	–	–
	wahrscheinlich	–	–

* Nicht-stärkehaltiges Gemüse: grünes Blattgemüse (Spinat, Salat); Kreuzblütler (Familie der Kohlgemüse: Chinakohl, Brokkoli, Kohl, Senf, Rettich, Steckrüben); Lauchgewächse: Zwiebeln, Knoblauch, Lauch

** Vor allem in Tomaten und Tomatenprodukten, auch in Aprikosen, Guave, Grapefruit, Wassermelone

Tab. 3-7 WCRF 2007: Assoziationen zwischen der Supplementierung von Mineralstoffen, Vitaminen und Spurenelementen und dem Krebsrisiko bei Organtumoren

Tumor	Assoziation	Risikosenkung	Risikosteigerung
kolorektale Tumoren (Dickdarm, Mastdarm)	überzeugend	–	–
	wahrscheinlich	**Calcium**: 200 mg/d	–
Lunge	überzeugend	–	**Beta-Carotin** bei Rauchern: 20 mg β-Carotin/d und 25 000 IU Retinol/d
	wahrscheinlich	–	–
Prostata	überzeugend	–	–
	wahrscheinlich	**Selen**: 200 μg/d	–

Kapitel 1.3 und 1.4 in den Grundlagen der Ernährung verwiesen. Das folgende Kapitel beruht auf dem Bericht des WCRF und AICR von 2007 sowie einer Auswahl vor allem großer Studien.

Ziel epidemiologischer Untersuchungen zur Versorgung mit Mikronährstoffen ist es, Hinweise auf den Zusammenhang zwischen der Zufuhr einzelner oder mehrerer Substanzen und dem Erkrankungsrisiko an Krebs zu erhalten. Von besonderem Interesse sind davon abgeleitete Interventionsstudien mit Mikronährstoffen – vor allem Vitamin A, β-Carotin, Vitamin C, Vitamin E, Folat, Vitamin D, Selen und Calcium – zur Senkung des Erkrankungsrisikos an einzelnen Tumorarten.

Vitamin A reguliert das Wachstum und die Differenzierung unterschiedlicher Zellen und Gewebe – beispielsweise die der Schleimhäute der Atemwege. So führt ein länger bestehender Vitamin-A-Mangel zu einer Plattenepithelmetaplasie, einer Präkanzerose. Benzo(a)pyren, ein Inhaltsstoff auch des Zigarettenrauchs, entleert die Vitamin-A-Speicher der Lunge. Beide Faktoren zusammen könnten somit das Entstehen von Lungenkrebs begünstigen. Beta-Carotin, Vitamin C und Vitamin E gehören zu den nicht-enzymatischen exogenen Antioxidanzien. Antioxidanzien verhindern, hemmen oder unterbrechen die Oxidation von Substraten. Dabei ergänzt β-Carotin die Wirkung von Vitamin E durch Unterbrechung oxidativer Kettenreaktionen. Vitamin C ist an der Rückgewinnung des antioxidativen Potenzials von Vitamin E beteiligt.

Exkurs

Reaktive Sauerstoffverbindungen (ROS) und oxidativer Stress werden für das Entstehen viele Krankheiten, darunter auch Krebserkrankungen, mit verantwortlich gemacht. Unter ROS werden für den Organismus schädliche Sauerstoffverbindungen zusammengefasst – die freien Radikale sowie ebenfalls sehr reaktive, nicht-radikalische Sauerstoffmetaboliten. Freie Radikale sind hochreaktive Atome, Ionen oder Moleküle mit einem oder mehreren ungepaarten Elektronen. Durch die Reaktion eines freien Radikals mit einer Substanz können neue freie Radikale entstehen. Man spricht von einer Kettenreaktion. Die nicht-radikalischen Sauerstoffmetaboliten tragen häufig ebenfalls zur Radikalenbildung bei.

Die Bildung der ROS erfolgt endogen und exogen. So werden ROS bei der Energiegewinnung über die Atmungskette in der mitochondrialen Membran gebildet. Exogen führen UV-Licht, radioaktive Bestrahlung, Ozon, der Metabolismus von Arzneimitteln sowie Zigarettenrauch und chronischer Alkoholkonsum zu einer vermehrten Radikalenbelastung. Zu den physiologischen Funktionen der Radikale gehört die intrazelluläre Abtötung von Mikroorganismen durch phagozytierende Immunzellen sowie durch von Monozyten, Makrophagen und Leukozyten gebildete bakterizid wirkende Superoxidradikale.

Normalerweise verfügt der Organismus über endogene und exogene antioxidative Mechanismen, die einen effektiven Schutz gegen freie Radikale gewährleisten. Zu den endogenen Antioxidanzien gehören beispielsweise die Glutathionperoxidasen (GPxs) und die Superoxiddismutase (SOD), zu den exogenen Antioxidanzien außer β-Carotin, Vitamin C und Vitamin E auch Selen und weitere sekundäre Pflanzenstoffe. Übersteigt die ROS-Bildung das physiologische Maß spricht man von oxidativem Stress. Es kommt zu Interaktionen mit verschiedenen biologischen Strukturen, Lipiden, Proteinen, Nukleinsäuren und Kohlenhydraten und in der Folge zu Membran- und Zellschädigungen.

Inzwischen nimmt man an, dass oxidativer Stress für einen alternativen Mechanismus verantwortlich ist: Der Thiol-Redox-Kreislauf wird unterbrochen, was zu aberranten Zellsignalen und dysfunktionellen Redoxkontrollen führt – ohne ROS-induzierte makromolekulare Schäden (Jones 2008).

Folat hat eine wichtige Rolle im Aminosäuren-, Nukleinsäuren- und Phospholipidstoffwechsel. Folate sind in einer Coenzymform an vielen Stoffwechselwegen beteiligt. Sie sind für die DNA-Synthese essenziell und für den normalen Ablauf der Zellteilung unabdingbar. Ein Folatmangel zeigt sich zuerst in Zellen mit hoher Zellteilungsrate, den Erythrozyten und Leukozyten sowie den Schleimzellen des Gastro- und Urogenitaltrakts.

Vitamin D werden – außer den Effekten auf die Calciumhomöostase – weitere Stoffwechselfunktionen zugeordnet, da Rezeptoren für 1,25-(OH)-D nicht nur im Darm, den Nieren und im Skelettsystem, sondern auch in vielen anderen Geweben und Organen (Hämatopoesesystem, Muskel, Gehirn, Pankreas, Genitaldrüsen) nachweisbar sind. Zellbiologische und tierexperimentelle Untersuchungen belegen die biologische Plausibilität einer antikanzerogenen Wirkung von Vitamin D bzw. seiner hormonaktiven Form. Im Vordergrund stehen dabei Einflüsse auf die Zelldifferenzierung, Zellproliferation, Apoptose und Angiogenese. In Zellen des Immunsystems hat 1,25-$(OH)_2$-D_3 immunmodulatorische Eigenschaften.

Das Spurenelement Selen ist unter anderem Bestandteil des aktiven Zentrums der Glutathionperoxidasen (GPxs). GPxs wirken neben der Superoxiddismutase und den antioxidativen Vitaminen als endogener Teil der antioxidativen Abwehrmechanismen des Körpers. Sie schützen den Organismus, indem sie die Reduktion von organischen Peroxiden wie Wasserstoffperoxid und Lipidhydroperoxiden katalysieren. Dabei wird Glutathion selbst oxidiert und dann durch das Enzym Glutathionreduktase wieder reduziert. Mit Vitamin E schützen GPxs die Zellmembranen vor peroxidbedingten Schäden als Folge des Abbaus von Fettsäurehydroperoxiden. Als Bestandteil der Thioredoxinreduktasen ist Selen an der Katalyse der Reduktion von Proteindisulfidbrücken verschiedener Biomoleküle, beispielsweise Transkriptionsfaktoren, beteiligt und hat Einfluss auf zelluläre Prozesse wie Proliferation, Zelldifferenzierung, Apoptose und somit das Zellwachstum. Selen blockiert die Weiterbildung bereits initiierter Zellen. Mutagene werden durch Selen schneller entgiftet bzw. wird ihre Reaktion mit der DNA erschwert.

Ein möglicher Effekt der antiproliferativen Wirkung von Calcium liegt in der Fähigkeit, mit Fett und Gallensäure unlösliche Kalkseifen zu bilden, die über den Stuhl ausgeschieden werden. In experimentellen Untersuchungen wirkte Calcium auf normale und Kolonkarzinomzellen direkt wachstumshemmend, zelldifferenzierend und apoptotisch.

In Tier- und in In-vitro-Studien konnte nachgewiesen werden, dass bestimmte Mikronährstoffe den Effekten der ROS und der durch oxidativen Stress induzierten Inflammation entgegenwirken und so eine Oxidation der DNA und Mutagenität reduzieren können. Außerdem wurde gezeigt, dass Nahrungsoxidanzien auf den Zellzyklus von Geweben wie das Epithel von Lunge, Brust, Kolon und Prostata wirken. Daraus folgerte man, dass die Supplementierung mit bestimmten Mikronährstoffen krebspräventiv sein könnte.

WCRF und AICR haben in ihrem Bericht 2007 eine evidenzbasierte Bewertung der Befunde für die Ergebnisse der Zufuhr und aus der Supplementierung einzelner Mikronährstoffe (s. Tab. 3-6 und Tab. 3-7) veröffentlicht. Die wichtigsten großen, teilweise auch älteren Studien sowie aktuelle Untersuchungen zum Zusammenhang zwischen der Mikronährstoffzufuhr aus der Nahrung und dem Erkrankungsrisiko an Krebs sind in Tabelle 3-2, die Interventionsstudien zur Mikronährstoffsupplementierung in Tabelle 3-5 dargestellt. Da Kolonadenome Risikofaktoren für Kolonkarzinome sind, wurden Studien zur Prävention von Kolonadenomen in die Übersichten aufgenommen.

Exkurs

Ein Problem bei den Studien zur Mikronährstoffsupplementation ist, dass die Ergebnisse, auch bei den einzelnen Tumorarten, häufig nicht vergleichbar sind. Hauptgrund ist der meist unterschiedliche Untersuchungsansatz: Zum Teil wird die Zufuhr über die Nahrung erfasst, zum Teil werden Plasma-, Serum- bzw. Blutspiegel von Mikronährstoffen bestimmt. Auch die zusätzliche Einnahme von Mikronährstoffsupplementen und der Einfluss anderer Nahrungsinhaltsstoffe sind nicht immer dokumentiert. Dazu kommen die Unterschiede in der Studienart, die oft geringe Teilnehmerzahl und eine zu kurze Studiendauer.

Merke

Nach den bisherigen Ergebnissen ist eine ausreichende Mikronährstoffaufnahme über die Ernährung einer Mikronährstoffsubstitution überlegen. Keine der Interventionsstudien ergab eine überzeugende Evidenz für eine positive Wirkung einer Nährstoffsupplementierung zur Krebsprävention. In den Empfehlungen des WCRF und AICR 2007 zur Krebsprävention wird daher von der Einnahme von Nährstoffsupplementen jeder Art abgeraten. Bei einer unkritischen Einnahme von Mikronährstoffsupplementen besteht immer auch die Gefahr einer Überversorgung und Entwicklung von Nährstoffimbalancen sowie einer möglichen Gesundheitsgefährdung.

Nach Biesalski (1995) setzen Plasmakonzentrationen von Mikronährstoffen, die als Maß für eine Primärprävention beim gesunden Erwachsenen angesehen werden, eine durch die Ernährung erreichbare Aufnahme voraus. Aus Ernährungsstudien werden beim Erwachsenen folgende Plasmakonzentrationen antioxidativer Vitamine als optimal angesehen:

- α-Tocopherol: > 30 µmol/l,
- Vitamin C: > 50 µmol/l,
- β-Carotin: > 0,4 µmol/l.

Gesunden Erwachsenen ohne speziellen oxidativen Stress wurden zum Erhalt dieser präventiven Plasmaspiegel folgende Zufuhrempfehlungen pro Tag gegeben:

- ca. 75–150 mg Vitamin C,
- ca. 15–30 mg Vitamin E,
- ca. 2–4 mg β-Carotin.

Die Bereiche werden angegeben, da die Reaktion der Plasmakonzentrationen auf eine gegebene Zufuhr individuell unterschiedlich ist.

Die Warnung vor unüberlegten Mikronährstoffsupplementierungen schließt allerdings nicht aus, dass im Einzelfall bei mangelhafter Mikronährstoffzufuhr über die Ernährung oder bei einem erhöhten Mikronährstoffbedarf eine Supplementierung erfolgen muss. Möglich ist auch, dass die Ergebnisse neuer Untersuchungen die Einnahme von Mikronährstoffen notwendig machen, um bestimmte krebspräventive Serumspiegel an einzelnen Mikronährstoffen zu erreichen – beispielsweise bei Vitamin D.

Exkurs

Nach dem Ergebnisbericht über die 2007 abgeschlossene Nationale Verzehrstudie erreichen im Durchschnitt 82,2 % der deutschen Männer und 91,2 % der deutschen Frauen zwischen 14 und 80 Jahren die empfohlene Vitamin-D-Zufuhr nicht. Beim Brustkrebs wird zum Beispiel die Assoziation zwischen den Blutspiegeln von Vitamin D und dem Brustkrebsrisiko bzw. der Prognose noch kontrovers beurteilt. Denn das in verschiedenen Studien beobachtete U-förmige Verhältnis zwischen den Blutspiegeln lässt vermuten, dass nicht nur zu niedrige, sondern auch zu hohe Blutspiegel zu vermeiden sind (Lazzeroni et al. 2011). Bemerkenswert ist auch eine aktuelle epidemiologische Untersuchung zum Effekt der Sonnenexposition und folgender Vitamin-D-Produktion auf das Risiko von Tumoren, die möglicherweise durch den Vitamin-D-Status beeinflusst werden. Untersucht wurden Patienten mit einem Basalzellkarzinom der Haut, das streng mit extensiver Sonnenexposition assoziiert ist. Alle Patienten hatten ein erhöhtes Risiko für eine andere Krebserkrankung vor der Diagnose des Hautkrebses. Man hatte nun erwartet, dass das Risiko für mit dem Vitamin-D-Spiegel assoziierte Tumoren, wie Kolon-, Brust-, Prostata- und Ovarialkarzinome, vermindert war. Im Ergebnis war das Risiko für alle diese Tumorerkrankungen leicht erhöht. Keine Risikosteigerung fand sich für Magen- und Pankreaskarzinome. Dieses Studienergebnis widerspricht der Auffassung, dass eine Vitamin-D-Produktion durch intensive Sonnenbestrahlung einen Schutzeffekt für internale Tumoren ist (Lindelöf et al. 2011).

Eine aktuelle Stellungnahme der Deutschen Gesellschaft für Ernährung (DGE) beschreibt für den Brustkrebs mit möglicher Evidenz keinen Zusammenhang zwischen der Vitamin-D-Serumkonzentration und der Vitamin-D-Zufuhr über die Nahrung und dem Krebsrisiko. Dasselbe wird für das Prostatakrebsrisiko mit wahrscheinlicher Evidenz angenommen. Ein risikosenkender Effekt bei hohen 25-(OH-)D-Serumwerten wird für kolorektale Tumoren derzeit als möglich eingestuft. Mit möglicher Evidenz besteht ein erhöhtes Pankreaskarzinomrisiko bei sehr hohen Serum-25-(OH-)D-Spiegeln. Mit wahrscheinlicher Evidenz kein Zusammenhang wird zwischen der Vitamin-D-Serumkonzentration und dem Risiko für Endometrium-, Ösophagus-, Magen-, Nieren-, Ovarial- und Pankreaskarzinome sowie Non-Hodgkin-Lymphome angenommen (DGE 2011). Zu den Empfehlungen einer eventuellen Mikronährstoffsupplementierung während der Tumortherapie siehe Kapitel 4.6.

3.3.4 Toxische Substanzen

Merke

Bereits in seinem ersten Bericht 1997 hat der WCRF festgestellt, dass Zusatzstoffe in Lebensmitteln kein erhöhtes Krebsrisiko darstellen, wenn sie in den gesetzlich vorgeschriebenen Mengen angewandt werden. Diese Auffassung wird auch im Ernährungsbericht 2004 vertreten, weshalb im Ernährungsbericht 2008 keine Neubewertung erfolgte.

In den nachfolgenden Kapiteln zu toxischen Substanzen und Krebsentstehung wird meist auf Mengenangaben und Angaben zu erlaubten Höchstmengen in Lebensmitteln bewusst verzichtet. Daten hierzu finden sich in der zitierten Literatur, zudem auf den Homepages des Bundesinstitutes für Risikobewertung (BfR; www.bfr.bund.de; die wissenschaftlich unabhängige Einrichtung im Geschäftsbereich des BMELV), des Bundesministeriums für Ernährung, Landwirtschaft und Verbraucherschutz (BMELV; www.bmelv.de), der Bundesanstalt für Landwirtschaft und Ernährung (BLE; www.ble.de; eine Einrichtung der BMELV), des Bundesamtes für Verbraucherschutz und Lebensmittelsicherheit (BVL; www.bvl.bund.de; eine zum BMELV gehörende Oberbehörde), der Deutschen Gesellschaft für Ernährung (DGE; www.dge.de) und der Europäischen Behörde für Lebensmittelsicherheit (European Food Safety Authorithy, EFSA; www.efsa.europa.eu/).

Exkurs

Zum besseren Verständnis werden nachfolgend Hinweise zur Sicherheitsbewertung genotoxischer Kanzerogene gegeben (Eisenbrand u. Habermeyer 2010).

Die Sicherheitsbewertung von Lebensmitteln ist immer das Ergebnis einer Einzelfallanalyse. Müssen experimentelle Daten auf den Menschen übertragen werden, ist die Plausibilität zu prüfen. Die Toxikologie unterscheidet zwei Stoffgruppen:

- **Stoffe mit toxikologisch ableitbarem Schwellenwert** (NOEL/NOAEL = *No Observed Effect Level/No Observed Adverse Effect Level*): Für sie gilt das ADI/TDI-Konzept (*Acceptable Daily Intake/Tolerable Daily Intake*).
- **Stoffe ohne Schwellenwert** (genotoxische Kanzerogene): Für sie gilt das Minimierungskonzept (Eisenbrand u. Habermeyer 2010). Da theoretisch bereits ein Molekül eines genotoxischen Kanzerogens zu einer Mutation führen kann, ist es Ziel, die Exposition des Verbrauchers auf ein gesellschaftlich erträgliches Risiko zu mindern. Hierzu wurde die *Unit risk* definiert, das geschätzte Risiko, dass eine von einer Million Personen an Krebs erkrankt. Bei den drei häufigsten Tumorarten, Darm-, Brust- und Lungenkrebs, liegen die aktuellen Inzidenzen zwischen 40 und 50 Erkrankungen pro 100 000 Einwohner. Zur Risikobewertung genotoxischer Kanzerogene wird seit einiger Zeit der *Margin of exposure* (MOE) angewandt. Er bezeichnet den Abstand zwischen der im Tierversuch noch eine Wirkung auslösenden, krebserregenden Dosis und der abgeschätzten Exposition des Menschen. Die Dosis, die eine um 10 % erhöhte Tumorinzidenz bedingt (BMD10 = Benchmark-Dosis 10), ist Bezugspunkt aus der Dosis-Wirkungs-Kurve. Ein MOE von 10 000 oder höher bezeichnet nach der EFSA ein sehr geringes Gesundheitsrisiko (Eisenbrand u. Habermeyer 2010).

Acrylamid

Die nachfolgenden Hinweise zum Schadstoff Acrylamid basieren auf dem Ernährungsbericht 2004 sowie einer Veröffentlichung von Eisenbrand und Habermeyer (2010).

Untersuchungen an einem breiten Spektrum von Nahrungsmitteln haben ergeben, dass die höchsten Konzentrationen des im Tierversuch kanzerogenen Acrylamids in durch Braten, Rösten, Backen oder Frittieren stark erhitzten Produkten aus Kartoffeln und Getreide – zum Beispiel Kartoffelchips, Pommes frites, Knäckebrot, Backwaren, Frühstückscerealien, gemahlener Kaffee – nachweisbar sind. Dabei entsteht Acrylamid aus natürlichen Inhaltsstoffen dieser Lebensmittel. Geklärt ist inzwischen, dass der wesentliche Vorläufer für die Acrylamidbildung in Lebensmitteln Asparagin ist, das Amid der Aminosäure Asparaginsäure, wenn diese vorher mit reduzierenden Zuckern wie Glucose oder Fructose eine Kondensationsreaktion eingegangen ist (Ernährungsbericht 2004). Bei Temperaturen etwas oberhalb 100 °C beginnt diese Reaktion und beschleunigt sich mit steigender Temperatur. Die Reaktion ist ein Teilprozess der sogenannten Maillard-Reaktion. Letztere ist unter anderem für die beim Backen von Brot oder Braten von Fleisch entstehende, erwünschte Bräunung und somit Bildung von Röstaromastoffen verantwortlich. Dass die höchsten Acrylamidbelastungen besonders in hoch erhitzten Kartoffelprodukten festgestellt wurden, liegt am hohen Gehalt der Kartoffel an freiem Asparagin und reduzierenden Zuckern. Nicht mit Acrylamid belastet sind Lebensmittel, die nicht erhitzt oder lediglich gekocht werden.

Die in Lebensmitteln festgestellten Acrylamidgehalte sind das Ergebnis eines gleichzeitig ablaufenden Bildungs- und Ausscheidungsprozesses. Acrylamid erfährt im Organismus viele Reaktionen. Nach oraler oder inhalativer Aufnahme wird es, primär in der Leber, zu etwa 50 % zu dem chemisch sehr reaktiven Epoxid Glycidamid umgesetzt. Diese Reaktion ist toxikologisch von besonderer Bedeutung, da die Bildung von Addukten des Glycidamids mit der DNA Ursache der Genotoxizität und der vererbbaren Schäden am Erbgut ist.

Gleichzeitig werden Acrylamid und Glycidamid über mehrere Reaktionen entgiftet (Eisenbrand u. Habermeyer 2010). Besonders wichtig ist die Reaktion mit Proteinen, unter anderem einer bestimmten Aminosäure im Hämoglobin. Die dabei entstehenden Hämoglobinaddukte korrelieren gut mit der DNA-Adduktbildung und sind so als Biomarker für die DNA-Addukte nutzbar.

Es besteht eine enge Verbindung zwischen der Entgiftungs- und Giftungsreaktion. Ein weiterer Entgiftungsweg ist die sehr effiziente Reaktion von Acrylamid und Glycidamid mit Glutathion. Dabei führen beide Reaktionen zur Bildung von Glutathionaddukten, die mit dem Urin als Mercaptursäuren ausgeschieden werden. Mercaptursäuren sind als Biomarker der Exposition gut erfassbar. Durch die Epoxidhydrolase wird Glycidamid zusätzlich entgiftet.

Die kanzerogene Wirkung von Acrylamid wurde in zwei Langzeitversuchen mit Ratten nachgewiesen. Dort fanden sich Tumoren im Bereich von Gehirn, Brustdrüse, Schilddrüse, Hoden und Gebärmutterschleimhaut. Bisher gab es keine Hinweise auf eine kanzerogene Wirkung von Acrylamid beim Menschen, aber auch keine Hinweise auf unterschiedliche Effekte bei Tier und Mensch bzw. für die Existenz einer Wirkungsschwelle. Acrylamid wird daher durch die *International Agency for Research on Cancer* (IARC) und nach EU-Recht auch für den Menschen als kanzerogen und genotoxisch angesehen. Nachweisen lässt sich die individuelle Acrylamidbelastung über die Reaktion von Acrylamid mit dem Blutfarbstoff Hämoglobin. Während in ersten Studien kein Zusammenhang zwischen der Acrylamidaufnahme und Brustkrebs sowie kolorektalen, Blasen- und Nierentumoren festgestellt werden konnte, zeigen einige aktuelle epidemiologische Arbeiten auch einen positiven Zusammenhang mit einzelnen Organtumoren (s. Tab. 3-8). Bemerkenswert ist dabei, dass Rauchen meist kein höheres Krebsrisiko bedingte.

Nach ersten Hinweisen aus Schweden im April 2002 zu einem teilweise hohen Gehalt an Acrylamid in stärkereichen, gebratenen, gebackenen oder frittierten Lebensmitteln

Tab. 3-8 Auswahl epidemiologischer Studien zu toxischen Substanzen und Organtumoren (ab 2007)

Tumorlokalisation	Befunde
Acrylamid	
Blase	kein Zusammenhang (Hogervorst et al. 2008)
Gehirn	kein Zusammenhang, auch nicht für Subgruppen (astrozytische Gliome, high-grade astrozytische Gliome) und Nichtraucher (Hogervorst et al. 2009)
Kolon/Rektum	kein Zusammenhang (Hogervorst et al. 2008)
Lunge	kein Zusammenhang bei Männern, inverser Zusammenhang bei Frauen (nach Kontrolle für Rauchen [Status, Menge, Dauer]) (Hogervorst et al. 2009)
	erhöhtes Risiko bei männlichen Rauchern (Hirvonen et al. 2010)
Magen	kein Zusammenhang (Hogervorst et al. 2008)
Mamma	kein Zusammenhang insgesamt, kein Zusammenhang mit dem Rezeptorstatus, kein Zusammenhang mit dem Raucherstatus, auch bei sehr hohen Zufuhrmengen (Larsson et al. 2009)
	kein Zusammenhang mit Brustkrebs insgesamt (Burley et al. 2010)
• prämenopausal	kein Zusammenhang mit Brustkrebs insgesamt, unabhängig vom Raucherstatus (Wilson et al. 2010)
	kein Zusammenhang, unabhängig vom Rezeptorstatus und Raucherstatus (Wilson et al. 2009)
• postmenopausal	signifikante, weiche Assoziation (Burley et al. 2010)
	kein Zusammenhang bei dänischen Frauen (Olesen et al. 2007)
	kein Zusammenhang mit steigender Zufuhr (Hogenvorst et al. 2007)
	kein Zusammenhang (Burley et al. 2010)
Niere	signifikanter Zusammenhang mit steigender Zufuhr (Hogervorst et al. 2008)
Ösophagus	kein Zusammenhang (Hogervorst et al. 2008)
	signifikante, dosisabhängige Assoziation für squamös-zellige Karzinome, speziell bei Nichtrauchern, strenger für übergewichtige und adipöse Personen (Lin et al. 2011)
Ovar	signifikant erhöhtes Risiko mit steigender Zufuhr bei Raucherinnen und Nichtraucherinnen postmenopausal (Hogervorst et al. 2007)
	signifikant erhöhtes Risiko, unabhängig vom Raucherstatus, nur für seröse Tumoren (Wilson et al. 2010)
Pankreas	kein Zusammenhang (Hogervorst et al. 2008)
Prostata	kein Zusammenhang (Hogervorst et al. 2008)

Tab. 3-8 (Fortsetzung)

Tumorlokalisation	Befunde
Uterus (Endometrium)	signifikant erhöhtes Risiko mit steigender Zufuhr nur bei Nichtraucherinnen postmenopausal (Hogervorst et al. 2007)
	signifikant erhöhtes Risiko bei hohem Konsum, unabhängig vom Raucherstatus (Wilson et al. 2010)
Heterozyklische aromatische Amine (HAA)	
Review: Studien zu kolorektalen, Brust-, Prostata-, Pankreas-, Magen- und Ösophaguskarzinomen	Zusammenhang zwischen durchgebratenem Fleisch, HAA's und Krebsrisiko: positive Assoziationen in 7 von 10 Studien (= 70 %) zur Mutagenität aller HAAs, in 8 von 13 Studien zu PhIP (= 61,5 %), in 6 von 12 Studien (= 50,0 %) zu MelQx, in 6 von 11 Studien zu DiMelQx (= 54,5 %) (Zheng et al. 2009)
Blase	erhöhtes Risiko (grenzwertig statistisch signifikant) zwischen rotem Fleisch (fünfte vs erste Quintile) und PhIP; kein Zusammenhang zwischen DiMelQx, MelQX und der gesamt-mutagenen Aktivität (Ferrucci et al. 2010)
Kolon/Rektum	Adenomrisiko: Risikoerhöhung in der vierten im Vergleich zur ersten Quartile der Aufnahme von PhIP, des am häufigsten vorkommenden HAA, signifikant ausgeprägt für kleine und im distalen Kolon lokalisierte Adenome; keine signifikanten Assoziationen mit der MelQx- und DiMelQx-Aufnahme (Rohrmann et al. 2009)
Magen	rotes Fleisch und DiMelQx: erhöhtes Risiko für ein Kardiakarzinom in der höchsten Quintile der Aufnahme von DiMelQx (Cross et al. 2011)
Mamma (postmenopausal)	Fleisch, bei höheren Temperaturen und länger gekocht sowie höhere Aufnahme von MelQx, DiMelQx und PhIP, fleischbedingte mutagene Aktivität: keine Risikosteigerung, auch nicht in Abhängigkeit vom Rezeptorstatus; zudem wenig Evidenz für eine Interaktion zwischen der Aufnahme von Cruciferen (Kohlgemüse, Rüben, Rettich, Kresse, Meerrettich) und der Aufnahme von HAA oder der fleischbedingten mutagenen Aktivität (Wu et al. 2010)
Niere	Fleisch (gegrillt) und HAA's: keine Risikoassoziation (Daniel et al. 2011)
Ösophagus	rotes Fleisch sowie MelQx, DiMelQx und PhIP: positive Assoziation zwischen der höchsten und niedrigsten Zufuhr an rotem Fleisch und einem Plattenepithelkarzinom, Verdacht auf ein erhöhtes Plattenepithelkarzinomrisiko in der höchsten Quintile der MelQx-, PhIP- oder Hämeisen-Aufnahme (Cross et al. 2011)
Prostata	Höchste vs niedrigste Quartile der Aufnahme von MelQx, DiMelQx und PhIP: kein erhöhtes Prostatakarzinomrisiko (Sander et al. 2011)
Nitrat, Nitrit, Nitrosamine	
Übersicht zur Krebsinzidenz	Krebsrisiko durch N-Nitrosoverbindungen aus der Nahrung, endogene N-Nitrosoverbindungen (NOCs), einschließlich N-Nitrosodimethylamin (NDMA) und Nitrit aus der Nahrung: signifikante Assoziation der NDMA-Aufnahme mit dem Krebsrisiko bei Männern und Frauen beim Vergleich der höchsten mit der niedrigsten Quartile; bei kontinuierlicher Analyse erhöhte Risikoassoziation der NDMA-Aufnahme mit gastrointestinalen Tumoren, vor allem Rektum-

Tab. 3-8 (Fortsetzung)

Tumorlokalisation	Befunde
Übersicht zur Krebsinzidenz	karzinomen; keine signifikante Risikoassoziation mit dem endogenen NOC-Index und Nitrit aus der Nahrung; signifikante Interaktion zwischen den Plasma-Vitamin-C-Konzentrationen, der NDMA-Aufnahme aus der Nahrung und dem Krebsrisiko (Loh et al. 2011)
Blase	bearbeitetes Fleisch und Nitrat, Nitrit: geringer Zusammenhang zwischen der Gesamtnitritaufnahme (höchste Quintile) und der Nitrit- und Nitrataufnahme (Ferrucci et al. 2010)
Gehirn (Gliome)	Fleisch, Nitrat, Nitrit, Nitrosamine: kein Zusammenhang mit dem Verzehr; keine Risikomodifikation durch Vitamin C und andere Antioxidanzien (Michaud et al. 2009)
	Fleisch, Nitrosamine und Hämeisen: keine Assoziation mit dem Verzehr von rotem Fleisch, Nitrosaminen (endogen oder exogen) und Hämeisen (Jakszyn et al. 2011)
Magen	rotes und bearbeitetes Fleisch: keine Assoziation mit Nitrat- und Nitritaufnahme und Kardiakarzinom (Cross et al. 2011)
Ösophagus	rotes und bearbeitetes Fleisch: keine Assoziation mit Nitrat- und Nitritaufnahme und einem Plattenepithelkarzinom (Cross et al. 2011)
Polyzyklisch-aromatische Kohlenwasserstoffe (PAK)	
Review: Studien zu kolorektalen-, Pankreas- und Prostatakarzinomen	Zusammenhang zwischen durchgebratenem Fleisch, Benzo(a)pyren und Krebsrisiko: nur in 1 von 6 Studien (= 16,7 %) positive Assoziation (s. Anderson et al. 2005 bei Pankreaskarzinom); keine Assoziation für folgende Tumoren: eine Studie zu kolorektalen Karzinomen, zwei Studien zu Prostatakarzinomen, zwei Studien zu Pankreaskarzinomen, davon eine mit Frauen (Zheng et al. 2009)
Blase	kein Zusammenhang mit Benzo(a)pyren (Ferrucci et al. 2010)
Magen	Benzo(a)pyren: keine Assoziation mit einem Kardiakarzinom (Cross et al. 2011)
Niere	Fleisch (gegrillt): signifikante Risikosteigerung mit der Fleischaufnahme und der Benzo(a)pyren-(BaP)-Aufnahme (höchste vs niedrigste Quartile); mit steigender BaP-Aufnahme zweifach erhöhtes Karzinomrisiko bei Rauchern und Afroamerikanern (Daniel et al. 2011)
Ösophagus	Benzo(a)pyren: keine Assoziation mit einem Plattenepithelkarzinom
Pankreas	Benzo(a)pyren von gegrilltem und gebratenem Fleisch: 2,2-fache signifikante Risikoerhöhung beim Vergleich der höchsten mit der niedrigsten Quintile (Anderson et al. 2005)

verfolgte Deutschland bereits seit August 2002 für Arcrylamid eine offizielle Minimierungsstrategie mit dem Ziel, den Acrylamidgehalt in Lebensmitteln kontinuierlich abzusenken. Das Vorgehen ist zwischen Bund und Ländern und der betroffenen Industrie abgestimmt. Detaillierte Angaben dazu finden sich im Ernährungsbericht 2004. Eine derzeit intensiv untersuchte Strategie zur Verminderung des Acrylamidgehaltes ist, die

Vorläufersubstanz Asparagin durch Anwendung des Enzyms Asparaginase zu reduzieren. Dieses spaltet die Aminogruppe vom Amid ab und überführt es in Asparaginsäure (Eisenbrand u. Habermeyer 2010).
Allerdings lassen sich die Maßnahmen zur Minimierung des Acrylamidgehaltes in der Lebensmittelindustrie zwar genau kontrollieren, während die Begrenzung der Acrylamidbildung bei der Lebensmittelzubereitung im Privathaushalt schwer beeinflussbar ist. Auch die wichtigen Belastungsquellen für Acrylamid durch zwar niedrig belastete, aber häufig in großen Mengen verzehrte Lebensmittel – beispielsweise Kaffee und Brot – müssen berücksichtigt werden.
Das Krebsrisiko für den Menschen durch Acrylamid in Lebensmitteln lässt sich bis heute daher nicht verlässlich quantifizieren. Eine weitere Belastungsquelle ist das Rauchen. Nach einer ersten deutschen Untersuchung bei Rauchern lag der Median für das Hämoglobinaddukt bei Rauchern rund vierfach höher als beim Durchschnittswert von Nichtrauchern. Das individuelle Risiko durch Acrylamid wird durch die Ernährungs- und Kochgewohnheiten sowie den Zigarettenkonsum bestimmt. Für Acrylamid ergeben Expositionsabschätzungen einen MOE von etwa 600–740, sodass der Abstand zur BMDL10 weniger als 1 000 beträgt. Angestrebt werden jedoch MOE-Werte von über 10 000, sodass der MOE-Wert für Acrylamid unbefriedigend ist.

Schimmelpilzgifte (Mykotoxine)

Grundlage der nachfolgenden Ausführungen sind die Ernährungsberichte der DGE von 1996 und 2004 sowie eine zweiteilige Übersichtsarbeit (Weiß 2010a, b). Hier wird nur auf karzinogene, mutagene und teratogene Mykotoxine ausführlicher eingegangen. Daher werden die Mykotoxine des Schlauchpilzes *Claviceps purpurea*, die Ergotalkaloide („Mutterkorn"), nicht besprochen.
Mykotoxine sind giftige Stoffwechselprodukte von Schimmelpilzen. Schimmelpilze leben primär auf dem Boden, bei guten Lebensbedingungen auf verwesenden tierischen und pflanzlichen Substraten. In Gegenwart von Glucose, Maltose und Saccharose wachsen sie besonders gut (s. Kap. 1.2.3) (Weiß 2010a).

Exkurs

Das Pilzwachstum ist zudem von der Temperatur (ab ca. 0 °C, in der Regel mit einem Optimum zwischen 20 und 35 °C), dem verfügbaren Wassergehalt im Substrat und dem pH-Wert – im Allgemeinen leicht saurer pH von 4,5–6,5 – abhängig. Viele Pilze können durch Ausscheidung von Stoffwechselprodukten den pH-Wert ihrer Umgebung beeinflussen (Weiß 2010a).

Da fast alle Schimmelpilze zum Wachstum Sauerstoff benötigen, wachsen sie vorwiegend auf der Oberfläche. Auf Lebensmitteln breiten sich Schimmelpilze schnell aus, die als nährstoffreiche Substrate die Toxinbildung fördern. Ein Lebensmittelbefall kann auf drei Wegen erfolgen:

- bereits durch Kontamination des Lebensmittelrohstoffs: Primärkontamination; nur bei pflanzlichen Lebensmitteln möglich;
- durch Befall des fertigen Lebensmittels: Sekundärkontamination; bei pflanzlichen und tierischen Lebensmitteln möglich; Befall meist sensorisch am Aussehen, Geruch und Geschmack erkennbar;
- durch Übergang von aus dem Futter von Nutztieren stammenden Mykotoxinen in tierische Lebensmittel: dort werden sie im Muskelfleisch und Organen abgelagert oder gelangen in Eier und Milch.

Die wichtigsten Mykotoxinbildner finden sich in den Gattungen *Aspergillus*, *Penicillium* und *Fusarium*, seltenere Produzenten sind *Alternaria* (Schwärzepilze) und *Claviceps* (Mutterkornalkaloide) (Ernährungsbericht 1996, 2004; Weiß 2010a).

Exkurs

Mykotoxine sind für Wachstum und Vermehrung des Pilzes nicht notwendig. Ihre Aufgabe ist es, um das Nährstoffangebot konkurrierende Mikroorganismen, beispielsweise Bakterien, in ihrer Vermehrung zu hemmen oder abzutöten. Viele Stoffwechselprodukte von Schimmelpilzen haben daher auch eine antimikrobielle Wirkung. Überwiegen bei den Stoffwechselprodukten toxische Eigenschaften, werden sie als Mykotoxine bezeichnet. Auch die von Schimmelpilzen gebildeten Farbstoffe (Pigmente), die das Aussehen eines Schimmelpilzes bestimmen (Schwärzepilze, Weißschimmel, Grünschimmel, Rotfäule usw.) sind fast ausnahmslos ungiftig und nicht Ursache für durch Mykotoxine ausgelöste, akute und chronische Vergiftungen (Ernährungsbericht 1996).

Die in allen Böden vorkommenden Fusarien sind für die Primärkontamination von Lebensmittelrohstoffen von größter Bedeutung. Eine relevante Toxinbildung von ebenfalls bereits vor der Ernte auf der Pflanze vorhandenen sogenannten „Lagerpilzen“ – Hauptvertreter sind Pilze der Spezies *Aspergillus* und *Penicillium* – beginnt erst bei unsachgemäßer Lagerung. Mykotoxine werden von den toxinbildenden Arten in verschiedenen Stadien des Wachstums gebildet. Meist sind es niedermolekulare Substanzen mit hoher chemischer Stabilität. Sie sind daher auch noch in Lebensmitteln zu finden, wenn ein sichtbarer Schimmelpilzbefall entfernt wurde oder die vegetativen Teile des Pilzes durch Veränderungen der Umgebung abgestorben sind – zum Beispiel während des Trocknungsvorganges.

Auch Kochen, Grillen oder Backen führt nur zu einer geringen Abnahme der möglicherweise vorhandenen Mykotoxinkonzentration. Im Labor konnten 300 Mykotoxine in Kultur erzeugt und chemisch charakterisiert werden. Davon kommen 20 Verbindungen in Lebensmitteln vor. Von diesen Verbindungen treten nach dem aktuellen Wissensstand sechs Stoffe bzw. Stoffgruppen in Lebensmitteln häufig und in nennenswerten Mengen auf. Deshalb sind sie für den Verbraucherschutz von Bedeutung. Dies sind die Aflatoxine B1, B2, G1, G2, M1 und M2, Ochratoxin A, die Fumonisine B1, B2 und B3, Zearalenon (ZEA), Desoxynivalenol (DON) und Patulin. Aufgrund ihrer toxikologischen Bedeutung sind diese Verbindungen in Lebensmitteln unerwünscht (Ernährungsbericht 1996).

Durch die große Zahl und sehr unterschiedliche chemische Struktur haben Mykotoxine auch unterschiedliche biologische Wirkungen – organ- und gewebespezifisch (dermatotoxisch, hepatotoxisch, kardiotoxisch, nephrotoxisch, neurotoxisch, pulmotoxisch) sowie systemisch (immunsuppressiv, embryotoxisch und teratogen sowie im Tierversuch kanzerogen).

Die seit Jahrhunderten in der Produktion von Käse – Weißschimmelkäse (Camembert, Brie), Blauschimmelkäse (Roquefort, Bavaria blue) – und auch bei der Herstellung von Salami bzw. Schinkenspezialitäten gezielt und kontrolliert eingesetzten Schimmelpilze dienen der Aromabildung und Konservierung und bilden keine Mykotoxine. Ein zusätzlicher Befall mit toxinbildenden Schimmelpilzen ist bei unsachgemäßer Herstellung und Lagerung aber möglich und kann unbemerkt bleiben, da der erwünschte Schimmelpilzbefall zum Aussehen der Lebensmittel gehört. Ebenso zählen die Gifte von Hefen und Giftpilzen, beispielsweise Knollenblätterpilzen, nicht zu den Mykotoxinen (Weiß 2010).

Nachfolgend wird auf die im Lebensmittelbereich wichtigen karzinogenen Mykotoxine näher eingegangen.

Aflatoxine

Aflatoxine werden von vier Aspergillusarten gebildet: *A. flavus*, *A. parasiticus*, *A. nomius* und *A. pseudotamarii.* Hauptvertreter sind die Aflatoxine B1, B2, G1, G2, M1 und M2. M1 und M2 wurden in der Milch von Schafen und Kühen gefunden – als Folge des Verzehrs von kontaminiertem Futter. Während das Fleisch von mit belastetem Futter gefütterten Tieren meist aflatoxinfrei bleibt, gehen zwischen 1–3 % in die Milch über (Ernährungsbericht 2004). Aflatoxine können auch in die Muttermilch übergehen. Aflatoxin B1 ist am besten untersucht, da es das giftigste und mengenmäßig in den Lebensmitteln am meisten enthaltene Aflatoxin ist.

Exkurs

Aflatoxinbildner befallen bevorzugt Erdnüsse, Haselnüsse, Mandeln, Paranüsse und Pistazien – und damit auch Marzipan und Speiseeis –, Mais, Trockenfrüchte wie Feigen und Gewürze – auch Paprika, Chilis, Muskatnuss –, weniger häufig Walnüsse und Rosinen. Sojabohnen, Hafer, Roggen, Weizen und Reis sind selten belastet (Ernährungsbericht 2004). Eine feuchte Lagerung der Ernte ist für die Toxinbelastung entscheidend. Aflatoxine werden im Magen-Darm-Trakt schnell aufgenommen und gelangen über den Blutweg in die Hepatozyten und Zellen anderer Organe. Möglich ist auch eine inhalative Aufnahme durch toxinbelasteten Staub. Aflatoxin B1 wird weitgehend metabolisiert, nur 5 % werden unverändert ausgeschieden. Hauptsächlich in der Leber, aber auch in Lunge, Niere und Kolon erfolgt zunächst eine Transformation in Aflatoxin B1-8,9-Epoxid, die vorwiegend von Cytochrom-P_{450}-abhängigen Monooxygenasen katalysiert wird, aber auch von der Prostaglandinsynthase und zytosolischer Lipoxygenase. Das Aflatoxin B1-Epoxid wird zur Entgiftung von zytosolischen Glutathion-S-Transferasen mit Glutathion verbunden. Allerdings haben die in der Leber des Menschen vorhandenen Glutathion-S-Transferasen nur eine geringe Bindungskapazität. Das Konjugat wird über die Galle ausgeschieden. Durch die Darmflora ist eine Hydrolyse möglich, wodurch ein enterohepatischer Kreislauf besteht. Weitere Enzyme sind an der Aflatoxinentgiftung beteiligt. Typische Metabolite (Glucuronide und Sulfatkonjugate) werden über die Nieren ausgeschieden. Innerhalb von 24 Stunden werden ca. 90 % einer Einzeldosis Aflatoxin B1 ausgeschieden, 75 % über den Darm, 15–20 % über die Nieren (Weiß 2010a).

Akute und chronische Vergiftungen mit Aflatoxinen führen zur Leberschädigung. Die Toxizität nimmt in folgender Reihenfolge ab: B1 > G1 > B2 > G2. Aflatoxin B1 wird erst durch die enzymatische Umwandlung in Aflatoxin B1-8,9-Epoxid hepatotoxisch. Eine akute Vergiftung mit Aflatoxin B1 führt durch Nekrosen im Lebeparenchym zum akuten Leberversagen. Typisch ist auch eine Proliferation des Gallengangepithels. Es kann auch zu Blutungen im Verdauungstrakt und den Nieren kommen, zudem zu Störungen des Nervensystems. Die akut tödliche Dosis liegt geschätzt bei 1–10 mg/kg KG (Weiß 2010). Die chronische Toxizität ist von größerer Bedeutung, vor allem bei Kindern – mit Leberzirrhose und Leberzellkarzinome als Folgen. Von der *International Agency for Research on Cancer* (IARC) wurden Aflatoxine als „krebserzeugend beim Menschen" (Kategorie 1) eingestuft. Die kanzerogene Wirkung ist dosisabhängig. Für das genotoxische Kanzerogen Aflatoxin B1 kann daher kein Wert für eine tolerierbare Aufnahme festgelegt werden, da es keinen unteren Grenzwert zum Ausschluss eines Risikos gibt. Das beim ersten Schritt des Abbaus durch enzymatische Umwandlung entstehende Aflatoxin B1-Epoxid kann an Guaninreste der DNA binden und Mutationen auslösen, die zur Entstehung eines hepatozellulären Karzinoms führen. Die ebenfalls über eine Epoxidbildung metabolisch aktivierten Aflatoxine G1 und M1 haben weniger als 5 % der kanzerogenen Wirkung von Aflatoxin B1. Die Aflatoxine B2 und G2 sind kaum genotoxisch (Weiß 2010a).

Aflatoxinbedingte Leberzellkarzinome sind vor allem in Afrika und China ein Problem. Das Risiko erhöht sich bei einer gleichzeitig bestehenden Hepatitis-B-Infektion um das Zwanzig- bis Dreißigfache. Weiterhin haben Aflatoxine eine immunsuppressive Wirkung, vor allem auf die zellvermittelte Immunität.

Erwähnt werden soll auch, dass in der Bundesrepublik Deutschland für Säuglings- und Kleinkindernahrung sowie Milch die weltweit niedrigsten Aflatoxin-Höchstmengen gelten (Ernährungsbericht 1996).

Ochratoxin A (OTA)

Ochratoxine werden von mehreren Aspergillus- und Penicilliumarten gebildet, darunter *Aspergillus ochraceus*, dem Namensgeber des Toxins. Ein weiterer wichtiger Produzent ist *Penicillium verrucosum*. Nur Ochratoxin A (OTA), das Toxin mit der stärksten Wirkung, wird auf Lebens- und Futtermitteln nachgewiesen. OTA wird als Lagerpilz gebildet – in einem weiten Temperaturbereich von 12–37 °C.

Auf heimischen Erzeugnissen sind Ochratoxine im Gegensatz zu Aflatoxinen häufig nachweisbar. Eine Kontamination tritt weltweit auf und betrifft vorwiegend Getreide und alle Getreideprodukte sowie Getreidekörner zum direkten Verzehr. Belastet sein können auch getrocknete Weintrauben (Korinthen, Rosinen, Sultaninen), getrocknete Feigen, Kaffee (als Bohnen und gemahlen), Tee, Kakao, Bier, Wein, Schaumwein, Fruchtwein, Getränke aus Wein, Traubensaft, Schalenobst, Fruchtsäfte, Nüsse, Schokolade sowie Gewürze – auch Paprika, Pfeffer, Muskatnuss, Ingwer und Kurkuma. Über OTA-haltiges Futter werden Fleisch und Fleischwaren verunreinigt. In einer deutschen Untersuchung aus den Jahren 1998 bis 2002 enthielten Milch, Geflügel und Rindfleisch keine nachweisbaren OTA-Konzentrationen (Ernährungsbericht 2004).

OTA wird nach schneller Resorption fast vollständig an Albumin gebunden. Da es aus dieser Bindung nur langsam freigesetzt wird, hat es im Organismus eine lange Halbwertszeit von ca. 35 Tagen. Es ist in Deutschland beim Menschen in fast allen Blutproben nachweisbar. Strukturähnliche Substanzen – beispielsweise Aspartam – oder Stoffe mit einer hohen Affinität zu Plasmaproteinen können die Beseitigung beschleunigen, indem sie das OTA aus der Albuminbindung verdrängen. Die Anreicherung von OTA erfolgt hauptsächlich in den Nieren. In der Leber, in Muskeln und Fettgewebe finden sich ebenfalls höhere Konzentrationen. OTA wird kaum verstoffwechselt und zum größten Teil über die Nieren ausgeschieden. Die teilweise über die Galle erfolgende Ausscheidung unterliegt dem enterohepatischen Kreislauf (Weiß 2010a). OTA ist ein vorwiegend nierentoxisches, aber auch hepatotoxisches, kanzerogenes und immunsuppressives Toxin.

Exkurs

Die Schädigungsmechanismen von OTA sind nicht vollständig geklärt. Hinweise sprechen dafür, dass sie durch oxidativen Stress nephrotoxisch, aber auch genotoxisch wirken, indem sie DNA-Einzelstrangbrüche induzieren. OTA begünstigt die Peroxidation von Membranlipiden, wodurch die Membranen in ihrer Funktion gestört werden. Beispielsweise können Fehlfunktionen des endoplasmatischen Retikulums so zu einer gestörten zellulären Calciumhomöostase führen. Zudem scheint OTA die Eiweißbiosynthese zu hemmen, indem der Phenylalaninanteil des Toxins reversibel an die Phenyl-RNA-Synthetase bindet und dadurch die Eiweißsynthese hemmt. Betroffen sind vor allem Proteine mit einem hohen Turnover. Im Tierversuch beginnt die Nierenschädigung mit degenerativen Veränderungen der proximalen Tubuli, gefolgt von Zellnekrosen und fibrotischen Veränderungen und schließlich einer verminderten Nierenfunktion bis hin zum Nierenversagen. Bei Tieren kam es zudem zu Nieren- und Lebertumoren. Mehrfach beschrieben sind eine genotoxische Wirkung und die Induktion von DNA-Reparatur- sowie DNA-Strangbrüchen. Bei Ratten waren hohe OTA-Dosen im Futter embryotoxisch und teratogen, mit Missbildungen sowie einer erhöhten pränatalen Mortalität verbunden (Weiß 2010a).

Beim Menschen sind bisher keine kanzerogenen Effekte von OTA nachgewiesen. Die IARC stuft OTA als „möglicherweise krebserzeugend (Kategorie 2b) beim Menschen" ein. Über eine Beeinträchtigung der zellulären und humoralen Immunität sowie in hohen Dosen einer Hemmung der natürlichen Killerzellen wirkt OTA auch immunsuppressiv. Ursache hierfür soll die Hemmung der Proteinbiosynthese sein (Weiß 2010a). Eine aktuelle Studie aus Italien fand bei Männern eine signifikante positive Korrelation zwischen dem Plasma-OTA und dem CRP sowie einem kardiovaskulären Risikofaktor-Score. Dies lässt an eine mögliche Rolle von OTA beim Inflammationsstatus und damit auch der Krebsgenese denken (Di Giuseppe et al. 2011).

Patulin

Das hitzestabile Patulin (Synonyme: Clavacin, Clavatin, Leukopenin, Expansin) wird von verschiedenen Schimmelpilzen der Gattungen *Aspergillus* (*A. clavatus* u. a.), *Penicillium* (*P. expansum*, *P. urticae*, *P. patulinum*) und *Byssochlamys* (*B. fulva*, *B. nivea*) gebildet (Weiß 2010a). Es ist auf zahlreichen Erzeugnissen pflanzlicher Herkunft nachweisbar – wie Obst, Gemüse und Getreide. Der wichtigste Patulinumbildner, *P. expansum*, ist als weit verbreiteter Lagerpilz auf Obst und Gemüse nachweisbar – vor allem in braunen Faulstellen. Besonders betroffen sind Äpfel und damit auch Apfelsaft, bei Herstellung aus angefaultem Fallobst. Vor allem in weichen Früchten diffundiert das Toxin aus der Faulstelle in das gesunde Gewebe. Bei der Verarbeitung des befallenen Obstes zu Kompott, Marmelade und Obstsäften bleibt das hitzestabile Patulin erhalten und gelangt in tiefere Schichten. Der Abbau erfolgt durch alkoholische Gärung. SH-Gruppen-haltige organische Verbindungen wie Cystein und Glutathion sowie Alkalien entgiften Patulin schnell, da es wie diese leicht mit Thiolgruppen reagiert. In eiweißreichen Lebensmitteln, Fleisch- und Wurstwaren finden sich daher keine besonderen Patulinkonzentrationen. Der genaue Vorgang der Resorption und Verstoffwechselung von Patulin beim Menschen ist unbekannt. Beim Kontakt mit Blut kam es in In-vitro-Tests zu einem schnellen Abbau von Patulin, wahrscheinlich durch Bindung an Glutathion (Weiß 2010a). Beim Menschen verursacht Patulin eine Gastritis mit Übelkeit, Erbrechen und Durchfall. Tierexperimentell hatte Patulin mutagene, teratogene, immunsuppresive und neurotoxische Eigenschaften (Ernährungsbericht 2004). Das *Joint FAO/WHO Expert Commitee on Food Additives* (JECFA) stuft Patulin als nicht karzinogen, aber genotoxisch ein und empfiehlt einen PMTDI-Wert (*Provisional Maximun Tolerable Daily Intake*) von 0,4 µg/kg KG (Ernährungsbericht 2004).

Fusarientoxine

Hierzu gehören die Fumonisine, die Trichothecene – beispielsweise Nivalenol und Desoxynivalenol (DON) – und Zearalenon (ZEA).

Fumonisine

Hauptproduzent der von verschiedenen Fusarienarten gebildeten Fumonisine ist das fast ausschließlich auf Mais vorkommende *Fusarium verticillioides* (früher *F. moniliforme*). Die Einteilung der Fumonisine erfolgt in fünf Gruppen: A, B, C, P und H. Die B-Gruppe tritt vor allem im Lebensmittelbereich auf. Am meisten verbreitet ist Fumonisin B1, das auch die höchste Toxizität besitzt. Die sehr hitzestabilen Mykotoxine werden erst bei Temperaturen über 150 °C vermindert (Weiß 2010b). Sie sind schlecht resorbierbar und werden schnell eliminiert, unterliegen aber einem enterohepatischen Kreislauf. Aufgrund struktureller Ähnlichkeit blockieren Fumonisine die Ceramid-Synthase und dadurch den Aufbau der Sphingolipide. Die Folgen sind eine Störung von Zellwachstum und Zelldifferenzierung, oxidativer Stress und Zelltod (Apoptose). Artenabhängig sind sie im Tierversuch neurotoxisch (Hirnerkrankungen), hepatotoxisch (Lebernekrosen), pneumotoxisch (Lungenödem) und kanzerogen. Die IARC hat Fumonisin B1 als „möglicherweise krebserregend für den Menschen (Gruppe 2b)" eingestuft. Diskutiert wird ein möglicher Zusammenhang zwischen chronischer Fumonisinaufnahme aus der Nahrung (Mais) und dem Auftreten von Ösophaguskarzinomen (Ernährungsbericht 2004; Weiß 2010b). Möglicherweise sind sie auch ein Risikofaktor für das primäre Leberzellkarzinom (Ernährungsbericht 2004).

Trichothecene

Diese wichtigste Gruppe der Fusarientoxine enthält etwa 150 strukturverwandte Substanzen. Trichothecene werden von Fusarienarten gebildet und auch von den Spezies Trichothecium, Myrothecium, Stachybotrys und anderen (Weiß 2010b). Desoxynivalenol (DON), Nivalenol, T-2-Toxin und sein Abbauprodukt HT-2-Toxin sind die wichtigsten Vertreter. In Bezug auf die Befallshäufigkeit und aufgrund der gebildeten Toxinkonzentrationen ist DON das Toxin mit der größten Bedeutung. Trichothecene sind hitzestabil bis ca. 200 °C und auch nach mehrjähriger Lagerung noch toxisch. Sie kommen hauptsächlich auf Getreide und Getreideprodukten (Mehl, Brot, Kekse) vor und sind gut resorbierbar. Ihre Aufnahme erfolgt über Lunge, Gastrointestinaltrakt und Haut, die Verteilung im ganzen Körper.

Die Deepoxidierung ist eine wichtige Entgiftungsreaktion. Durch eine Deacetylierung wird T-2-Toxin rasch in HT-2-Toxin überführt. Die Ausscheidung findet über Stuhl und Urin statt. Trichothecene sind zytotoxisch und lösen in verschiedenen Organen Apoptose aus. Durch Bindung an die 60S-Einheit der Ribosomen hemmen sie die ribosomale Eiweißsynthese. Die Hydrolyse der Epoxide führt zur Inaktivierung. Eine orale Aufnahme hat starke Schleimhautveränderungen bis zu Nekrosen in Mund und Darm, Übelkeit, Erbrechen und blutigen Diarrhoen zur Folge. Durch die systemische Wirkung kommt es aufgrund einer zytotoxischen Schädigung von Knochenmark, Thymus und Milz vor allem zu einer Beeinträchtigung des Immunsystems mit Infektneigung und Störungen der Blutbildung.

Exkurs

Typische, durch eine erhöhte Trichothecenaufnahme bedingte Krankheitsbilder sind die alimentäre toxische Aleukie und die Kashin-Beck-Krankheit. Die alimentäre toxische Aleukie trat vor allem nach dem Zweiten Weltkrieg in Ostsibirien auf. Sie war durch eine verminderte Leukozytenzahl, eine Schädigung des Knochenmarks sowie durch Hautnekrosen gekennzeichnet. Ursache war der Verzehr von Mykotoxinen der Trichothecen-Gruppe, vermutlich besonders des T-2- bzw. HT-2-Toxins. Die Kashin-Beck-Krankheit kommt ebenfalls in Ostsibirien vor, aber auch in Nordkorea und Nordchina und ist Folge des Verzehrs von mit Fusarien (*F. sporotrichoides*) verunreinigtem Getreide. Indem sich die Blutgefäße verengen, die zu den Wachstumszonen und Gelenkenden der Knochen führen, kommt es zu Wachstumsstörungen des Skeletts von Kindern (Weiß 2010b).

Im Tierversuch sind DON und T-2-Toxin reproduktionstoxisch, jedoch bisher nicht mutagen und kanzerogen. Eine positive Korrelation zwischen dem Gehalt an DON in Mais und dem Auftreten von Ösophaguskarzinomen wird allerdings in Südafrika beobachtet. Ursache könnte eine krebsfördernde Wirkung und/oder eine Beeinträchtigung des Immunsystems sein (Weiß 2010b).

Zearalenon (ZEA)

Zearalenon (ZEA) wird von verschiedenen Fusarienarten produziert. ZEA ist eine östrogenwirksame Verbindung mit nicht-steroidaler Struktur. Es wurde weltweit in zahlreichen Getreidearten wie Hafer, Roggen, Weizen und damit in Getreideprodukten sowie in Reis, Mais und Sorghum (Hirse) nachgewiesen (Ernährungsbericht 2004). Ein Bildner von ZEA ist der Schimmelpilz *F. graminearum*, der auf Mais, aber auch auf Heu und anderem pflanzlichen Tierfutter zu finden ist. So gelangen das Mykotoxin und sein aktiver Metabolit α-Zearalenon in die Milch. Nach rascher Resorption wird ZEA hauptsächlich in der Leber transformiert. Hauptstoffwechselprodukte sind α- und β-Zearalenon sowie Glucuronsäurekonjugate von Zearalenon und seinen Metaboliten. Die Ausscheidung erfolgt im Wesentlichen über den Urin (Weiß 2010b).

ZEA hat nur eine sehr geringe akute Toxizität, sein Metabolit α-Zearalenon wirkt zehnmal stärker. Da ZEA infolge seiner Struktur an Östrogenrezeptoren in Uterus, Hypophyse und Hypothalamus binden kann und deshalb im Körper stark östrogen wirkt, wird es auch Mykoöstrogen genannt. Da im Tierversuch eine kanzerogene Wirkung nachweisbar war, wurde die therapeutische Anwendung von ZEA und seinen Derivaten zur menopausalen Östrogensubstitution aufgegeben. Die IARC stuft ZEA „als möglicherweise krebserregend ein“ (Weiß 2010b). Im Tierversuch ist ZEA durch Störungen der Knochenbildung auch teratogen.

Weitere Mykotoxine

Nachfolgend werden weitere, in Nahrungsmitteln relevante Pilzgifte beschrieben, die im Gegensatz zu den in den vorigen Kapiteln genannten Mykotoxinen nicht so weit verbreitet und/oder toxikologisch nicht so bedeutend sind. Sie sind aus diesem Grund weniger gut untersucht und in den Ernährungsberichten 1996, 2004 und 2008 nicht beschrieben. Basis der Ausführungen ist daher die Arbeit von Claudia Weiß (2010b).

Alternaria-Toxine

Pilze der Spezies *Alternaria* werden auch Schwärzepilze genannt. Derzeit bekannt sind etwa 300 Arten, die meist auf bestimmten Pflanzensorten vorkommen. Sie können aber auch an vielen anderen Orten leben, indem sie sich von totem organischem Material ernähren. Als weit verbreitete Feld-

und Lagerpilze sind sie auf Getreidearten (Hirse, Weizen, Roggen), aber auch auf Gemüse und Obst, Nüssen, Tabak und Gewürzen zu finden.

Exkurs

So bilden *A. alternata* und *A. tenuissima* schwarze Faulstellen auf Obst und Gemüse. *A. citri* befällt Zitrusfrüchte auf dem Baum und entwickelt sich dann während des Transportes und der Lagerung. *A. solani* befällt zunächst die Kartoffelblätter und bei der Ernte die Knolle (Hartfäule).

Von den verschiedenen Pilzarten werden unterschiedliche Mykotoxine gebildet. Unter den mehr als 30 bekannten Toxinen haben Tenuazonsäure, Alternariol, Alternariol-Monomethylether, Altenuen sowie die Altertoxine I, II und III die höchste Toxizität. Bei Tieren kommt es nach akuten Vergiftungen zu Erbrechen, Durchfall, gastrointestinalen Blutungen, Krämpfen und Muskelzittern. Die Mykotoxine sind zytotoxisch, schwach mutagen und im Tierversuch teratogen und kanzerogen. Beim Menschen wird das Auftreten von Ösophagustumoren mit einer hohen Alternaria-Toxin-Belastung in Verbindung gebracht. Vergleichbar mit Fumonisin B1 hemmen einige Alternaria-Toxine die Ceramid-Synthase – allerdings deutlich geringer. Außerdem kann es durch Einatmen von Alternaria-Sporen zu allergischen Reaktionen kommen. Für den Verbraucher ist eine Risikoabschätzung aufgrund mangelnder Daten derzeit nicht möglich. Zudem existieren bisher keine Höchstgehalte für Nahrungsmittel.

Citrinin (Antimycin)

Das Mykotoxin Citrinin wird von Ochratoxin A-bildenden Pilzen, weiteren Penicillien sowie Aspergillen gebildet und ist daher oft mit Ochratoxin A zusammen auf heimischem Getreide zu finden. Es kommt hauptsächlich in Mais, Gerste, Hafer, Weizen, Roggen, Reis, Erdnüssen und Tomaten vor. Manche Pilze können auch Fleisch und Fleischwaren befallen und dort erhebliche Mengen Citrinin erzeugen. Die optimale Toxinbildung erfolgt bei 25 °C.

Exkurs

Citrinin hemmt das Wachstum von Bakterien, Pilzen und Protozoen. Allerdings ist diese Fähigkeit wegen der erheblichen Toxizität von Citrinin therapeutisch nicht nutzbar.

Citrinin ist, vermutlich durch eine Hemmung der RNA-Synthese, zytotoxisch und auch nierenschädigend. Zudem ist Citrinin genotoxisch und im Tierversuch reproduktionstoxisch. Bei Tieren wirken Ochratoxin A und Citrinin zusammen additiv bis synergistisch.

Exkurs

In Südostasien wird Rotschimmelreis (Allok oder Angkak) zum Färben von Lebensmitteln eingesetzt. Die auf dem Reis vorhandenen Schimmelpilze (*Monascus spp.*) bilden rote, orange und gelbe Farbstoffe, können aber auch Citrinin bilden. In Deutschland ist Rotschimmelreis ein nicht zugelassener Zusatzstoff.

Citreoviridin

Penicillium citreoviride und andere Schimmelpilzarten produzieren bei relativ niedrigen Temperaturen das Mykotoxin Citreoviridin, das bei feuchter Lagerung in Mais, Reis und anderem Getreide und manchmal auch in Fleisch nachweisbar ist. Es ist gelb und wurde zuerst in Ostasien aus gelb verfärbtem Reis isoliert. Das gelbe Mykotoxin verursacht in Japan eine Herzkrankheit, die kardiale Beri-Beri. Citreoviridin unterbricht durch eine Hemmung der mitochondrialen

ATPase die Energieversorgung der Zellen. Besonders empfindlich auf das Mykotoxin reagieren die Muskel- und Nervenzellen – Zellen mit einem hohen Energiebedarf. Zudem wurden Schädigungen von Leber und Nieren beobachtet. Tödliche Dosen führen durch eine Lähmung des Nervensystems zum Tod infolge Atemlähmung.

Sterigmatocystin

Das Mykotoxin wird als Zwischenprodukt der Aflatoxinsynthese von *Aspergillus versicolor*, *Aspergillus nidulans*, *Aspergillus bipolaris* und anderen Aspergillen gebildet. Es hat eine ähnliche Struktur wie die Aflatoxine und kommt mit diesen zusammen oft auf verschimmelten Lebensmitteln vor. Es wird in den Pilzzellen gespeichert und erst nach Zerstörung des Myzels oder durch Autolyse freigesetzt. Auch der Wirkmechanismus entspricht weitgehend dem der Aflatoxine. Nach Aktivierung zum Epoxid bildet es mit dem Guanin der DNA ein Addukt. Sterigmatocystin schädigt die Leber und ist im Tiermodell leberkarzinogen. Das ebenfalls toxische Aspertoxin wird durch Hydroxylierung gebildet. Die schädigende Wirkung von Sterigmatocystin ist deutlich geringer als die von Aflatoxinen, doch kann der Gehalt an Sterigmatocystin in Nahrungsmitteln deutlich höher sein als der an Aflatoxinen. Dennoch wird die Gesundheitsgefährdung von Sterigmatocystin als gering eingeschätzt.

Empfehlungen, die das Risiko senken Mykotoxine aufzunehmen

Die Aufnahme von Mykotoxinen über Nahrungsmittel ist nicht vollständig zu vermeiden. Doch der Verbraucher kann das Risiko einer Belastung mit Schimmelpilzen und damit einer Aufnahme von Mykotoxinen durch bestimmte Maßnahmen signifikant vermindern.

Praxistipp

Folgende Regeln sollten beachtet werden, um das Risiko Mykotoxine aufzunehmen zu minimieren (mod. nach Weiß 2010b):

- Jedes spontan verschimmelte Lebensmittel ist als giftig anzusehen und sollte nicht mehr verzehrt werden. Es ist in der Regel nicht ausreichend, die verschimmelte Stelle auszuschneiden, da die Mykotoxine sich durch Diffusion im Lebensmittel verteilen können.
- Angefaulte und verschimmelte Lebensmittel nicht weiterverarbeiten: Mykotoxine sind sehr hitzestabil und werden durch thermische Garverfahren nicht zerstört.
- Angefaultes Obst und Gemüse nicht mehr verzehren, da durch Ausschneiden der verschimmelten Stellen die Mykotoxine nicht ganz entfernt werden.
- Angeschimmelte tierische Lebensmittel sind ebenfalls komplett wegzuwerfen, auch Käse. Aflatoxine diffundieren erheblich in das Käseinnere.
- Nicht nur verschimmelte, auch schlecht entwickelte, verfärbte und geschrumpfte Nüsse können Schimmelpilze enthalten.
- Bei verschimmeltem Brot kann die Schimmelstelle großräumig ausgeschnitten werden, da eine Diffusion von Mykotoxinen außerhalb des sichtbaren Pilzbefalles bisher nicht nachgewiesen wurde.
- Verschimmelte Konserven und Marmeladen vollständig wegwerfen: Bei selbst hergestellten Marmeladen aus Früchten und Zucker im Verhältnis 1 : 1 kann die Schimmelstelle großzügig entfernt werden, da ein hoher Zuckergehalt die Toxinbildung hemmt.
- Brotfach und Kühlschrank sind sorgfältig sauber und trocken zu halten, da sie Bereiche für eine Pilzinfektion sein können.

3.3.5 Weitere potenziell kanzerogene Substanzen

Die folgenden drei Gruppen potenzieller Kanzerogene, heterozyklische aromatische Amine (HAA), Nitrat, Nitrit und Nitrosamine sowie polyzyklische aromatische Kohlenwasserstoffe (PAK) werden häufig gemeinsam und im Zusammenhang mit Koch- und Bearbeitungspraktiken (Braten, Grillen, Pökeln, Räuchern) von Fleisch beschrieben.

Heterozyklische aromatische Amine (HAA)

Die Angaben zu den die heterozyklischen aromatischen Aminen (HAA) stützen sich auf den Ernährungsbericht 1996 sowie eine aktuelle Arbeit von Schwarz (2010) über Strategien zur Minimierung bzw. Vermeidung unerwünschter Inhaltstoffe bei der Produktion von Lebensmitteln. Wie Acrylamid gehören auch die HAA zu Stoffen, die bei der Lebensmittelverarbeitung entstehen.

Exkurs
HAA sind Verbindungen mit einer Aminogruppe an einem heterozyklisch-aromatischen Ring, wobei bei den wichtigsten HAA die Aminogruppe an einem Imidazolring sitzt (s. Tab. 3-9). Von den in der Tabelle genannten HAA werden PhIP und MeIQx am häufigsten gebildet. Die IQ-Gehalte sind meist niedriger bzw. nicht messbar. Zigarettenrauchkondensat enthält ebenfalls PhIP.

In Lebensmitteln kommen HAA in äußerst geringen, im Nanogrammbereich liegenden Konzentrationen vor. HAA entstehen unter bestimmten Bedingungen beim Erhitzen eiweißhaltiger Lebensmittel, Fleisch, Fleischextrakt und Fisch. Von Bedeutung sind die Temperatur und die Dauer des Erhitzens, zudem müssen Kreatin (natürlicher Bestandteil von Muskelfleisch), Aminosäuren und Glucose vorhanden sein.

Exkurs
Da HAA bereits bei küchenüblichen, nicht pyrolytischen Temperaturen entstehen, sind sie keine „Pyrolyseprodukte“. Bei der Pyrolyse aus

Tab. 3-9 Heterozyklische aromatische Amine mit Aminoimidazo-Struktur (nach Ernährungsbericht 1996)

Kurzname	Chemische Bezeichnung
IQ	2-Amino-3-methylimidazo[4,5-f]chinolin*
MeIQ	2-Amino-3,4-dimethylimidazo[4,5-f]chinolin*
IQx	2-Amino-3-methylimidazo[4,5-f]chinoxalin
MeIQx	2-Amino-3,8-dimethylimidazo[4,5-f]chinoxalin*
4,8-DiMeIQx	2-Amino-3,4,8-trimethylimidazo[4,5-f]chinoxalin
7,8-DiMeIQx	2-Amino-3,7,8-trimethylimidazo[4,5-f]chinoxalin
7,9-DiMeIQx	2-Amino-1,7,9-trimethylimidazo[4,5-g]chinoxalin
PhIP	2-Amino-1-methyl-6-phenylimidazo[4,5-b]pyridin*
DMIP	2-Amino-1,6-dimethylimidazo[4,5-b]pyridin
TMIP	2-Amino-1,5,6-trimethylimidazo[4,5-b]pyridin

* Im Tierversuch untersucht und kanzerogen

Aminosäuren entstehende HAA sind im Tierversuch auch kanzerogen, spielen aber beim üblichen Kochen, Braten und Backen keine Rolle.

Die wichtigste Rolle bei der HAA-Bildung hat die Temperatur. Unter 150 °C entstehen praktisch keine HAA. Auch beim Rösten im Ofen bei 200 °C sind so gut wie keine HAA nachweisbar. Bei Temperaturen von 220 °C und höher zum Braten und Grillen steigt der HAA-Gehalt erheblich. In Bratrückständen in der Pfanne wurden noch höhere HAA-Gehalte als in gegrilltem Fleisch gemessen. Hauptbildungsort beim Braten von Fleisch und Fisch ist die Kruste, da sich hier die höchsten Konzentrationen an Vorläufern und die höchsten Temperaturen finden. HAA sind im Kern nicht bzw. kaum nachweisbar. Bei hohen Temperaturen entstehen mit der Bildung der HAA zudem sensorisch erwünschte, für den guten Geschmack notwendige Röstaromen. Die Intensität der HAA-Bildung hängt entscheidend von der Zusammensetzung eines Lebensmittels ab, da in Abhängigkeit vom Kreatin- und Glucosegehalt der Lebensmittel unterschiedliche Mengen an HAA gebildet werden. Rind- und Schweinefleisch enthalten hohe Kreatinin- und Glucosemengen und bilden entsprechend hohe HAA-Konzentrationen. Geflügel enthält dagegen nur wenig Glucose und bildet nur sehr wenig MelQx. Im Dorsch mit geringen Konzentrationen an Glucose und freien Aminosäuren ist praktisch kein MelQx nachweisbar.

Die toxikologische Bedeutung der HAA beruht auf der in Tierversuchen (Mäuse, Ratten und Affen) nachgewiesenen Kanzerogenität mit einer Bildung von Leber-, Kolon- und Mammakarzinomen sowie ihrer Mutagenität. Die dabei im Futter verabreichte Dosis war allerdings gegenüber der durchschnittlichen HAA-Aufnahme des Menschen bis zu 10 000-mal höher, sodass die Abschätzung der gesundheitlichen Auswirkung für den Menschen schwierig ist. Die MOE-Werte für HAA liegen bei 170 000–260 000, was nach dem Vorschlag der EFSA einem geringen Gesundheitsrisiko entspricht.

Da alle Stoffwechselreaktionen der HAA jedoch auch beim Menschen bzw. mit isolierten menschlichen Enzymsystemen nachgewiesen wurden, ist eine kanzerogene Wirkung auch beim Menschen wahrscheinlich. Angenommen wird ein Zusammenhang mit Dickdarmkrebs. Ursache könnten der hohe Fleischkonsum sowie bei bestimmten Personen ein genetisch bedingtes sehr aktives Fremdstoffenzymsystem sein. Letzteres führt zu einer besonders effizienten Metabolisierung der HAA, die mit einer Entwicklung des genotoxischen Potenzials verbunden ist.

Exkurs

Eine Untersuchung fand auch eine Abhängigkeit des Risikos für ein Blasenkarzinom bei Personen mit dem schnellen NAT2-(N-Acetyltransferase-2)-Genotyp (Lumbreras et al. 2008). Das NAT2-Gen ist an der der Verstoffwechselung von Karzinogenen beteiligt. Polymorphismen im NAT2-Gen beeinflussen die Enzymaktivität.

Andererseits könnten die HAA und nicht Fleisch Ursache der Korrelation zwischen Fleischkonsum und Krebsrisiko sein.

Aufgrund der kanzerogenen Wirkung von HAA im Tierversuch sowie aufgrund der Kenntnisse über die Ursachen und den biochemischen Mechanismus dieser Wirkung werden die mit der Nahrung aufgenommenen, geringen Mengen an HAA nicht als unbedenklich betrachtet. Auch wenn die Höhe des Risikos einer Krebsentstehung durch die Aufnahme von HAA bisher nicht angegeben werden kann, ist es ratsam, die HAA-Aufnahme nach Möglichkeit zu senken. Nachdem die HAA-Bildung bei der Zubereitung der Nahrung erfolgt, ist die Prävention Aufgabe von Küchen und Köchen in der Gastronomie, der Gemeinschaftsverpflegung und im Haushalt. Die einfachste Präventionsmaßnahme ist die schonende Zubereitung von Fleisch und Fisch durch Vermeiden unnötig hoher Temperaturen (180 °C) und langer Bratzeiten.

Den Bratensatz von stark Gebratenem für Soßen zu verwenden, wird im Ernährungsbericht 1996 nicht empfohlen, da HAA vor allem in Soßen auf der Grundlage von Fleischprodukten oder Knochen vorkommen. Neuere, nachfolgend beschriebene Studien zeigen jedoch Möglichkeiten zur Verringerung der HAA-Bildung in Soßen auf (Schwarz 2011). Beim Entstehen der HAA bilden sich unter anderem freie Radikale. Aus diesem Wissen heraus versuchte man, die HAA-Bildung durch die Anwendung von Antioxidanzien zu hemmen. Zum Beispiel enthalten Rosmarin und Salbei effektive Antioxidanzien. In einer Untersuchung zum Einfluss verschiedener Rosmarinextrakte auf die Bildung von HAA-Verbindungen in Geflügelfleisch sank die HAA-Konzentration um 24 % bzw. 10 %. Durch den Einsatz von Salbei und Rosmarin kann demnach ein mäßiger HAA-Abbau erreicht werden. Effektiver war der HAA-Abbau unter anderen Bedingungen: Nach dem Erhitzen von HAA in Rapsöl für 30 min bei 180 °C, waren anschließend nur noch 10 % der Ausgangskonzentration nachweisbar. Eine weitere Studie prüfte, ob mit dem HAA-Abbau auch das genotoxische Potenzial reduziert wurde. Mit dem Ames-Test konnte eine erhebliche Reduktion des genotoxischen Potenzials nachgewiesen werden. Diese Erkenntnisse können bei der Herstellung von Soßen angewandt werden. Immerhin sind Soßen für etwa ein Viertel der HAA-Aufnahme verantwortlich (Schwarz 2011). Aktuelle Studien zum Zusammenhang zwischen HAA und Organtumoren finden sich in Tabelle 3-8.

Nitrat, Nitrit und Nitrosamine

Basis dieses Kapitels sind der Ernährungsbericht 1996, zwei Veröffentlichungen von Weiß 2008 und zwei Arbeiten von Steinberg 2009 und 2010.

Nitrat (NO_3^-)

Nitrat ist ein natürlicher Bestandteil des Bodens. Für Pflanzen ist Nitrat lebensnotwendig, da sie den enthaltenden Stickstoff zur Synthese von Eiweiß, Nukleinsäuren und anderen Substanzen benötigen. Zur Steigerung des Ertrags wird Nitrat als Dünger in Form von organischen Düngemitteln (Jauche, Gülle, Mist) oder als Mineraldüngung verwendet. Die Nitratkonzentration in Pflanzen wird daher entscheidend von der Stickstoffdüngung des Bodens beeinflusst. Die Speicherkapazität kann dabei sehr unterschiedlich sein. Weitere Einflussfaktoren auf den Nitratgehalt in Lebensmitteln sind die Lichtverhältnisse, die Temperatur und die Art des Anbaus. Lichtmangel und anhaltende Trockenheit steigern den Nitratgehalt von Pflanzen, hohe Lichtintensität und hohe Temperaturen vermindern die Nitratspeicherung. Unabhängig von der Jahreszeit enthalten Lebensmittel aus Freilandanbau weniger Nitrat als Lebensmittel aus dem Unterglasanbau. Die höchsten Nitratgehalte in pflanzlichen Lebensmitteln mit Maximalwerten über 1 000 mg/kg finden sich in Salat (Kopfsalat, besonders Rucola), in Blattgemüse (Spinat, Mangold) sowie in einigen Wurzelgemüsen (Rote Beete, Rettich, Radieschen, Sellerie). In der Verordnung VO EG Nr. 466/2001 sind Höchstgehalte für Nitrat in Salat, Spinat und der Beikost von Säuglingen festgelegt (s. Tab. 3-10).

Das gut wasserlösliche Nitrat kann mit Niederschlägen in das Grundwasser gelangen. Der Nitratgehalt des Grundwassers hängt somit vom landwirtschaftlichen Nutzungsgrad einer Region ab. Für Trinkwasser und für Mineral- und Tafelwasser gibt es ebenfalls gesetzliche Höchstwerte für Nitratmengen (s. Tab. 3-11).

Exkurs

Vor allem bei der Herstellung von Pökelerzeugnissen, wie roher Schinken und Rohwurst, werden Kalium- und Natriumnitrat als Konservierungs- und Umrötungsmittel verwendet. Dabei wird die Pökelwirkung erst durch das während der Reifung von Bakterien aus Nitrat gebildete Nitrit erreicht. Eine bei der Produktion von Schnittkäse durch Buttersäurebakterien verursachte Gasbildung wird durch Nitratzusatz verhindert. Als Zusatzstoff wird Nitrat für eingelegte Heringe und Sprotten benutzt. Für den

Tab. 3-10 Höchstgehalte für Nitrat nach der Verordnung VO EG Nr. 466/2001 (mod. nach Weiß 2008, Teil 1)

Lebensmittel	Erntezeit, Anbaubedingungen,	Höchstgehalte für Nitrat (mg/kg)
Kopfsalat	Ernte 1. November bis 31. März:	
	• unter Glas angebaut	4 500
	• Freilandanbau	4 000
	Ernte 1. April bis 31. Oktober:	
	• unter Glas angebaut	3 500
	• Freilandanbau	2 500
Eisbergsalat	• unter Glas angebaut	2 500
	• Freilandanbau	2 000
frischer Spinat	Ernte 1. November bis 31. März	3 000
	Ernte 1. April bis 31. Oktober	2 500
TK-Spinat	unabhängig von der Erntezeit	2 000
Beikost für Säuglinge und Kleinkinder		200

Tab. 3-11 Nitrat- und Nitrit-Höchstwerte nach Trinkwasser- sowie Mineral- und Tafelwasserverordnung (mod. nach Weiß 2008, Teil 1)

Wassersorte	Höchstwert Nitrat (mg/l)	Höchstwert Nitrit (mg/l)
Trinkwasser	50*	0,5*, am Ausgang des Wasserwerkes maximal 0,1
Mineral- und Tafelwasser	50	0,1
Mineral- und Tafelwasser mit Hinweis auf Eignung für Säuglingsnahrung	10	0,02

* Die Summe aus Nitratkonzentration in mg/l geteilt durch 50 und Nitritkonzentration in mg/l geteilt durch 3 darf nicht größer als 1 mg/l sein

Zusatz an Nitrat und Nitrit in Lebensmitteln gibt es eine Höchstmengenverordnung. Auch für Fleischerzeugnisse aus ökologischer Erzeugung gibt es Richtwerte für die Zugabemenge und Rückstandshöchstmengen für Nitrat und Nitrit (Weiß 2008, Teil 1).

Die Nitratzufuhr durch Lebensmittel erfolgt durchschnittlich zu 70–90 % aus Gemüse und Salat. Bei hohem Konsum pflanzlicher Lebensmittel kann sie noch höher liegen. Eine weitere wichtige Nitratquelle kann je nach der Region das Trinkwasser sein. Die Zufuhr von Nitraten aus Zusatzstoffen ist dagegen für die Gesamtzufuhr von untergeordneter Bedeutung.

Nitrat wird fast vollständig resorbiert. Über die Niere werden 60–70 % der Zufuhr unverändert ausgeschieden. Über den enterooralen Kreislauf erreichen etwa 25 % mit dem Speichel die Mundhöhle, wo sie wie im Magen zu Nitrit reduziert werden können. Im Dickdarm werden weitere 5–15 % sezerniert. Endogen wird aus dem im Organismus aus Arginin gebildeten Stickstoffmonoxid (NO) etwa 1 mg Nitrat pro kg Körpergewicht gebildet. Stickstoffmonoxid ist eine sehr reaktive Substanz, die aufgrund einer Halbwertzeit von nur wenigen Sekunden unmittelbar am Ort des Entstehens wirkt. Zur Bekämpfung von Krankheitserregern wird reichlich NO in den Makrophagen gebildet, wo es bei fiebrigen Erkrankungen in besonders hohen Mengen freigesetzt wird. Stickstoffmonoxid kann auch in anderen Geweben und Organen synthetisiert werden. Durch seine gefäßerweiternde Wirkung reguliert es den Blutdruck, beeinflusst die Wundheilung und wirkt als Neurotransmitter im Nervensystem. Über Nitrit wird Stickstoffmonoxid zu Nitrat verstoffwechselt und vorwiegend in dieser Form ausgeschieden.

Nitrat wird in den üblicherweise verzehrten Mengen als für den Menschen unbedenklich eingestuft. Die tödliche Dosis beträgt 15 g. Der ADI-Wert für Nitrat für Personen über drei Monate beträgt 3,7 mg/kg KG. Da Nitrat im Organismus mit Jod konkurriert, kann es die Jodaufnahme in die Schilddrüse hemmen. Für eine strumigene Wirkung sind allerdings Aufnahmemengen ab 3,65 mg NO_3 pro kg Körpermasse erforderlich (Weiß 2008, Teil 1). In einer deutschen Querschnittsstudie ergab sich auch kein Zusammenhang zwischen der Nitratbelastung und der Größe bzw. Veränderungen der Schilddrüse. Als Schadstoff hat Nitrat eine größere Bedeutung durch die Umwandlung in Nitrit.

Nitrit (NO_2^-)

Hauptlieferant für Nitrit sind gepökelte Fleischerzeugnisse. Sonstige Lebensmittel enthalten normalerweise nur geringe Nitritmengen. Von besonderer Bedeutung ist die endogene Nitritbildung aus Nitrat. Sie beträgt 90 % der Gesamtnitritmenge, lediglich ca. 10 % stammen aus der Nahrung. Bakterien in der Mundhöhle und der Darmflora wandeln Nitrat teilweise zu Nitrit um. Ein Viertel des resorbierten Nitrats wird zudem mit dem Speichel wieder sezerniert und kann auch mikrobiell reduziert werden. Durch den enterooralen Nitrat- bzw. Nitritkreislauf werden innerhalb 24 Stunden etwa 6–7 % der aufgenommenen Nitratmenge in Nitrit umgewandelt, entsprechend 90 % der gesamten Nitritmenge. Die Menge der endogenen Nitratreduktion ist individuell sehr unterschiedlich. Nach dem Verzehr eines nitratreichen Lebensmittels steigen die Gehalte an Nitrat und Nitrit plötzlich an und bleiben mehrere Stunden erhöht. Manche Erkrankungen – beispielsweise eine Achlorhydrie, ein Salzsäuremangel im Magen – fördern die Nitritbildung. Eine bakterielle Umwandlung von Nitrat in Nitrit ist auch in nitrathaltigen Lebensmitteln möglich. Diese nimmt mit steigender Keimzahl und der Lagerdauer zu. Einflussfaktoren sind auch Temperatur, pH-Wert und Sauerstoffgehalt des Lebensmittels, zudem die fermentativen Möglichkeiten der vorhandenen Mikroorganismen. Diese Nitritbildung kann durch einen hygienischen Umgang mit nitrathaltigen Lebensmitteln vermindert werden. Nitratreiche Mahlzeiten sollten daher kühl gelagert und bald verzehrt werden.

Exkurs

Beim Pökeln mit Nitrat (Salpeter) ist die Bildung von Nitrit erwünscht, da sie Voraussetzung für die Pökelwirkung ist. Wurde früher nur Nitrat zum Pökeln verwendet, wird heute direkt Nitrit benutzt. Es wird Fleischerzeugnissen als Zusatzstoff „Nitritpökelsalz", einem Gemisch aus Speisesalz und 0,4–0,5 % Natrium-Nitrit, zugesetzt. Das Nitritpökelsalz hat folgende Effekte:

- Umwandlung der ursprünglichen Fleischfarbe in die typische, hitzestabile, rote Pökelfarbe durch Bildung von N-Nitroso-Myoglobin aus dem Muskelfarbstoff Myoglobin („Umrötung"),
- konservierende Wirkung durch Hemmung des Wachstums pathogener Keime wie *Clostridium botulinum*,
- Hemmung der Oxidation von Fettsäuren und Verzögerung des Ranzigwerdens der Fette,
- Erreichen des typischen Pökelaromas der behandelten Lebensmittel.

In der Zusatzstoff-Zulassungsverordnung (ZZulV) sind Höchstmengen für den Zusatz an Nitrat und Nitrit in Lebensmitteln festgelegt. Dabei gibt es für traditionelle Fleischerzeugnisse viele Sonderregelungen. Nach der EG-Öko-Verordnung 91/2092/EWG dürfen Nitrat und Nitrit in geringeren Mengen auch Fleischprodukten aus ökologischer Erzeugung zugesetzt werden (Weiß 2008, Teil 1).

Im Magen-Darm-Trakt wird Nitrit schnell resorbiert, im Blut durch Hämoglobin zu Nitrat oxidiert und mit einer Halbwertszeit von durchschnittlich 30 min eliminiert. Nitrit ist in hohen Dosen akut toxisch, da es an den roten Blutfarbstoff Hämoglobin bindet und diesen in Methämoglobin umwandelt, das keinen Sauerstoff transportieren kann. Diese Reaktion kann durch das Enzym Methämoglobinreduktase (Diaphorase) rückgängig gemacht werden. Bei extrem hoher Nitritzufuhr wird die Kapazität des Enzyms jedoch überschritten. Ein Methämoglobinanteil bis zu 20 % bleibt meist noch symptomlos, bei 50 % tritt ein lebensbedrohlicher Sauerstoffmangel auf („Blausucht"). Dosen von 1–2 g Nitrit führen zu schweren Vergiftungen, die tödliche Dosis liegt bei 4 g. Aufgrund ihrer noch wenig aktiven Methämoglobinreduktase sind Säuglinge im Alter bis zu drei Monaten gegenüber Nitrit besonders empfindlich. Vergiftungsursache war in der Vergangenheit stark nitratreiches Trinkwasser in ländlichen Gebieten, das zur Herstellung von Säuglingsnahrung verwendet wurde. Von größerer Bedeutung scheint allerdings die Eigenschaft von Nitrit zu sein, mit sekundären Aminen kanzerogene Nitrosamine bilden zu können.

Exkurs

Nitrit hat auch positive Effekte – vor allem Schutzfunktionen im Magen. Im sauren Milieu des Magens entstehen aus Nitrit reaktive Stickstoffverbindungen – beispielsweise das antibakteriell wirkende Stickstoffmonoxid –, die synergistisch mit der Magensäure aufgenommene pathogene Keime inaktivieren können. Die Wirkung zeigte sich auch gegen *Yersinia*, *Salmonella*, *Shigella*, *E. coli* und *Helicobacter pylori*. Stickstoffmonoxid hat auch einen schützenden Effekt auf die Magenwand, indem es die Blutzirkulation in der Magenschleimhaut anregt und die Dicke der Schleimschicht an der Magenwand fördert. Nitrit wirkt auch blutdrucksenkend, da es das gefäßerweiternde Stickstoffmonoxid bildet.

Nitrosamine

Nitrosamine können exogen und endogen gebildet werden. Mit nitrosierbaren Substanzen wie Aminen, Amiden und Aminosäuren bilden Nitrit oder Stickoxide N-Nitrosoverbindungen – auch einige N-Nitrosamine. Sie sind kanzerogene Schadstoffe und werden als Präkanzerogene in der Leber, aber auch im Dünndarm, in der Lunge und im Ösophagus, in einer vom Cytochrom P_{450} katalysierten Reaktion (Alpha-Hydroxylierung) zu den kanzerogenen Formen aktiviert. Durch Alkylierungsreaktionen induzieren sie Schäden an der DNA, RNA und Proteinen. Etwa 90 % der untersuchten Nitrosamine haben sich in Tierversuchen bereits in niedrigen Dosierungen als kanzerogen erwiesen. Bei allen etwa 40 bisher untersuchten Tierarten löste beispielsweise NDMA Tumoren aus. Typisch für die krebserregende Wirkung der Nitrosamine ist die Organspezifität. Diese ist vor allem von der chemischen Struktur der Substanz bestimmt, aber auch von der Applikationsart, der Expositionsdauer und der Tierart. Nitrosamine führten zu Tumoren im Gehirn und Nervensystem, am Herzen, im Mund, Ösophagus, Magen, Darm, Pankreas, in der Leber, Harnblase, Niere, der Haut und im blutbildenden System.

Enthalten sind Nitrosamine in nahezu allen Lebensmitteln, besonders aber in Tabakerzeugnissen und auch in Kosmetika und Bedarfsgegenständen wie Schnuller oder Luftballons. Aufgrund ihrer im Tierversuch kanzerogenen Wirkung, die auch bei Menschen vermutet wird, ist die Nitrosaminbildung in der Nahrung unerwünscht und unbeabsichtigt. Nahrungsmittel enthalten flüchtige und nicht-flüchtige N-Nitrosamine (s. Tab. 3-12) (Weiß 2008, Teil 2). Die nichtflüchtigen Nitrosamine liegen in Lebensmitteln in bis zehnfach höheren Konzentrationen vor. Sie sind aber meist nicht kanzerogen und werden unverändert mit dem Urin ausgeschieden.

In Tabelle 3-13 sind Lebensmittel gelistet, die hauptsächlich Nitrosamine enthalten. Dabei ist zu vermerken, dass die Nitrosaminkonzentrationen in Pökelwaren in den letzten Jahrzehnten deutlich gesenkt wurden. Ursache ist der geringere Einsatz von Nitrit sowie die Zugabe von Ascorbinsäure als Pökelhilfsstoff. Bei den meisten sonstigen Lebensmitteln liegt der Gehalt an flüchtigen Nitrosaminen um bzw. unter der Nachweisgrenze.

Merke

Die Warnung, nitrat- und potenziell nitrithaltige Speisen mit Käse zu überbacken, ist nicht gerechtfertigt.

Tab. 3-12 N-Nitrosamine in der Nahrung (mod. nach Weiß 2008, Teil 2)

Flüchtige N-Nitrosamine	Nicht-flüchtige N-Nitrosamine
N-Nitrosodimethylamin (NDMA)	N-Nitrososarkosin (NSAR)
N-Nitrosopiperidin (NPIP)	N-Nitrosohydroxyprolin (NHPRO)
N-Nitrosopyrrolidin (NPYR)	N-Nitrosoprolin (NPRO)
N-Nitrosothiazolidin (NTHZ)	N-Nitrosothiazolidin-4-carbonsäure (NTCA)

Aufgenommen werden Nitrosamine über die Lunge, den Verdauungstrakt und über die Haut. Aus Lebensmitteln werden im Mittel schätzungsweise 0,3 µg/Tag aufgenommen, durch Kosmetika weniger als 0,05 µg/Tag. Beim Rauchen von 20 Zigaretten pro Tag liegt die Belastung bei 17–85 µg/Tag (Weiß 2008, Teil 2). Im oberen Dünndarm werden oral aufgenommene Nitrosamine resorbiert und in der Leber metabolisiert, wobei kleinere Mengen schon beim Firstpass völlig verstoffwechselt werden. In unterschiedlicher Menge werden Nitrosamine in Abhängigkeit von der Stoffart unverändert über den Urin ausgeschieden. Die Ausscheidung von NDMA beispielsweise liegt bei 0,035 µg/Tag. Aufgrund einer gesteigerten endogenen Synthese kann sich die Ausscheidung bei Erkrankungen bis auf 2,0 µg/Tag erhöhen. Folge einer hohen, akut toxischen Aufnahme von Nitrosaminen als Unfallfolge ist ein schwerer Leberschaden in Form von Verfettung und Nekrosen. Die tödliche Dosis von NDMA beträgt 20–25 µg/kg Körpergewicht.

Endogen im menschlichen Organismus ist ebenfalls eine Bildung von Nitrosaminen möglich. Aus oral aufgenommenem bzw. in der Mundhöhle aus Nitrat synthetisiertem Nitrit können mit sekundären Aminen im Magen Nitrosamine gebildet werden. Die Reaktionsschnelligkeit hängt hauptsächlich von der Nitritkonzentration, aber auch vom pH-Wert im Magen ab. Der optimale pH-Wert im Magen liegt bei 3–4. Gehemmt wird die Bildung von Nitrosaminen durch Vitamin C, Vitamin E, Tannine und Polyphenole (s. Kap. 1.5), gefördert wird sie durch eine reduzierter Säurebildung – beispielsweise bei chronisch-atrophischer Gastritis – und bakterielle Besiedelung (*Helicobacter pylori*; pH über 5) des Magens.

Alkohol gehört zu den die Nitrosierungsreaktion möglicherweise fördernden Substanzen. Zudem kann das im Körper entste-

Tab. 3-13 N-Nitrosamine enthaltende Lebensmittel (mod. nach Weiß 2008, Teil 2)

Lebensmittel/-gruppe	Bemerkungen
gepökelte Fleischwaren	enthalten am häufigsten NDMA; nachgewiesen vor allem in Rohwurst und rohem Schinken; in Bacon aufgrund der Zubereitung mit Temperaturen über 180 °C und Erreichen eines wasserfreien Produktes erhöhte Mengen an NPYR; in Lebensmitteln mit höherem Wassergehalt und geringeren Temperaturen bei der Zubereitung (Pizza mit entsprechendem Belag, Toast Hawaii) nur geringe Mengen an NPYR nachweisbar
Fisch	hohe Gehalte an NDMA möglich; frischer Fisch ist stärker betroffen als geräucherter Fisch
Käse	NDMA nur gelegentlich enthalten; kein Zusammenhang zwischen der Verwendung von Nitrat als Zusatzstoff und der Bildung von Nitrosaminen nachweisbar
Gewürze	vor allem Pfeffer, aber auch andere Gewürze (z. B. Paprika) können aufgrund des Trocknungsprozesses erhebliche Mengen an NPYR und NPIP enthalten; sie sind in Deutschland eine Hauptquelle dieser beiden Nitrosamine
Bier	durch Änderung des Verfahrens der Malztrocknung inzwischen stark reduzierte Gehalte an NDMA

hende Stickstoffmonoxid Ausgangssubstanz für endogen gebildete Nitrosamine sein. Steigt die Bildung von Stickstoffmonoxid an, beispielsweise bei einer Erkrankung, steigt auch die endogene Nitrosaminsynthese. Aufgrund der multiplen Einflussfaktoren ist eine sichere Aussage zur Menge endogen gebildeter Nitrosamine derzeit nicht möglich. Die Schätzungen sind sehr unterschiedlich. Somit ist auch das kanzerogene Risiko quantitativ nicht einschätzbar. Nach dem Ernährungsbericht 1996 ist das durch endogene Nitrosamine bedingte Gesundheitsrisiko durch die Verfügbarkeit der Reaktionspartner, die Nitrosierbarkeit eines Amins und die Kanzerogenität des gebildeten Nitrosamins bedingt. Bei Berücksichtigung dieser drei Faktoren wäre die Menge des endogen gebildeten NDMA um wenigstens 10 000-mal kleiner als die des mit der Nahrung aufgenommenen – und somit ohne Bedeutung.

Aufgrund der starken Kanzerogenität der Nitrosamine im Tierversuch wird auch eine Kanzerogenität für den Menschen angenommen. Ungeklärt ist, inwieweit die Nitrosaminbelastung zur Krebsentstehung beiträgt. Allerdings nimmt die vermutete kanzerogene Wirkung ab, wenn die aufgenommene Menge abnimmt. Das gesundheitliche Risiko wird für die mit der Nahrung aufgenommenen geringen Mengen an Nitrosaminen als niedrig eingeschätzt. Die MOE-Werte für Nitrosamine liegen zwischen 12 000 und 18 000, was einem geringen Gesundheitsrisiko entsprechend würde. Eine grundsätzlich unschädliche, tolerable Tagesdosis (ADI-Wert) kann jedoch für Nitrosamine genauso wenig wie für andere kanzerogene und genotoxische Stoffe ermittelt werden, sodass das Minimierungsprinzip zu verfolgen ist.

Gepökelte Fleischerzeugnisse sollten demnach nicht stark erhitzt, gebraten oder gegrillt werden – vor allem, wenn das Erzeugnis dabei austrocknet. Für den Nitrat in größerem Umfang speichernden Salat und Spinat sind Höchstmengen festgesetzt worden. In Gemüse, der wichtigsten Nitratquelle, können weitere Inhaltsstoffe (Vitamine C und E, Polyphenole) die Bildung von Nitrosaminen hemmen. Ebenso kann der antimikrobielle und magenschützende Effekt von Nitrit daran beteiligt sein.

Zum Einfluss von Nitrat, Nitrit und Nitrosaminen auf die Entstehung einzelner Organtumoren siehe Tabelle 3-2 und Tabelle 3-6.

Polyzyklische aromatische Kohlenwasserstoffe (PAK)

Die nachfolgenden Hinweise zum Stellenwert der PAK in der Kanzerogenese entstammen dem Ernährungsbericht 1996 und aktuellen Studien.

Bei unvollständiger Verbrennung und Hocherhitzen von organischem Material entstehen PAK. Solche Prozesse sind im Haushalt sowie im öffentlichen und industriellen Bereich sehr häufig. Daher sind die PAK sehr verbreitet und in Spuren auch in der Nahrung zu finden. Sie sind praktisch immer Gemische. Ihre Zusammensetzung hängt vom Ausgangsmaterial und von den Entstehungsbedingungen ab. Obwohl mit den derzeitigen Analysemethoden viele PAK in derartigen Gemischen einzeln bestimmt werden können, benutzt man zur Vereinfachung als Leitsubstanz für die gesamte Gruppe meist nur das im Tierversuch stark kanzerogene Benz(a)pyren (nach alter Nomenklatur 3,4-Benzpyren). Andere PAK kommen meist in viel größeren Mengen vor, sind allerdings größtenteils nicht kanzerogen.

Menschen nehmen PAK mit der Atemluft und mit der Nahrung auf. Die Ursache dafür ist, dass PAK überall vorkommen, beispielsweise in den Abgasen und im Ruß von Verbrennungsmotoren, Heizungsanlagen, Heizkraftwerken, offenem Feuer und im Tabakrauch. So können auch nicht bearbeitete Lebensmittel über die Luft mit PAKs verunreinigt werden. Beim Kochen tritt eine PAK-Bildung erst auf, wenn eine Überhitzung und damit Zersetzung und Qualmbildung stattfinden. Auch beim Backen von Brot entstehen keine PAK, was aus einem Vergleich des PAK-Gehalts in Mehl, Teig und fertigem Brot abgeleitet wurde. Bei der ursprünglichen Form des Räucherns wirkt PAK-haltiger Rauch direkt und wenig kontrolliert auf Fleischerzeugnisse bzw. Fisch ein. Hier kann der PAK- und damit auch der Benz(a)pyrengehalt durch geeignete, kontrollierte Räucherverfahren gesenkt werden. In der Bundesrepublik Deutschland gilt seit 1973 für geräucherte Fleischwaren ein zulässiger Benz(a)pyren-Höchstwert von 1 µg/kg.

Exkurs
Ein neues – zur Zeit der Verfassung des Ernährungsberichtes 1996 noch nicht allgemein zugelassenes Verfahren – benutzt zum Räuchern Flüssigrauch, der einen sehr niedrigen PAK-Gehalt hat. Die damit geräucherten Produkte sind daher PAK-arm. Für sie gilt ein Höchstwert von 0,03 µg Benz(a)pyren/kg Produkt.

Hohe PAK-Kontaminationen treten beim Grillen von Fleisch oder Fisch über offenem, rauchendem, rußendem Feuer auf. Wurde die äußere, 5 mm dicke Schicht von auf unterschiedliche Weise gegrilltem Fleisch oder Würstchen untersucht, betrugen die Benz(a)pyren-Gehalte beim Grillen über Holzfeuer bis zu 200 µg/kg, bei Tannen- oder Kieferzapfenfeuer bis zu 30 µg/kg und bei Holzkohlenglut meist um oder unter 10 µg/kg.
Diese Untersuchungen führten zu der Schlussfolgerung, dass in die Glut tropfendes Fett unter PAK-Bildung pyrolisiert wird und die mit dem Qualm aufsteigenden PAK sich auf dem Grillgut niederschlagen. Die Korrelation von PAK- und Fettgehalt bestätigte die Annahme.

Exkurs
Bestätigt werden die Ergebnisse auch durch Versuche mit gasbeheizten Horizontal- und Vertikalgrillgeräten. Wurde verschiedenes Grillgut jeweils *well done* gegrillt, lagen die Benz(a)pyren-Werte beim Grillen von der Seite unter der Nachweisgrenze von 0,1 µg/kg, beim Grillen von unten dagegen im Bereich von 0,3–14,4 µg/kg. Beim Grillen von der Seite werden Fettpyrolyse und PAK-Kontamination offensichtlich vermieden.

Im Tierversuch sind PAK kanzerogen. Verantwortlich für diese Wirkung sind bestimmte PAK-Metaboliten, die auch erst beim Menschen entstehen können. Es wird daher angenommen, dass beim Tier kanzerogene PAK auch beim Menschen und nach Aufnahme mit der Nahrung kanzerogen sind. Das Risiko ist jedoch nicht abzuschätzen.
Als Folge der Festlegung sowie Überwachung von Höchstwerten in einzelnen Lebensmitteln und auch verbesserter Produktionsverfahren ist die PAK-Belastung in den letzten Jahrzehnten zurückgegangen. Ein weiterer, wesentlicher Faktor ist die gesunkene PAK-Belastung der Luft. Eine völlige Beseitigung von PAK ist jedoch praktisch nicht möglich. Dennoch sollte die Exposition weiterhin so gering wie möglich gehalten werden, besonders auch im häuslichen Bereich. Im Ernährungsbericht 1996 wird die Wahrscheinlichkeit einer kanzerogenen Wirkung von Benz(a)pyren beim Menschen als gering eingeschätzt. Neuere Studien zu PAK sind in der Tabelle 3-8 zu finden.

3.4 Ernährungsempfehlungen zur Minderung des Krebsrisikos

Da Umweltfaktoren wie Ernährung und körperliche Aktivität das Krebsrisiko beeinflussen, gilt Krebs als eine vermeidbare Krankheit. Zumindest kann das Erkrankungsrisiko gesenkt werden. Der WCRF hat in seinem Bericht 2007 daher auch Ernährungsempfehlungen zur Krebsprävention formuliert. Die Empfehlungen und Ziele, die sich auf die Gesundheit der Bevölkerung und damit auf ganze Bevölkerungsgruppen beziehen, sind für Gesundheitsexperten gedacht. Außerdem werden Empfehlungen auf persönlicher Ebene gegeben, für Menschen auf kommunaler, familiärer und individueller Ebene.

Die am Bericht beteiligten Wissenschaftler betonen auch die gesundheitliche Bedeutung des Nichtrauchens und das Meiden von Tabakrauch. Nachfolgend sind die persönlichen Empfehlungen zusammengestellt, teilweise mit den Erläuterungen und Begründungen. Eine Kurzfassung der Empfehlungen findet sich im nachfolgenden Praxistipp.

Praxistipp

Empfehlungen zur Krebsprävention (nach WCRF 2007):

- Bleiben Sie so schlank wie möglich innerhalb des normalen Körpergewichtsbereichs.
- Beziehen Sie körperliche Aktivität in Ihren Alltag ein.
- Begrenzen Sie den Verzehr energiedichter Lebensmittel. Meiden Sie zuckerhaltige Getränke.
- Essen Sie überwiegend Lebensmittel pflanzlichen Ursprungs.
- Schränken Sie den Verzehr von rotem Fleisch ein und meiden Sie verarbeitetes Fleisch.
- Begrenzen Sie den Konsum alkoholischer Getränke.
- Begrenzen Sie den Salzkonsum. Meiden Sie den Konsum von verschimmelten Lebensmitteln (Getreide-/Getreideprodukte oder Hülsenfrüchte).
- Versuchen Sie, den Nährstoffbedarf ausschließlich über die normale Ernährung zu decken.
- Sonderempfehlungen.

Diese Empfehlungen entsprechen auch den Empfehlungen der Deutschen Gesellschaft für Ernährung (DGE) für eine „gesunderhaltende Ernährung“ (s. dazu Kap. 1.8).

Körperfettmasse

- Das Körpergewicht sollte während der Kindheit und im Jugendalter im unteren Bereich des normalen BMI für 21-Jährige liegen.
- Das Körpergewicht sollte ab dem 21. Lebensjahr innerhalb des normalen Bereichs liegen.
- Eine Zunahme des Körpergewichts und des Bauchumfanges ist im Erwachsenenalter zu vermeiden.
- Die Energiezufuhr soll so gestaltet werden, dass Übergewichtige ihr Gewicht allmählich dauerhaft vermindern, normalgewichtige Patienten ihr Gewicht halten und untergewichtige Patienten ihr „persönliches Normalgewicht“ wieder erreichen.
- Bei Übergewicht empfiehlt es sich, fachliche Hilfe in Anspruch zu nehmen, um einseitige und Crash-Diäten zu vermeiden. Denn diese können nicht dauerhaft eingehalten werden, und es kommt regelmäßig erneut zu einer Gewichtszunahme.

Körperliche Aktivität

- Es wird empfohlen, mindestens 30 min/Tag moderat körperlich aktiv zu sein – vergleichbar mit schnellem Gehen.

- Für eine verbesserte Leistungsfähigkeit sollten mindestens 60 min/Tag moderate oder 30 min/Tag intensive körperliche Aktivität angestrebt werden.
- Sitzende Aktivitäten wie Fernsehen sollten begrenzt werden.

Lebensmittel und Getränke, die eine Körpergewichtszunahme fördern

- Es wird empfohlen, energiedichte Lebensmittel (>25 kcal/100 g) nur selten zu verzehren.
- Zuckerhaltige Getränke sind zu vermeiden.
- Fast Food sollte, wenn überhaupt, nur selten verzehrt werden.

Pflanzliche Lebensmittel

- Es wird empfohlen, mindestens fünf Portionen (mindestens 400 g) pro Tag von verschiedenen, nicht-stärkehaltigen Gemüsen und Obst zu verzehren. Dies geht am besten mit einer Auswahl auf Tomaten basierender Produkte und Zwiebelgewächse – wie Knoblauch – verschiedener Menge, unterschiedlicher Farbe – unter Einschluss roter, grüner, gelber, weißer, purpurner, orangefarbener Gemüse.
- Nicht-stärkehaltige Gemüse schließen grüne Blattgemüse, Brokkoli, Okra, Aubergine, Steckrüben, Speiserüben, Karotten, Sellerie und Knoblauch ein.
- Relativ unverarbeitetes Getreide und/oder Hülsenfrüchte sollten zu jeder Mahlzeit gegessen werden. Sie sollten im Durchschnitt mindestens 25 g Ballaststoffe pro Tag liefern.
- Der Verzehr stark bearbeiteter, stärkehaltiger Lebensmitteln sollte begrenzt werden.
- **Begründung:**
  - Nach umfassender Analyse bestehen die meisten Kostformen, die gegen Krebserkrankungen schützen, überwiegend aus pflanzlicher Nahrung.
  - Bevorzugte pflanzliche Lebensmittel sind nährstoff- und ballaststoffreich (an nicht-stärkehaltigen Polysacchariden) und haben eine niedrige Energiedichte.
  - Höherer Konsum nicht-stärkehaltiger Gemüse und Obst schützt wahrscheinlich vor verschiedenen Krebsarten.

Lebensmittel tierischer Herkunft

- Es wird empfohlen, den Verzehr von rotem Fleisch zu begrenzen und den Verzehr von verarbeitetem Fleisch zu vermeiden.
- Menschen, die regelmäßig Fleisch verzehren, sollten nicht mehr als 500 g Fleisch pro Woche essen; davon sollte nur ein sehr geringer Anteil verarbeitet (geräuchert, gepökelt) sein.
- **Begründung:**
  - Nach umfassender Datenanalyse leisten viele tierische Lebensmittel einen wichtigen Beitrag zur Nährstoffversorgung. In Maßen verzehrt sind sie gesundheitsfördernd.

Alkohol

- Empfohlen wird eine Begrenzung des Konsums alkoholischer Getränke.
- Wenn alkoholische Getränke getrunken werden, sollte der Konsum für Männer auf nicht mehr als zwei Gläser pro Tag und der Konsum für Frauen auf ein Glas pro Tag begrenzt werden. Ein Glas Wein entspricht etwa 10–15 g reinem Alkohol.
- Kinder und Schwangere sollen Alkohol meiden.

Haltbarmachung, Verarbeitung, Zubereitung

- Der Verzehr von gepökelten, gesalzenen oder salzigen Lebensmitteln ist zu vermeiden; Lebensmittel sollten ohne Salz haltbar gemacht werden.
- Der Verzehr von verschimmeltem Getreide- bzw. Getreideprodukten oder Hülsenfrüchten ist zu vermeiden.

- Die empfohlene Salzaufnahme beträgt maximal 6 g pro Tag.

Nahrungsergänzungsmittel

- Der Nährstoffbedarf sollte ausschließlich durch Lebensmittel gedeckt werden.
- Nahrungsergänzungsmittel werden für die Krebsprävention nicht empfohlen.
- **Begründung:**
  - Aufgrund der Datenlage können Nahrungsergänzungsmittel vor Krebs schützen, aber auch Krebs begünstigen.
  - Die vorliegenden Studienergebnisse sind nicht auf die allgemeine Bevölkerung übertragbar, für die insgesamt keine sichere Einschätzung von Nutzen und Risiken von Nahrungsergänzungsmitteln vorgenommen werden kann. Eine allgemeine Empfehlung zum Einsatz von Nahrungsergänzungsmitteln zur Prävention von Krebserkrankungen könnte unerwartete nachteilige Wirkungen mit sich bringen. Deshalb sollte die Aufnahme der relevanten Nährstoffe mit der üblichen Kost erhöht werden.

Exkurs

Diese Empfehlung ist nicht immer zu realisieren. In bestimmten Situationen, zum Beispiel bei einer Krankheit oder bei einem bestehenden Nährstoffmangel, können Nahrungsergänzungsmittel notwendig sein.

Sonderempfehlungen

Stillen:

- Säuglinge sollten möglichst bis zu sechs Monaten ausschließlich gestillt werden; danach sollten die Eltern beginnen, die Beikost einzuführen.
- **Begründung:**
  - Die wissenschaftlichen Daten für Krebs und andere Krankheiten zeigen, dass dauerhaftes, ausschließliches Stillen sowohl die Mutter als auch das Kind schützen.

Krebsbetroffene:

- Es gelten die Empfehlungen der Krebsprävention.
- Krebsbetroffene sollten von ausgebildeten Ernährungsfachkräften betreut werden.
- Wenn möglich und wenn es keine andersartigen Empfehlungen gibt, sollten die Betroffenen die Empfehlungen für Ernährung, gesundes Körpergewicht und körperliche Aktivität ebenfalls einhalten.

4 Ernährung bei Krebs

4.1 Mangelernährung bei Krebspatienten

Zur ausführlichen Beschreibung der Begriffe Mangelernährung, Kachexie, Sarkopenie wird auf Kapitel 2.3 verwiesen.

4.1.1 Häufigkeit

Eine Vielzahl von Untersuchungen belegt, dass Tumorpatienten besonders häufig mangelernährt sind. Die Inzidenz liegt nach unterschiedlichen Angaben zwischen 30–90 %. Ein ungewollter Gewichtsverlust ist oft der erste Hinweis auf eine Krebserkrankung. Einfluss auf die Häufigkeit und das Ausmaß der Mangelernährung haben unter anderem die Art, die Lokalisation und das Stadium der Tumorerkrankung sowie die Tumortherapie. Bei fortgeschrittener Tumorerkrankung ist zwar die Mehrzahl der Erkrankten mangelernährt, dennoch besteht kein eindeutiger Zusammenhang zwischen dem Ernährungszustand und der Größe, der Ausbreitung und dem Differenzierungsgrad des Tumors sowie der Erkrankungsdauer. Damit ist das Auftreten einer Mangelernährung in jedem Stadium der Erkrankung möglich und vor allem im Einzelfall nicht vorhersehbar. Eine mögliche Ursache hierfür ist, dass die Anfälligkeit individuell sehr verschieden ist.

Exkurs

In der größten Untersuchung (über 3 400 Patienten mit unterschiedlichen Tumorarten) zum Gewichtsverlust in den sechs Monaten vor der Diagnosestellung hatten – je nach Tumorart – 32–87 % der Patienten an Gewicht verloren (DeWys et al. 1980). Mit einem Gewichtsverlust von über 10 % vom gesunden Ausgangsgewicht waren 16 % der Patienten bereits schwer mangelernährt. Den geringsten Gewichtsverlust hatten Patienten mit einer prognostisch günstigen Blutkrebserkrankung (insgesamt 32 % mangelernährt), Patientinnen mit Mammakarzinom (insgesamt 36 % mangelernährt) und Patienten mit Sarkomen (insgesamt 39 % mangelernährt). Patienten mit Tumoren des Magen-Darm-Trakts zeigten dagegen die stärksten Gewichtsverluste: Bei Bauchspeicheldrüsenkrebs waren insgesamt 83 %, davon 26 % schwer mangelernährt, bei Magenkarzinomen insgesamt 87 %, davon 38 % schwer mangelernährt. Von den Patienten mit Dickdarmtumoren waren insgesamt 54 % mangelernährt, bei Patienten mit Prostatatumoren insgesamt 56 % und bei Patienten mit Lungentumoren insgesamt 57 % (*Small Cell Lung Cancer* [SCLC]) bzw. 61 % (*Non Small Cell Lung Cancer* [NSCLC]).

In der ersten, multizentrischen deutschen Erhebung zur Häufigkeit der Mangelernährung im Krankenhaus (1 886 Patienten in 13 Krankenhäusern) kamen die Tumorpatienten mit einer Häufigkeit von 38 % hinter den geriatrischen Patienten mit einer Häufigkeit von 56 % (Pirlich et al. 2006). Eine aktuell veröffentlichte Untersuchung zum prospektiven Screening des Ernährungszustandes von 1 453 ambulanten Tumorpatienten in 20, vorwiegend italienischen klinischen Zentren mittels des *Nutritional Risk Screening* (NRS) ergab bei 32 % der Patienten einen NRS ≥ 3, das heißt ein vorhandenes Ernährungsrisiko, das sofort eine genauere Erfassung des Ernährungszustandes und eine Ernährungsintervention zur Folge haben sollte (Bozetti et al. 2012). Ein mittlerer NRS-Wert von 3 fand sich vor allem bei Patienten mit Ösophagus- und Pankreaskarzinomen, bei Patienten mit einem ECOG-Performance-Status ≥ 2 (*Eastern Cooperative Oncology Group* [ECOG]) sowie bei Patienten mit moderater oder schwerer Anorexie oder Fatigue. Diese Befunde waren alle statistisch signifikant. Von 1 540 der insgesamt eingeschlossenen 1 556 Tumorpatienten lagen Angaben vor, wie viel Gewicht sie im Vergleich zum üblichen Gewicht verloren haben. Der mittlere Gewichtsverlust aller Patienten betrug 7,1 %. Einen klinisch signifikanten bzw. schweren Gewichtsverlust von ≥ 10 % des Ausgangsgewichtes hatten 38 % der ambulanten Patienten. Die am deutlichsten mit einem Gewichtsverlust assoziierten Faktoren waren die Art des Primärtumors (stärkster Gewichtsverlust bei Tumoren des oberen Gastrointestinaltrakts, gefolgt vom unteren Gastrointestinal- und Respirationstrakt), der ECOG-Performance-Status, das Anorexie-Syndrom und die Fatigue. Diese Faktoren waren zusammen mit der onkologischen Therapie die wichtigen Faktoren, um einen signifikanten Gewichtsverlustes vorherzusagen (Mariani et al. 2012).

Der Gewichtsverlust onkologischer Patienten besteht zum einen aus einem Verlust an Körperprotein – primär auf Kosten der Skelettmuskelmasse mit und ohne Verlust des Energiespeichers Fettmasse –, zum anderen aus Veränderungen der Körperzusammensetzung, die auch wichtige Komponenten einer Kachexie sind. Diese Veränderungen der Körperzusammensetzung unterscheiden sich von den Veränderungen im Hungerzustand, da im Hungerzustand vorwiegend Körperfett abgebaut und Muskelmasse erhalten wird (Cahill 2006). Das Organgewebe, vor allem das Lebergewebe, bleibt bei Tumorpatienten erhalten. Die Intrazellularflüssigkeit nimmt ab und die extrazelluläre Flüssigkeit kompensatorisch zu. Dies kann das tatsächliche Ausmaß einer Gewichtsabnahme verschleiern, ebenso wie Wassereinlagerungen im Rahmen einer Tumortherapie oder Änderungen des Hydratationsstatus, wie bei Herz-, Leber- und Niereninsuffizienz oder bei kritisch Kranken. Von entscheidender Bedeutung aber ist, dass diese Veränderungen der Körperzusammensetzung und damit auch eine Kachexie im Verlauf einer Tumorerkrankung früh und bereits vor der Diagnosestellung auftreten können. Sie sind somit nicht, wie häufig angenommen, immer Zeichen einer fortgeschrittenen Tumorerkrankung bzw. eines Endzustandes der Erkrankung. Bei übergewichtigen und adipösen Tumorpatienten besteht der Verlust an Skelettmuskelmasse in gleicher Weise, wird aber leichter übersehen oder sogar als wünschenswert verharmlost. Diese Befunde zeigen, wie wichtig und notwendig es ist, den Ernährungszustand bei allen Tumorpatienten frühzeitig zu erfassen (Dodson et al. 2012).

4.1.2 Ursachen

Die Ursachen der Mangelernährung und Kachexie onkologischer Patienten sind multifaktoriell. Hauptsächlich beteiligt sind eine unzureichende Energie- und Nährstoffaufnahme sowie Stoffwechselstörungen mit einem in der Folge ineffizienten Energieumsatz (Skipwoth et al. 2007).

Unzureichende Energie- und Nährstoffzufuhr

Gründe für eine verminderte Energie- und Nährstoffaufnahme können direkte Beeinträchtigungen durch die Erkrankung sowie Effekte des Tumors auf den Appetit und das Befinden des Patienten und schließlich die Tumortherapie sein. Obstruktionen im Mund-, Hals- und Ösophagusbereich bzw. im Magen-Darm-Trakt, Odynophagie, Fisteln, Ulzerationen, Infektionen oder eine Gastroparese führen zu einer direkten Beeinträchtigung der Nahrungsaufnahme. Ver-

mutet wird, dass auch die Verdauungsleistung vor allem bei gastrointestinalen Tumoren vermindert ist.
Viele Faktoren, die die Nahrungsaufnahme negativ beeinflussen, beginnen früh und bestehen bereits zum Zeitpunkt der Diagnosestellung. Nach einer Erhebung bestand bei 40 % der Patienten bereits eine Anorexie sowie bei subjektiv noch gutem Appetit bei 61 % ein Völlegefühl, bei 46 % Geschmacksveränderungen, bei 41 % Verstopfung, bei 40 % Mundtrockenheit, bei 39 % Übelkeit und bei 27 % Erbrechen (Bozzetti et al. 1989; Grosvenor et al. 1989). In einer weiteren Untersuchung zur Symptomhäufigkeit bei Patienten mit Tumoren der Lunge und des Magen-Darm-Trakts ohne Chemo- und Radiotherapie fand sich als häufigstes Symptom eine Appetitlosigkeit bei 38 % der Patienten. Weitere Symptome waren ein vorzeitiges Sättigungsgefühl (27 %), Schmerzen (23 %), Geschmacksveränderungen (20 %), Übelkeit (18 %), Mundtrockenheit (17 %), Verstopfung (14 %), Erbrechen und Durchfall (je 11 %), Schluckprobleme (9 %) und Geruchsstörungen (7 %). Von den insgesamt 151 Patienten litten 62 % unter einem oder mehreren Symptomen. Von Symptomen betroffen waren alle Patienten mit einem Pankreaskarzinom, 75 % der Patienten mit einem Tumor im oberen Gastrointestinaltrakt, 66 % der Patienten mit einem Lungentumor und 41 % der Patienten mit kolorektalen Tumoren. Ein Gewichtsverlust war bei 48 % der Patienten mit gastrointestinalen Tumoren und 19 % der Patienten mit Lungentumoren nachweisbar. Unter den Patienten mit Lungentumoren waren mit fast 60 % die meisten appetitlosen Patienten (Khalid et al. 2007).
Neben den genannten Symptomen sind auch häufige und lange Nüchternphasen im Verlauf der Diagnostik, Bewegungsmangel, psychische Belastungen – wie Angst, Depressionen und häusliche Probleme – sowie eine ebenfalls im Rahmen der Erkrankung früh auftretende frühe Ermüdbarkeit, Antriebsschwäche und Leistungsminderung Ursachen einer unzureichenden Nahrungsaufnahme. Zudem kann auch die Lebensweise eines Patienten vor Beginn der Erkrankung mit einer zu geringen Nahrungszufuhr, einseitiger Ernährung und einem erhöhten Nährstoffbedarf Grundlage einer Mangelernährung sein. Patienten mit chronischem Nikotin- und Alkoholkonsum sind dafür besonders gefährdet.
Zum Zeitpunkt der Diagnose sind etwa 50 % der Tumorpatienten bereits in einem fortgeschrittenen Krankheitsstadium. Dass auch das Stadium der Erkrankung Einfluss auf die Energie- und Nährstoffzufuhr haben kann, zeigte eine portugiesische Arbeitsgruppe bei Patienten mit Kopf- und Halstumoren sowie Tumoren des Magen-Darm-Trakts im Stadium I und II bzw. Stadium III und IV ihrer Erkrankung im Vergleich zu einer gesunden Kontrollgruppe. In den Stadien I und II war die Energiezufuhr lediglich um 20–64 kcal/d vermindert, im Stadium III und IV dagegen um 471–1 095 kcal/d. Bei der Proteinzufuhr ergab sich ein Unterschied von lediglich 0,2–1,0 g/d gegenüber 64–94 g/d in den fortgeschrittenen Tumorstadien (Ravasco et al. 2004).

Exkurs

Eine kanadische Arbeitsgruppe konnte zeigen, dass auch die Art der Ernährung das Gewicht von Tumorpatienten beeinflusst (Hutton et al. 2006). Sie erfassten die verzehrten Nahrungsmittel von Patienten mit fortgeschrittenen soliden Tumoren – 80 % der Teilnehmer litten an Tumoren der Lunge, des Magen-Darm-Trakts, der Brust oder der Prostata –, die keine Chemo- und/oder Strahlentherapie mehr erhielten, zuhause lebten und dort ihre Speisen auswählten. Die Auswertung der über drei Tage ausgefüllten Essprotokolle ergab drei unterschiedliche, aber typische Muster für die Kombination der verzehrten Nahrungsmittel: Ein normales Muster, den „Fleisch-und-Kartoffel-Typ", einen „Früchte-Weißbrot-Typ" mit bevorzugt weicher Kost und einen „Milch-und-Suppe-Typ" mit bevorzugt flüssiger Kost. Die Energiezufuhr variierte von 4–53 kcal/kg KG/d. Zwischen den Ernährungsmustern ergab sich vom Typ der normalen über die weiche zur flüssigen Kost eine Verminderung der Energieaufnahme von 27 versus 24 versus 20 kcal/kg KG/d und eine Zunahme des Gewichtsverlustes von 11 versus 16 versus 21 %. Gezeigt werden konnte auch, dass Tumorpatienten einen gesteigerten Energieverbrauch nicht durch eine gesteigerte Nahrungsaufnahme ausgleichen konnten (Bosaeus et al. 2002). Derselbe Autor errechnete, dass ein Patient mit 70 kg Körpergewicht – bei Annahme eines gemischten Gewebeverlustes – bei einem Gewichtsverlust von 5 % in drei Monaten ein tägliches Energiedefizit von 280 kcal hat, bei einem Gewichtsverlust von 1 kg im Monat ein tägliches Energiedefizit von 240 kcal und bei einem Gewichtsverlust von 1 kg in der Woche ein tägliches Energiedefizit von 960 kcal (Bosaeus 2009).

Schließlich können auch die verschiedenen Tumortherapien mit ihren Folgen und Nebenwirkungen Ursache einer unzureichenden Energie- und Nährstoffzufuhr und auch Nährstoffverwertung sein. Zu den Folgen von Operationen siehe Kapitel 4.4.1, 4.4.2 und Kapitel 5, zu den Nebenwirkungen einer Chemo- und Strahlentherapie sowie hämatologischen Zelltransplantation die Kapitel 4.4.3, 4.4.4, 4.4.5 und das Kapitel 5. Die Beurteilung des Schweregrades eines Gewichtsverlustes als Nebenwirkung einer Behandlungsmaßnahme nach *Common Terminology Criteria for Adverse Events* (CTCAE) siehe Tabelle 5-1.

Exkurs

Die Graduierung der Schwere eines Gewichtsverlustes und die Empfehlungen zur Intervention bei einem Gewichtsverlust entsprechend CTCAE entsprechen keiner Leitlinie.

Stoffwechselstörungen

Ein weiteres Merkmal der Mangelernährung onkologischer Patienten sind Stoffwechselveränderungen, die eine katabole Stoffwechsellage begünstigen (Dodson et al. 2012). Basis ist eine vom Tumor induzierte Aktivierung des Immunsystems des Wirts, bei der proinflammatorische Zytokine beteiligt sind. Die metabolischen Abnormalitäten sind wahrscheinlich ausgelöst durch diese Immunantwort sowie durch die dadurch gesteigerte Bildung von Zytokinen wie Interleukin-1β (IL-1β), IL-6, Interferon γ und Tumornekrose-Faktor-α (TNF-α), die die primären Auslöser des Skelettmuskelverlustes sind. Interessanterweise ist die Bildung derselben Zytokine in einer Akutphase der Immunantwort notwendig, um eine zytotoxische Antwort und Zerstörung des zugrunde liegenden Tumors zu fördern. Dennoch führt dieser chronische Inflammationszustand, der sich typischerweise mit der Tumorprogression entwickelt, zu einem starken Anstieg inflammatorischer Faktoren, die zum Verlust von Skelettmuskelmasse und zur Kachexie führen.

Bei vielen Patienten beginnt diese Akutphasereaktion bereits früh und ist bei Diagnosestellung oft schon vorhanden – so bei 50 % der Patienten mit einem Pankreaskarzinom. Die Skelettmuskulatur macht fast die Hälfte des Gesamtkörperproteinbestandes aus. Während bei Gesunden das Muskelprotein durch ein Gleichgewicht von katabolen und anabolen Prozessen erhalten wird, kommt es bei Tumorpatienten zu einer gesteigerten

Proteindegradation und verminderten Proteinsynthese. Bereits 1990 konnte an einer kleinen Gruppe kachektischer Patienten mit nicht-kleinzelligem Bronchialkarzinom gezeigt werden, dass das Muskelprotein gegenüber einer gesunden Vergleichsgruppe um 75 % erniedrigt war (Fearon et al. 1990).

Exkurs

Eine mögliche Ursache für den erniedrigten Muskelproteingehalt ist eine verminderte Eiweißsynthese. In präklinischen Kachexie-Modellen konnte gezeigt werden, dass Veränderungen in der Höhe und Phosphorylierung eukaryotischer Initiationsfaktoren, die die Proteinübermittlung regulieren, zu einer Verminderung der Eiweißsynthese führen (Tisdale 2009). Eine verminderte Anabolie kann auch Folge einer verminderten Antwort auf normale anabole Stimuli sein oder ein Mangel an Substraten – beispielsweise Aminosäuren – und Energie, die für eine Peptidbildung benötigt werden. Mit dem Skelettmuskelabbau bei der Kachexie assoziiert ist auch die Aktivierung des Adenosintriphosphat-abhängigen Ubiquintin-Proteasom-proteolytischen Pfads, der eine wichtige Rolle beim Muskelabbau und vor allem beim Abbau myofibrillärer Proteine spielt (Tisdale 2009).

Es kommt jedoch nicht nur im Eiweiß-, sondern auch im Kohlenhydrat- und Fettstoffwechsel zu charakteristischen, eine Mangelernährung begünstigenden Veränderungen (s. Tab. 4-1). Zudem können Tumorpatienten ihren Grundumsatz bei unzureichender Energiezufuhr nicht senken, wie es im Hungerzustand zum Erhalt von Magermasse geschieht.

Durch die Inflammationsreaktion ausgeschüttet werden auch katabole Hormone, Katecholamine, Corticosteroide und Glucagon, außerdem inflammatorische Eicosanoide. Ausdruck der tumorassoziierten Inflammation ist nicht nur der Verlust an Skelettmuskelmasse und Gesamtkörperfett,

Tab. 4-1 Stoffwechselveränderungen bei Tumorpatienten

Stoffwechseltyp	Energieverbrauch
Proteinstoffwechsel	
Ganzkörperproteinumsatz	erhöht
Proteinoxidation	unverändert
Proteinabbau im Skelettmuskel	erhöht
Proteinaufbau im Skelettmuskel	vermindert
Proteinsynthese in der Leber („Akute-Phase-Proteine")	erhöht
Proteinabbau in der Leber	vermindert
Stickstoffbilanz	negativ
Aminosäurendysbalance:	
• Alanin, Leucin, Threonin	vermindert
• Glutaminsäure, Phenylalanin	erhöht
Kohlenhydratstoffwechsel	
Glucoseumsatz	erhöht
Glucoseoxidation	vermindert
Glucoseintoleranz	erhöht
Glykogensynthese	unbekannt
Glykogenolyse	erhöht
Gluconeogenese aus Protein	erhöht
anaerobe Glykolyse und Lactatbildung	erhöht
Insulin	erhöht
Insulinresistenz	erhöht
Lipidstoffwechsel	
Lipidabbau (Gesamtkörperfett)	erhöht
Lipidoxidation	erhöht
Lipoproteinlipaseaktivität	vermindert
Lipogenese	vermindert
Blutlipidwerte	erhöht
Fettsäurenumsatz	erhöht
Fettsäurensynthese	erhöht

sondern auch eine Anorexie, Muskelschwäche, Fatigue sowie biochemische Veränderungen wie Hypoalbuminämie, Anämie und Hyperlaktatämie.

Merke
Die Stoffwechselstörungen sind der Hauptgrund für die Schwierigkeiten, eine bestehende Mangelernährung zu beheben und eine Gewichtszunahme sowie vor allem einen Aufbau von Körpersubstanz zu erreichen.

4.1.3 Folgen

Die tumorbedingte Mangelernährung ist mit einem ungünstigen Einfluss auf die körperliche Leistungsfähigkeit des Patienten assoziiert, mit einer erhöhten Morbidität und Mortalität sowie einer schlechteren Lebensqualität. Der Verlust an Körpermuskelmasse führt zum Verlust von Muskelkraft und Schwäche, zu Immobilität und einer zunehmenden Unfähigkeit, die alltäglichen Aufgaben und Aktivitäten des Lebens zu bewältigen. Die Minderung der respiratorischen Muskelfunktion fördert das Auftreten von Infektionen im Bereich des Respirationstrakts. Da Mangelernährung unabhängig von der Ursache das Immunsystem durch einen negativen Einfluss auf die Zahl zirkulierender Lymphozyten, die Antikörpersynthese, die Phagozytose, die sekretorische und mukosale Immunität, die Komplementfunktion und die Thymusfunktion schwächt, ist die Infektneigung erhöht und die Wundheilung vermindert. Das wiederum führt zu vermehrten Komplikationen durch Wundheilungsstörungen, Infektionen und Sepsis, zu häufigeren und längeren Krankenhausaufenthalten und somit höheren Kosten.

Merke
Die zweithäufigste Todesursache onkologischer Patienten ist mit etwa 40 % die Sepsis.

Aber nicht nur im Verlauf von Operationen, sondern auch bei Chemo- und/oder Radiotherapien ist das beeinträchtigte Immunsystem für die Infektionsproblematik von großer Bedeutung. Eine mangelnde Compliance bei spezifischer Therapie, ein schlechteres Ansprechen auf Chemotherapien, erhöhte Chemotherapietoxizität, Therapieunterbrechungen und als Folge unzureichende bzw. nicht mögliche Gesamttherapien verschlechtern die Prognose der Patienten und erhöhen die Mortalität (Odelli et al. 2005). Der Körperstickstoffgehalt war bei Patientinnen mit Mammakarzinom unter Chemotherapie stärkster Prädiktor für den Schutz vor einer Knochenmarktoxizität (Aslani et al. 2000). In einer aktuellen Untersuchung war eine niedrige Körpermagermasse ebenfalls mit einer erhöhten Chemotherapietoxizität assoziiert (Prado et al. 2007, 2009; Antoun et al. 2010).

Merke
Die Überlebenszeit mangelernährter Tumorpatienten ist signifikant verkürzt. Gewichtsverlust ist ein eigenständiger Prognosefaktor für das Überleben.

So zeigte eine Analyse von zwei randomisierten Studien der ECOG (n = 399 Patienten; mittleres Follow-up = 4,7 Jahre), dass ein Gewichtsverlust > 5 % versus einem Gewichtsverlust ≤ 5 % bei rezidivierten oder metastasierten Kopf- und Halstumoren ein unabhängiger signifikant ungünstiger Prädiktor für ein objektives Ansprechen auf die Chemotherapie und ein unabhängiger signifikant ungünstiger Prognosefaktor für das Gesamtüberleben waren (Argiris et al. 2004).

Der Einfluss eines Gewichtsverlustes auf das Gesamtüberleben bei weiteren Tumoren ist in Tabelle 4-2 zusammengestellt. Auch bei adipösen Patienten ist ein Verlust an Muskelmasse mit den beschriebenen Symptomen wie Anorexie, Fatigue, eingeschränkter Lebensqualität und erhöhter Mortalität assoziiert (Prado et al. 2008). Auf die Lebensqualität hat Mangelernährung einen negativen Einfluss.

Exkurs

Bereits ein Gewichtsverlust von nur 5 % bei unzureichender Energie- und Eiweißaufnahme korrelierte in einer Studie signifikant mit einer Minderung der Lebensqualität bei Patienten mit Tumoren in Lunge, Brust und Ovar (Ovesen et al. 1993). Der Lebensqualitäts-Score (QoL-Score) lag bei Patienten mit Magenkarzinom (n = 54) bei Gewichtsverlust bei 54 versus 72 bei Patienten ohne Gewichtsverlust. Bei Patienten mit einem Pankreaskarzinom (n = 49) lagen die QoL-Werte bei 49 versus 63 und bei Patienten mit kolorektalen Tumoren (n = 52) bei 52 versus 67 (Andreyev et al. 1998).

Nicht nur für die Patienten, sondern auch für ihre Familie ist die Mangelernährung eine Ursache psychischer Probleme. Onkologische Patienten mit fortgeschrittenen Tumoren, die zu den Erfahrungen mit ihrer

Tab. 4-2 Signifikanter Einfluss von Gewichtsverlust auf das Überleben von Tumorpatienten

Tumor	Patienten	Medianes Überleben	
		Gewichtsverlust	**Kein Gewichtsverlust**
ungünstiges NHL*	311	55 Wochen	107 Wochen
günstiges NHL*	290	138 Wochen	nicht bestimmbar+
NSCLC*	590	14 Wochen	20 Wochen
SCLC*	436	27 Wochen	34 Wochen
Sarkom*	189	25 Wochen	46 Wochen
Mamma-Ca*	289	45 Wochen	70 Wochen
nicht-messbares Magen-Ca	179	27 Wochen	41 Wochen
Kolon*	307	21 Wochen	43 Wochen
Prostata*	78	24 Wochen	46 Wochen
NSCLC**	418	6 Monate	9 Monate
SCLC**	290	8 Monate	11 Monate
Mesotheliom**	72	5 Monate	12 Monate
fortgeschrittene bzw. metastasierte GI-Tumoren***	1 555	7,6 Monate	11,9 Monate
bei Gewichtsstabilisierung		8,1 Monate	15,7 Monate

NHL = Non-Hodgkin-Lymphom; NSCLC = nicht-kleinzelliges Bronchial-Ca; SCLC = kleinzelliges Bronchial-Ca; GI-Tumoren = gastrointestinale Tumoren

+ Mittlere Überlebenszeit nicht bestimmbar, da nur 20 von 199 Patienten verstarben; dennoch zeigte sich, dass das Überleben signifikant verlängert wird als das der Gruppe mit Gewichtsverlust

* DeWys et al. 1980; ** Ross et al. 2004; *** Andreyev et al. 1998

Ernährungssituation und zum Grund für die Entscheidung zu einer heimparenterale Ernährung (HPN) befragt wurden, bezeichneten ihre Ernährungssituation vor der HPN als eine Quelle von „Quälerei und häufig Verzweiflung“. Sie wollten und versuchten zu essen, waren aber dazu nicht fähig. Die Familie erlebte Machtlosigkeit und Frustration, da sie ihren Angehörigen das Essen nicht ermöglichen konnten. Das positivste Merkmal der HPN war das Gefühl von Erleichterung und Sicherheit befriedigter Ernährungsbedürfnisse, was einen direkten und positiven Einfluss auf die Lebensqualität, Gewicht, Energie, Kraft und Aktivität hatte. Diese positiven Effekte der HPN glichen die negativen Effekte in Form von Einschränkungen im Familienleben und den sozialen Kontakten für die gesamte Familie aus (Orrewall et al. 2004, 2005).

4.2 Indikationen zur Ernährungstherapie und Empfehlungen zur Erfassung des Ernährungszustands von Krebspatienten

Die Folgen der Mangelernährung und die multiplen Ernährungsprobleme onkologischer Patienten machen die Notwendigkeit einer Ernährungsintervention deutlich. Da die zur Mangelernährung führenden vielfältigen Ursachen bereits früh, im Allgemeinen noch vor der Diagnose der Tumorerkrankung und noch vor einem als relevant betrachteten Gewichtsverlust auftreten, sollten die Risikofaktoren möglichst früh, im Stadium der Präkachexie (Gewichtsverlust ≤ 5 %; s. Kap. 2.3.2), erfasst werden. Nur so kann einem relevanten Verlust an Körpermagermasse mit einer multimodalen Therapie entgegengewirkt werden. Derzeit beginnt die Ernährungsintervention bei Tumorpatienten meist in einem Stadium der Mangelernährung, in dem Muskelmasse kaum noch wiedererlangt werden kann – vor allem bei Patienten mit einer Inflammation. Von allen Fachgesellschaften (A. S. P. E. N., DGEM, ESPEN) wird daher frühzeitig, das heißt bei der Diagnosestellung, auch eine Ernährungsdiagnostik empfohlen. Ebenso raten die Gesellschaften bereits bei einem bestehenden Risiko für eine Mangelernährung zu einer Ernährungsintervention mit einer anschließend kontinuierlichen Ernährungsbetreuung (Bozzetti et al. 2009).

Jede onkologische Abteilung und Praxis sollte daher Richtlinien zum Screening der Patienten auf eine Mangelernährung, zur Erfassung des Ernährungszustandes sowie des Ernährungsverhaltens und zur Durchführung der Ernährungsberatung auf der Grundlage der eigenen Möglichkeiten festlegen. Gleichzeitig sollten auch die Kontrolltermine zeitlich festgelegt werden. Erfasst werden sollten auch zur Mangelernährung führende Risikofaktoren wie Anorexie oder vorzeitiges Sättigungsgefühl sowie der Umfang der körperlichen Aktivität. Eine ausführliche Darstellung der Screening- und Assessmentmethoden, der Methoden zur differenzierten Bestimmung des Ernährungszustandes sowie zur Erfassung der Ernährungssituation findet sich in Kapitel 2. Die DGEM- und ESPEN-Leitlinien empfehlen, als minimale Diagnostik – beginnend mit der Tumordiagnose – regelmäßig, möglichst bei jeder Konsultation, folgende Parameter zu bestimmen:

- den Gewichtsverlauf,
- die Energieaufnahme sowie
- das Ausmaß der Akutphasenreaktion (Arends et al. 2003, 2006, 2007).

Dabei ist der Gewichtsverlauf mittels der Gewichtsänderung in Prozent des gesunden Ausgangsgewichts zu bestimmen, wozu das übliche Körpergewicht bei der Erstkonsultation zu erfragen und das aktuelle Gewicht kontinuierlich bei jeder Konsultation zu messen ist.

Merke
Es wird dringend empfohlen, das Gewicht nicht beim Patienten zu erfragen, sondern grundsätzlich selbst zu messen. Dasselbe gilt für die Körpergröße. Erfahrungsgemäß bestehen zwischen erfragten und gemessenen Werten große Unterschiede.

Die Energieaufnahme kann in Anteilen der üblichen Nahrungsmenge abgeschätzt oder mittels eines Ernährungsprotokolls über drei Tage (minimaler Zeitraum; maximal über sieben Tage inklusive eines Wochenendes) quantitativ und möglichst auch qualitativ erfasst und ausgewertet werden.

Merke
Das Erfassen der Nahrungsaufnahme gibt auch Aufschluss über individuelle Ernährungsgewohnheiten und Ernährungsbedürfnisse eines Patienten und ist damit die Grundlage jeder Ernährungstherapie und -beratung.

Das Ausmaß der Akutphasenreaktion kann beispielsweise an der Konzentration des C-reaktiven Proteins abgeschätzt werden. Die Ernährungstherapie beginnt bereits beim Vorliegen eines Ernährungsrisikos beim Screening. Sie besteht zunächst in einer Optimierung der oralen Ernährung (s. Kap. 4.4). Die Indikation zur künstlichen Ernährung besteht bei einer erwarteten Nahrungskarenz für mindestens fünf Tage bzw. bei einer unzureichenden Nahrungszufuhr erwartet für mindestens zehn Tage. Definiert ist die Nahrungskarenz als eine orale Nahrungszufuhr <500 kcal/d und die unzureichende Nahrungszufuhr als eine Energie- und Nährstoffzufuhr <60 % des errechneten Bedarfs. Ist eine künstliche Ernährung notwendig, ist die enterale Ernährung zu bevorzugen. Die Zufuhrmenge sollte den Fehlbedarf ersetzen. Ist eine orale Ernährung auch weiterhin möglich, ergibt sich ein kombiniertes Ernährungsregime. Zur Durchführung einer enteralen bzw. parenteralen Ernährung siehe Kapitel 6.11.

4.3 Ziele der Ernährungstherapie bei Krebspatienten

Die Ernährungstherapie ist eine supportive Therapie. Damit soll sich der Ernährungszustand stabilisieren, ein fortschreitender Gewichtsverlust aufgehalten bzw. gemindert und die antitumorale Therapie effektiver und deren Nebenwirkungen reduziert werden. Zudem sollen Therapieunterbrechungen vermieden werden und sich schließlich die Lebensqualität der Patienten erhalten oder verbessern. Letztlich können damit die Morbidität und Mortalität positiv beeinflusst und das Überleben der Patienten verlängert werden (Arends et al. 2006; DGEM 2007; Bozzetti et al. 2009).

4.4 Ernährungstherapie im Rahmen der Tumortherapie

Chirurgie, Chemo-, Immun- und Strahlentherapie sind die Säulen der Tumortherapie. Chemo- und Radiotherapien werden prä- und postoperativ allein oder als simultane oder sequenzielle Therapien bis hin zu multimodalen Verfahren angewandt. Entsprechend der Tumorentität und dem Tumorstadium erfolgt der Einsatz kurativ, palliativ oder symptomatisch. Dabei wird das Behandlungskonzept auf der Basis tumor- und patientenbezogener Aspekte erstellt. Die Intensität der Behandlung wird durch das Ziel der Therapie – kurativ oder palliativ – bestimmt, aber auch durch die Stärke zumutbarer Nebenwirkungen. Daher sind unterstützende Maßnahmen von Anfang an ein notwendiger Bestandteil der Krebstherapie im onkologischen Gesamttherapiekonzept.

Merke

Die Ernährungstherapie ist ein wesentlicher Bestandteil supportiver Maßnahmen, der nicht nur Einfluss auf die Lebensqualität und Lebenszufriedenheit des Patienten, sondern auch auf das Outcome des Patienten hat. Zudem hat die Ernährung für den Patienten und seine Angehörigen einen hohen Stellenwert.

Exkurs

Dass bereits eine Gewichtsstabilisierung – auch bei Patienten mit fortgeschrittenem Tumorleiden – zu einer Lebensverlängerung führt, zeigen drei Studien: Patienten mit fortgeschrittenen gastrointestinalen Tumoren unter Chemotherapie lebten bei Gewichtsstabilisierung 7,6 Monate länger als die Gruppe mit anhaltendem Gewichtsverlust (Andreyev et al. 1998). In einer schwedischen Studie lebten Patienten mit generalisiertem Tumorleiden, denen es gelang, ihre Energieaufnahme zu steigern, 149 Tage länger als Patienten, deren Energiezufuhr weiter abnahm (Bosaeus et al. 2001). Ebenso hatten Patienten mit einem nichtresektablen Pankreaskarzinom bei Gewichtsstabilisierung ein verbessertes Überleben und eine bessere Lebensqualität (Davidson et al. 2004).

Grundlage der Ernährungstherapie onkologischer Patienten sind die Empfehlungen der evidenzbasierten Leitlinien der Deutschen Gesellschaft für Ernährungsmedizin (DGEM) sowie der Europäischen Gesellschaft für Klinische Ernährung und Stoffwechsel (ESPEN) zur enteralen und parenteralen Ernährung – ergänzt durch Studien. Die Ernährungstherapie wird individuell festgelegt in Bezug auf die Kostform, den Energie- und Nährstoffbedarf des Patienten und die Applikationsart – abhängig vom Ernährungszustand, zusätzlich bestehenden Erkrankungen, der spezifischen Tumortherapie sowie dem klinischen Zustand des Patienten. Immer zu berücksichtigen sind die Wünsche und Lebensumstände des Patienten. In den verschiedenen Stadien einer Tumorerkrankung ist die Ernährung daher nicht gleich. Besonders deutlich zeigt sich dies in der operativen Tumortherapie, wo an eine prä-, peri- und postoperative Ernährung sowie an die Langzeiternährung sehr unterschiedliche Anforderungen gestellt werden können. Wann immer möglich, sollten die Patienten auch unter der Tumortherapie oral ernährt werden. Eine spezielle Ernährungsform gibt es dafür derzeit nicht. Bestehen keine Ernährungsprobleme und keine weiteren Erkrankungen, die eine besondere Ernährungsform erfordern, kann der Patient mit einer „Vollkost" bzw. einer „leichten Vollkost" ernährt werden (s. Kap. 6). Diese sollte unter Berücksichtigung individueller Unverträglichkeiten und der Wünsche des Patienten als „gesteuerte Wunschkost" angeboten werden. Einseitige Ernährungsformen sind zu vermeiden, da sie die Gefahr einer konditionierten Aversion mitbringen. Nach den Regeln einer „gesunden" Ernährung brauchen sich Tumorpatienten unter der Tumortherapie nicht zu ernähren. Vorrangig gilt es, eine zunehmende Mangelernährung mit ihren Folgen zu vermeiden, damit der Patient die spezifische Tumortherapie mit möglichst geringen Problemen durchlaufen kann. Besonders hilfreich bei der Durchführung einer gesteuerten Wunschkost ist die fachkundige Betreuung und Beratung durch eine Ernährungsfachkraft im Krankenhaus und im ambulanten Bereich. Diese ist auch der Ansprechpartner für Angehörige und weitere Betreuer des Patienten.

Wünscht ein Patient eine besondere Ernährungsform im Sinne einer „Krebsdiät“ durchzuführen, sollte dies unbedingt mit dem behandelnden Arzt eingehend besprochen werden. In Kapitel 4.7 findet sich eine ausführliche Besprechung und Bewertung propagierter und weit verbreiteter Ernährungsformen bei Krebs.

Zur Optimierung der oralen Ernährung kann diese bei Bedarf mit Nährstoffen angereichert werden – beispielsweise mit Maltodextrin 6, einem geschmacksneutralen Pulver aus Polysacchariden zum Einrühren in Speisen und Getränke zur Energieanreicherung mit 380 kcal/100 g. Außerdem können orale bilanzierte Diäten als Trinknahrungen eingesetzt werden. Für onkologische Patienten besonders geeignet sind energie-, eiweiß- und fettreiche Zusatznahrungen. Ein systematischer Review randomisierter, kontrollierter Studien zum Effekt einer oralen und enteralen Eiweiß-Energie-Supplementierung versus ohne Supplementierung hinsichtlich Gewicht, anthropometrischer Daten und Überleben erwachsener Patienten ergab auch für Tumorpatienten positive Effekte (Potter et al. 1998). In einer Untersuchung mit Patienten mit fortgeschrittener Tumorerkrankung trugen vor allem die Zahl der Essperioden und dabei besonders die Zwischenmahlzeiten bzw. Snacks zu einer Steigerung der Energie- und Nährstoffzufuhr bei (Hutton et al. 2006).

Exkurs

Bei der Verordnung von Trinknahrung sollte der Patient unbedingt probieren können, welche Sorten und welche Geschmacksrichtungen ihm schmecken. Zur Verabreichung von Trinknahrungen im Alltag bieten die Hersteller sehr hilfreiche Broschüren mit Rezepten an, die die immer wieder angegebene Abneigung der Patienten gegen Trinknahrungen nicht aufkommen lassen. Auch zu den ambulant verordnungsfähigen Trinknahrungen geben die Hersteller Auskunft. Derzeit sind für Tumorpatienten spezifische Trinknahrungen nicht verordnungsfähig. Erst wenn die orale Ernährung trotz versuchter Optimierung unzureichend ist, wird zunächst ergänzend künstlich ernährt, nach Möglichkeit primär enteral. Gelingt auch dies nicht, wird parenteral ernährt – abhängig von der Tumorprognose und dem Wunsch des Patienten.

4.4.1 Ernährung bei Operationen

Grundlagen

Operationen im Bereich von Kopf und Hals, Ösophagus sowie im Magen-Darm-Trakt können durch frühe Komplikationen und Folgekrankheiten auch ernährungstherapeutisch relevante Folgen haben. Das Ausmaß der Probleme ist vom Ort und der Art sowie Ausdehnung des Eingriffes abhängig und führt daher zu einer Vielzahl unterschiedlicher Störungen der Digestion und Absorption. Kenntnisse der Folgeerkrankungen sind daher ebenso wichtig wie das Wissen über die Möglichkeiten von Ernährungsmaßnahmen und notwendige Supplementierungen von Nährstoffen. In Abbildung 4-1 findet sich eine Übersicht über den Magen-Darm-Trakt, in dem die Regionen hervorgehoben

Abb. 4-1 Magen-Darm-Trakt – hier kommt es zur Sekretion von Verdauungssekret und Aufnahme der Nährstoffe

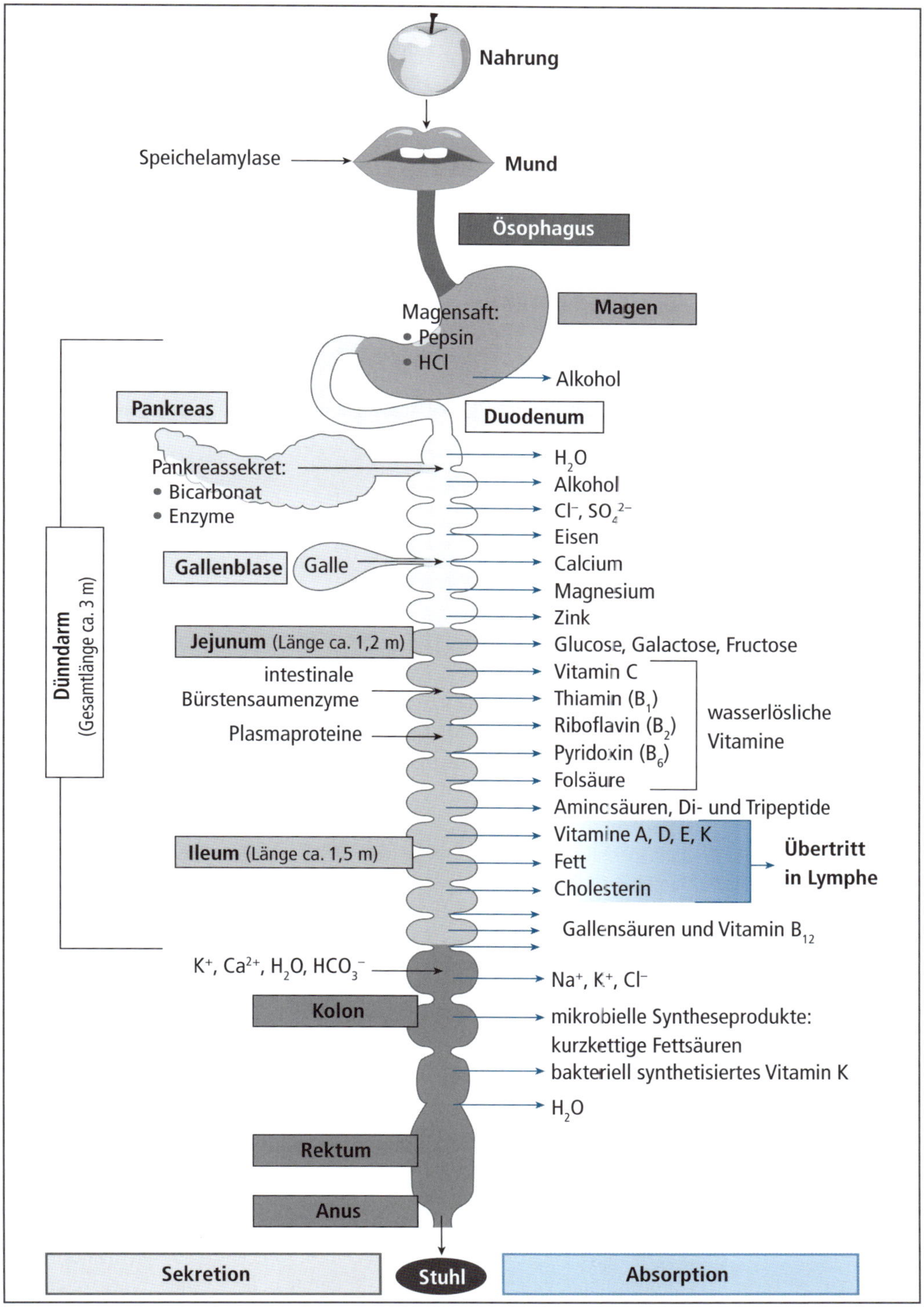

Nahrung
Speichelamylase
Mund
Ösophagus
Magensaft:
• Pepsin
• HCl
Magen
Alkohol
Pankreas
Duodenum
Pankreassekret:
• Bicarbonat
• Enzyme
H_2O
Alkohol
Cl^-, SO_4^{2-}
Eisen
Gallenblase
Galle
Calcium
Magnesium
Zink
Dünndarm
(Gesamtlänge ca. 3 m)
Jejunum (Länge ca. 1,2 m)
Glucose, Galactose, Fructose
intestinale
Bürstensaumenzyme
Plasmaproteine
Vitamin C
Thiamin (B_1)
Riboflavin (B_2)
Pyridoxin (B_6)
Folsäure
wasserlösliche
Vitamine
Aminosäuren, Di- und Tripeptide
Ileum (Länge ca. 1,5 m)
Vitamine A, D, E, K
Fett
Cholesterin
Übertritt
in Lymphe
Gallensäuren und Vitamin B_{12}
K^+, Ca^{2+}, H_2O, HCO_3^-
Na^+, K^+, Cl^-
Kolon
mikrobielle Syntheseprodukte:
kurzkettige Fettsäuren
bakteriell synthetisiertes Vitamin K
H_2O
Rektum
Anus
Sekretion
Stuhl
Absorption

sind, in denen Verdauungssekrete sezerniert und Nährstoffe aufgenommen werden. Tabelle 4-3 gibt zusätzlich eine Übersicht über ernährungsrelevante Folgen operativer Eingriffe am Gehirn, Kopf- und Halsbereich, Ösophagus sowie Verdauungstrakt.

Tab. 4-3 Ernährungsrelevante Folgen von Operationen

Operationen im Bereich von	Mögliche Folgen
Gehirn	in Abhängigkeit vom Operationsort: • Schluckstörungen (Dysphagien) in ca. 25 % • eventuelle zusätzliche Störungen: Sensibilitätsstörungen, Störungen der Speichelsekretion, Geschmacksstörungen • Übelkeit, Erbrechen • endokrine Störungen, z. B. Diabetes mellitus, Diabetes insipidus, Hyperphagie
Mund und Hals	• Schmerzen • Appetitverlust • Kau- und Schluckstörungen • Störungen der Speichelsekretion/Xerostomie • Geschmacksstörungen • Blähungen bei unzureichendem Kauen
Ösophagus	• Schmerzen • Appetitlosigkeit • Dysphagie • Reflux und Ösophagitis mit Angst vor dem Essen • Empfindlichkeit gegen Scharfes und Saures • Motilitätsstörungen des Magens, Völlegefühl
Magen	• Störung von Appetit- und Sättigungsregulation • Nahrungsmittelaversionen • Refluxösophagitis • Dumpingsyndrom • Syndrom der zu- und abführenden Schlinge • Milchzuckerunverträglichkeit (Lactoseintoleranz) • Steatorrhö bei „Pankreatikozibaler Asynchronie" • Malabsorption: Eisen, Calcium, Zink, Folsäure, Vitamine B_{12}, C, A, D, E, K, Carotinoide
Dünndarm*	in Abhängigkeit von: • der Grunderkrankung • dem Ausmaß der Resektion • den betroffenen Dünndarmabschnitten (Jejunum, Ileum) • dem Vorhandensein der Ileozökalklappe • dem Vorhandensein des Kolons • der Funktion und Physiologie des Restdarms • z. B. chologene Diarrhö kompensiert und nicht kompensiert (= mit Steatorrhö); Malabsorption: Vitamine B_{12}, A, D, E, K, Carotinoide; enterale Hyperoxalurie

Tab. 4-3 (Fortsetzung)

Operationen im Bereich von	Mögliche Folgen
Kolon	• Lebensmittelintoleranzen, Diarrhö • Wasser- und Elektrolytverluste
Pankreas	• Diabetes mellitus • Maldigestion: Fett • Malabsorption: wasser- und fettlösliche Vitamine, Carotinoide, Calcium, Eisen

* Siehe dazu beim Text „Kurzdarmsyndrom" (S. 199)

Ernährung

Ziele der chirurgischen Therapie sind eine Minimierung der Komplikationsrate, der Morbidität sowie heute auch eine möglichst schnelle postoperative Rekonvaleszenz mit einer in der Folge kurzen Krankenhausverweildauer. Dazu wurde das sogenannte Fast-Track- oder ERAS-Konzept (*Enhanced Recovery After Surgery*) entwickelt, ein multimodales Therapiekonzept, in dem die Ernährung prä-, peri- und postoperativ eine wichtige Komponente ist (Weimann et al. 2011, 2013).

Prä- und perioperative Ernährung

Mangelernährung ist auch bei chirurgischen Patienten mit erhöhter Morbidität, einem längeren Krankenhausaufenthalt, höheren Kosten sowie einer erhöhten Letalität assoziiert. Ein Gewichtsverlust > 10 % ist neben dem präoperativen Serumalbuminspiegel, der *American Society of Anesthesia (ASA)-Class* des Operationsrisikos und der Notwendigkeit einer Notfalloperation ein signifikanter prädiktiver Faktor für die postoperative 30-Tage-Letalität. Zu den präoperativen Risikofaktoren für das Entstehen einer Infektion im Operationsgebiet gehören als unabhängige Faktoren Diabetes und Mangelernährung – definiert als signifikanter Gewichtsverlust innerhalb von sechs Monaten vor der Operation (Malone et al. 2002).

Eine europäische multizentrische Studie mit 5 051 Patienten belegte bei eingeschränktem Ernährungsstatus signifikant höhere Komplikationsraten im Krankenhaus für chirurgische Patienten, alte Menschen, Tumorpatienten und Patienten mit einem metabolischen Risiko (Sorensen et al. 2008). Risikopatienten mit Indikation zur Ernährungstherapie sollten daher durch ein Screening präoperativ rechtzeitig erkannt werden. Dazu empfohlen werden das *Nutritional Risk Screening* (NRS) nach Kondrup sowie das *Subjective Global Assessment* (SGA) (s. Kap. 2.4).

Nach den Leitlinien der DGEM und ESPEN zur enteralen und parenteralen Ernährung in der Chirurgie einschließlich Organtransplantation ist es nur bei schwerer Mangelernährung gerechtfertigt, die Operation zu verschieben, um eine gezielte enterale Ernährung präoperativ durchzuführen. Bei hohem ernährungsmedizinischem Risiko sollten möglichst Trink- und Sondennahrung für 7–14 Tage enteral zugeführt werden (Weimann et al. 2006; Braga et al. 2009; Weimann et al. 2013). Ziel ist es, die Energie- und Nährstoffspeicher aufzufüllen.

Ein hohes ernährungsmedizinisches Risiko besteht, wenn mindestens eines der folgenden Kriterien zutrifft:

- Gewichtsverlust über 10–15 % innerhalb von sechs Monaten,
- BMI (Body-Mass-Index) < 18,5 kg/m²,
- Serumalbumin unter 30 g/l (keine Einschränkung der Leber- und Nierenfunktion),
- SGA Grad C oder NRS 2002 > 3.

Besteht die Indikation für eine präoperative enterale Ernährung, sollte diese zur Vermeidung nosokomialer Infektionen möglichst prästationär durchgeführt werden. Eine enterale Ernährung wird üblicherweise bis zum Abend vor der Operation gegeben. Zur immunologischen Konditionierung wird der präoperative Einsatz von immunmodulierenden Trinklösungen, die Arginin, ω-3-Fettsäuren und Ribonukleotide enthalten, empfohlen – auch für normal ernährte Patienten. Eine Studie belegt die signifikante Reduktion postoperativer infektiöser Komplikationen und eine Verkürzung des Krankenhausaufenthalts bei 305 Patienten mit gastrointestinalen Tumoren und einem präoperativen Gewichtsverlust < 30 % (Gianotti et al. 2002). Besonders günstig ist die Anwendung vor großen hals- und viszeralchirurgischen Operationen, Larynx-, Pharynx-, Ösophagusresektionen, Gastrektomie sowie partieller Duodenopankreatektomie.

Zwei Untersuchungen zeigen, dass beim präoperativen Einsatz der immunmodulierenden Nahrung bei nicht mangelernährten Patienten die postoperative Fortsetzung über eine Sonde nicht unbedingt erforderlich ist (Klek et al. 2008). Für mangelernährte Patienten ist jedoch auch die postoperative Immunonutrition günstig (Klek et al. 2011). Die Kosteneffektivität einer derartigen Intervention ist ebenfalls nachgewiesen (Braga et al. 2005; Strickland et al. 2005). Appliziert werden sollte die immunmodulierende Nahrung über 5–7 Tage präoperativ mit einer täglichen Menge von 500–750 ml (Weimann et al. 2011). Da eine unzureichende Nahrungszufuhr für mehr als 14 Tage mit einer erhöhten Mortalität verbunden ist, besteht die Indikation zur künstlichen Ernährung auch bei Patienten ohne Zeichen einer Mangelernährung, die voraussichtlich mehr als sieben Tage keine orale bzw. mehr als zehn Tage eine nicht bedarfsdeckende Nahrungszufuhr (< 10 % der empfohlenen Zufuhr) erhalten (Weimann et al. 2006). Auch in der Chirurgie sind die Indikationen für eine künstliche Ernährung die Prophylaxe und Therapie der Mangelernährung. Dies betrifft vor allem perioperativ-substitutiv den Erhalt des Ernährungszustandes zum Verhindern einer Mangelernährung.

Feste Nahrungen sind bis zu sechs Stunden vor der Operation erlaubt (Weimann et al. 2006). Am Vorabend der Operation und zwei Stunden vor der Narkose kann der Patient zur metabolischen Konditionierung einen oralen Glucosedrink erhalten, ohne dass ein erhöhtes Aspirationsrisiko während der Narkoseeinleitung besteht. Bei enteral nicht ernährbaren Patienten wird empfohlen, innerhalb der letzten zwölf Stunden präoperativ intravenös 200 g Glucose zu infundieren (Weimann et al. 2007, 2013). Hierdurch konnte eine verminderte postoperative Glucoseresistenz gezeigt werden (Soop et al. 2004). Diese Intervention führt zudem zu einer günstigeren postoperativen Immunabwehr, was anhand einer signifikanten Erhöhung der Expression von HLA-DR (humanes Leukozyten-Antigen DR) auf Monozyten gezeigt werden konnte (Melis et al. 2006).

Exkurs

Die monozytäre HLA-DR-Expressionsdichte ist ein Maß für die Zahl der auf einem einzelnen Monozyten exprimierten HLA-DR-Moleküle. Es konnte gezeigt werden, dass die Expressionsdichte des HLA-DR auf den Monozyten ein sehr guter Surrogatparameter für die Fähigkeit der Monozyten ist, auf eine Stimulation mit der Freisetzung proinflammatorischer Zytokine zu reagieren. Diese Zytokinantwort ist essenzielle Voraussetzung für eine erfolgreiche Abwehr vor allem bakterieller und mykotischer Infektionen.

Außerdem sind günstige Auswirkungen auf das postoperative Wohlbefinden nach Cholezystektomie (Yuill et al. 2005) nachgewiesen sowie nach Kolon-Rektum-Resektionen auf den Erhalt der Muskelmasse und den Dauer des stationären Aufenthalts (Noblett et al. 2006).

Postoperative Ernährung

Nach unkomplizierten Operationen sollte die Nahrungszufuhr postoperativ nicht unterbrochen werden. Meist kann mit der oralen Zufuhr klarer Flüssigkeiten bereits wenige Stunden postoperativ begonnen werden (Mazaki et al. 2008; Lewis et al. 2009). Der orale Kostaufbau (s. Tab. 6-30) richtet sich nach der individuellen Toleranz des Patienten und der Art der Operation. Auch bei Anastomosen im Kolon und Rektum kann ab dem ersten postoperativen Tag mit einem oralen Kostaufbau begonnen werden.

Dass eine nasojejunale Sonde nicht notwendig und ein schneller oraler Kostaufbau sicher durchführbar ist, wurde auch nach Magenresektionen gezeigt (Carrère et al. 2007; Lassen et al. 2008). Die Gabe von Trinklösungen steigert die Energiezufuhr und führt besonders in Verbindung mit Laxantien zu einem rascheren Eintreten des ersten Stuhlganges (Hendry et al. 2010). Eine frühzeitige postoperative enterale Ernährung ist bei den Patienten notwendig, bei denen eine frühe orale Ernährung nicht möglich ist. Das sind besonders Patienten mit großen Kopf- und Halstumoren sowie gastrointestinalen Tumoroperationen, Patienten mit manifester Mangelernährung zum Operationszeitpunkt sowie Patienten, bei denen die orale Zufuhr voraussichtlich für über zehn Tage unter 60–75 % liegt (Weimann et al. 2013). Für diese Patienten wird die intraoperative Anlage einer Feinnadelkatheterjejunostomie (FKJ) oder einer transnasalen Jejunalsonde empfohlen (Weimann et al. 2006, 2013; Rittler et al. 2006). Die Sondenernährung sollte möglichst innerhalb von 24 Stunden mit geringen Mengen von 5–10 ml/h und unter kontinuierlicher Applikation begonnen werden. Vor allem beim Intensivpatienten wird eine langsame Steigerung auf maximal 50 ml/h innerhalb der ersten vier Tage in Schritten von 10–20 ml pro Tag empfohlen. Die Toleranz wird anhand von Sondenrückfluss und Distension des Abdomens beobachtet. Als Sondennahrung sollten hochmolekulare, ballaststoffreiche Diäten eingesetzt und auf eine ausreichende Flüssigkeitszufuhr geachtet werden (Weimann 2010). Wie bereits bei der präoperativen Ernährung erwähnt, profitieren vor allem mangelernährte Patienten von einer auch postoperativen Immunonutrition. Die Immunonutrition sollte 5–7 Tage präoperativ begonnen und postoperativ nach unkomplizierten Eingriffen über 5–7 Tage fortgesetzt werden. Die medikamentösen Optionen zur Behandlung der postoperativen Darmatonie werden in der aktuellen Leitlinie „Klinische Ernährung in der Chirurgie“ ausführlich dargestellt (Weimann et al. 2013).

Die Leitlinien zur Ernährung in der Chirurgie empfehlen eine parenterale Ernährung, wenn erwartet wird, dass die orale oder enterale Energiezufuhr über mehr als 7–10 Tage unter 60 % des errechneten Bedarfs liegt und ein zentralvenöser Zugang dafür bereits vorhanden ist. Dabei benötigen geriatrische Patienten eine besondere Aufmerksamkeit (Braga et al. 2009; Weimann 2009). Nur bei absoluten Kontraindikationen für eine enterale Ernährung, beispielsweise einer chronischen Darmobstruktion mit relevanter Passagestörung und einem schweren Schockzustand mit Kreislaufinstabilität, besteht die Indikation zur total parenteralen Ernährung (TPN). In allen anderen Fällen sollte versucht werden, enteral zu ernähren bzw. ein duales Ernährungskonzept mit einer kombiniert enteralen-parenteralen Ernährung zu verfolgen (Braga et al. 2009; Weimann et al. 2006, 2009, 2013). Zur bestmöglichen Standardisierung wird hierzu der Einsatz von industriell hergestellten 3-Kammer-Beuteln empfohlen. Die empfohlene Energie- und Nährstoffzufuhr orientiert sich postoperativ in der Akutphase an der fehlenden Substrattoleranz des kritisch Kranken (s. Tab. 4-4).

Tab. 4-4 Postoperative Energie- und Nährstoffzufuhr beim chirurgischen Patienten (Braga et al. 2009; Weimann et al. 2011, 2013)

Energie/Substrate	Menge	Kommentar
Energie	etwa 25 kcal/kg KG/d	abhängig von der individuellen Toleranz
Aminosäuren	1,3–1,5 g/kg KG/d	
Glutamin als Alanyl-Glutamin-Dipeptid	0,2–0,4 g/kg KG/d bzw. 0,3–0,6 g/kg KG/d Alanyl-Glutamin-Dipeptid	bei total parenteraler oder überwiegend parenteraler Ernährung wird eine intravenöse Supplementierung empfohlen
Glucose	3–4 g/kg KG/d	Blutzuckerspiegel um 150 mg%; **cave:** für kritisch Kranke zur Vermeidung einer Hyperglykämie Empfehlung einer intensivierten Insulintherapie; **cave:** auf der Normalstation wegen der Hypoglykämiegefahr intensivierte Insulintherapie nicht geeignet; Empfehlung, die Glucosezufuhr zu reduzieren
Lipide	0,7–1,5 g/kg KG/d	Serumtriglyceride < 400 mg/dl; bisher Standardlösung: LCT/MCT; es ist auf einen reduzierten Gehalt an ω-6-Fettsäuren zu achten; immunneutral sind olivenöl- und fischölhaltige Lösungen; derzeit Empfehlung einer Supplementierung mit ω-3-Fettsäuren nur bei mangelernährten Patienten ohne adäquate enterale Ernährung und (sub-)totaler parenteraler Ernährung
Vitamine/Spurenelemente	bei TPN und überwiegender parenteraler Ernährung; Standardsupplementierung mit wasser- und fettlöslichen Vitaminen und Spurenelementen	möglichst getrennte Applikation; keine Leitlinienempfehlung für eine erhöhte Gabe einzelner Mikronährstoffe

LCT: langkettige Triglyceride, MCT: mittelkettige Triglyceride

Eine frühzeitige eiweißreiche Ernährung und Supplementierung von Mikronährstoffen sollte bei Wundheilungsstörungen und chronischen Wunden durchgeführt werden (Weimann et al. 2013).

Poststationäre Ernährung

Nach allen ausgedehnten Operationen im Kopf- und Halsbereich, am Ösophagus und im Gastrointestinaltrakt besteht oft lange Zeit eine unzureichende Energie- und Nährstoffzufuhr. Verstärkt werden diese Probleme, wenn postoperativ weitere Therapien wie Radio- oder Chemotherapie durchgeführt werden müssen. In der ESPEN-Leitlinie zur enteralen Ernährung wird deshalb die intraoperative Implantation einer Feinnadelkatheterjejunostomie (FKJ) empfohlen – zur längerfristigen zusätzlichen enteralen Energie- und Nährstoffsubstitution (Weimann et al. 2006). Bei der Entlassung oder Verlegung in eine Rehabilitationseinrichtung sollte diese Sonde nicht unkritisch entfernt werden. Um den Ernährungsstatus zu erhalten und zu verbessern, bekommt der Patient über die Sonde – zum Beispiel über Nacht – additiv zu der meist unzureichenden oralen Ernährung zusätzliche Energie. Dass selbst damit ein anhaltender postoperativer Gewichtsverlust nicht vollständig zu beheben ist, konnte bei Patienten nach Ösophagusresektion gezeigt werden (Ryan et al. 2006). Auch um eine ausreichende Flüssigkeitszufuhr zu gewährleisten, ist eine bereits vorhandene Sonde oft sehr hilfreich – besonders bei Patienten mit Tumoren im Kopf- und Halsbereich. Außerdem ist es notwendig, den Ernährungszustand der Patienten weiterhin kontinuierlich zu überwachen. Zudem sollten die Patienten weiter die Möglichkeit einer kompetenten ernährungsmedizinischen Überwachung und Intervention haben.

4.4.2 Operationen mit speziellen Ernährungsrichtlinien

Nachfolgend sind mögliche Folgen und ernährungsmedizinische Maßnahmen nach Operationen gastrointestinaler Tumoren zusammengestellt.

Ösophagusresektionen

Postoperativ empfiehlt sich zunächst eine enterale Ernährung über eine distal der Anastomose liegende Sonde. Nach erfolgtem Kostaufbau kann der Patient mit einer leichten Vollkost mit 4–6 kleinen Mahlzeiten ernährt werden – unter Beachtung individueller Unverträglichkeiten (s. Kap. 6.1.2). Wichtig ist hierbei auch die Mahlzeit immer ausgiebig zu kauen. Wie oben erwähnt, ist es sinnvoll, die Sonde beizubehalten – vor allem, wenn weitere Therapien durchgeführt werden müssen. Viele Patienten nach Ösophagusresektion leiden unter einer Inappetenz, die das Fortschreiten der präoperativ bereits bestehenden und postoperativ weiter zunehmenden Mangelernährung bedingt. Von der Art der durchgeführten Operation abhängige Refluxbeschwerden sind bei 21–28 % der Patienten vorhanden (Zuber-Jerger et al. 2006). Der Reflux ist Ursache einer bei vielen Patienten nachweisbaren Ösophagitis, die eine Empfindlichkeit gegen Scharfes und Saures zur Folge hat, sodass die Patienten Angst vor dem Essen haben. Verstärkt werden können die Beschwerden durch eine abdominelle Adipositas und einen nahrungsbedingt hohen Säuregrad des Magensafts.
Aber die Patienten vertragen neben scharfen und sauren Nahrungsmitteln sowie Gewürzen – beispielsweise Knoblauch, Meerrettich, Senf, Paprika – auch keine rohen oder gekochten Tomaten, keinen Wein, kein Bier, keine sehr süßen und fettigen Speisen, keine kalten Speisen und kein Rind- und Lamm-

fleisch sowie keinen Aufschnitt. Bei 10–56 % der Patienten kommt es zu einer Anastomosenstenose mit Dysphagie. Die häufig bei der Ösophagektomie durchgeführte hohe Vagotomie sowie die Art des Ösophagusersatzes können Ursache einer chronischen Magenentleerungsstörung und von Völlegefühl sein. Voluminöse, ballaststoffreiche Mahlzeiten und hypertone Getränke verstärken die Beschwerden, sodass diese besonders am Abend zu meiden sind. Sinnvoll ist es auch, das Kopfende des Bettes höher zu stellen. Eine Komplikation der subtotalen Ösophagektomie ist die vorübergehende oder dauernde Schädigung eines oder beider Nn. recurrentes, die Heiserkeit, Dysphagie und Aspiration zur Folge hat (Zuber-Jerger et al. 2006). Sie ist häufig Indikation für eine operative Intervention. Sollte eine behandlungsbedürftige Adipositas bestehen, muss die Therapie unter fachlicher Anleitung erfolgen, um den weiteren Verlust an Skelettmuskelmasse zu minimieren. Zu Interventionen bei weiteren Nebenwirkungen bei der Tumortherapie siehe Kapitel 5.

Gastrektomie

Nach Gastrektomie kann es aufgrund der veränderten Anatomie und Nahrungspassage zu zahlreichen ernährungsmedizinisch relevanten Komplikationen kommen. Hauptproblem bei der Gastrektomie ist die fehlende Speicherfunktion des Magens. Sein Fassungsvermögen beträgt beim Erwachsenen 1,6–2,4 l. Mehr Probleme bereitet daher meist die totale als die subtotale oder partielle Gastrektomie. Nachfolgend sind die ernährungsrelevanten Probleme aufgeführt (Zuber-Jerger et al. 2006; Clemens et al. 2010).

Dumpingsyndrom

Das Dumpingsyndrom tritt besonders bei Patienten mit einer operativen Veränderung der Sphinkterfunktion des Magens auf. Unterschieden wird zwischen einem Frühdumping- und einem Spätdumpingsyndrom.

Frühdumpingsyndrom

Das postalimentäre Frühdumpingsyndrom tritt bei circa 75 % der operierten Patienten auf.

Symptomatik: Circa 30 min postalimentär treten gastrointestinale Beschwerden, epigastrisches Druck- und Völlegefühl, Übelkeit, eventuell Erbrechen, Tenesmen, plötzlicher Stuhldrang mit explosionsartiger Diarrhö sowie vasomotorische Reaktionen in Form von allgemeiner Schwäche, Müdigkeit, Hitzegefühl und Schweißausbrüchen, Schwindel, Kopfschmerzen und einer orthostatischen Hypotonie auf.

Ursachen: Als Folge der raschen Passage kommt es zu einer Hyperosmolarität in der abführenden Schlinge gefolgt von einem raschen Einstrom von Flüssigkeit und Elektrolyten. Die dadurch bedingte Ausdehnung der abführenden Schlinge wird als Ursache für die gastrointestinalen Symptome angesehen. Die vasomotorischen Symptome werden durch die schnelle Verschiebung des intravasalen Volumens und Ausschüttung von Hormonen (Serotonin, Bradykinin) erklärt.

Diagnostik: Das Syndrom wird durch die klinische Symptomatik und eine radiologische Magen-Darm-Passage (MDP) diagnostiziert.

Ernährungstherapie: Siehe Tabelle 4-5.

Spätdumpingsyndrom

Das postalimentäre Spätdumpingsyndrom tritt bei circa 25 % der Operierten auf.

Symptomatik: Frühestens 60 min, meist 2–3 Stunden postalimentär treten Schwächegefühl, Müdigkeit, Herzklopfen, Schweißausbrüche, Schwindel, Übelkeit, Kopfschmerzen und Kollapsneigung sowie typischerweise Heißhunger auf.

Tab. 4-5 Ernährung nach Gastrektomie

• Basis „leichte Vollkost" mit mehreren kleinen, festen, über den Tag verteilten Mahlzeiten; am 1. postoperativen Tag bis zu 10, später 6–8
• langsam essen
• individuelle Lebensmittelunverträglichkeiten beachten
• zu den festen Speisen maximal 1/2 Tasse Flüssigkeit trinken; 15 min vor und 30 min nach einer Mahlzeit keine größeren Mengen trinken; Getränke hypoton und zuckerfrei
• beim **Frühdumpingsyndrom:** Verzehr eines Stückes Brot 15 min vor der Mahlzeit; natriumarm essen = 6 g NaCl/d (Salz erhöht die Osmolarität); Nahrungsaufnahme im Liegen, eventuell Anlegen einer Bauchbinde
• beim **Spätdumpingsyndrom:** leicht resorbierbare Kohlenhydrate meiden, z. B. Lebensmittel und Getränke mit Zucker, Honig und Sirup, Maltodextrin; als Ersatz Süßstoffe verwenden; Zugabe von Pektin, Guar zu den Mahlzeiten bzw. Einnahme von Acarbose sind hilfreich **Merke:** Abnehmende Intensität der Symptome mit der Zeit; 2/3 der Patienten sind nach ca. 10 Jahren beschwerdefrei
• bei **Milchzuckerunverträglichkeit** (Lactoseintoleranz): milchzuckerfreie Milch- und Milchprodukte oder Sojaprodukte (mit Calcium angereichert) verwenden
• bei **Fettunverträglichkeit:** Koch- und Streichfett durch ein spezielles Fett mit mittelkettigen Fettsäuren (MCT) ersetzen (MCT-Basis-plus-Margarine und -Öl)
• wenn verträglich, Bevorzugung ballaststoffhaltiger Lebensmittel
• parenterale **Vitamin-B_{12}-Zufuhr** (auch bei partieller Gastrektomie oder bedingt durch bakteriellen Abbau nötig; 1 000 µg/3 Monate) **Merke:** Die Leber verfügt über eine Vitamin-B_{12}-Reserve von etwa zwei Jahren, sodass ein Mangel erst nach Jahren auffallen kann; an weitere Vitamin- und Spurenelementdefizite denken (s. dazu Tab. 4-6)!

Ursachen: Als Folge der schnellen Passage großer Mengen leicht resorbierbarer Kohlenhydrate in den oberen Gastrointestinaltrakt kommt es zu einer überhöhten Insulinsekretion und in der späteren Phase einer reaktiven Hypoglykämie. Im Laufe der Zeit adaptiert sich die Dünndarmschleimhaut an die neuen Verhältnisse und die Beschwerden sind klinisch nicht mehr relevant (s. Tab. 4-5).

Diagnostik: Glucosetoleranztest.

Ernährungstherapie: Siehe Tabelle 4-5.

Postoperative Refluxösophagitis

Die postoperative Refluxösophagitis tritt bei bis zu 80 % der total gastrektomierten bzw. bei 20–50 % der partiell gastrektomierten Patienten auf.

Symptomatik: Sodbrennen, Schmerzen bei Ösophagitis.

Ursachen: Je nach Resektions- oder Operationssitus kommt es zu alkalischem oder saurem Reflux. Mögliche Ursachen der Schleimhautschädigungen und reaktiven Inflammation sind Gallensäuren und Lysolecithin.

Diagnostik: Endoskopie.

Therapie: Entspricht der Therapie bei Reflux. **Medikamentöse Therapie:** Prokinetika; bei saurem Reflux: Protonenpumpenhemmer; bei alkalischem Reflux: gallensäurebindende Antazida oder Sucralfat.

Syndrom der zuführenden Schlinge (Afferent-Loop-Syndrom)

Symptomatik: Postprandiales Völlegefühl, dumpfe und kolikartige Schmerzen oder plötzliches Erbrechen galligen Materials.

Ursachen: Die Beschwerden sind Folge technischer Schwierigkeiten als Folge der Rekonstruktion der Passage und der Lage und Form der Anastomose; bei Typ I: Rückfluss von Nahrung in die zuführende Schlinge; bei Typ II: gestörter Abfluss von Pankreassekret und Galle in den abführenden Dünndarm.

Merke
Die Beschwerden des Afferent-Loop-Syndroms führen durch die abnehmende Nahrungszufuhr zur Mangelernährung.

Diagnostik: Sonographie, MDP, MRT (Magnetresonanztomographie).
Therapie: Reoperation meist notwendig.

Syndrom der abführenden Schlinge

Symptomatik: Bei akuter Obstruktion: Symptome eines hohen mechanischen Ileus; bei chronischer Obstruktion: intermittierendes Erbrechen mit Beimengungen von Nahrungsbestandteilen und Galle.
Ursachen: Akute oder chronische Obstruktion der abführenden Schlinge.
Diagnostik: Endoskopie, MDP.
Therapie: Reoperation meist notwendig.

Pankreatikozibale Asynchronie

Die pankreatikozibale Asynchronie tritt bei 16–43 % der Patienten auf.
Symptomatik: Fettmaldigestion mit Steatorrhö.
Ursachen: Als Folge der schnellen Passage kommt es zu einer ungenügenden Durchmischung des Nahrungsbreis mit Pankreassekreten.
Diagnostik: Mit einer versuchsweisen Gabe von Pankreasfermenten (nicht säureresistentes Granulat!).
Therapie: Gabe von Pankreasfermenten (nicht säureresistentes Granulat!); bei weiter stark eingeschränkter Nährstoffutilisation: Reduktion der üblichen Nahrungsfettzufuhr und Ersatz durch MCT (mittelkettige Triglyceride).

Weitere Folgen einer Gastrektomie

Inappetenz

Appetitlosigkeit und dadurch eine unzureichende Nahrungsaufnahme findet sich zunächst bei den meisten Patienten nach Gastrektomie. Ohne Rezidiv ist das Gewicht 3–6 Monate nach der Operation am niedrigsten. Da die Beschwerden nachlassen und die Ernährung adaptiert wird, steigt das Gewicht dann wieder an. Nach etwa einem Jahr haben die Patienten wieder ein konstantes Gewicht, das allerdings unter der Norm liegt. Nach einer Totalresektion ist dies bei etwa 60 % und nach einer Teilresektion bei etwa 10–20 % der Patienten der Fall. Nach eigener Erfahrung geben auch viele Patienten im Laufe der Zeit an, wieder einen guten Appetit zu haben.

Merke
Da Patienten mit Magenkarzinom bereits vor der Diagnose deutlich an Gewicht verloren haben und während des Krankenhausaufenthaltes weiter an Gewicht verlieren, ist es Ziel, den weiteren postoperativen Gewichtsverlust und die Mangelernährung zu minimieren. Beides schränkt auch die Lebensqualität der Patienten deutlich ein.

Lactoseintoleranz

50 % der gastrektomierten Patienten entwickeln einen Lactasemangel bzw. eine bestehende Lactoseintoleranz verschlechtert sich. Ursache sind wahrscheinlich die unphysiologischen Passageverhältnisse mit einer kürzeren Transitzeit. Bezüglich der Ernährungstherapie siehe Kapitel 6.5.3.

Malassimilation

Folgende Krankheitsbilder können Ursache der Malassimilation sein:
- pankreatikozibale Asynchronie,
- bakterielle Fehlbesiedelung des oberen Gastrointestinaltrakts aufgrund der fehlenden Säurebarriere im Magen,
- Stase beim Syndrom der zuführenden Schlinge,

- reduzierte Gallensäurekonzentration in den proximalen postanastomotischen Dünndarmabschnitten,
- Fehlen des Intrinsic-Faktors.

Zu den Häufigkeiten von Defiziten gibt die Tabelle 4-6 einen Überblick.

Merke

Nach Gastrektomie ist auf eine ausreichende Energie- und Nährstoffzufuhr zu achten, ohne den Patienten zu beunruhigen. Vor allem Mineralstoff-, Vitamin- und Spurenelementmängel müssen bedacht und medikamentös behoben werden.

Mit den aktuellen Operationsmethoden sind beide Formen des Dumpingsyndroms und auch die Syndrome der zu- und abführenden Schlinge selten geworden.

Exkurs

Da das Vitaminpräparat ADEK, das die fettlöslichen Vitamine A, D, E und K enthält, nicht mehr im Handel erhältlich ist, sind nachfolgend zwei Bezugsquellen genannt, die das Präparat herstellen:

- „Schloss-Apotheke" Dr. Otto Eichele, Koblenz,
- „Alte Apotheke" Dr. Petra Steinbeck, Stuttgart.

Kurzdarmsyndrom

Merke

Die Behandlung von Patienten mit Kurzdarmsyndrom verlangt spezielle medizinische Kenntnisse und Erfahrungen sowie eine interdisziplinäre Langzeitbetreuung unter Einschluss ernährungsmedizinisch versierter Fachkräfte. Es ist dabei von Bedeutung, dass die involvierten Personen bzw. Institutionen sich grundsätzlich über Informationen zum Patienten austauschen.

Der zentrale Pathomechanismus eines Kurzdarmsyndroms ist die Reduktion der funktionellen Oberfläche des Dünndarmes mit verkürzter Kontaktzeit der Ingesta in Abhängigkeit von der Grunderkrankung, dem Ausmaß der Resektion, den betroffenen Dünndarmabschnitten, dem Vorhandensein der Ileozökalklappe, dem Vorhandensein des Kolons sowie der Funktion und Physiologie des Restdarms (Amasheh et al. 2007). Die Funktionsstörungen entstehen in Abhängigkeit vom Ort und dem Ausmaß der Dünndarmresektion sowie spezieller Segmente (terminales Ileum, Ileozökalklappe) sowie von der Stuhlkonzentration im Kolon. Eine genaue Information über den Resektionsort, die Resektionslänge sowie die Länge des Restdünndarmes ist daher nicht nur für das Verständnis und die Beurteilung der Symptomatik sowie für die Diagnostik, sondern auch für die Therapie unbedingt notwendig. Nachfolgend sind wichtige klinische Symptome und pathophysiologische Grundlagen zusammengefasst (Stein et al. 2003; Zuber-Jerger 2006; Amasheh et al. 2007) (s. Abb. 4-1, Tab. 4-3).

Tab. 4-6 Häufigkeit von Mängeln nach Gastrektomie (mod. nach Zuber-Jerger 2006)

Mangel/Krankheit	Häufigkeit
Eisen*	40–70 %
Vitamin B_{12}	36–80 %
Folsäure	33–41 %
Vitamin D	0–50 %
Calcium	0–30 %
„Postgastrektomie-Osteopathie"	altersabhängig 15–75 %
Anämie	30–75 %

* Oft schon präoperativ

Resorption von Makronährstoffen

Für die Resorption von Proteinen, Kohlenhydraten und mit Abstrichen auch für Fett ist allein das Ausmaß der Resektion von Bedeutung, da vor allem Proteine und Kohlenhydrate in allen Dünndarmabschnitten resorbiert werden können. Die „ruhende Reserve“ beträgt bis zu 70 %. Dabei kann auf das Jejunum am ehesten verzichtet werden, was an der normalerweise hohen funktionellen Reserve und guten Adaptationsfähigkeit des Ileums liegt. Eine sehr ausgedehnte Resektion von über 50 % des mittleren Dünndarms kann jedoch zur Malabsorption von Fett, Kohlenhydraten, Proteinen, Vitaminen (außer Vitamin B_{12}), Wasser und Elektrolyten führen. Besonders häufig sind Störungen der Folsäureresorption sowie der Resorption von Zink und Kupfer.

Merke

Da das Ileum einen Großteil der Funktion des oberen Dünndarmes übernehmen kann, werden proximale Dünndarmresektionen in der Regel besser toleriert bzw. kompensiert.

Resorption von Mineralstoffen, Vitaminen und Spurenelementen

- Ca^{2+} und Mg^{2+} werden überwiegend duodenal resorbiert; Mängel treten deshalb eher bei proximalen Dünndarmresektionen auf; außerdem durch Kalkseifenbildung infolge Fettmalabsorption; Verstärkung der gestörten Aufnahme von Ca^{2+} durch die Vitamin-D-Resorptionsstörung.
- Resorption von Folsäure und den Vitamin-B-Komplex-Vitaminen im gesamten Dünndarm möglich; Mangelzustände daher bei diffusen Prozessen.
- Resorption von Vitamin B_{12} im terminalen Ileum; keine Übernahme durch andere Darmabschnitte möglich.
- Eisenresorption überwiegend duodenal; Mangel deshalb eher bei proximalen Dünndarmresektionen.
- Bei Steatorrhö Verlust der Vitamine A, D, E und K.
- Resorption von Spurenelementen entlang des gesamten Dünndarms; Mangel infolge der Ausdehnung der Resektion; häufig hohe Zinkverluste durch Diarrhö.

Gastrale Hyperazidität

Bereits bei einer Resektion von über 30 % des Dünndarms kommt es bei mehr als 50 % der Patienten zu einer passageren (Wochen bis Monate) Zunahme der Magensäuresekretion. Weder für die Länge noch für die Lokalisation (proximal oder distal der Resektion) findet sich eine eindeutige Korrelation. Ursächlich diskutiert wird unter anderem der vorübergehende Wegfall eines direkt oder indirekt wirkenden intestinalen Hemmstoffs – beispielsweise des *vasoactive intestinal polypeptides* (VIP) oder des *gastric inhibitory polypeptides* (GIP). Durch einen erhöhten Flüssigkeitseinstrom in den Darm kommt es zu einer Inaktivierung von Pankreasenzymen.

Folgen einer Jejunumresektion

- Beschleunigte Magenentleerung: Ursache ist die Abnahme der physiologischen reflektorischen Hemmung der Magenentleerung durch die Ankunft des Speisebreis im Dünndarm.
- Häufig Lactoseintoleranz: Grund dafür ist, dass die stärkste Lactaseaktivität sich im proximalen Dünndarm findet. In Abhängigkeit vom Ausmaß der Lactoseintoleranz kann es durch die Kohlenhydratresorptionsstörung zur bakteriellen Fermentation von Kohlenhydraten im Kolon kommen und damit zur Bildung von Lactat als Ursache der seltenen D-Lactazidose. Die metabolische Störung tritt nur bei erhal-

tenem Kolon auf. Die Symptomatik besteht in neurologischen Störungen wie Sehstörungen, Verwirrtheit und Gangunsicherheit, sodass dem Patienten fälschlicherweise Alkoholabusus unterstellt wird.

Folgen einer Ileumresektion

> **Merke**
> Die Resorption von Gallensäuren findet ausschließlich im terminalen Ileum statt.

- Bereits bei einer Resektion von >25 cm des terminalen Ileums kann es zu einem Verlust von Gallensäuren in das Kolon kommen. Auch bei nur mildem Gallensäureverlust kann eine chologene Diarrhö auftreten. Ursache ist die Induktion einer Chloridsekretion durch bakteriell dekonjugierte Gallensäuren im Kolon. Da die Fettresorption noch erhalten ist, besteht ein sogenanntes kompensiertes Gallensäureverlustsyndrom.
- Bei >50 cm distaler Ileumresektion kann es infolge gesteigerter Gallensalzverluste zu einer Unterschreitung der kritischen mizellären Konzentration und somit einer Fettmaldigestion und Malabsorption sowie einer Steatorrhö, einem sogenannten dekompensierten Gallensäureverlustsyndrom, kommen. Bei einer Resektion >1 m steigt der Verlust an Gallensäuren auf >90 %.
- Die Steatorrhö ist mit einer Resorptionsstörung der fettlöslichen Vitamine (ADEK) verbunden. Ohne Therapie kann es zu Nachtblindheit (Vitamin A), Gerinnungsstörungen (Vitamin K), Osteopathie (Vitamin D) und einem „Brown-Bowel-Syndrom" (Vitamin E) kommen.
- Es kommt des Weiteren zu einem Vitamin-B_{12}-Mangel.
- Auch kommt es zur Ausbildung einer lithogenen Galle mit Cholelithiasis (in ca. 30 %).
- Durch die nicht resorbierbaren Fettsäuren wird Ca^{2+} gebunden, das dadurch nicht zur Bindung von Oxalat zur Verfügung steht, was zu einer gesteigerten Resorption von Oxalat und dem Risiko einer Oxalatharnsteinbildung führt (in ca. 10 %). Bei gleichzeitiger Steatorrhö steigt die Resorption von Oxalsäure von 10 auf über 40 %.
- Eine Steatorrhö-bedingte Hypokalzämie kann zu Parästhesien und Tetanie führen.

Folgen einer Resektion der Ileozökalklappe

- Folge der Resektion ist eine Verkürzung der Transitzeit mit verminderter Kontaktzeit zwischen Darminhalt und Darmwand.
- Zudem kommt es zur Keimaszension, die durch Störung der Gallensäurenrückresorption infolge bakterieller Dekonjugation zur Steatorrhö führen kann.
- Weiterhin kommt es zu einem Abbau des Vitamin-B_{12}-Intrinsic-Faktor-Komplexes.

Folgen einer zusätzlichen Resektion von Kolon

- Besonders relevant ist der Verlust von Dünndarm und zusätzlich des Kolons. Grund ist die im Kolon stattfindende Konzentration der Faeces und eine mögliche Begrenzung von Flüssigkeitsverlusten.
- Bei einer Dünndarmlänge <100 cm und fehlendem Kolon kommt es zu einer negativen Flüssigkeitsbilanz mit der Notwendigkeit einer parenteralen Flüssigkeitssubstitution.
- Bei Erhalt des Kolons ist die Flüssigkeitsresorption meist ausreichend und eine bessere Adaptation des verbleibenden Dünndarmes wird erreicht.
- Außerdem besteht zusätzlich die Möglichkeit der Energieaufnahme von bakteriell fermentierten kurzkettigen Fettsäuren über die Kolonschleimhaut.

Ein Kurzdarmsyndrom kann sich klinisch als partielles oder globales Malabsorptionssyndrom zeigen. Eine auf der Anatomie basierende Diagnostik ist bei der Analyse der Symptomatik hilfreich und für eine gezielte Therapie notwendig. Die Diagnostik besteht in einer Serum- und Stuhldiagnostik sowie in Funktionstests und der Sonographie. Bezüglich der Einzelheiten der Diagnostik wird auf die Fachliteratur verwiesen (Stein et al. 2003; Amasheh et al. 2007).

Adaptationsmechanismen

Postoperativ finden im gesunden Restdarm strukturelle und funktionelle Adaptationsmechanismen statt. Diese sind bei einer distalen Resektion geringer als bei einer proximalen. Die Proliferationsrate der epithelialen Krypten nimmt zu, ebenso die Kryptentiefe und Zottenhöhe. Es kommt zudem zu einer Dilatation und Elongation der verbliebenen Darmabschnitte sowie einem geänderten Motilitätsmuster und in der Folge zu einer verlängerten Kontaktzeit. Bei Konstanz vieler zellulärer Funktionen der Epithelzelle ist eine Steigerung von Partialfunktionen möglich, so die Expression des Na-Glucose-Kotransportes.

Für die Adaptationsmechanismen hat das frühe intraabdominelle Angebot von Nährstoffen eine wichtige Bedeutung.

Ernährungstherapie

Die intestinale Adaptation verläuft in drei Phasen (s. Tab. 4-7).

Die Therapie besteht in Abhängigkeit vom Stadium in einer überlappenden bzw. kombinierten Behandlung mit parenteraler, enteraler und oraler Ernährung sowie medikamentöser Therapie (s. Tab. 4-8).

In der Phase der Hypersekretion sind engmaschige Kontrollen des Wasser- und Elektrolythaushalts notwendig, um eine Dehydratation und Elektrolytverschiebungen zu vermeiden. In der Adaptationsphase ist eine rasche orale Nahrungszufuhr von großer Bedeutung, da ohne ein orales Nahrungsangebot keine bzw. eine ungenügende Adaptation erfolgt und die Darmmukosa atrophiert. Durch einen langsamen Abbau der TPN kann eine Mangelernährung vermieden werden. In der Phase der maximalen

Tab. 4-7 Grundlagen der phasengerechten Therapie des Kurzdarmsyndroms (nach Amasheh et al. 2007)

Phasen	Charakteristika	Zeitraum	Ernährungstherapie
Phase I Stuhlvolumina >2,5 l/24 h	Hypersekretion	4–12 Wochen	• TPN, Ersatz von Elektrolyten • frühe enterale Ernährung („Zottenernährung")
Phase II Stuhlvolumina <2,5 l /24 h	intestinale Adaptation	4 Wochen bis 2 Jahre	• Ergänzung/Ersatz der TPN durch enterale Ernährung • vorsichtiger oraler Kostaufbau
Phase III	maximale Adaptation (= Stabilisation)	nach 3 Monaten bis 2 Jahre	• „normale" Ernährung, gegebenenfalls mit Supplementierungen (Trink- und Sondennahrung, Mineralstoffe, Vitamine, Spurenelemente) • gegebenenfalls zusätzlich parenterale Ernährung

TPN = totale parenterale Ernährung

Tab. 4-8 Grundlagen der Ernährungstherapie beim Kurzdarmsyndrom (ergänzt nach Amasheh et al. 2007)

- individuelle Ernährung in Abhängigkeit vom Ort und der Ausdehnung der Operation
- Kostumstellung allmählich, beginnend mit 10 % des Energiebedarfs/Tag und einer Steigerung um 10 % alle 3–7 Tage
- Basis: „leichte Vollkost" mit 6–8 kleinen, ballaststoffarmen, niedrigosmolaren Mahlzeiten; Essen und Trinken trennen! Zusatznahrung (s. dazu Kap. 6.1.2 und 6 2.1, zu den Lebensmitteln mit abführender und stopfender Wirkung s. Kap. 5.3.2)
- individuelle Lebensmittelunverträglichkeiten beachten (Lactoseintoleranz; s. Kap. 6.5.3)
- oxalsäurereiche Gemüsesorten meiden: Spinat, Mangold, Rhabarber, Sauerampfer, Rote Beete, viele Pilzsorten, Sternfrüchte, Schokolade; calciumreiche Kost ist vorbeugend
- Fettzufuhr bis zu 40 % der Gesamtenergiezufuhr mit je 50 % mittel- und langkettigen Fettsäuren (MCT-Basis-plus-Margarine und -Öl) (s. Kap. 6.3)
- wegen der Gefahr osmotischer Flüssigkeitsverluste sollte die Zufuhr sehr hoher Kohlenhydratmengen vermieden werden
- je geringer das Restjejunum, desto höher ist der Energiebedarf; bei < 100 cm Restjejunum Resorption von zunächst nur 50–60 % der oral zugeführten Energie; daher Zufuhr einer annähernd doppelten Energiemenge notwendig
- in der Aufbauphase meist zusätzliche parenterale Ernährung nötig, vor allem auch mit einer ausreichenden Flüssigkeitszufuhr
- Alternative: zusätzlich kontinuierliche pumpengesteuerte enterale Ernährung über eine Jejunalsonde; dabei gibt es keinen Konsens über die Art der Sondennahrung (nieder- oder hochmolekular); Patienten mit einer raschen Passagezeit und einer stark eingeschränkten Resorptionsleistung scheinen prinzipiell von einer niedermolekularen Diät zu profitieren (Lübke et al. 2003)
- bei einer Jejunostomie Reduktion hypotoner Flüssigkeitsaufnahme, da es zum Efflux von Na^+ in das Darmlumen kommen kann; initial daher nur isoosmolare Lösungen verwenden; orale Aufnahme einer Glucose-Natrium-Lösung mit mindestens 90 mM (WHO-Formel für infektiöse Diarrhöen) steigert die Na^+-Aufnahme zusätzlich über den Na^+-Glucose-Kotransporter
- Substitution von Mineralstoffen, Vitaminen, Spurenelementen

Adaptation erfolgt zunächst eine Abschätzung der verbleibenden funktionellen Ausfälle, die die Basis für weitere therapeutische Maßnahmen ist. Wichtig ist, eine Mangelernährung zu vermeiden und Defizite durch eine Supplementierung auszugleichen. Sind die Defizite nicht auszugleichen, muss eine parenterale Langzeiternährung erfolgen. Dies ist meist bei einer Dünndarmrestlänge unter 60 cm (Jejunostomiepatienten) der Fall. Bezüglich der medikamentösen Therapien wird auf die Fachliteratur verwiesen. Tabelle 4-9 enthält einen Vorschlag zur oralen Substitution von Mineralstoffen, Vitaminen und Spurenelementen.

Dünndarmstoma (Ileostoma/ Jejunostoma)

Ziel der Ernährungstherapie ist – je nach vorhandenem Restdarm – den Flüssigkeits- und Elektrolytverlust zu minimieren, aber auch eine chemische Reizung des Stomas durch Lebensmittel zu vermeiden. Eine einheitliche Diät gibt es dafür nicht. Der Patient muss wissen, dass jede Nahrungsaufnahme zu einer Entleerung des Stomas führt. Dazu ist es notwendig, je nach Restfunktion des Darmes, jedes Lebensmittel und jede Zubereitungsform auf seine individuelle Verträglichkeit zu prüfen. Es ist sinnvoll, ein

Ernährungstagebuch zu führen. In der Phase des Kostaufbaus sollte pro Tag nur ein neues Lebensmittel in nicht zu großer Menge geprüft werden. Meist kommt es erst nach 8–12 Wochen zu einer Stabilisierung der Stuhlbeschaffenheit, der Stuhl bleibt allerdings breiig bis flüssig. In der Adaptationsphase wirken sich stopfende Nahrungsmittel (s. Praxistipp S. 273) positiv aus. Auch die Zugabe quellender Lebensmittel und flüssigkeitsbindender Präparate sowie industriell hergestellter Dickungsmittel sind bei der Eindickung des Stuhles hilfreich. Eine ausreichende Flüssigkeits- und Kochsalzaufnahme ist Grundlage der Ernährungsempfehlungen (s. Tab. 4-10).

Merke

Patienten mit Dünndarmstoma reagieren sehr empfindlich auf vermehrte Flüssigkeitsverluste – beispielsweise unerwartete Diarrhö, Schwitzen, überhastetes Trinken, das zur Steigerung der Stomavolumina führt. Es besteht die Gefahr des prärenalen Nierenversagens.

Kolonresektionen

Im Kolon werden, abgesehen von Wasser und Elektrolyten, Nährstoffe nur in geringem Ausmaß resorbiert. Im proximalen Kolon werden überwiegend die bei der Fermentation von im Dünndarm nicht abbaubaren

Tab. 4-9 Empfehlungen zur täglichen Substitution von Mineralstoffen, Vitaminen und Spurenelementen (nach Amasheh et al. 2007)

	Tägliche Substitution
Mineralstoffe	
Calcium	1–2 g
Magnesium	50–400 mg (kann zu Durchfall führen)
Phosphat	30–45 mmol
Wasserlösliche Vitamine	
Folsäure	5–15 mg
Vitamin C	500 mg
Vitamin B_{12}	1 mg alle 8 Wochen i. m.
Fettlösliche Vitamine	
Vitamin A	50 000–150 000 IE
Vitamin D	10 000 IE Cholecalciferol
Vitamin K	15 mg
Spurenelemente	
Eisen	100–150 mg
Selen	60–100 µg
Zink	300 mg

Tab. 4-10 Grundlagen der Ernährung bei Dünndarmstoma (Sektion Ernährungsmedizin und Diätetik, Department Innere Medizin, Klinik für Innere Medizin I, Schwerpunkt Hämatologie, Onkologie und Stammzelltransplantation, Freiburg)

- Basis: Prinzip der „leichten Vollkost"
- Testung der individuellen Toleranz der Nahrungsmittel und ihrer Zubereitung
- säurearme, mild gewürzte Kost
- langsam essen und trinken
- evtl. milchzuckerreduzierte Kost
- Ballaststoffe < 20–30 g/d
- abdominelle Beschwerden in 40–60 % durch gebratenes Fleisch, Fisch, Bohnen, Erbsen, Blattkohlgemüse und Rhabarber
- eine ausreichende Trinkmenge ist wichtig!; ca. 3 l/24 h; mindestens Produktion von 1 l Urin/d (regelmäßige Kontrolle des Urinvolumens)
- nicht überhastet Trinken!; dies führt zur Steigerung des Stomavolumens
- Kochsalzaufnahme 6–9 g/d (z. B. salzige Brühe)
- quellende Lebensmittel, flüssigkeitsbindende Präparate (Pektine), industriell hergestellte Dickungsmittel (Guar) sind empfehlenswert

Kohlenhydraten anfallenden kurzkettigen Fettsäuren gebildet. Außerdem entstehen mittelkettige Fettsäuren, wenn sie als mittelkettige Triglyceride (MCT) verzehrt werden. Dies ist der Grund dafür, dass der Ersatz von LCT durch MCT nur bei intaktem Kolon die Energieversorgung hochsignifikant verbessert, bei fehlendem Kolon der Einsatz von MCT dagegen nur einen geringen positiven Effekt hat. Hauptproblem sind je nach Ausdehnung der Resektion die Flüssigkeits- und Elektrolytverluste. Im Colon ascendens werden K^+, Ca^{2+}, Wasser und Bikarbonat (Hydrogenkarbonat) sezerniert, im Colon descendens kurzkettige Fettsäuren. Im Colon descendens werden Na^+, K^+, Cl^-, Wasser und bakteriell synthetisiertes Vitamin K absorbiert. Eine spezielle Ernährung ist in der Regel nicht erforderlich, berücksichtigt werden müssen allerdings individuelle Nahrungsintoleranzen. Stark blähende Speisen werden häufig als unangenehm empfunden und sollten vermieden werden. Eine Zusammenstellung blähungsfördernder und -hemmender sowie geruchsfördernder und -hemmender Lebensmittel findet sich in Tabelle 4-12 und Tabelle 4-13.

Kolostoma

Liegt das Kolostoma im Bereich des Colon ascendens und der Ileozökalklappe sind die Flüssigkeitsverluste höher als bei einer Anlage im Bereich des Colon transversum oder Colon descendens, wo meist weniger Probleme bestehen. Therapieziel ist eine normale Stuhlkonsistenz und -frequenz sowie eine Minimierung von Windabgang und Geruchsentwicklung, außerdem das Verhindern einer peristomalen Hautreizung. Am Anfang des Kostaufbaus sind die Stühle häufig flüssig und weich. Bei einem funktionsfähigen Dünndarm kann nach einer Adaptationsphase von etwa zwei Wochen eine normale Stuhlkonsistenz erreicht werden. Die Grundlagen der Ernährungstherapie sind in Tabelle 4-11 zusammengefasst. Tabelle 4-12 enthält eine Zusammenstellung von Nahrungsmitteln mit blähender und nicht blähender Wirkung, Tabelle 4-13 eine Zusammenstellung von Lebensmitteln mit Einfluss auf die Geruchsentwicklung.

Stomatherapie

Für 80 % der Stomaanlagen ist Darmkrebs die Ursache. Die Lokalisation des Tumors ist für die Anlage eines permanenten oder temporären Stomas entscheidend. Peristomale

Tab. 4-11 Grundlagen der Ernährung bei Kolostoma (Sektion Ernährungsmedizin und Diätetik, Department Innere Medizin, Klinik für Innere Medizin I, Schwerpunkt Hämatologie, Onkologie und Stammzelltransplantation, Freiburg)

- keine festgelegte Diät
- bis zu einem Jahr ist eine „leichte Vollkost" empfehlenswert
- auf individuelle Unverträglichkeiten achten
- regelmäßige Mahlzeiten
- langsam essen, gut kauen
- ausreichende Nährstoffzufuhr beachten

Tab. 4-12 Blähungsfördernde und -hemmende Lebensmittel (mod. nach Nißle 2001)

Blähungsfördernd
kohlensäurehaltige Getränke (Sekt, Bier, Federweißer), koffeinhaltige Getränke, frisches Obst, Birnen, Rhabarber, Hülsenfrüchte, Kohlgemüse, Paprika, Zwiebeln, Knoblauch, Spargel, Schwarzwurzeln, Pilze, frisches Brot, Pumpernickel, Eier, Eiprodukte, Mayonnaise, Frittiertes
Blähungshemmend
Kümmel (als Öl und Tee), Schwarzkümmel, Fencheltee, Anis (Gewürz, Öl, Tee), Heidelbeeren und Heidelbeersaft, Preiselbeeren und -saft, Joghurt

Tab. 4-13 Geruchsfördernde und -hemmende Lebensmittel (mod. nach Nißle 2001)

Geruchsfördernd
Kohlgemüse, Bohnen, Spargel, Pilze, Zwiebeln, Knoblauch, Schnittlauch, Eier, Eiprodukte, Fleisch, Fleischerzeugnisse, vor allem Geräuchertes und Gebratenes, tierische Fette, Fisch, Fischerzeugnisse, Krabben, Hummer, Käse, vor allem vollreife und vollaromatische Hartkäse, scharfe Gewürze (Paprika, Curry)
Geruchshemmend
Petersilie, Spinat, Heidelbeeren und -saft, Preiselbeeren und -saft, grüner Salat, Joghurt

Hauptprobleme sind Hautirritationen von leichter Hautrötung bis schwerer Entzündung, einschließlich Mykosen. Es kann zu infizierten parastomalen Fadenstichkanälen kommen. Wichtig ist die regelmäßige Irrigation (Darmspülung). Sie ermöglicht eine kontrollierte Stuhlausscheidung zu einem bestimmten Zeitpunkt. Dadurch wird der gesamte Stuhl des Dickdarms ausgeschieden, sodass eine stuhlgangfreie Zeit von 24–48 Stunden erreicht werden kann. Durch die Auswahl bestimmter Nahrungsmittel können lästige Blähungen reduziert werden (s. Tab. 4-12). Eine diskrete, unauffällige Versorgung mit einer Stomakappe ist möglich, um die Lebensqualität der Patienten zu verbessern.

Weiterführende Informationen sind zu erhalten bei:

- D. V. E. T. Deutscher Fachverband Stoma und Inkontinenz e. V. (www.dvet.de) und
- Deutsche ILCO e. V. (www.ilco.de).

Pankreatektomie

Das Pankreas hat in- und exkretorische Funktionen. Endokrin wird in den α-Zellen der über das ganze Pankreas verteilten Langerhans'schen Inseln Glucagon und in den β-Zellen Insulin gebildet. Der Ausfall der endokrinen Funktion führt zu einem Diabetes mellitus. Die exokrine Funktion besteht in der Bildung von Verdauungsenzymen zur Spaltung von Eiweiß, Fett und Kohlenhydraten, von Elektrolyten, vor allem Natrium, Kalium und Chlorid sowie von Bikarbonat (Hydrogenkarbonat). Der Ausfall der exokrinen Pankreasfunktion führt zu einer Beeinträchtigung der Nahrungsausnutzung mit einer Fettmaldigestion und Steatorrhö als führendem Symptom. Erst ein Verlust von über 90 % der Pankreasfunktion führt zu einer endo- und exokrinen Insuffizienz. Auch bei totalem Ausfall des exokrinen Pankreas enthält der Stuhl nur etwa 60 % der zugeführten Fettmenge. Eine Fettrestriktion wird daher nicht als erste Maßnahme empfohlen.

Bei zunehmend aggressiver Operationstätigkeit wird auch versucht, fortgeschrittene Pankreaskarzinome mittels Operation zu heilen. Operiert wird nach Kausch-Whipple mit Entfernung des Pankreaskopfes, zwei Dritteln des Magens, des Duodenums und der Gallenblase. Bei der pyloruserhaltenden Pankreaskopfresektion nach Traverso-Longmire werden nur Pankreaskopf, Duodenum und Gallenblase entfernt. Die Ausprägung der Symptome ist von der Art und Ausdehnung des operativen Eingriffs abhängig (s. Tab. 4-14).

Die Ausprägungen der Symptome bestimmen auch die Ernährung. Therapeutisch ist eine hochdosierte Substitution mit Pankreasenzymen zur Behandlung der exokrinen Insuffizienz vorrangig. Primäres Ziel ist die Wiederherstellung einer ausreichenden Fettverdauung. Zum Erreichen einer Steatorrhö im therapeutischen Bereich (< 14 g/24 h) sind in der Regel ca. 25 000–40 000 FIP-(*Fédération Internationale Pharmaceutique*)-Einheiten Lipase pro Hauptmahlzeit als Anfangsdosis erforderlich. Eine Erhöhung bis auf 75 000 FIP-Einheiten kann notwendig sein. Kleinere Dosen von 10 000–20 000 FIP-Einheiten Lipase können zu fettarmen Zwischenmahlzeiten oder Snacks ausreichen (Mahlke et al. 2005). Bei adäquater Fermentsubstitution können auch bei totaler Pankreasentfernung 80–100 g Fett absorbiert werden. Dabei ist eine Fettzufuhr in halbflüssiger Form günstiger als eine in fester Form. In diesem Fall stellt die Versorgung mit fettlöslichen Vitaminen kein Problem dar. Bei erhaltener Magensäuresekretion werden die Pankreasfermente in Form säuregeschützter Mikrotabletten/Mikropellets (Durchmesser ≤ 2 mm) gegeben, die gegebenenfalls auch per Magensonde/PEG appliziert werden können. In Ausnahmefällen kann zum Schutz der Lipasezerstörung eine Säureblockade mittels Protonenpumpenhemmern durchgeführt werden. Bei ausgeprägter Steatorrhö und unzureichender Substituierbarkeit kann ein Teil der Nahrungsfette durch mittelkettige Triglyceride (MCT; s. Kap. 6.3) ersetzt werden. Es wird empfohlen mit 10–20 g MCT-Margarine oder MCT-Öl pro Tag zu beginnen. Eine Substitution von Calcium, Vitamin B_{12}, Eisen und von fettlöslichen Vitaminen (trotz Enzymsubstitution) ist je nach Eingriff und Symptomatik notwendig. Nach Kausch-Whipple'scher-Operation liegt die Inzidenz eines Diabetes mellitus bei 20–50 %. Grundlage der Ernährung ist eine leichte, gut verträgliche Vollkost. Der Diabetes mellitus wird mit einer intensivierten Insulintherapie behandelt. Das Hauptproblem des pankreopriven Diabetes mellitus besteht darin, dass Hypoglykämien auftreten können, da es durch den Mangel an Glucagon zu keiner Gegenregulation kommt (Zuber-Jerger 2006).

Merke

Patienten mit einem pankreopriven Diabetes mellitus müssen über die Hypoglykämiegefahr aufgeklärt sein.

Bei biliodigestiver Anastomose besteht eine erhöhte Gefahr aufsteigender Infektionen (aszendierende Cholangitis) durch Darm-

Tab. 4-14 Ernährung nach Operationen im Bereich des Pankreas

Entfernter Organanteil	OP-bedingte Folgen	Ernährungstherapie
Pankreaskopfresektion	Verdauungsinsuffizienz; evtl. Diabetes mellitus	energiereich; fettmodifizierte Kost; evtl. Kost wie bei Diabetes mellitus (s. Kap. 6.7)
Pankreasschwanzresektion	endokrine Insuffizienz; evtl. exokrine Insuffizienz	Kost wie bei Diabetes mellitus (s. Kap. 6.7) und evtl. fettmodifizierte Kost
Totalresektion des Pankreas	exokrine und endokrine Insuffizienz	fettmodifizierte Kost und Kost wie bei Diabetes mellitus (s. Kap. 6.7)
Magen (⅔-Resektion)	evtl. Dumping-Syndrom; Malassimilation; evtl. Lactoseintoleranz; Mangelernährung	s. Ernährung nach Gastrektomie (Tab. 4-5): viele kleine Mahlzeiten; fettmodifiziert; evtl. schnell aufnehmbare Zuckerstoffe vermeiden; evtl. lactosearm; Essen und Trinken trennen
Duodenum	Maldigestion; Malabsorption	s. Magenresektion

bakterien. Patienten sollten über die Früherkennung von Symptomen (Fieber, Oberbauchschmerzen) unterrichtet sein, da eine rasche Antibiotikatherapie erforderlich ist.

4.4.3 Ernährung bei Chemotherapie

Unter Chemotherapie werden alle medikamentösen Tumortherapien verstanden – Zytostatikatherapie, Immuntherapie (Zytokine, monoklonale Antikörper), Hormontherapie und *Targeted Therapy*. Die vielfältigen Nebenwirkungen einer Chemotherapie sind von der Art des Chemotherapeutikums abhängig, werden aber auch vom aktuellen Zustand des Patienten, vorbestehenden Störungen, der Erkrankungssituation sowie individuellen Faktoren beeinflusst. Tabelle 4-15 gibt eine Übersicht über ernährungsmedizinisch relevante Nebenwirkungen einer Chemotherapie.

Tab. 4-15 Mögliche Nebenwirkungen einer Chemotherapie

- Anorexie (praktisch alle Substanzen der medikamentösen Tumortherapie); s. dazu Kapitel 5.1
- Geschmacks-, Geruchsstörungen, Nahrungsmittelaversionen; s. dazu Kapitel 5.4
- Übelkeit, Erbrechen; s. dazu Kapitel 5.9
- Schleimhautentzündungen, -ulzerationen (Mukositis); s. dazu Kapitel 5.7
- Abdominalschmerzen; s. dazu Kapitel 5.7
- Sodbrennen, Blähungen, Völlegefühl; s. dazu Kapitel 5.3.1
- Durchfall, Verstopfung, Ileus; s. dazu Kapitel 5.3
- Maldigestion, Malabsorption
- Flüssigkeits- und Nährstoffverluste
- Eiweißverlust durch Immobilisierung
- Organschäden: Lunge, Herz, Leber, Niere; s. Kapitel 5.12 und Kapitel 5.13
- sekundär bei Fieber, Infektionen, Sepsis, Atemnot; s. dazu Kapitel 5.10

Die in der Tabelle gelisteten Probleme können auch bei der operativen Tumortherapie, einer Strahlentherapie oder einer hämatopoetischen Zelltransplantation auftreten bzw. bereits bei der Tumordiagnose vorhanden sein und werden in Kapitel 5 in gesonderten Abschnitten bearbeitet. Hier soll auf angegebene Nahrungsmittelaversionen eingegangen werden. Auslöser können die Tumorerkrankung selbst, die Nebenwirkungen einer Tumortherapie, eine Begleitmedikation oder auch ein Mikronährstoffmangel sein. Häufig sind die Aversionen auch unspezifisch, ohne fassbare Ursache. So besteht oft eine Aversion gegen Fleisch. Abgelehnt werden zunächst meist Schweine- und Rindfleisch, später Geflügel und Fisch, zuletzt Eier und Milchprodukte. Auch Zubereitungs- und Darreichungsformen sind von Bedeutung. Fleisch als Scheibe oder Steak wird eher abgelehnt als Fleischstücke in einem Eintopf. Auch Streichwurst wird eher akzeptiert als Schnittwurst.

In einer älteren Untersuchung lehnten unter der Chemotherapie 82 % der Patienten ein oder mehrere Lebensmittel ab (Holmes 1993). Meist betroffen waren Kaffee, Tee, rotes Fleisch, Schokolade und Zitrusfrüchte. Es fanden sich auch Veränderungen in der Aufnahme von süßen und salzigen Lebensmitteln und ein erhöhtes Geschmacksempfinden für bitter. Kein Zusammenhang konnte festgestellt werden mit der Art der Erkrankung und dem bei der Therapie eingesetzten Medikament. Allerdings beeinflussten die Aversionen den Ernährungszustand und die Lebensqualität. Einen erheblichen Einfluss auf Nahrungsmittelaversionen können auch eine Anorexie, Geschmacks- und Geruchsstörungen sowie Übelkeit und Erbrechen haben. Individuelle Nahrungsmittelintoleranzen können bei allen Nebenwirkungen einer Chemotherapie auftreten.

Grundlage der oralen Ernährung bei Chemotherapie ist eine Vollkost oder leichte Vollkost, eventuell auch eine adaptierte Vollkost (flüssig, passiert), die individuell unter Berücksichtigung von Aversionen, Unverträglichkeiten und Wünschen des Patienten als „gesteuerte Wunschkost" angeboten wird. Dabei sind mehrere kleine Mahlzeiten und Zwischenmahlzeiten zu einer Steigerung der Energie- und Nährstoffzufuhr effektiver als große Portionen zu einer Mahlzeit, die eher eine Anorexie begünstigen. Vor allen unter stationären Bedingungen ist für die tägliche Umsetzung dieses Konzeptes auf der Station die Betreuung und Beratung des Patienten durch eine Ernährungsfachkraft sehr hilfreich. In unserem Klinikum sind über 50 % der von den Diätassistentinnen auf der Station betreuten Patienten Tumorpatienten. Fast 60 % der stationär betreuten Patienten kommen aus der Hämatologie/Onkologie. Wie bereits erwähnt, gibt es keine besondere Ernährungsform im Sinne einer „Krebsdiät", mit der ein Tumor geheilt werden kann. Einige dieser sogenannten Krebsdiäten können ohne möglichen Schaden für den Patienten durchgeführt werden – allerdings ohne Anspruch auf Heilung (s. Kap. 4.7).

Hinweise zur Ernährung bei den möglichen Nebenwirkungen einer Chemotherapie finden sich in Kapitel 5. Leukopene Patienten nach einer Chemotherapie und immunsupprimierte Patienten nach allogener hämatopoetischer Zelltransplantation mit Leukozyten $< 1 \times 10^9/l$ erhalten zur Minderung des Infektionsrisikos eine keimreduzierte Kost. Diese enthält eine eingeschränkte Lebensmittelauswahl mit dem Verzicht auf rohes Obst und Gemüse, rohe und halbgare Lebensmittel, Rohmilchprodukte und Schimmelpilzkulturen. Die Speisen werden frisch und mit besonderer Sorgfalt von der Küche zubereitet, verpackt und zugedeckt auf die Station geschickt. Leidet ein Patient zusätzlich an weiteren Erkrankungen – beispielsweise Diabetes mellitus, Störungen der Leber-, Pankreas- und/oder Nierenfunktion oder an Operationsfolgen –, so sind die für die jeweilige Erkrankung geltenden Ernährungsrichtlinien zu berücksichtigen. Bei der Kostzusammenstellung ist auch auf vorhandene Substratverwertungsstörungen wie Lactoseintoleranz und Nährstoffmängel zu achten – Calciummangel bei Lactoseintoleranz, Vitamin-B_{12}-Mangel nach Gastrektomie und Entfernung des terminalen Ileums sowie Mangel an fettlöslichen Vitaminen bei Steatorrhö. Optimiert werden kann die orale Ernährung durch Nährstoffanreicherungen und Trinknahrungen, die es in vielen Zusammensetzungen (auch krankheitsadaptiert) und Geschmacksvarianten gibt, sodass jeder Patient nach seinem individuellen Bedürfnis damit versorgt werden kann (s. Kap. 4.4). Dabei sind Trinknahrungen auch zur Zubereitung von Speisen geeignet.

Weder die DGEM noch die ESPEN empfehlen eine routinemäßige enterale oder parenterale Ernährung unter der Chemotherapie. Wird enteral ernährt, können Standardnahrungen eingesetzt werden. Bei schwerer Mukositis empfiehlt die ESPEN, parenteral zu ernähren. Eine schwedische Arbeitsgruppe konnte allerdings bei Patienten mit fortgeschrittener Tumorerkrankung zeigen, dass eine Ernährungstherapie mit einer bei unzureichender oraler Nahrungszufuhr zusätzlichen parenteralen Ernährung zu einem längeren Überleben führte (Lundholm et al. 2004, 2007). In der Pilotstudie einer deutschen Arbeitsgruppe kam es bei Patienten mit Pankreaskarzinom bei zusätzlicher parenteraler Ernährung zu einem Anstieg von BMI, *Body Cell Mass* und Phasenwinkel (Pelzer et al. 2010). Nach längerer parenteraler Ernährung sollte ein langsamer oraler Kostaufbau erfolgen (s. Kap. 6.10). Eine Empfehlung zur generellen Gabe von Glutamin,

Arginin, verzweigtkettigen Aminosäuren oder ω-3-Fettsäuren während einer Chemotherapie gibt es derzeit in den Leitlinien nicht. Es wird jedoch auf das Kapitel 6.12 und besonders auf Kapitel 6.12.1 und Kapitel 6.12.2 verwiesen.

Exkurs

Derzeit wird diskutiert, inwieweit kurzfristiges Fasten gesunde Zellen schützt und bestimmte Tumorzellen für eine Chemotherapie empfindlicher macht (Laviano u. Rossi-Fanelli 2012). Grundlage dieser Überlegungen ist eine Arbeit von Lee et al. 2012 und eine Arbeit mit Fallberichten von zehn Patienten (Safdie et al. 2009). Es werden bereits drei Studien durchgeführt, die den Effekt von kurzfristigem Fasten auf die Chemotherapie-assoziierte Toxizität untersuchen (s. bei Laviano u. Rossi-Fanelli 2012).

4.4.4 Ernährung bei Radio- und Radiochemotherapie

Nebenwirkungen einer Radiotherapie treten meist organbezogen lokal auf. Zudem kann eine Bestrahlung Ursache für Allgemeinsymptome wie Anorexie, Übelkeit, Erbrechen, Fieber, Fatigue oder Mangelernährung sein. Dabei besteht für die Chance der Tumorkontrolle und auch für das Auftreten von Nebenwirkungen eine ausgeprägte Dosis-Wirkungs-Beziehung. Relevant sind neben der Gesamtdosis, die Einzeldosis, die Fraktionierung, die Art sowie der Anteil mitbestrahlter Organe und Gewebe und das Bestrahlungsvolumen. Art und Ausmaß der Nebenwirkungen werden zudem vom Alter und den Begleiterkrankungen des Patienten, vorangegangenen Therapien, gleichzeitig stattfindenden weiteren Behandlungen – beispielsweise einer Chemotherapie – und zusätzlichen Schädigungen wie Alkohol und Nikotin beeinflusst.

Berücksichtigt man alle Faktoren, kann man prätherapeutisch die Wahrscheinlichkeit von Nebenwirkungen abschätzen. Bei einer Radiatio versucht man daher, das Ausmaß von Nebenwirkungen zu reduzieren (primäre Prävention) bzw. erwartete Nebenwirkungen in ihrem Ausmaß zu minimieren (sekundäre Prävention). Das Ziel ist es, so Therapieunterbrechungen zu vermeiden und die Prognose zu verbessern. In Abhängigkeit von der Zeit bis zum Auftreten der Nebenwirkungen werden bei den Strahlenreaktionen des Normalgewebes akute und späte (chronische) Nebenwirkungen unterschieden (s. Tab. 4-16).

Innerhalb von 90 Tagen nach Bestrahlungsbeginn auftretende Nebenwirkungen werden als akute, nach mehr als 90 Tagen auftretende Nebenwirkungen als chronische Nebenwirkungen bezeichnet. Beide Formen der Nebenwirkungen haben unterschiedliche Ursachen: Akutreaktionen führen zu einer Verminderung der Zahl funktionsfähiger Parenchymzellen in schnell wachsenden Geweben, beispielsweise Epithelgewebe und Knochenmark. Entzündungsreaktionen, Ödembildung, Haut- und Schleimhautreaktionen sowie spezifische Veränderungen an strahlensensiblen Geweben wie Knochenmark, Dünndarmepithel und Keimdrüsen sind typische Akutsymptome nach einer Strahleneinwirkung. Chronische Strahlennebenwirkungen sind irreversible Schädigungen gewebstypischer Parenchym-, Endothel- oder Bindegewebszellen, als deren Ursache Veränderungen am Gefäßbindegewebe und der Durchblutung angenommen werden. Sie können noch nach Jahren auftreten und zeigen häufig einen fortschreitenden Verlauf. Die in Tabelle 4-16 aufgeführten ernährungsrelevanten Nebenwirkungen einer Radio- und Radiochemotherapie wie Übelkeit und Erbrechen, Mukositiden im Kopf- und Halsbereich sowie im gesamten Gastrointestinaltrakt, Schluck-, Geschmacks- und Geruchsstörungen sowie Mundtrockenheit und Diarrhö werden im Kapitel 5 besprochen.

Nach den Leitlinien der DGEM und ESPEN ist die Basis der oralen Ernährung auch unter einer Radio- bzw. einer kombinierten Radiochemotherapie eine Vollkost oder leichte Vollkost als „gesteuerte Wunschkost". Besonders Patienten mit Kopf-, Hals- und intestinalen Tumoren profitieren von einer regelmäßigen intensiven Ernährungsberatung und dem Einsatz von Trinknahrungen (Davidson et al. 2004; Isenring et al. 2004; Ravasco et al. 2005a, 2005b; Lee et al. 2008). Die *American Dietetic Association* (ADA) hat speziell zur Ernährungsberatung bei Patienten unter Strahlentherapie eine Empfehlung herausgegeben, die in Tabelle 4-17 kurzgefasst wiedergegeben ist (ADA 2006).

Bei Patienten mit obstruierenden Kopf-, Hals- oder Ösophagustumoren oder bei zu erwartender schwerer strahleninduzierter oraler bzw. ösophagealer Mukositis besteht die Indikation zur enteralen Ernährung mit Standardnahrungen – bevorzugt über eine perkutane endoskopische Gastrostomie (PEG). Die prophylaktische Anlage einer PEG bei

Tab. 4-16 Ernährungsrelevante, organbezogene Nebenwirkungen einer Strahlentherapie (mod. nach Riesenbeck et al. 2003, 2007)

Bereich	Akuteffekte	Späteffekte
HNO	• Mukositis • Speichelveränderungen • Xerostomie • Zahnerkrankungen (im Bereich der Zähne und periodondal): Infektionen, Abszesse, Karies • Appetitlosigkeit (Anorexie) • Geschmacks-/Geruchsstörungen • Dysphagie (Schluckstörungen) • Laryngitis • Ösophagitis	• Xerostomie (Mundtrockenheit) • vermindertes/fehlendes Geschmacksempfinden • Osteoradionekrose
Thorax	• Ösophagitis • Pneumonitis	• Ösophagitis • Ösophagusfibrose/-stenose • Fisteln • Lungenfibrose
Abdomen/ Becken	• Übelkeit, Erbrechen • Enteritis • Meteorismus, Tenesmen • Diarrhö • Zystitis	• Ulzera • chronische Enteritis • Diarrhö und Malabsorption • Fisteln • Strikturen, Obstruktionen • Ileus
ZNS	• Hirndrucksteigerung • Übelkeit, Erbrechen	• Hirnnekrose • Leukenzephalopathie
Endokrinum	• funktionelle Insuffizienz	• endokrine Insuffizienz: thyreoidal, adrenocortical, gonadal

Kopf- und Halstumoren wird kontrovers diskutiert, klare Empfehlungen gibt es bisher nicht (Raykher et al. 2009; Locher et al. 2011; Williams et al. 2012). Eine Arbeit speziell zur Ernährung von Patienten mit Kopf- und Halstumoren enthält eine hilfreiche Zusammenstellung von Bedingungen, die mit einem signifikanten Gewichtsverlust assoziiert sind und eine Sondenernährung erfordern (Weberhofer et al. 2007). Dies sind:

- fortgeschrittene Tumorstadien III und IV, Tumoren im Hypo- und Oropharynx sowie zervikale Lymphknotenmetastasen,
- kombinierte Radiochemotherapie, eine Radiotherapiedosis >60 Gy sowie ausgedehnte Tumorresektionen und operative Rekonstruktionsverfahren,
- Patienten mit einem WHO-Aktivitätsstatus ≥2, Raucher mit >20 Zigaretten/d sowie Patienten mit einem Alter >70 Jahre und Frauen,
- Patienten mit einer signifikante Gewichtsabnahme vor der Behandlung, Hospitalisation infolge Dehydratation und hoher Alkoholkonsum (>60 g/d).

Tab. 4-17 Empfehlungen zur Ernährungsberatung bei Patienten unter Radiatio (nach American Dietetic Association 2006)

Ziel
• Gewichtsstabilisierung hat oberste Priorität
Erstberatung (30–45 min)
• Durchführung bei Patienten mit einem Risiko für Mangelernährung in der ersten Woche der Radiatio • Erhebung des Ernährungsstatus, Ernährungsprotokoll, Gewichtsverlauf, aktuelle, die Nahrungsaufnahme beeinflussende Symptome, Aufklärung über möglicherweise auftretende Symptome
Folgeberatung (rund 15 min alle 2–3 Wochen)
• variiert pro Patient, besonders bei Patienten mit Kopf- und Halstumoren
Inhalte
• Management der Nebenwirkungen, viele kleine Mahlzeiten, leicht verdauliche Speisen in breiiger oder flüssiger Form, Einsatz Trinknahrung • PEG/PN • leicht verständliches Handout

Eine routinemäßige parenterale Ernährung wird nicht empfohlen. Bei unzureichender oraler und/oder enteraler Ernährung sollte parenteral ernährt werden, ebenso bei chronischer, schwerer, radiogener Enteritis.

Zur Prävention Radiotherapie-assoziierter Toxizitäten wird oft eine hochdosierte Selen-Substitution empfohlen. Größere randomisierte Studien fehlen allerdings. In einer kleinen, randomisierten Untersuchung an Patienten mit fortgeschrittenen Kopf- und Halstumoren unter Radiotherapie erhielt eine Gruppe mit 22 Patienten an den Bestrahlungstagen 500 µg Natriumselenit und an den bestrahlungsfreien Tagen 300 µg Natriumselenit. Eine zweite Gruppe mit 17 Patienten wurde ohne Substitution bestrahlt. Einmal pro Woche wurden die RTOG-Grade der Radiotherapie-assoziierten Toxizitäten, Dysphagie, Geschmacksverlust, trockener Mund und Stomatitis evaluiert. Dabei fand sich nur für den Geschmacksverlust ein statistischer Trend in der substituierten Gruppe und in der wöchentlichen Patientenanalyse eine signifikante Minderung der Dysphagie in der Selen-Gruppe in der letzten Bestrahlungswoche (Büntzel et al. 2010). Die Autoren stellten limitierte Effekte von Selen auf die Prävention der Ageusie und Dysphagie bei Patienten mit Kopf- und Halstumoren unter Strahlentherapie fest.

4.4.5 Ernährung bei autologer und allogener hämatopoetischer Zelltransplantation (HZT)

Indikationen für eine hämatopoetische Zelltransplantation (HZT) sind maligne lymphatische und myeloische Erkrankungen, solide Tumoren und hereditäre Erkrankungen. Bei den Transplantationsformen wird zwischen autologer und allogener HZT unterschieden (Bertz 2008). Bei der autologen HZT werden dem Patienten seine vor der Hochdosischemotherapie entnommenen eigenen hämatopoetischen Stammzellen wieder zurückgegeben. Während der allogenen Transplantation erhält der Patient Zellen eines passenden Familien- oder Fremdspenders. Stammzellquellen sind Knochenmark (KM), peripheres Blut (PB) und Nabelschnurrestvenenblut (*cord blood* [CB]). Vor der HZT erhalten die Patienten eine Chemotherapie mit und ohne Bestrahlung. Transplantationen werden nur in dafür ausgestatteten und akkreditierten Zentren durchgeführt, da die Therapie hohe Anforderungen an die Betreuung des Patienten stellt, speziell auch in der supportiven Therapie. Für die ernährungsmedizinische Betreuung gibt es keine allgemein gültigen Richtlinien, hier hat jedes Transplantationszentrum seine eigenen Empfehlungen/Vorgaben. Es gibt allerdings in den A. S. P. E. N.-, DGEM- und ESPEN-Leitlinien Hinweise zur Ernährung unter einer Transplantation, zudem inzwischen auch zahlreiche Studien. Da Freiburg seit Langem ein Transplantationszentrum hat, haben die Autoren viel Erfahrung in der ernährungsmedizinischen Betreuung von Transplantationspatienten, die auch in die nachfolgenden Empfehlungen einfließen.

Mangelernährung ist speziell auch für HZT-Patienten von großer Relevanz. Der Ernährungszustand des Patienten vor der Transplantation ist abhängig bzw. wird beeinflusst von der Diagnose, dem Remissionsstand, dem Krankheitsstadium, der Transplantationsform (autolog vs allogen), dem Grad der Histokompatibilität mit dem allogenen Spender, der Konditionierung (myeloablative vs non-myeloablative), der Stammzellquelle, Anzahl von Vortherapien und dem Alter des Patienten. Dies hat auch Einfluss auf das Kurz- und Langzeit-Outcome unter hämatopoetischer Zelltransplantation (August, A. S. P. E. N. 2009). Bei bis zu 75 % der Patienten besteht bereits zum Zeitpunkt der stationären Aufnahme zur HZT eine Mangelernährung (Stratton 2003). In jeder der nachfolgend näher beschriebenen Transplantationsphasen kann es ebenfalls zum Auftreten bzw. zum Fortschreiten einer bereits bestehenden Mangelernährung kommen (Raynard et al. 2003; Urbain et al. 2013a, 2013b). Hauptursache sind gastrointestinale Probleme.

Nach der allogenen Transplantation erfolgte das Engraftment bei einem BMI $< 18{,}5\,kg/m^2$ signifikant 3–4 Tage später als bei normal- bzw. übergewichtigen Patienten (Hadjibabaie et al. 2008). Ebenso war ein BMI $< 20\,kg/m^2$ vor allogener HZT signifikant mit erhöhter transplantationsbedingter Mortalität und einem erniedrigten Gesamt- und Relapse-freien Überleben assoziiert (Le Blanc et al. 2003). Zwischen einer Nahrungskarenz von > 9 Tagen und dem Risiko einer akuten GvHD Grad III–IV fand sich bei allogen transplantierten Patienten ein signifikanter Zusammenhang (Mattson et al. 2006). Bei Lymphompatienten unter autologer Transplantation waren Gewicht und Mortalität miteinander gegenläufig korreliert (Navarro et al. 2003). In einer eigenen Untersuchung konnten Bertz und Mitarbeiter zeigen, dass ein erniedrigter Albuminserumwert und ein erhöhter CRP-Wert als Zeichen der Inflammation bei stationärer Aufnahme vor allogener HZT hochsignifikant negativ mit dem

Gesamtüberleben verbunden war (Bertz et al. 2006). Schließlich war ein schlechter Ernährungszustand vor peripherer Stammzelltransplantation signifikant mit einem verlängerten stationären Aufenthalt um im Mittel 7,0 ± 2,1 Tage sowie einer Tendenz zu einer erhöhten Mortalität verbunden (Horseley et al. 2005). Obwohl 89 % der Patienten keine Ernährungsprobleme beschrieben, berichteten 30 % der Patienten über zwei oder mehr Symptome mit Einfluss auf die Ernährung.

Aufgrund der großen Bedeutung des Ernährungszustands wird daher dringend empfohlen, bereits in der Prätherapiephase – spätestens aber bei der stationären Aufnahme – ein Screening der Patienten auf Mangelernährung durchzuführen. Ziel ist es, eventuell noch vor Konditionierungsbeginn mit einer ernährungsmedizinischen Intervention zu beginnen, um depletierte Nährstoffspeicher aufzufüllen. Zudem sollte nach ernährungsrelevanten Komorbiditäten – beispielsweise Diabetes mellitus, Leber- und Nierenerkrankungen – gesucht werden.

Die eigentliche HZT kann in vier Phasen eingeteilt werden:

1. **Konditionierungsphase** mit der spezifischen Tumortherapie,
2. **Aplasiephase** mit der Panzytopenie,
3. **Regenerationsphase**, in der es bei allogener HZT zu einer akuten *Graft-versus-Host Disease* (aGvHD) kommen kann, das heißt zu immunologischen Reaktionen der transplantierten immunologisch aktiven Spender-T-Lymphozyten gegen Gewebe des Empfängers,
4. **frühe Phase** nach der Entlassung.

Bei der autologen HZT sind nur die Phasen 1 und 2 relevant. Nachfolgend werden ernährungsrelevante Probleme in den einzelnen Phasen einer HZT dargestellt.

Konditionierungsphase

In den letzten Jahren wurde entdeckt, dass vor der allogenen HZT nicht allein die intensive, toxische Hochdosistherapie zur Elimination der malignen hämatopoetischen Krankheit nötig ist, sondern dass auch das Transplantat mit seinem „Immunsystem gegen Leukämie-/Lymphomeffekt“ eine bedeutende Rolle spielt. Damit konnten toxizitätsreduzierte Konditionierungsprotokolle etabliert eingesetzt werden. Heute erhalten bis zu 85 % der Patienten derartige Protokolle. Lediglich maximal 15 % der Patienten erhalten hochtoxische Chemotherapien +/– Ganzkörperbestrahlung. Die toxizitätsreduzierten Protokolle sind mit weniger Übelkeit und Erbrechen, weniger Schleimhaut- und Darmtoxizität, einer geringeren Häufigkeit von *Graft-versus-Host Disease* (GvHD) und einem erheblich geringeren Auftreten eines Sinusoidal-Obstruction-Syndroms (SOS) der Leber assoziiert. Hauptprobleme für die Nahrungsaufnahme sind dennoch Übelkeit und Erbrechen, die trotz neuer effektiver Antiemetika nicht komplett unterdrückt werden können. Zudem führt die zytoreduktive Therapie zu einer schmerzhaften Mukositis in Mund, Pharynx und Ösophagus, die in Abhängigkeit von der Art der Konditionierung in bis zu 50 % der Fälle eine opiathaltige Schmerzmedikation nötig macht. Die Patienten leiden unter Geschmacksveränderungen in Form einer Dysgeusie – die Lebensmittel schmecken anders – oder einer Hypogeusie – einer deutlichen Verminderung des Geschmacksempfindens (Mattson et al. 1992). Diese Geschmacksveränderungen bleiben bei allogener HZT in allen vier Phasen bestehen und werden beispielsweise durch Antibiotika oder die Immunsuppressiva Cyclosporin und Tacrolimus ausgelöst bzw. verstärkt. Da auch Schleimhautschädigungen des unteren Gastrointestinaltrakts auftreten, kann es zu Flüssigkeitsverlusten, zu Malabsorption und Maldigestion mit konsekutivem Verlust von Eiweiß, Mineralstoffen – speziell Natrium, Kalium und Magnesium – sowie von Vitaminen und Spurenelementen kommen, in dieser Phase vor allem von Zink. Histologische Veränderungen der Intestinalschleimhaut als Folgen der zytoreduktiven Konditionierungstherapie wurden bis Tag +21 nachgewiesen.

Phase der Aplasie

Während in der Aplasiephase Übelkeit und Erbrechen nicht mehr das vorrangige Problem sind, beeinträchtigen bakterielle, virale und Pilzinfektionen das Allgemeinbefinden und die Nahrungsaufnahme des Patienten – beispielsweise durch eine Herpes-Mukositis, eine Clostridium-difficile-bedingte Kolitis oder durch gastrointestinale Beschwerden aufgrund einer Antibiotikatherapie. Die gastrointestinale Mukositis steigert die Infektrate, da es durch die gestörte Mukosabarriere zu einer Translokation der Infekterreger des Magen-Darm-Trakts kommen kann. Eine bakterielle oder fungale Überwucherung, die durch intestinale Stase unter Schmerzmitteltherapie gefördert wird, kann zu einer weiteren intestinalen Schleimhautschädigung führen. Eine bakterielle Dekonjugation von Gallensäuren kann eine Fettmalabsorption auslösen. Die Länge der Aplasie ist abhängig von der Art der Konditionierung, den Vortherapien und dem Einsatz von hämatopoetischen Wachstumsfaktoren. Letztere beschleunigen die Regeneration der Leukozyten, wodurch es zu einer schnelleren Erholung der Leukozyten und damit auch der Schleimhaut des Gastrointestinaltrakts kommt (Niscola et al. 2007).

Dagegen kann der Einsatz der Wachstumsfaktoren die GvHD triggern. Eine Chemotherapie- oder Infekt-assoziierte Stomatitis benötigt den Einsatz von Schmerzmitteln. Die meist verwendeten Opiatpräparate haben sich bewährt, haben allerdings Nebenwirkungen – wie Übelkeit, Erbrechen oder Gastroparese mit konsekutiver Verminderung der oralen Nahrungsaufnahme. Den Komplikationen entsprechend ist der Energie- und Nährstoffbedarf der Patienten individuell unterschiedlich. Durch die Gewebeschädigung kommt es zu einem Eiweißabbau und einer veränderten Nährstoffnutzung. Die anschließende Gewebereparatur erhöht entsprechend den Nährstoff-, vor allem den Proteinbedarf.

Phase der Regeneration

Mit dem Anwachsen des Transplantats sowie der Regeneration und dem Rückgang der Mukositis können auch die Medikamente mit gastrointestinalen Nebenwirkungen reduziert bzw. abgesetzt werden, und der Patient kann wieder mehr essen. Durch die rasche Regeneration des Gewebes ist auch der Nährstoffbedarf erhöht. Jetzt besteht auch das Risiko der Aktivierung des Spenderimmunsystems, sodass sich die transplantierten T-Lymphozyten gegen den Empfängerorganismus richten können. Es kommt zu entzündlichen Reaktionen an immunogenen Strukturen wie Haut (Dermatitis), intrahepatischen Gallenwegen (Cholestase) und Epithel des gesamten Magen-Darm-Trakts (Gastritis/Enteritis). Im Extremfall kommt es zu einer kompletten Epitheldestruktion. Diese entzündlichen Veränderungen werden als akute GvHD bezeichnet.

Von einer Darm-GvHD sind schätzungsweise 10–30 % der Patienten betroffen (van der Meij et al. 2012). Bei Beteiligung des oberen Gastrointestinaltraktes mit Ösophagitis, Gastritis und Duodenitis kommt es erneut zu Übelkeit und Erbrechen, bereits nach geringster Flüssigkeits- und Nährstoffzufuhr, mit konsekutiver Anorexie und Nahrungsmittelintoleranzen (McDonald et al. 1986). Ist der untere Gastrointestinaltrakt betroffen, tritt ein erheblicher Flüssigkeitsverlust auf – durch eine schwere Diarrhö mit einem möglichen Stuhlvolumen von über 2 l –, ebenso ein hoher Eiweißverlust. Differenzialdiagnostisch sollten immer virale und bakterielle Ursachen der Diarrhö ausgeschlossen werden. Weitere Ursachen sind Zottenatrophie, mukosale Ulzerationen, eine sekretorische Dysfunktion – eine sekretorische Diarrhö sistiert nicht bei Nahrungskarenz, siehe Kapitel 5.3.2 –, osmotische Faktoren (Magnesium-Supplementation), eine beschleunigte Passage, Pankreasinsuffizienz und Therapienebenwirkungen. Weitere Befunde sind abdominelle Schmerzen und Krämpfe, Darmblutungen und Dysphagie, die zu Malabsorption, Dehydratation, schweren Elektrolyt-, Spurenelement- (speziell Zink) sowie Vitaminverlusten (Vitamin B_{12}, Vitamin D) sowie Gewichtsverlust (bei 14–43 % der Patienten) führen. Dazu kommen die Nebenwirkungen der Immunsuppressiva (s. Tab. 4-18) mit im Vordergrund stehender Gastroparese durch Cyclosporin. Eine Maldigestion kann auch durch eine Leber- und exokrine Pankreasinsuffizienz verursacht sein. Eine Pankreatitis kann infolge einer Medikation mit Azathioprin, Cyclosporin, Glucocorticoiden, Ribavarin und L-Asparaginase auftreten. Laborchemisch fällt ein Abfall des Gesamteiweißes und des Albumins auf.

Merke

Da die makroskopische und mikroskopische Evaluation des GvHD-Verlaufes mittels Endoskopie relativ aufwendig ist, können Gesamteiweiß und Albumin auch als Verlaufsparameter unter Therapie der akuten Darm-GvHD benutzt werden.

Auch bei GvHD der Leber kommt es mit zunehmender Leberinsuffizienz zur verminderten Produktion von Albumin, allerdings

Tab. 4-18 Nebenwirkungen von Immunsuppressiva

Nebenwirkung	Kommentare
erhöhtes Infektionsrisiko	alle Immunsuppressiva
Adipositas	Corticosteroide
pathologische Glucosetoleranz, Diabetes mellitus	• Corticosteroide, Cyclosporin: 2–11 % • Tacrolimus: 20–40 %
Hypertonie	Corticosteroide, Cyclosporin, Sirolimus
Hyperlipidämie	• Cholesterin, LDL (Low Density Lipoproteine), TG (Triglyceride): ↑ • HDL (High-Density-Lipoproteine): ↓ • Ursache m-TOR-Inhibitoren: Si- und Everolismus
Hyperurikämie	Cyclosporin, Sirolimus, Tacrolimus
Elektrolytstörungen	• Hyperkaliämie: Cyclosporin, Tacrolimus • Hypokaliämie: Sirolimus • Hypomagnesiämie: Cyclosporin, Tacrolimus
Durchfall und Malabsorption	Cyclosporin, Sirolimus
Osteoporose	Corticosteroide, Cyclosporin, Tacrolimus
erhöhtes Krebsrisiko	alle außer Corticosteroide

erst im Spätstadium. Albumin sollte daher in dieser Situation regelmäßig gemessen werden. Durch die antiinfektiöse Therapie (Antibiotika, Antimykotika) ist auch die Darmflora beeinträchtigt und verändert. Eine entsprechende Rebesiedelung durch die Gabe von Bakterien- und Pilzkulturen in Joghurt wird in einigen Zentren bei intakter Darmmukosa während der Aufbauphase der Ernährung durchgeführt. Größere Studien liegen dazu nicht vor.

Ernährungstherapie in den einzelnen Phasen der autologen und allogenen HZT

In den DGEM- und ESPEN-Leitlinien zur enteralen und parenteralen Ernährung werden auch Empfehlungen zur Ernährung bei HZT gegeben. Außerdem wird zum Einsatz von Glutamin und ω-3-Fettsäuren Stellung genommen. Auch die Leitlinien der A. S. P. E. N. haben diese Themen bearbeitet.

Ein Vorteil der Zunahme toxizitätsreduzierter Therapieprotokolle ist, dass sich mehr Patienten in allen Phasen der Transplantation oral ernähren können, weniger eine parenterale Ernährung benötigen und eventuell schon früher frische Lebensmittel verzehren können, wobei strenge Hygienerichtlinien weiter unverzichtbar sind.

Die orale Ernährung entspricht den Grundsätzen der Ernährung unter Chemotherapie. Die Patienten erhalten eine leichte, ballaststoffarme Vollkost in vielen kleinen Mahlzeiten, fettarm bei Fettunverträglichkeit, als gesteuerte Wunschkost, zusammengestellt nach den Möglichkeiten und Wünschen des Patienten. Bei Diarrhöen wird die Milchzuckerzufuhr auf ca. 8 g/d reduziert. Mit Calcium angereicherte Sojadrinks und Sojadesserts sind hier eine gute Alternative. In den Phasen der Zytopenie und intensiven Immunsuppression ist die Kost keimarm, das heißt, es gibt keine rohen und halbgaren Lebensmittel. Speiseschimmelkulturen sind verboten. Probiotische Joghurts, Bighurts oder Tomatensaft sollten den Patienten erst bei einer Leukozytenzahl über 1×10^9/l gegeben werden. Neuere Untersuchungen zeigen auch, dass ab diesem Zeitpunkt der granulozytären Regeneration (Leukozyten $> 1 \times 0^9$/l) der Genuss von gut gereinigtem frischem Obst und Gemüse ohne Nebenwirkungen gut möglich ist. Die Speisen sollten stets frisch zubereitet werden und auch auf eine besondere Küchenhygiene muss geachtet werden. Alle Lebensmittel und Speisen werden verpackt und zugedeckt geliefert. Die Ernährungs- und Hygienerichtlinien sind im Kapitel 5.10 nochmals gesondert dargestellt.

Die allogen transplantierten Patienten erhalten Ernährungs- und Hygienerichtlinien, die sie auch nach der Klinikentlassung, bei uns bis zu Tag +60 nach der Transplantation einhalten sollten, wenn der behandelnde Arzt nicht anders entscheidet (s. dazu Tab. 4-19). Dort sind auch die geeigneten Getränke aufgelistet. Nach langen Phasen einer Nahrungskarenz sollte ein individueller Kostaufbau erfolgen, wobei die oben genannten Regeln zur keimarmen oralen Ernährung eingehalten werden müssen.

Das Prinzip Ernährung nach allogener hämatopoetischer Stammzelltransplantation sieht vor:

- leichte Kost, keine blähenden Lebensmittel und schwer verdaulichen Speisen,
- Lebensmittel auf mehrere kleine Mahlzeiten verteilen,
- Lactose (Milchzucker) ¼ Jahr einschränken und Milch sowie Sauermilchprodukte nur in begrenzten Mengen essen,
- alle Lebensmittel frisch zubereiten, nichts vom Tag vorher aufwärmen (bis Tag +60),
- Lebensmittel verpacken lassen beim Einkauf,
- Säfte und Lebensmittel aus frisch geöffneten Flaschen, Gläsern und Dosen mög-

Tab. 4-19 Hinweise zur Ernährung nach allogener hämatopoetischer Stammzelltransplantation (Sektion Ernährungsmedizin und Diätetik, Department Innere Medizin, Klinik für Innere Medizin I, Schwerpunkt Hämatologie, Onkologie und Stammzelltransplantation, Freiburg)

Geeignete Lebensmittel	Ungeeignete Lebensmittel (möglich bei guter Verträglichkeit)
Milch und Milchprodukte	
• zunächst in normalen Mengen • ca. ¼ l Milch oder gesäuerte Milchprodukte • milde Käsesorten bis 45 % Fett i.Tr., z. B. Schnitt-, Schmelz- und Frischkäse	• Rohmilch, Käse mit Schimmel (weiß, grün, blau) oder Rotschmiere, Kochkäse, aus Rohmilch-, Schafs- und Ziegenkäse, Sahne, Rahm • fettreiche Käsesorten über 45 % Fett i.Tr.
Fleisch	
• gut durchgegart • vom Kalb, mageres Rindfleisch • mageres Schweinefleisch (Filet, Schnitzel) • Lammfilet, Ziegenfleisch, Kaninchen • Wild und Wildgeflügel – alle Sorten • Geflügel: Brathuhn, Hähnchen, Pute	• rohes und halbrohes Fleisch (medium, englisch, Tartar, Carpaccio) • sehr fettes, geräuchertes oder scharf angebratenes Fleisch • Wild – mit Speck gespickt • Gans, Ente, fette Geflügelhaut
Fleischwaren	
• Brühwurstsorten, gekochter Schinken, Corned Beef, Geflügelwurst, kalter Braten • fettarme Suppen und Soßen	• Rohwürste aller Art (z. B. Salami, Tee-, Mettwurst, Landjäger, Katenwurst, Cervelat) • roher Schinken, Lachsschinken • Bündner Fleisch • sehr fette und geräucherte Wurstwaren
Fisch und Fischwaren	
• gut durchgegart • frische oder tiefgekühlte Süß- und Salzwasserfische • naturell eingelegte Fischwaren	• roher Fisch (Sushi, Matjes, Carpaccio) • Schalen- und Krustentiere (z. B. Austern, Muscheln) • fette Sorten wie Aal, Hering, Makrele, Lachs • Fische oder Fischwaren, die mit viel Fett zubereitet sind
Eier	
• Eierspeisen, die gut gegart sind	• rohe Eier (auch in Cremes, Suppen und in Saucen) • Enten- und Gänseeier • selbstgemachte Mayonnaise • süße und pikante Eierspeisen, mit viel Fett zubereitet
Speisefette	
• kleine Mengen an Koch- und Streichfett	• reichliche Mengen an Koch- und Streichfett • unerhitzte kaltgepresste Öle

Tab. 4-19 (Fortsetzung)

Geeignete Lebensmittel	Ungeeignete Lebensmittel (möglich bei guter Verträglichkeit)
Brot	
• alle Brotsorten, feine Vollkornbrote	• frisches Brot, ungenügend ausgebackene Brotsorten, grobe Vollkornbrote • schimmliges Brot wegwerfen
Backwaren	
• Biskuit • einfacher Rühr- oder Hefekuchen • Kuchen aus Quark-Öl-Teig ohne Creme • Obstkuchen ohne rohes Obst und ohne Sahne • einfache Kekse	• frischer Hefekuchen • fette Backwaren wie Sahne-Cremetorten • Fettgebackenes • Blätter- und Brandteig
Nährmittel	
• Reis, Nudeln, Grieß, Mehl, Stärke • Getreideflocken, Cornflakes	• rohes Getreide (Frischkorngerichte)
Kartoffeln	
• zubereitet mit keinem oder sehr wenig Fett wie Dampf- oder Pellkartoffeln, Kartoffelschnee, Kartoffelbrei, gekochte Klöße	• alle gebratenen oder in Fett schwimmend ausgebackenen Kartoffelgerichte wie Kartoffelpuffer, Pommes frites, Bratkartoffeln, Kroketten, Kartoffelsalat mit Mayonnaise oder Speck
Gemüse	
• alle Sorten, die nicht auf der rechten Seite aufgeführt sind • leichtverträgliche Sorten wie Karotten, Fenchel, Blumenkohl, junge Kohlrabi, sehr feine grüne Erbsen und Bohnen, Tomaten, Zucchini, Aubergine, Brokkoli, Spargel, Spinat, Rote Bete, gekochte Salate	• rohes Gemüse und rohe Salate bis nach der Leukozytenregeneration • alle schwerverdaulichen und blähenden Sorten wie Grün-, Rot-, Weiß- und Rosenkohl, Sauerkraut, Wirsing, Zwiebeln, Lauch, Pilze, Paprika, Oliven, Keimlinge, Sprossen, getrocknete Hülsenfrüchte, gekochte Gemüsesalate mit fetten Marinaden
Obst und Nüsse	
• rohes Obst, das geschält werden kann • gekochtes Obst alle Sorten	• rohes, nicht schälbares Obst, z. B. Beeren, angefaultes, schimmliges Obst, Trockenobst • zur Einnahme von Cyclosporin keine Grapefruit • große Mengen Nüsse, Mandeln, Pistazien
Zucker	
• in kleinen Mengen	• in großen Mengen
Süßigkeiten	
• in kleinen Mengen • Konfitüre • Gelee	• Honig, Schokolade, Pralinen, Marzipan, Nougat, Sahnebonbon u. Ä. in großen Mengen, Eis von der Eisdiele und vom Automaten

Tab. 4-19 (Fortsetzung)

Geeignete Lebensmittel	Ungeeignete Lebensmittel (möglich bei guter Verträglichkeit)
Getränke	
• mindestens 1,5 l/Tag • Tee, alle Sorten • milder Kaffee • abgekochtes Wasser • Wasser und Limonaden mit wenig Kohlensäure • sterilisierte Gemüse- und Obstsäfte • frisch gepresste Säfte aus geschältem Obst	• neuer Wein • Getränke mit Eiswürfeln • Leitungswasser (nicht abgekocht) • filtriertes Wasser (Haushaltsfilter) • zur Einnahme von Cyclosporin keinen Grapefruitsaft • Alkohol in jeder Form (Bier, Most, Wein, Sekt, Schnaps, Likör usw.) • kohlensäurereiches Wasser und Limonaden
Gewürze und Kräuter	
• frische, tiefgefrorene Kräuter (mitkochen), getrocknete Kräuter, milde Gewürze, milder Essig, Zitronensaft	• reichliche Mengen an Pfeffer, Curry, Paprika, Zwiebel- und Knoblauchpulver, Senf, Meerrettich, scharfe Gewürzmischungen, Essigessenz, Sojasaucen
Zubereitungsarten	
• Kochen, Dünsten, Dämpfen, Garen in Alufolie, in Bratenklarsichtfolie, im Tontopf, in der beschichteten Pfanne oder im beschichteten Topf, im Backofen, im Mikromaten, Grillen ohne Fett	• starkes Anbraten, Rösten, Frittieren, mit Speck anbraten

Diese Ernährung sollte bis zu **60 Tagen** nach der Transplantation eingehalten werden (**wichtig**: Rücksprache mit dem behandelnden Arzt halten)

lichst schnell verbrauchen; nicht direkt aus Dosen oder Flaschen trinken; Dosen und Dosenöffner vor dem Gebrauch reinigen,

- im Restaurant, Café oder bei Einladungen nur gekochte Speisen essen; an Imbissbuden, bei Treffen und Festen im Freien nichts verzehren.

Merke
Bei Einnahme der Immunsuppressiva Cyclosporin, Tacrolimus und Sirolimus dürfen keine Grapefruits bzw. kein Grapefruitsaft verzehrt werden.

Nimmt man die Immunsuppressiva Cyclosporin, Tacrolimus und Sirolimus Grapefruit oder Grapefruitsaft zu sich, kommt es durch eine Blockade von Cytochrom P_{450} 3A4 zu einem langsameren Abbau der Immunsuppressiva und in der Folge zu verstärkten und verlängerten Nebenwirkungen. Im Verdacht der gleichen Wirkung stehen auch Südfrüchte wie Pomelo (Kreuzung aus Pampelmuse und Grapefruit) und Pomeranze (auch Bitter- oder Sevilla-Orange genannt). Pomeranzen können in Marmelade, als Aromastoffe, in Orangeat und in Alkoholika wie Grand Marnier, Cointreau und Curaçao verarbeitet sein. Anfänglich nach HZT ist Alkohol nicht erlaubt. Vermeiden sollte man ebenso die Sternfrucht und Karambole. Johanniskraut und Kawa Kawa – schwarzer Rauschpfeffer, in der Medizin als Entspannungs- und Beruhigungsmittel eingesetzt – sind nicht gestattet.

Eine besondere ernährungsmedizinische Herausforderung ist die akute und die chronische GvHD (2–12 Monate nach allogener HZT). Erstere ist eine Inflammation, die den gesamten Magen-Darm-Trakt mit Diarrhöen, Maldigestion und -absorption, Flüssigkeits- und Nährstoffverlusten betreffen kann. Dabei verstärkt die Corticosteroidmedikation die Eiweißverluste und eine Mangelernährung durch einen weiteren Verlust an Muskelmasse. Abhängig von der Schwere der Erkrankung ist eine spezielle Ernährung notwendig. Grundprinzip der oralen Ernährung ist eine leichte Vollkost, fett-, ballaststoff-, säure- und lactosearm sowie eventuell glutenfrei, um Unverträglichkeiten zu vermeiden. Zur Optimierung der oralen Ernährung sollten Trinknahrungen und Nährstoffanreicherungen gegeben werden. Auch bei einer HZT ist es wünschenswert, dass oral ernährt wird – auch wenn nur eine geringe Nahrungszufuhr möglich ist. Dazu ist eine individuelle Beratung und Betreuung des Patienten durch eine Ernährungsfachkraft notwendig.

Auf unserer Transplantationseinheit hat jeder Patient die Möglichkeit, stationär und ambulant eine Diätassistentin zu konsultieren. Eine routinemäßige künstliche Ernährung ist nicht indiziert. Bei funktionierendem Gastrointestinaltrakt besteht – vor allem bei bestehender Mangelernährung und bei längerer unzureichender Nahrungszufuhr – die Indikation zur enteralen Ernährung (EN) mit einer Standardnahrung über eine nasale Sonde. Dies gilt auch bei Patienten mit HZT, besonders bei autologer HZT, oder als Ergänzung zu einer parenteralen Ernährung. Problematisch sind die Sondenlage und der Zeitpunkt der Sondenanlage, da eine ausreichende Thrombozytenzahl vorhanden sein muss und häufig eine generelle Chemo- oder Strahlentherapie-induzierte Mukositis/Stomatitis vorliegt. Untersuchungen bei Kindern zeigen einen deutlichen Vorteil einer enteralen Ernährung versus einer PN: weniger GvHD und Clostridium-difficile-Infektionen. Auf der anderen Seite besteht die Gefahr der Aspiration, einer Dislokation der Sonde oder die Ausbildung einer Sinusitis bei nasogastraler Sonde. Ein regelmäßiger Seitenwechsel wäre hier zu empfehlen. Wegen möglichem Erbrechen ist eine nasojejunale Sonde einer nasogastralen Sonde vorzuziehen.

Exkurs

Bei Kindern gibt es zur enteralen Ernährung Studien mit positiven Effekten – beispielsweise reduzierte Infekthäufigkeit und geringeres Auftreten einer GvHD. Studien mit kleineren Patientenzahlen ergaben auch bei Erwachsenen positive Ergebnisse, wenn sie über eine nasojejunale Sonde ernährt werden konnten (Sefcick et al. 2001). Außerdem traten weniger Hyperglykämien (Szeluga et al. 1987), eine geringere Infektmortalität und seltener eine akute GvHD höheren Grades (°III–°IV) auf (Seguy et al. 2006). Unseres Wissens hat sich in Deutschland ein routinemäßiger Einsatz der enteralen Ernährung bei Erwachsenen bei HZT nicht durchgesetzt.

Der Einsatz einer parenteralen Ernährung nach einer intensiven zytotoxischen Therapie ist von der Art der verschiedenen Behandlungswege abhängig (Jestra et al. 1999). Die Leitlinien der DGEM sehen eine Indikation zur additiven parenteralen Ernährung unter autologer HZT nur bei den Patienten mit unzureichender oraler Nahrungszufuhr. Bei allogener HZT ist ihrer Meinung nach eine parenterale Ernährung häufiger und länger notwendig – aufgrund der meist ausgeprägteren Mukositis – sowie bei einer GvHD im höheren Stadium mit schweren Diarrhöen und Eiweiß- und Flüssigkeitsverlusten. In den Leitlinien der ESPEN ist die parenterale Ernährung für Patienten mit schwerer Mukositis, unstillbarem Erbrechen oder Ileus vorbehalten, wobei eine klare Empfehlung für den Zeitpunkt der Einleitung einer parenteralen Ernährung nicht möglich ist. Die Beendigung der parenteralen Ernährung sollte allerdings erwogen werden, wenn die orale Ernährung etwa 50 % des Bedarfs deckt.

Exkurs

In einer Arbeit zur Ernährung bei Patienten mit akuter GvHD des Gastrointestinaltrakts wird eine TPN und Nahrungskarenz bei einer Diarrhö über 500 ml/d empfohlen (van der Meij et al. 2012), was unserer Meinung nach zu früh ist. Vorteile einer TPN gegenüber einer EN sind, dass sie eine ausreichende Ernährungstherapie bei Anorexie, Geschmacks- und Geruchsstörungen, Mangelernährung, GvHD und Organinsuffizienzen sichert, und dass parenteral eine bessere Modulation von Flüssigkeit und Elektrolyten möglich ist (Masszi et al. 2008). Der bei einer parenteralen Ernährung mögliche Einsatz von MCT statt LCT könnte aufgrund des proteinsparenden Effektes, der fehlenden Akkumulation in Fettgewebe und Leber sowie der antiinflammatorischen Verbesserung der Immunfunktion günstiger sein.

Unbedingt zu vermeiden ist eine überkalorische Ernährung mit konsekutiver Hyperglykämie. Diese führt zu erhöhter Infekthäufigkeit (Sheean et al. 2006), erhöhtem Risiko für Organdysfunktionen, mehr akuter GvHD °II–°IV, erhöhter Gesamtmortalität sowie nicht rezidivbedingter Mortalität (Fuij et al. 2007). Ursachen hierfür sind eine Hyperglykämie-bedingte Beeinträchtigung der Granulozytenadhärenz, Chemotaxis, Phagozytose und der bakteriziden Funktion der Granulozyten. Ferner kommt es zu einem verzögerten Engraftment der Leukozyten und deren Funktion, einer verstärkten Produktion inflammatorischer Zytokine und längeren Infektionszeiten (Sheean et al. 2006).

Zur Bestimmung des Energiebedarfs von allogen und autolog transplantierten Patienten ist der Goldstandard die Messung des Energieverbrauchs mittels indirekter Kalorimetrie. Dies beschrieb eine französische Arbeitsgruppe bereits 1998 und warnte vor einer Berechnung des Ruheenergieumsatzes mit der Harris-Benedict-Formel (Chamouard et al. 1998). Da heute in der Praxis der Energieumsatz fast immer berechnet und nicht gemessen wird und zudem die Berechnung des Ruheenergieumsatzes mit der Harris-Benedict-Formel sehr häufig empfohlen wird, würde man heute anders argumentieren. Jede Berechnung ist nur eine Behelfsberechnung und ergibt keinen genauen Wert. Man kann sich helfen, indem man nach Beurteilung des klinischen Zustandes des Patienten die Energiezufuhr umso niedriger wählt, je kränker der Patient ist. Sie kann dann durchaus zunächst unter dem errechneten Wert für die Energiezufuhr liegen. Unter regelmäßiger Kontrolle – vor allem von Blutzucker und Triglyceriden – wird die Energiezufuhr dann an den jeweiligen, sich in Abhängigkeit vom Stadium der Erkrankung immer wieder ändernden Energiebedarf adaptiert (s. auch Kap. 1.1 und Kap. 6.11.3).

Der Blutzucker sollte dabei einen Wert von 150 mg/dl nicht überschreiten. Dies entspricht der derzeitigen Empfehlung der Fachgesellschaften für parenteral ernährte Patienten (Bolder et al. 2007; Hartl et al. 2007). Eine intensive Blutzuckerkontrolle bei allogen transplantierten Patienten ergab eine signifikant niedrigere Inzidenz von Infektionen und Bakteriämien sowie eine Tendenz zu einer geringeren Inzidenz an Nierendysfunktion und erhöhtem CRP (Fuji et al. 2009). Eine ältere Arbeit fand weniger Elektrolytstörungen und bessere Serum-Albumin-Konzentrationen unter einer parenteralen Energiezufuhr von 100 % des Grundumsatzes versus 150 % des Grundumsatzes

(Taveroff et al. 1991). Die bereits erwähnte Arbeit zur Ernährung bei einer Darm-GvHD beschreibt einen erwartungsgemäß erhöhten Energiebedarf, nimmt jedoch aufgrund geringer wissenschaftlicher Erkenntnisse an, dass die Steigerung bei Patienten mit chronischer Darm-GvHD klinisch irrelevant ist (van der Meij et al. 2012). Auch bei notwendiger parenteraler Ernährung sollte eine minimale orale Nahrungszufuhr weitergeführt werden, um eine Schleimhaut- und Zottenatrophie zu minimieren, die zusätzlich die Mukositis verstärken. Dazu muss der Patient aktiv angehalten werden, regelmäßig kleine Nahrungsmengen zu sich zu nehmen. Ist dies absolut nicht möglich, sollten täglich oral 200 ml Kohlenhydratlösung verabreicht werden. Der Proteinbedarf ist wahrscheinlich erhöht infolge des Proteinverlustes und eines erhöhten Bedarfs durch die häufige Corticosteroidtherapie, doch fehlen auch dazu Studien. Auf der Basis von Expertenmeinungen und Reviews wird bei schwerer Mangelernährung und Darm-GvHD eine Eiweißzufuhr von 1,8–2,5 g/kg KG/d empfohlen; 1,5–1,8 g/kg KG/d, wenn keine schwere Mangelernährung und nur milde Komplikationen vorliegen.

Exkurs

Die Empfehlungen zum Einsatz von Glutamin bei einer HZT sind nicht einheitlich. Die DGEM gab 2007 und gibt auch 2014 keine generelle Empfehlung. Die ESPEN-Leitlinien (2009) empfehlen die Anwendung bei parenteraler Ernährung in einer Dosierung um 0,6 g/kg Kg/d. Obwohl Glutamin in den USA nicht verfügbar ist, empfehlen auch die A. S. P. E. N. Guidelines (2009) die parenterale Anwendung von Glutamin. Ein Cochrane-Review ergab, dass aufgrund einer inadäquaten Nahrungsaufnahme infolge einer inadäquaten oralen oder nicht tolerierten enteralen Ernährung parenteral mit Glutamin ernährte Patienten wahrscheinlich weniger Infektionen haben. Bei Patienten mit schwerer gastrointestinaler Insuffizienz kann daher eine parenterale Glutamingabe in Betracht gezogen werden – selbst bei einem Versuch mit enteraler Ernährung (Murray u. Pindoria 2009).

ω-3-Fettsäuren könnten aufgrund der antiinflammatorischen und antioxidativen Wirkung sowie der Hemmung von Zytokinen und Lymphozytenaktivitäten (allerdings auch der Thrombozytenaggregation) positive Effekte bei HZT von Erwachsenen haben. Aus Mangel an Studien sind Aussagen und Empfehlungen dazu nicht möglich – auch nicht zu weiteren Substanzen wie den Formula mit Immunonutrients (Arginin, Nukleotide, ω-3-Fettsäuren).

Aufgrund fehlender Studien und dem wahrscheinlichen Risiko infektiöser Komplikationen wird auch der Einsatz von Prä- und Probiotika nicht empfohlen (van der Meij et al. 2012).

Besonders beachtet werden muss die Mikronährstoffzufuhr.

Merke

Bei einer Energiezufuhr von 60 % des Bedarfs ist ein Patient nicht mehr ausreichend mit Mikronährstoffen versorgt. Daher sollte im gesamten Therapieverlauf bei unzureichender Energie- und Nährstoffzufuhr an eine medikamentöse Substitution von Elektrolyten, Vitaminen und Spurenelementen – ohne Eisen wegen der Gefahr einer Eisenüberladung – gedacht werden. Empfohlen wird bei unzureichender Zufuhr eine Supplementierung mit 100 % des Bedarfs. Bei einer Cortisontherapie wird eine Supplementierung mit Vitamin D_3 und Calcium angeraten.

Katheterinfekte sind eine häufige Komplikation der parenteralen Ernährung. Haupterreger sind Koagulase-negative Staphylokokken. Die Inzidenz von katheterbedingten Septikämien kann durch hoch aseptische Technik bei der Versorgung des Katheters

reduziert werden (Dettenkofer et al. 2007). Die laborchemischen Kontrollen entsprechen den Empfehlungen in Kapitel 6.9.2, wobei festzulegen ist, welche Parameter häufiger kontrolliert werden müssen.
Erwähnt werden muss auch, dass Patienten während einer HZT körperlich aktiv sein sollen, um den Erhalt der Muskulatur zu unterstützen.

Merke
Eine regelmäßige Kontrolle des Ernährungszustandes ist nicht nur vor und während allen Phasen der Transplantation, sondern auch nach der Entlassung von großer Bedeutung, um Energie- und Nährstoffdefizite rechtzeitig zu entdecken und zu beheben. Dies kann mit einer kombinierten oralen und/oder parenteralen Ernährungstherapie erfolgen.

Besonderheiten der Ernährung in der späten Rehabilitationsphase und nach der Entlassung

Auf die Bedeutung, den Ernährungszustand regelmäßig zu erfassen, wurde hingewiesen. Bereits beim Verdacht einer Mangelernährung sind eine quantitative und qualitative Ernährungsanamnese und eine Ernährungsberatung indiziert. Viele allogen transplantierte Patienten haben über längere Zeit auch in der Rehabilitationsphase noch Ernährungsprobleme.

Exkurs
In einer Untersuchung am Tag +20 nach allogener HZT war bei 92 % der Patienten die orale Nahrungsaufnahme noch reduziert und blieb niedrig (Malone et al. 2007). Der Nadir der oralen Nahrungszufuhr lag an den Tagen +10 bis +12, wenn die mittlere orale Nahrungsaufnahme 3 % des Grundumsatzbedarfs betrug. Plasmazytokine mit bekanntem Effekt auf den Appetit (IL-2, IL-6, TNF-α) waren erhöht, was die lang anhaltende Anorexie erklärt. Probleme bestehen auch bei Patienten mit toxizitätsreduzierter Konditionierung. In einer Untersuchung zu den Symptomen und der damit verbundenen Lebensqualität am Tag 0, +30 und +100 nach allogener HZT fanden sich unter den schwer belastenden Symptomen am Tag +30 bei 22 % der Patienten Appetitveränderungen (Bevans et al. 2008). Am Tag +90 bis +100 berichteten allogen transplantierte Patienten auch über persistierende Geschmacks- und Geruchsstörungen, wobei die Geschmacksstörungen oft mit einem trockenen Mund assoziiert waren. Die Patienten hatten Probleme bei der Differenzierung von sauer und bitter – mehr als von salzig und süß (Epstein et al. 2002). Frauen waren von den Störungen mehr betroffen als Männer. Schließlich ergab eine Untersuchung allogen transplantierter Patienten am Tag +50, +75, +125, +200 und +350 nach HZT am Tag +50 bei 66 % der Patienten Ernährungsprobleme (Iestra et al. 2002).

Anorexie, trockener Mund, Geschmacksstörungen, Übelkeit und Müdigkeit waren am stärksten mit den Essproblemen assoziiert. Die Compliance mit den Ernährungsanweisungen war schlecht. Das Konditionierungsregime war ein Prognosefaktor für den Gewichtsstatus am Tag +350. Über 50 % der Patienten mit einer Ganzkörperbestrahlung hatten ein Jahr nach der Transplantation 95 % des Gewichtes vor der Transplantation nicht wieder erreicht. Zudem ist im Verlauf nach einer Transplantation ein Screening nach weiteren ernährungsrelevanten Spätfolgen einer HZT notwendig. In einer Untersuchung nach im Mittel drei Jahren Post-HZT fanden sich bei 49 % der allogen Transplantierten ein metabolisches Syndrom, ein signifikant 2,2-fach erhöhtes Risiko im Vergleich zu den nicht transplantierten Kontrollen (Maihail et al. 2009). Die Rate erhöh-

ter Blutdruck- und Triglyceridwerte waren ebenfalls signifikant erhöht.
HZT-Überlebende mit metabolischem Syndrom wiesen auch häufiger eine Mikroalbuminurie und erhöhte Kreatininwerte auf. Eine aktuelle Arbeit beschreibt bei Patienten nach autologer und allogener HZT gegenüber der Allgemeinbevölkerung höhere Mortalitätsraten und ein 2,3-fach erhöhtes Risiko eines vorzeitigen kardiovaskulären Todes (Baker et al. 2012). Die Ursache ist multifaktoriell. Allerdings wird zunehmend deutlich, dass überlebende Patienten ein höheres Risiko für die Entwicklung von negativen Risikofaktoren haben, die zur Entwicklung eines metabolischen Syndroms führen. Dazu gehören eine Hypertriglyceridämie, ein niedriges HDL, eine Hypertonie, hoher Nüchternblutzucker und eine erhöhter Taillenumfang. Eine Insulinresistenz ist der primäre ursächliche pathophysiologische Mechanismus eines metabolischen Syndroms.

Exkurs

Die Erforschung der Zusammenhänge zwischen den HZT-bedingten Behandlungseinflüssen und -komplikationen sowie der Entwicklung kardiovaskulärer Risikofaktoren und einer Insulinresistenz ist noch in einem frühen Stadium. Mit größerem Wissen werden ein angemessenes Screening und Interventionsmaßnahmen möglich werden.

Unter fortgesetzter Immunsuppression besteht nach allogener Transplantation eine besondere Empfänglichkeit für Infektionserreger. Ernährung und Nahrungsmittelhygiene sollten entsprechend ausgerichtet sein, um eine Keimaufnahme durch Nahrungsmittel zu vermeiden (s. Kap. 5.10). Zudem haben Immunsuppressiva viele andere Nebenwirkungen (s. Tab. 4-18).
Eine langfristige Komplikation mit Beeinträchtigung des Ernährungsstatus stellt die chronische GvHD dar. Dabei kommt es zu einer Fibrosierung der Schleimhaut des Magen-Darm-Trakts mit Zottenatrophie. Die Patienten zeigen das Bild eines Kurzdarmsyndroms mit Malabsorption und Malassimilation. Bei vermehrt auftretenden voluminösen Stühlen ist an eine Beteiligung des Pankreas zu denken. Die Bestimmung von Chymotrypsin und Elastase im Stuhl erhärten die Diagnose einer exokrinen Pankreasinsuffizienz. Indiziert ist dann eine Enzymsubstitution mit ca. 30 000 U Lipase pro Mahlzeit. Durch eine gleichzeitige Beeinträchtigung des endokrinen Systems kann ein Diabetes mellitus auftreten. Ursächlich am Diabetes mellitus mitbeteiligt sein kann die Therapie der GvHD mit hochdosierten Corticosteroidgaben. Eine Behandlung des Diabetes mit oralen Antidiabetika oder Insulin ist dann notwendig – zudem eine entsprechend intensive ernährungsmedizinische Betreuung.

4.5 Energie- und Nährstoffbedarf

Bei Messung des Ruheenergieumsatzes (REE) mittels indirekter Kalorimetrie haben von den Patienten mit aktiver Tumorerkrankung jeweils etwa 25 % einen um mehr als 10 % über oder unter dem Erwartungswert liegenden Wert, wobei eine Voraussage zur Richtung und der Höhe der Abweichungen nicht möglich ist (Knox et al. 1983; Dempsey et al. 1984). Der Mittelwert des REE einer Gruppe von Tumorpatienten entspricht in etwa dem Mittelwert einer Gruppe gesunder Personen (Dempsey et al. 1984, 1986). Untersuchungen zum REE bei Patienten mit unterschiedlichen Tumorerkrankungen ergaben bei Patienten mit Magentumoren oder kolorektalen Tumoren einen normalen und bei Patienten mit Pankreas- und Bronchialkarzinomen einen erhöhten REE (Hansell et al. 1986; Fredrix et al. 1991; Gibney et al. 1997; Moses et al. 2004). Bei genauerer Untersuchung hatten jedoch Patienten mit fortgeschrittenem Pankreas- und Bronchialkarzinom zwar einen gegenüber Gesunden gesteigerten REE, aber eine reduzierte körperliche Aktivität und einen leicht erniedrigten Gesamtenergieumsatz (Gibney et al. 1997; Moses et al. 2004). Kann der tatsächliche REE bei einem Patienten nicht gemessen werden, ist daher in der Praxis die Annahme eines normalen Energieumsatzes akzeptabel. Zur Berechnung des REE können auch Formeln verwendet werden (s. Kap. 1.1).

Zum täglichen Gesamtenergieumsatz trägt außer dem REE hauptsächlich die körperliche Aktivität bei. Systemische Inflammation und Fieber steigern zwar den REE, eine meist gleichzeitige Minderung der körperlichen Aktivität gleicht diese Steigerung aber aus, sodass der Gesamtenergieumsatz normal bzw. nahezu normal ist. Als Faustregel empfehlen die Leitlinien für bettlägerige Tumorpatienten eine Gesamtenergiezufuhr von 25 kcal/kg KG/d und für mobile Patienten von 30 kcal/kg KG/d. Dabei ist immer zu bedenken, dass der Energiebedarf keine konstante, sondern eine variable Größe ist, die den sich ändernden Erfordernissen der klinischen Situation des Patienten angepasst werden muss.

Grundlage der Zufuhr an Makro- und Mikronährstoffen in der oralen Ernährung sind derzeit die Empfehlungen der Fachgesellschaften für die Ernährung Gesunder (s. Kap. 1). Die empfohlene Proteinzufuhr für Tumorpatienten liegt bei 1,2–1,5 g/kg KG/d und kann unter parenteraler Ernährung bis auf 2,0 g/kg KG/d gesteigert werden. Es gibt allerdings keinen Hinweis, dass eine über Normaldosierungen gesteigerte Eiweißzufuhr bei onkologischen Patienten antikatabol wirkt (Nitenberg et al. 2000).

Exkurs

Bemerkenswert ist eine aktuelle Stellungnahme zur Frage, inwieweit die aktuelle intravenöse Supplementierung von Aminosäuren bei Tumorpatienten adäquat ist (Bozzetti u. Bozzetti 2013). Die Autoren fanden bei der Literaturrecherche fünf kurzzeitige Stoffwechselstudien, die Isotopen benutzten. Dabei zeigte sich, dass eine Infusion von um die 2 g/kg KG/d Aminosäuren mit hohen Dosen verzweigtkettiger Aminosäuren den Proteinstoffwechsel schwer mangelernährter Patienten positiv beeinflussten. In acht Studien mit weniger mangelernährten Patienten, die längere Perioden parenteraler Ernährung bekamen, um die Anwendung onkologischer Therapie zu erlauben oder um eine Abnahme der oralen Ernährung zu kompensieren, erzielte die intravenöse Anwendung von 1,5 g/kg KG/d Aminosäuren zur oralen Ernährung positive Ergebnisse. Da Tumorpatienten eine gesteigerte Utilisation exogener Fette in Form einer gesteigerten Fettoxidation haben, sollte die Kost fettreich sein – mit einen Fettanteil von über 35 %, bei bestehender Mangelernährung von 50 % (Körber et al. 1999; Breitkreuz et al. 2005; Bozzetti et al. 2009). Eine aktuelle Untersuchung von Patienten in fortgeschrittenem Tumorstadium zeigt, dass die Energiedichte (kcal/g) der Nahrung mit der Energieaufnahme (kcal/kgKG/d) assoziiert ist (Wallengren et al. 2012). Alter, BMI, Fatigue, Überleben und Hypermetabolismus sind mit der Energieaufnahme verbunden, beeinflussen die Assoziation zwischen Energiedichte und Energieaufnahme aber nicht substanziell. In einer weiteren Arbeit stellt die gleiche Arbeitsgruppe fest, dass die Energiedichte auch positiv mit der Energiebilanz der Patientengruppe assoziiert ist (Wallengren et al. 2013).

Die Beziehungen zwischen Energieaufnahme, Energiedichte und Energiebilanz werden durch die systemische Inflammation

beeinflusst. Deshalb ist es bei den Ernährungsinterventionen von Bedeutung, auch die systemische Inflammation im Therapieziel zu integrieren (s. Kap. 4.8).
Da über die Höhe des prozentualen Fettgehaltes in der Ernährung von Tumorpatienten derzeit intensiv diskutiert wird, gehen die Autoren hier auf das Konzept der „ketogenen Ernährung" ein. Die Empfehlung einer sehr fettreichen, wenn möglich, ketogenen Diät beruht auf den beobachteten Stoffwechselveränderungen von Tumorpatienten, einer verminderten postabsorptiven Glucoseoxidation und einer gesteigerten Fettoxidation. Da die Stoffwechselveränderungen bei Tumorpatienten schon früh auftreten und die Mitursache der Mangelernährung onkologischer Patienten sind, empfiehlt eine Gruppe deutscher Wissenschaftler Folgendes: Von Beginn der Tumordiagnose an sollten die Patienten eine eiweiß- und fettreiche Ernährung mit einem Fettanteil von mindestens 50 % bzw. eine ketogene Kost mit einem Fettanteil von ca. 70–75 % einhalten (Holm 2007; Holm u. Kämmerer 2011; Klement u. Kämmerer 2011). Vor allem die ketogene Diät hat dabei das Ziel – neben der Verbesserung der energetischen Versorgung des Patienten – den Tumorstoffwechsel zu beeinflussen und das Tumorwachstum zu hemmen. Der postulierte Wachstumsnachteil für den Tumor ergibt sich aus einer geringeren Verfügbarkeit von Glucose und damit einer geringeren Glucoseaufnahme in die Zelle sowie letztlich einer geringeren Verfügbarkeit von Bausteinen für die Zellteilung, von Brennstoff und Lactat. Da auch weniger Insulin ausgeschüttet wird, wird weniger IGF-1 gebildet. Als Wachstumsfaktoren können Insulin und IGF-1 über Signalkaskaden die Proliferation von Krebszellen stimulieren und gleichzeitig antiapoptotisch wirken.

Exkurs

Im Tiermodell konnte die Beeinflussung der Insulinkaskade durch eine ketogene Ernährung bereits gezeigt werden, ebenso eine Wachstumshemmung von Tumoren. Bei Tumorpatienten gibt es drei Pilotstudien zur Durchführbarkeit einer ketogenen Diät. Eine einarmige Untersuchung mit Patienten mit fortgeschrittenen, metastasierten Tumoren ergab bei einer sehr unterschiedlichen Akzeptanz der Diät in der Regel eine gute Verträglichkeit und gute Lebensqualität der Patienten. Alle Patienten hatten einen Gewichtsverlust, wobei die durchschnittliche Gewichtsabnahme aller Patienten lediglich 2 kg betrug. Eine Aussage zum Tumorwachstum war nicht möglich (Schmidt et al. 2011). Die zweite Untersuchung schloss Patienten mit Rezidiv eines Glioms nach Radiatio und ketogener Diät ein, die nach Protokoll Bevacizumab (ein monoklonaler Antikörper) erhielten. Die Studie ist bisher nur als Abstract veröffentlicht. Die Autoren kommen darin zu dem Schluss, dass die ketogene Ernährung machbar und sicher ist, bei Gliom-Patienten Antitumoraktivität hatte und dass die Kombination der Diät mit antiangiogenen Substanzen vielversprechend zu sein scheint, randomisierte Studien dazu aber notwendig sind (Rieger et al. 2010).
In einer dritten Untersuchung ernährten sich zehn Patienten mit fortgeschrittenen Tumoren verschiedener Genese 26–28 Tage mit einer Kost mit einem Kohlenhydratanteil von 5 % der Gesamtenergiezufuhr. Auch hier war die Ernährung sicher und machbar. Die Ketose war signifikant mit dem Serum-Insulinspiegel assoziiert. Der Grad der Ketose, aber nicht das Kaloriendefizit oder der Gewichtsverlust, korrelierte mit einer stabilen Erkrankung oder partiellen Remission (Fine et al. 2012). Veröffentlichte randomisierte Studien zum Effekt einer ketogenen Diät gibt es bisher nicht. Nach derzeitigem Wissenstand werden jedoch mehrere Studien mit einer ketogenen Diät bereits durchgeführt, die Ergebnisse stehen allerdings noch aus. Zusammenfassend informieren dazu Holm und Kämmerer (2011) sowie Klement und Kämmerer (2011).

Patienten, die eine ketogene Diät durchführen wollen, sollten den Wunsch mit dem behandelnden Onkologen besprechen und sich dann von einer gut informierten und in der Kostform erfahrenen ernährungsmedizinischen Fachkraft beraten lassen.

Auf eine ausreichende Versorgung mit Mineralstoffen, Spurenelementen und Vitaminen ist zu achten, vor allem auch bei künstlicher Ernährung. Bei enteraler Ernährung enthalten 1 500 ml einer Standardnährlösung den Basisbedarf eines gesunden Erwachsenen an Spurenelementen und Vitaminen. Wird parenteral ernährt, müssen Spurenelemente und Vitamine immer zugegeben werden. Die Zufuhrempfehlungen zur oralen Ernährung orientieren sich an den Zufuhrempfehlungen der D-A-CH für die Ernährung Gesunder (s. Kap. 1). Die DGEM-Leitlinie zur parenteralen Zufuhr von Wasser, Mineralstoffen, Spurenelementen und Vitaminen für Erwachsene orientiert sich bei ihren Zufuhrempfehlungen an den Empfehlungen der amerikanischen Fachgesellschaft AGA (Biesalski et al. 2007; Koretz u. Lipmann 2001). Auch diese basieren auf Zufuhrempfehlungen für Gesunde. Es ist somit durchaus möglich, dass diese Standardzufuhr für Tumorpatienten unzureichend ist.

Da Tumorpatienten Vitamine, Mineralstoffe und Spurenelemente, insbesondere Antioxidanzien, häufig in hohen Dosen verordnet werden, und bis zu 70 % der befragten Patienten einzelne oder mehrere Mikronährstoffe als Nahrungsergänzung einnehmen, sollen hier Hinweise zur Mikronährstoffsupplementierung gegeben werden. Ausführliche Übersichtsarbeiten sowie Arbeiten zur Supplementierung einzelner Substanzen gibt es – beispielsweise Biesalski (2008, 2011), Gröber et al. (2010a, 2010b), Mücke et al. (2010), Norman et al. (2003) und Ströhle et al. (2010). Dabei sind sich die Autoren bezüglich der Substitution von Mikronährstoffen nicht immer einig. Nachfolgend werden einige wichtige Aspekte zur Mikronährstoffsupplementierung zusammengefasst. Für Tumorpatienten bestehen folgende mögliche Indikationen für eine Mikronährstoffsubstitution:

- bestehende Nährstoffdefizite aufgrund der Erkrankung bzw. zur Kompensation eines erhöhten Bedarfs oder gesteigerten Verbrauchs,
- unterstützend zur Verbesserung der Chemo- bzw. Strahlentherapie oder der Minderung von Nebenwirkungen,
- zur Verbesserung der Lebensqualität,
- zur Prävention eines Rezidivs.

Weitgehend unumstritten ist die Indikation bei vorhandenen Nährstoffdefiziten. Viele Tumorpatienten verlieren bereits vor der Diagnose ihrer Erkrankung an Gewicht, besonders Patienten mit Kopf- und Hals-, gastrointestinalen und Lungentumoren, sodass sie bereits zum Zeitpunkt der Erstdiagnose mangelernährt sind. Die Mangelernährung ist dabei oft nicht nur Folge der tumorbedingten früh auftretenden verminderten Energie- und Nährstoffzufuhr – eventuell auch einer bereits bestehenden Inflammation –, sondern oft auch mitbedingt durch eine vorbestehende einseitige Ernährung und/oder Alkohol- und Nikotinabusus. Vom Mangel betroffen sind nicht nur die Makro-, sondern auch die Mikronährstoffe. Alte Menschen (> 70 Jahre, in Pflegeheimen), Personen mit chronisch entzündlichen Erkrankungen, Menschen mit niedrigem Einkommen sowie adipöse Patienten haben ein zusätzliches Risiko für eine unzureichende Zufuhr an Mikronährstoffen. Dazu kommen dann die akuten und möglicherweise chronischen Nebenwirkungen und Langzeitfolgen einer spezifischen Tumortherapie (s. dazu Kap. 5). Schließlich werden auch das

Immunsystem, die Psyche und damit die Lebensqualität von Patienten durch einen Mikronährstoffmangel negativ beeinflusst. Zu den Mikronährstoffen in der Tertiärprävention siehe die Kapitel 7 und 8.

Kontrovers diskutiert wird der Einsatz vor allem von Antioxidanzien – oft in sehr hoher Dosis – während einer Chemo- bzw. Strahlentherapie (Biesalki et al. 2008, 2011; Ströhle et al. 2010). Die Befürworter der Gabe von Antioxidanzien argumentieren, dass durch die Chemo-/Strahlentherapie bedingte Bildung von reaktiven Sauerstoffverbindungen ebenfalls geschädigte gesunde Gewebe geschützt werden sollen. Die Gegner einer Supplementierung befürchten eine Minderung der Effektivität der Therapie durch die Antioxidanziengabe.

Exkurs

In einem 2007 erschienenen Review zur Auswirkung einer Supplementierung mit Antioxidanzien auf die chemotherapeutische Effektivität erfüllten von 825 ausgewählten Studien nur 19 die Bewertungskriterien guter klinischer Studien (Block et al. 2007). Darunter fanden sich nur sechs Studien, die Mikronährstoffe eingesetzt hatten. Dennoch kamen die Autoren zu dem Schluss, dass durch die Antioxidanzientherapie kein signifikant negativer Effekt erkennbar war. Einige aktuelle Untersuchungen weisen aber darauf hin, dass Mikronährstoffe nicht bedenkenlos eingesetzt werden können.

Exkurs

Dass Mikronährstoffe nicht bedenkenlos eingesetzt werden können, zeigen zum Beispiel aktuelle Untersuchungen zum Effekt von Vitamin C sowie dem Polyphenol Epigallocatechin-3-Gallat (EGCG) in grünem Tee auf die Wirkung von Bortezomib (Velcade®), einem Proteasominhibitor, der zur Therapie des multiplen Myeloms (Plasmozytoms) und des Mantelzelllymphoms eingesetzt wird. Mehrere Arbeiten berichteten zunächst, dass Vitamin C die Antitumoraktivität von Bortezomib in vitro und in vivo hemmt (Zou et al. 2006; Perrone et al. 2009). Ebenso wurde gezeigt, dass verschiedene Komponenten im grünen Tee, vor allem ECGC, dieselbe Eigenschaft hatten (Liu et al. 2008; Golden et al. 2009). Nachfolgende Untersuchungen stellten dann fest, dass diese negativen Wirkungen auf Bortezomib Folge extrem hoher Zufuhrmengen von ECGC bzw. Vitamin C sind (Wang et al. 2009; Shah et al. 2009; Bannerman et al. 2011), sodass „normale" Zufuhrmengen von Vitamin C und von grünem Tee bedenkenlos zugeführt werden können.

Da Vitamine, Mengen- und Spurenelemente, aber auch andere Nahrungsinhaltstoffe dosisabhängig mit toxischen Effekten verbunden sein können, wurden zum Schutz der Bevölkerung wissenschaftlich begründete toxikologische Grenzwerte festgelegt, die langfristig nicht überschritten werden sollten. Die Definitionen der verschiedenen Grenzwerte sind in Tabelle 4-20 zusammengefasst. Tabelle 4-21 gibt eine Übersicht über die Referenzwerte und die toxikologischen Grenzwerte von Mikronährstoffen.

Ein Problem für die Bestimmung des Mikronährstoffmangels ist, dass Bestimmungen von Mikronährstoffen im Serum keine verlässlichen Informationen über den tatsächlichen Mikronährstoffbestand geben. Denn Vitamine und viele Spurenelemente liegen noch im Normbereich, auch wenn in den Geweben bereits Defizite bestehen. Gute Hinweise auf einen möglicherweise bestehenden Mangel ergibt das Erfassen der Ernährungssituation durch eine Fachkraft. Nach den DGEM-Leitlinien ist eine orale Nahrungszufuhr $< 60\,\%$ des errechneten Bedarfs eines Patienten erwartet für > 10 Tage bereits eine Indikation zu einer künstlichen Ernährungstherapie. Andere Autoren beginnen eine künstliche Ernährungstherapie bereits bei einer Nahrungszufuhr < 80 % des errechneten Bedarfs.

Merke
Eine Mikronährstoffzufuhr über eine ausgewogene Ernährung ist absolut sicher. Daher ist es immer das Ziel, zunächst die orale Ernährung zu optimieren. Droht bzw. besteht dennoch ein Mikronährstoffmangel, ist die Verordnung eines Multimikronährstoffpräparates sinnvoll, das 100 % der Empfehlung für möglichst jeden Mikronährstoff enthält (Brown et al. 2003; Norman et al. 2003; Ströhle et al. 2010; Biesalski 2011).

Auch unter Chemo- und Radiotherapie können Mikronährstoffsupplemente eingenommen werden, wenn sie Nährstoffmengen in der Höhe der RDA enthalten (Norman et al. 2003). Darin enthaltene Antioxidanzien sollten den UL nicht überschreiten (Brown et al. 2003). Trotz dieser Dosierungshinweise von Experten (*American Institute for Cancer Research* [AICR], *Cancer Resource Advisory Council*; *American Cancer Society*) sollte jede Supplementierung auf der Basis individueller Bedürfnisse erfolgen. Kritisch betrachtet werden sollten Substanzen, bei denen Angaben über eine wünschenswerte Zufuhr fehlen und auch keine toxikologischen Daten

Tab. 4-20 Definitionen von Grenzwerten zur Mikronährstoffzufuhr (mod. nach Hahn et al. 2010)

Grenzwert	Abkürzung	Definition
Estimated average Requirement	EAR	Zufuhrmenge eines Nährstoffs, bei der nach allgemeiner Auffassung 50 % einer Population ausreichende Mengen eines Nährstoffs erhalten
Recommended dietary Allowance	RDA	empfohlene Nährstoffzufuhr = Zufuhrmenge eines Nährstoffs, bei dem „nahezu die gesamte Bevölkerung" (statistisch 97,5 % eines Kollektivs) ausreichend mit einem Nährstoff versorgt ist
Lowest observed adverse Effect level	LOAEL	Zufuhrmenge eines Nährstoffs, bei dem erste unerwünschte Wirkungen beobachtet werden; dieser ist für viele Vitamine nicht bestimmt, weshalb eine Orientierung am NOAEL erfolgt
No observed adverse Effect Level	NOAEL	Nährstoffdosis, bei der keine Nebenwirkungen beobachtet wurden; aufgrund der unterschiedlichen Datenqualität und vor dem Hintergrund, dass die beobachteten Nebenwirkungen einen unterschiedlichen Schweregrad haben, werden die NOAEL-Werte durch einen Faktor dividiert, der diese Unsicherheiten berücksichtigt; die dabei erhaltenen Werte sind die UL
Tolerable Level of upper Intake	UL	Angabe von Nährstoffdosierungen, die insgesamt langfristig vom Gesunden nicht überschritten werden sollten; der UL ist bei Mineralstoffen meist viel geringer als bei Vitaminen; dabei ist die Zufuhr aus allen Quellen zu berücksichtigen: „normale" Lebensmittel, angereicherte Produkte, Getränke, Nahrungsergänzungsmittel

Tab. 4-21 Referenzwerte für die Nährstoffzufuhr und toxikologische Grenzwerte von Mikronährstoffen (nach *European Food Safety Authorithy* [EFSA]; *The Scientific Commitee for Food* [SCF] 2006 und 2012; Deutsche Gesellschaft für Ernährung [DGE] 2012; *Institute of Medicine* [IOM], Update 09.12.2011)

Mikronährstoff	Einheit	Referenzwert zur Nährwertkennzeichnung der Anlage 1 NKV*	Empfohlene Nährstoffzufuhr (D-A-CH) (Tag)			UL2 (Tag) (*Tolerable upper Intake Level*) (EFSA/SCF)	UL2 (Tag) (*Tolerable upper Intake Level*) (IOM)
			Alter (Jahre)	**m**	**w**		
Vitamin A	mg RÄ[3]	0,8 (800 µg[4])	19–65 und älter	1,0	0,8	3,0	3,0
Vitamin D	µg	5	19–65 und älter	20[5]	20[5]	100[6]	100
Vitamin E	mg TÄ[7]	12	19–65 und älter	14	12	300	1 000
Vitamin K	µg	75	19– <51 51–65 und älter	70 80	60 65	–	–
Vitamin C	mg	80	19–65 und älter	100	100	–	2 000
Thiamin (Vitamin B_1)	mg	1,1	19– <25 25– <51 51– <65 65 und älter	1,3 1,2 1,1 1,0	1,0 1,0 1,0 1,0	–	–
Riboflavin (Vitamin B_2)	mg	1,4	19– <25 25– <51 51– <65 65 und älter	1,5 1,4 1,3 1,2	1,2 1,2 1,2 1,2	–	–
Niacin	mg	16	19– <25 25– <51 51– <65 65 und älter	17 16 15 13	13 13 13 13	–	35
Nicotinsäure	mg	–		–	–	10	–
Nicotinsäureamid	mg	–		–	–	900	–

Tab. 4-21 (Fortsetzung)

Mikronährstoff	Einheit	Referenzwert zur Nährwertkennzeichnung der Anlage 1 NKV*	Empfohlene Nährstoffzufuhr (D-A-CH) (Tag)			UL2 (Tag) (*Tolerable upper Intake Level*) (EFSA/SCF)	UL2 (Tag) (*Tolerable upper Intake Level*) (IOM)
			Alter (Jahre)	m	w		
Pyridoxin (Vitamin B_6)	mg	1,4	19– <65 65 und älter	1,5 1,4	1,2 1,2	25	100
Folsäure	µg FÄ[8]	200	19–65 und älter	400	400	1 000	1 000
Cobalamin (Vitamin B_{12})	µg	2,5	19–65 und älter	3,0	3,0	–	–
Biotin	µg	50	19–65 und älter	30–60	30–60	–	–
Pantothensäure (Vitamin B_5)	mg	6	19–65 und älter	6	6	–	–
Natrium	mg	–	Jugendliche und Erwachsene	550	550	–	–
Kalium	mg	2 000	Jugendliche und Erwachsene	2 000	2 000	–	–
Chlorid	mg	800	Jugendliche und Erwachsene	830	830	–	–
Calcium	mg	800	19–65 und älter	1 000	1 000	2 500	2 500
Phosphor	mg	700	19–65 und älter	700	700	-	4 000
Magnesium	mg	375	19– <25 25–65 und älter	400 350	310 300	250[9]	350[10]
Eisen	mg	14	10– <51 51–65 und älter	10 10	15 10	–	45
Zink	mg	10	19–65 und älter	10,0	7,0	25	40
Kupfer	mg	1	Jugendliche und Erwachsene	1,0–1,5	1,0–1,5	5	10

Tab. 4-21 (Fortsetzung)

Mikronährstoff	Einheit	Referenzwert zur Nährwertkennzeichnung der Anlage 1 NKV*	Empfohlene Nährstoffzufuhr (D-A-CH) (Tag)			UL2 (Tag) (*Tolerable upper Intake Level*) (EFSA/SCF)	UL2 (Tag) (*Tolerable upper Intake Level*) (IOM)
			Alter (Jahre)	m	w		
Mangan	mg	2	Jugendliche und Erwachsene	2,0–5,0	2,0–5,0	–	11
Fluorid	mg	3,5	19–65 und älter	3,8	3,1	7	10
Selen	mg	55	19–65 und älter	30–70	30–70	300	400
Chrom	mg	40	Jugendliche und Erwachsene	30–100	30–100	WHO: 250 µg/d aus Supplementen	–
Molybdän	mg	50	Jugendliche und Erwachsene	50–100	50–100	600	2 000
Jod	mg	150	19– < 51 51–65 und älter	200 100	200 100	600	1 100

NKV = Nährwertkennzeichnungsverordnung; *NKV vom 25. 11. 1994 BGBl. I, S. 3526, die zuletzt durch die Verordnung vom 1. 10. 2009 (BGBl. I, S. 3221) geändert worden ist; Anlage 1 NKV* = BGBl. I 2009, S. 3222; in der Regel sollte eine Menge von 15 % der in dieser Anlage angegebenen empfohlenen Tagesdosis in 100 g oder 100 ml oder in einer Packung, sofern die Packung nur eine einzige Portion enthält, bei der Festsetzung der signifikanten Menge berücksichtigt werden

UL[2] = soweit nicht anders angegeben Zufuhr aus Nahrung, Wasser, Supplementen

[3] RÄ = Retinoläquivalent

[4] Amtliche Anmerkung: 1 µg Vitamin A entsprechen 6 µg all-trans-β-Carotin oder 12 µg anderen Provitamin-A-Carotinoiden

[5] Bei fehlender endogener Synthese

[6] EFSA-Journal 2012; 1 (7): 2814

[7] TÄ = Tocopheroläquivalent

[8] FÄ = Folsäureäquivalent

[9] Für den Zusatz von Magnesiumverbindungen zu Lebensmitteln des allgemeinen Verzehrs einschließlich Nahrungsergänzungsmitteln

[10] Wert nur für Zufuhr aus Supplementen und angereicherten Lebensmitteln

vorhanden sind. Dies gilt vor allem für mit sekundären Pflanzenstoffen angereicherte Extrakte und isolierte sekundäre Pflanzenstoffe. Aufgrund des derzeit noch unzureichenden Wissens sollte der Gehalt solcher Substanzen auf Mengen reduziert werden, die auch mit einer üblichen Ernährung erreichbar wären. Dies ist besonders deshalb von Bedeutung, da aus der erfahrungsgemäßen Unbedenklichkeit eines Stoffes im Lebensmittelverbund nicht auch auf seine Sicherheit bei isolierter Verwendung geschlossen werden kann – vor allem bei höheren Dosierungen (Hahn et al. 2010).

Merke

Patienten sollten vor der Einnahme von Mikronährstoffen unbedingt mit dem behandelnden Onkologen sprechen und sein Einverständnis mit der Supplementierung einholen. Er kann auch darüber Auskunft geben, welche Mikronährstoffe während einer Chemotherapie nicht eingenommen werden dürfen – beispielsweise Folsäure bei einer Therapie mit Methotrexat.

4.6 Nahrungsergänzungsmittel

Definition

Nahrungsergänzungsmittel (Nem) sind Lebensmittel:

- die dazu bestimmt sind, die „allgemeine Ernährung zu ergänzen",
- die „Konzentrate von Nährstoffen oder sonstigen Stoffen mit ernährungsspezifischer oder physiologischer Wirkung" allein oder in Zusammensetzung sind,
- die in dosierter Form (als Kapseln, Pastillen, Tabletten, Pillen oder ähnliche Darreichungsformen, Pulverbeutel, flüssige Ampullen, Flaschen mit Tropfeinsätzen und ähnliche Darreichungsformen von Pulvern und Flüssigkeiten) zur Aufnahme in „angemessenen kleinen Mengen" in den Verkehr gebracht werden.

(§ 1 Abs. 1 der nationalen Nahrungsergänzungsmittelverordnung [NemV] der Bundesrepublik Deutschland; sie ist die 2004 erfolgte Umsetzung der europäischen Richtlinie für Nahrungsergänzungsmittel: Richtlinie 2002/46/EG, NemRL) (Hahn et al. 2010; Kügel 2010).

Gedacht sind die Nem zum Einsatz bei allen Verbrauchern. Welche Stoffe ergänzt werden sollen oder können, legt der Gesetzgeber nicht fest. Nicht vorgeschrieben ist auch, dass Nem für den Verbraucher einen besonderen Nutzen haben müssen. Im Gegensatz zur wissenschaftlichen Terminologie werden unter dem Begriff „Nährstoffe" nur Vitamine und Mineralstoffe verstanden, deren Verwendung in den Anlagen 1 und 2 der NemV geregelt wird. Alle anderen Substanzen sind nach der NemV „sonstige Stoffe". Für Vitamine und Mineralstoffe, die bei der Herstellung von Nem verwendet werden dürfen, wurden Positivlisten eingeführt. Zudem wurden sichere, durch eine wissenschaftliche Risikobewertung ermittelte Höchstmengen festgelegt, die in Nem verwendet werden dürfen. In Bezug auf die Zulässigkeit der in Nem verwendeten Inhaltsstoffe besteht somit für die Vitamine und Mineralstoffe Rechtssicherheit. Dies gilt nicht für die „Nährstoffe" oder „sonstige Stoffe mit ernährungsspezifischer oder physiologischer Wirkung". Inhaltsstoffe dieser Gruppe sind beispielsweise Aminosäuren und Aminosäurenderivate, Fettsäuren (Eicosapentaensäure und Docosahexaensäure als Fischöl, γ-Linolensäure als Nachtkerzenöl) und Phospholipide (Lecithin, Phosphatidylserin), Kohlenhydrate (Glucosamin, Inulin, Oligofructose), Mengen- und Spurenelemente, Provitamine (β-Carotin), Vitaminoide (α-Liponsäure, Inositol, Coenzym Q10), sekundäre Pflanzenstoffe, Pflanzenextrakte (Extrakte

aus Brokkoli, Cranberry, Ginkgo, Ginseng, grünem Tee), tierische Bestandteile (Grünlippmuschel, Haifischknorpel), Enzyme (Bromelain, Lactase, Papain, Trypsin), probiotische Kulturen und Hefeextrakte.
Da Nahrungsergänzungsmittel Konzentrate sein müssen, sind die Nährstoffe und sonstigen Stoffe in konzentrierter Form enthalten. Zur Information des Verbrauchers und zu seinem Schutz müssen Nahrungsergänzungsmittel außer der für alle Lebensmittel vorgeschriebenen Kennzeichnung weitere Angaben aufweisen. Beispielsweise muss die Verkehrsbezeichnung „Nahrungsergänzungsmittel“ aufgeführt sein sowie eine Angabe, wodurch sich das Produkt auszeichnet. Weiterhin ist eine Nährstoffkennzeichnung notwendig, die Angabe der Inhalte an Nährstoffen und sonstigen Stoffen, wenn vorhanden mit Prozentsatz des Referenzwertes aus der europäischen Etikettierungsrichtlinie. Nicht notwendig ist eine Nährwertkennzeichnung, die Angabe des Energiegehaltes, des Gehaltes an Eiweiß, Fett und Kohlenhydraten. Weitere notwendige Angaben sind, dass die empfohlene Tagesverzehrmenge nicht überschritten werden darf, und dass das Produkt außerhalb der Reichweite von kleinen Kindern zu lagern ist.

Merke
Vor Anwendung eines Nem sollte die Zusammensetzung genau gelesen werden, um Mehrfacheinnahmen und damit Überdosierungen an Einzelsubstanzen zu vermeiden. Kritisch zu betrachten sind vor allem die „sonstigen Stoffe“, für die es teilweise keine wissenschaftlich gesicherten Zufuhrmengen und keine UL-Angaben gibt. Dies gilt beispielsweise für die sekundären Pflanzenstoffe und für die Pflanzenextrakte (s. dazu auch die Ausführungen zur Mikronährstoffzufuhr in Kap. 4.5).

Hahn et al. 2010 geben zur Beurteilung des klinischen Nutzens von Mikronährstoffsupplementen eine Reihe von Faktoren an, die bei der Bewertung derartiger Präparate zu beachten sind:

- Zur qualitativen Zusammensetzung: Welche Nährstoffe sind in welcher Zusammensetzung enthalten?
- Zur quantitativen Zusammensetzung: In welcher Menge sind die Nährstoffe in dem Präparat enthalten?

4.7 Krebsdiäten

Seit Jahrhunderten versuchen Ärzte, Heilpraktiker und Heiler das Wachstum von Tumoren mit besonderen Ernährungsmaßnahmen zu hemmen oder eine Krebserkrankung sogar zu heilen. Die nachfolgende Beschreibung von Krebsdiäten ist unvollständig, beinhaltet aber die wichtigsten und bekannten Diäten, nach denen Patienten auch fragen. Allen gemeinsam ist, dass ihre Wirksamkeit durch Studien nicht belegt ist.
Einige „Krebsdiäten“ haben eine Zusammensetzung, wie sie auch von den Fachgesellschaften für eine gesunderhaltende und krebspräventive Ernährung der Allgemeinheit empfohlen wird. Es handelt sich oft um lakto-vegetabile Kostformen, in denen der Eiweißbedarf durch Milch- und Milchprodukte sowie pflanzliche Lebensmittel gedeckt wird, bzw. um Ernährungsformen mit mäßigem Fleischverzehr, bevorzugtem Verzehr von Vollkornprodukten, Obst und Gemüse sowie pflanzlichen Fetten. Zu meiden sind meist Zucker und Weißmehlprodukte, Margarine, Salz, Koffein und Alkohol. Es gibt somit durchaus „Krebsdiäten“, die nach Prüfung ihrer Ausgewogenheit von einem Tumorpatienten bei Wunsch durchgeführt werden können – allerdings nicht mit dem

Ziel, das Krebswachstum zu hemmen oder die Krebserkrankung heilen zu können. Keinesfalls durchgeführt werden sollten Fastenkuren, mit denen der Tumor „ausgehungert" werden soll oder einseitige, zur Mangelernährung führende Ernährungsformen. Kriterien zur eigenen Beurteilung der Anwendbarkeit einer Krebsdiät sind in Tabelle 4-22 zusammengestellt.
Die Gefahren bei der Durchführung von Krebsdiäten liegen bei einer einseitigen Lebensmittelauswahl, beim Verzicht auf ganze Lebensmittelgruppen, wenn die Kost nur aus wenigen pflanzlichen Nahrungsmitteln besteht, bei Deckung des Energiebedarfs durch große Lebensmittelmengen und beim Vorliegen eines erhöhten Nährstoffbedarfs.

„Stoffwechselaktive Kost" nach Anemüller und Ries

Grundlage für diese Kostform ist die Theorie von Otto Wahrburg, dass Krebszellen aufgrund einer irreversibel gestörten Zellatmung entstehen, die die Krebszelle durch anaerobe Energiegewinnung (Gärung) kompensiert. Ziel der Ernährungstherapie ist, durch eine bestimmte Ernährungsweise den Stoffwechsel positiv zu beeinflussen – beispielsweise durch eine Aktivierung energieliefernder Oxidationsprozesse oder eine Steigerung der Nährstoffaufnahme und Nährstoffausscheidung. Der Ernährungszustand des Patienten soll verbessert und die körpereigene Abwehr gestärkt werden. Beides sind Voraussetzungen für die nachfolgenden Behandlungen. Die Kost wird als Dauertherapie empfohlen – ohne Anspruch auf Heilung.
Bevorzugte Lebensmittel sind Obst und Gemüse und daraus hergestellte Säfte, Milch und Milchprodukte, mageres Fleisch und Fisch sowie Geflügel, Vollkornprodukte, Mandeln oder Nüsse, Sonnenblumenkerne und Kartoffeln. Zu meiden sind fettreiche Fleisch- und Wurstwaren, geräucherte und gepökelte Lebensmittel, hocherhitzte Fette (frittierte Speisen), raffinierter Zucker, Honig, Süßstoff, Auszugsmehl und D(-)Milchsäure. Eine lakto-vegetabile Kost gilt als vorteilhaft. Die verwendeten Nahrungsmittel sollen rein biologisch hergestellt sein.

Tab. 4-22 Bewertungskriterien für Krebsdiäten

Ist der Energiebedarf gedeckt?
Ist der Bedarf an essenziellen Makro- und Mikronährstoffen gedeckt?
Enthält die Ernährungsform Nährstoffe im Übermaß?
Eignet sich die Ernährungsform als Dauerkost?
Wird eine Heilung oder eine Verhütung von Krebserkrankungen versprochen?
Hat der Patient messbare Vorteile von der Ernährungsform wie: • eine Verbesserung des Ernährungszustandes? • eine Senkung der Morbidität? • eine Verbesserung der Lebensqualität? • eine Senkung der Mortalität?

Merke
Die Ernährungsform und die Lebensmittelauswahl sind positiv zu bewerten, ebenso das Ziel der Ernährungstherapie, den Ernährungszustand des Patienten zu verbessern. Die Kostform kann daher auch im Rahmen einer Tumortherapie durchgeführt werden, wenn dies möglich ist. Die Annahme, dass mit einer Verbesserung der Sauerstoffversorgung ein Malignom behandelt werden kann, ist nicht bewiesen.

„Grape Kur" nach Brandt

Nach Meinung der Erfinderin der Kur entsteht Krebs durch Verstopfung. Tumorpatienten sind durch Gifte im Darm vergiftet. Die Kur schwemmt die Gifte aus. Die Traubenkur kann Krebs und alle anderen Krankheiten heilen. Zunächst werden zwei Wochen ausschließlich Weintrauben gegessen und Wasser getrunken. Danach folgt überwiegend vegetarische Kost mit Verzehr von Früchten und Milch, gefolgt von rohem Gemüse, Salat und Nüssen.

Merke
Die Kost ist in allen Phasen eine Mangelernährung. Von einer Durchführung ist abzuraten. Die Theorie, auf der die Kostform beruht, ist unbewiesen.

„Krebskur-total" und „Krebskur" nach Breuß

Nach Breuß entsteht Krebs durch lokale Blutverarmung infolge chronischen Drucks. Krebs lebt von festen Speisen, der Mensch kann von flüssiger Nahrung allein leben. Ziel des Autors ist es, mit ausschließlicher Zufuhr von Gemüsesäften und Tees den Tumor auszuhungern.

In der „Krebskur-total" verzichtet der Patient 42 Tage auf feste Nahrung und trinkt täglich 0,5–1 l einer möglichst frisch gepressten Gemüsesaftmischung. Diese wird nach folgendem Rezept hergestellt: 300 g Rote Beete, 100 g Karotten, 100 g Sellerieknollen, 30 g Rettich, eine kleine Kartoffel. Die Zutaten haben folgende Wirkungen: Rote Beete wirken gegen die Krebserkrankung als solche; Karotten liefern Carotin; die Sellerieknolle liefert Phosphor, „ohne den man nicht leben kann"; Rettich- und Kartoffelsaft benötigt die Leber.

In Abhängigkeit von der jeweiligen Krebsart werden weitere Tees empfohlen – beispielsweise Augentrosttee bei Augenkrebs sowie Melissentee bei Hirntumoren. Nach 42 Tagen darf der Patient wieder langsam essen, empfohlen wird die Ernährung nach Waerland, eine lakto-vegetabile Kost. Diese benötigt aber eine sorgfältige Lebensmittelauswahl, um bedarfsdeckend zu sein. Etwa 2–4 Wochen sollen täglich ca. 1/16 l (etwa eine halbe Tasse) Gemüsesäfte mit den entsprechenden Tees weiter getrunken werden. Zusätzlich ist dreimal täglich je ein Teelöffel Bio-Strath-Aufbau-Präparat bzw. Hefetabletten einzunehmen.

Die „Krebskur" stellt eine Erweiterung der „Krebskur-total" dar. Sie wird beispielsweise nach einer Operation empfohlen und soll etwa 2–5 Monate durchgeführt werden. Der Patient darf Haferschleim, Gemüsesuppe, eventuell Hühner- oder Kalbfleisch und andere leichte Speisen zuführen. Jeweils vor den Mahlzeiten soll täglich schluckweise 1/16 bis 1/8 l Gemüsesaft getrunken werden und zusätzlich die jeweiligen vorgeschriebenen Teesorten, Salbei- und Nierentee.

Merke
Die Ernährungsform ist eine schwere Mangelernährung, die möglicherweise zu einer weiteren, lebensbedrohlichen Gewichtsabnahme beim Tumorpatienten führen kann. Die Krebsdiät ist unbedingt abzulehnen. Die angegebene Theorie zur Krebsentstehung ist obsolet.

„Öl-Eiweiß-Kost" nach Budwig

Die Theorie für die Ernährungsform ist, dass eine hohe Zufuhr gesättigter Fettsäuren und ein Mangel an lebenswichtigen mehrfach ungesättigten Fettsäuren infolge eines zellulären Sauerstoffmangels Ursache der Karzinogenese sind. Begründet wird das damit, dass die elektrisch negativen Ladungen mehrfach ungesättigter Fettsäuren für die Sauerstoffaufnahme in die Zelle wichtig sind und eine gute Energieleitung von Zelle zu Zelle gewährleisten. Voraussetzung ist allerdings die gleichzeitige Anwesenheit von positiv geladenen, schwefelhaltigen Aminosäuren. Als Lipoproteine sind sie die Grundlage

für eine optimale Zellatmung und normale Zellteilung.
Eingesetzt werden soll die Kost zur Heilung aller Krebsformen. Empfohlen werden nur Fette und Öle mit einem hohen Anteil an mehrfach ungesättigten Fettsäuren – beispielsweise Linolsäure-reiches Leinöl zusammen mit wertvollen Eiweißlieferanten wie Quark. Bevorzugt werden nicht-raffinierte Fette und Öle, abgelehnt werden erhitzte und gehärtete Fette, da diese keine elektrische Ladung haben und somit nicht an Eiweiße binden können. Weitere wichtige Bestandteile der Ernährung stellen die Produkte „Linomel" und „Oleolux" dar. Linomel ist ein Leinsaat-Nuss-Granulat, bestehend aus Milch, Leinöl, Honig, Quark, Mandeln, Walnüssen, Paranüssen, Haselnüssen, Cashew- oder Pinienkernen, Hagebuttenmark, Sanddornsaft, Kokosraspel, Kakao, Zitronen- oder Orangensaft. Oleolux besteht aus Leinöl, ungehärtetem Kokosfett, Zwiebel und Knoblauch und wird als Ersatz für Butter als Brotaufstrich und Kochfett empfohlen. Zudem werden erlaubte und verbotene Lebensmittel angegeben. Erlaubt sind alle Sorten Obst und Gemüse (möglichst biologisch angebaut), Pellkartoffeln (mittags), Reis und Buchweizen, Leinöl, eventuell Kürbiskernöl, Oleolux, nur Vollkornbrot (selten), alle Sorten Käse (abends kein Schnittkäse), selbst hergestellte Brotaufstriche auf der Basis der Quark-Öl-Mayonnaise, Honig, Datteln, Feigen, alle Gewürze in ihrer Originalform, grüner Tee und frisch gepresste Säfte. Verboten sind Fleisch- und Wurstwaren, Fisch, Butter, Margarine, Konserven, Nudeln, Tiefkühlware, Konditoreiwaren, Zucker und aufgewärmte Speisen.

Merke
Ernährungsphysiologisch ist die „Öl-Eiweiß-Kost" unbedenklich. Ein Anspruch auf Heilung darf allerdings nicht erhoben werden, da die Theorie der Krebsentstehung nicht haltbar ist. Ferner sind keine Wirksamkeitsnachweise dokumentiert. Interessant ist der Ernährungsansatz im Hinblick auf die derzeitigen Ernährungsempfehlungen einer fettreichen Kost – 50 % Fettanteil an der Gesamtenergiezufuhr – für Tumorpatienten zur Prophylaxe einer Mangelernährung und auch einer Kachexie.

„Instinktotherapie" nach Burger

Die Ernährungsform ist auch als „Rohkosttherapie" bekannt. Burger behauptet, dass der Mensch ursprünglich Rohköstler war. Die Ursache einer Krebserkrankung ist das Kochen von Lebensmitteln, der Verzehr von Getreide, Konserven sowie Milch und Milchprodukten. Jedes ursprüngliche Nahrungsmittel, das auf den Geruchs- und Geschmackssinn anziehend wirkt, nützt dem Organismus. Umgekehrt wirken schädliche bzw. nicht notwendige Nahrungsmittel auf den Geruchs- und Geschmackssinn im Allgemeinen abstoßend. Eine Ernährung, die nur durch den Geruchs- und Geschmackssinn bestimmt wird, führt zu einer Stärkung der Widerstandskraft. So kann eine Krebserkrankung geheilt werden. Empfohlen werden nur unverarbeitete Lebensmittel, auch rohes Fleisch, Fisch und rohe Eier. Verboten sind gekochte Nahrungsmittel, auch erhitzte Getreideprodukte, Konserven, Gewürze, Milch und Milchprodukte.

Merke
Diese Rohkost-Ernährungsform ist eine einseitige, unterkalorische und auch hygienisch problematische Mangelernährung. Sie ist für

Krebspatienten gefährlich und daher nicht zu empfehlen. Die zugrunde liegende Theorie, dass der Mensch ursprünglich Rohköstler war, ist widerlegt. Lebensmittel sind teilweise in erhitzter Form besser bekömmlich, gerade für Tumorpatienten. Auch die Ausnutzung von Nährstoffen ist durch Erhitzen verbessert.

„Diät" nach Gerson

Nach Gerson ist die Ursache einer Krebserkrankung eine Kontamination von Lebensmitteln mit giftigen Substanzen – Düngemittel, Insektizide, Herbizide und andere Chemikalien –, die zu einer Verminderung des Kalium- und Steigerung des Natriumgehaltes führen. Die Bearbeitung und das Kochen der Nahrung erhöhen diese Dysbalance. Die Folge sind Stoffwechselstörungen, die auch zu Krebs führen können. Ziel der Diät ist es, die Toxine aus dem Körper zu entfernen und die Immunfunktion zu verbessern, damit der Körper gegen den Krebs kämpfen kann. Eine Heilungsgarantie wird nicht gegeben. Die Behandlungsdauer beträgt wenige Monate bis zehn Jahre und ist sehr teuer. Für Tumorpatienten wird sie mindestens zwei Jahre empfohlen. Die Ernährung besteht aus einer streng salzarmen, fettarmen, vegetarischen Kost. Dabei werden täglich etwa 20 Pfund Obst und Gemüse als frisch gepresster Saft getrunken, ein Glas Saft jede Stunde, 13-mal am Tag. Erlaubt sind außerdem Kartoffeln, Haferflocken, Roggenbrot, Weinessig, brauner Zucker, Honig, Sirup, Meerrettich und Kräuter. Verboten sind alle Fleischsorten, Pilze, Auszugsmehle, Salz und Zucker sowie Kaffee und Tee. Dazu kommen zur Darmreinigung tägliche Einläufe mit Kaffee- und/oder Kamillenlösung, wahlweise kombiniert mit Rizinusöl. Zur Anregung von Organfunktionen werden unterschiedliche Supplemente eingesetzt: Kalium, Pepsin, Pankreasenzyme, Schilddrüsenhormone, Injektionen von Leberextrakt, Jod als Lugol'sche Lösung und Vitamin B_{12}. Teilweise wird auch eine Therapie mit Laetrile empfohlen.

Merke

Die Kost ist eine Mangelernährung. Schwere Erkrankungen und Todesfälle sind als Folge einzelner Komponenten der Therapie aufgetreten.

Die Einläufe führen zu einem Kaliumverlust und in der Folge zu Elektrolytstörungen. Eine Fortführung der Einläufe zu Hause kann die normale Funktion der Kolonschleimhaut schädigen und zu Entzündungen und Obstipation führen. Als Folge der hohen Obst- und Gemüse- und damit Kaliumzufuhr können lebensbedrohliche Hyperkaliämien auftreten – vor allem bei Patienten mit gestörter Nierenfunktion. Schlecht injizierter Leberextrakt kann schwere Infektionen nach sich ziehen. Keine der behaupteten Theorien ist wissenschaftlich belegt. Trotz den von den Anhängern behaupteten Heilungsraten von 70–90 % fanden Fallprüfungen durch das Nationale Krebs-Institut (NCI) der USA sowie die Medizinische Gesellschaft von New York keine Evidenz für einen Nutzen der Gerson-Diät. Eine vom NCI gesponserte Studie der Gonzalez-Therapie, die der Gerson-Diät gleicht, zeigte, dass Patienten mit inoperablem Adenokarzinom des Pankreas, die eine Standardtherapie mit Gemcitabin erhielten, dreimal länger überlebten und eine bessere Lebensqualität hatten als die, die Pankreasenzyme, Ernährungssupplemente, Detoxifikation und eine organische Diät wählten (Cassileth 2010). Schon aufgrund der Risiken sollte die Therapie nicht angewendet werden.

„Stoffwechseltherapie" nach Krebs

Krebs will mit Blausäure Krebszellen zerstören und so alle Krebserkrankungen heilen. Er behandelt mit Amygdalin (Handelspräparat „Laetrile", auch Vitamin B_{17} genannt), einem glykosidisch gebundenen Cyanhydrin, das in hoher Konzentration zum Beispiel in bitteren Mandeln nachgewiesen werden kann. Nach Abspaltung des Zuckerrestes durch das Enzym β-Glucosidase entsteht eine instabile Verbindung, aus der Blausäure freigesetzt wird. Die Diättherapie besteht in einer veganen Ernährung aus frischem Obst und Gemüse, Getreide und Getreideprodukten. Verboten sind Fleisch, Eier, Milchprodukte, raffinierter Zucker und Auszugsmehle. Die Vitamine A, B, C und E sowie Pankreasenzyme werden supplementiert.

Merke

Schon wegen der Gefahr einer tödlichen Blausäurevergiftung wird vor der Diät gewarnt. Zudem ist die Ernährungsform eine Mangelernährung. Eine ausreichende Eiweißzufuhr ist nur bei sehr guter Lebensmittelkenntnis möglich. Es besteht ein Mangel an essenziellen Fettsäuren, Calcium, Eisen, Jod, Vitamin D und Vitamin B_{12}. Weitere Vitaminmangelzustände sind durch unzureichende Resorption möglich. Eine Indikation für eine Pankreasenzymsubstitution besteht nur bei einer Pankreasinsuffizienz. Bereits 1982 wurde in einer Studie die Unwirksamkeit der Diät belegt (Moertel et al. 1982).

„(Isopathische) Milchsäuretherapie" nach Kuhl

Nach Kuhl enthalten Krebszellen eine toxische Dosis rechtsdrehender Milchsäure, die zu einer Übersäuerung der Zellen führt, während der pH-Wert des Blutes alkalisch ist. Die Milchsäure bewirkt als „Wucherstoff" eine Zellvermehrung und damit Krebs. Ursache der Ansammlung von Milchsäure in der Zelle ist eine anhaltende Fehl- und Mangelernährung – insbesondere durch den erhöhten Verzehr niedermolekularer Kohlenhydrate.

Zur Behandlung von Krebserkrankungen empfiehlt er eine ovo-lakto-vegetabile Kostform mit viel Obst, Gemüse und Vollkornprodukten sowie dem Verzehr naturreiner, ganzheitlicher, lebendiger, wirkstoffreicher Lebensmittel, die reich an Fermenten, Hormonen, Mineralstoffen, Vitaminen und Spurenelementen sind. Verboten sind Auszugsmehle und daraus hergestellte Produkte, raffinierter Zucker, Honig, Fleisch (insbesondere Schweinefleisch), Wurstwaren und verschiedene Fischsorten.

Wesentlich ist ein hoher Gehalt an Milchsäure in der Ernährung durch den Verzehr von Joghurt, Quark, Sauermilch und Sauerkraut. Ziel ist es, durch den hohen Gehalt von rechtdrehender Milchsäure in der Ernährung ein Austreten der Milchsäure aus der Tumorzelle zu bewirken – nach dem isopathischen Prinzip, dass „Gleiches mit Gleichem" behandelt wird. Damit reduziert sich der pH-Wert in der Zelle, der gestörte Stoffwechsel wird korrigiert und das Tumorwachstum gehemmt.

Merke

Die Lebensmittelauswahl in der Ernährungsform ist positiv und kann, falls möglich, im Verlauf einer Tumortherapie angewendet werden. Für die Theorie der Krebsentstehung gibt es keinerlei wissenschaftliche Beweise, ebenso nicht für die „isopathische Theorie".

„Konservative Krebstherapie" nach Leupold

Grundlage der empfohlenen Ernährungstherapie sind Tierexperimente, in denen Leupold bei einem hohen Blutzuckerspiegel ein verstärktes Krebszellwachstum beobachtete. Er empfiehlt daher zur Behandlung von Krebserkrankungen eine extrem kohlenhydratarme Kost mit maximal 240 g Kohlenhydraten pro Tag (maximal 40 g zu jeder Mahlzeit) mit Obst, Gemüse und Vollkornprodukten bei uneingeschränktem Fettverzehr, bevorzugt in Form von Fleisch, Fisch, Käse und Pflanzenfetten. Verboten sind isolierte Kohlenhydrate, besonders Zucker und damit hergestellte Lebensmittel. Außer den diätetischen Maßnahmen beinhaltet die Therapie die Gabe von intravenösem Insulin in Kombination mit Traubenzucker. Ziel ist es, den Blutzucker möglichst niedrig zu halten.

Merke

Die Unwirksamkeit dieser Therapie wurde 1962 beschrieben (Weber et al. 1962). Aufgrund der Hypoglykämiegefahr für den Patienten ist die Behandlung in dieser Form abzulehnen. Die empfohlene fettreiche Ernährung wird derzeit zur Prophylaxe und Therapie der Tumorkachexie empfohlen, nachdem gezeigt werden konnte, dass Tumorpatienten auf Grund der bestehenden Stoffwechselstörungen Fett besser verbrennen als Kohlenhydrate.

„Makrobiotische Kost" nach Ohsawa

Die Makrobiotik ist eine Weltanschauung, bei der die Ernährung eine wichtige Rolle spielt. Basis der Philosophie des „langen Lebens" ist der aus China stammende Zen-Buddhismus. Der Begründer war Ohsawa, fortgeführt wurde sie von seinem Schüler M. Kushi. Grundlage der Ernährungsform ist das Yin-Yang-Prinzip. Yin und Yang sind entgegengesetzte, sich aber ergänzende Kräfte, die dem Menschen, aber auch Lebensmitteln zugesprochen werden. Ohsawa hat die Kost in zehn Stufen eingeteilt (–3 bis +7), die den prozentualen Anteil des täglichen Verzehrs an Getreiden, Gemüse, Suppe, tierischem Eiweiß, Salat und Früchten, Nachtisch sowie Getränken und Flüssigkeit regeln. Dabei besteht die letzte Stufe, die als „Heilnahrung" über mehrere Wochen eingehalten werden soll, nur noch aus Getreide. Die Lebensmittelauswahl enthält organisch angebautes Getreide, Obst und Gemüse und ist zum größten Teil ohne tierische Produkte. Auch gewisse Gemüsesorten sind ausgeschlossen.

Alle Nahrungsmittel, die nicht aus einer Region kommen, in der man lebt, oder dort hergestellt werden, werden abgelehnt. Das Prinzip dieser Kost basiert auf einer fernöstlichen Philosophie, ist sehr restriktiv und soll insgesamt entsprechend der chinesischen Philosophie das Immunsystem stärken und den Krebs heilen. Ohsawa behauptete auch, dass der Mensch Vitamin C bilden kann, was daher nicht zugeführt werden müsste. Zudem sei der Mensch zu einer „stofflichen Transformation" chemischer Elemente fähig ist und der Körper erhalte Spurenelemente u. a. über die tägliche Zufuhr von bis 30 g Meersalz. Es soll so wenig wie möglich getrunken werden sollte. Kushi empfahl, keine medizinische Therapie durchzuführen und den Krebs mit der makrobiotischen Kost zu behandeln. Es liegen mit der Diät keine vergleichenden Studien vor.

Merke

Die ernährungswissenschaftlichen Behauptungen sind falsch. Da es sich um eine extrem einseitige Ernährungsform handelt, können schwere Mangelerscheinungen auftreten. Beobachtet wurden Kachexie, Skorbut, Anämie, Eiweißmangel, Calciummangel und Nierenerkrankungen. Unverantwortlich sind das Heilungsversprechen und die Empfehlung, auf eine medizinische Therapie zu verzichten. Es ist von dieser Diätform unbedingt abzuraten.

„Krebsdiät" nach Moermann

Nach Meinung des holländischen Arztes entstehen Krebszellen nur bei einer Stoffwechselentgleisung und einem verminderten Oxidationsvermögen des Organismus als Folge von Gärungsvorgängen und Milchsäurebildung. Eine Stoffwechselnormalisierung und Stimulierung des Abwehrsystems führt daher zur Rückbildung der Krebszellen. Seine Ernährungstherapie basiert auf Fütterungsversuchen von Tauben, deren Stoffwechsel seiner Meinung nach dem des Menschen gleicht. Er bestimmte damit die folgenden unverzichtbaren, sich positiv auf den Stoffwechsel auswirkenden Inhaltstoffe: die B-Vitamine, die Vitamine A, C, E, Zitronensäure, Jod, Schwefel und Eisen. Zu einer lakto-vegetabilen Kost erfolgt eine Supplementierung dieser acht essenziellen Stoffe zur Aktivierung des Abwehrsystems und in der Folge soll es zu einer Zerstörung der Krebszellen kommen. Studienergebnisse liegen nicht vor.

Merke

Die Durchführung einer lakto-vegetabilen Kost ist positiv zu bewerten. Beweise für die postulierte Bedeutung der acht Stoffe zur Krebsbehandlung liegen nicht vor. Die unkontrollierte Supplementierung dieser Substanzen ist bedenklich, die Ernährungsform durchführbar – aber ohne Anspruch auf die Beeinflussung einer Krebserkrankung.

„Homotoxinlehre" nach Reckeweg

Ursache auch von Krebserkrankungen sind sogenannte „Homotoxine", menschenwirksame Gifte, die im Organismus zu Abwehrerscheinungen führen. Homotoxine können essenzielle Nährstoffe in hohen Dosen sein – beispielsweise Aminosäuren, Amine, Spurenelemente oder Alkohol. Vor allem sogenannte „Sutoxine" in Schweinefleisch sind seiner Meinung nach in geringsten Mengen toxisch. Zu den „Sutoxinen" gehören „toxische" Fettsäuren, Cholesterin, Histamin, Wachstumshormone, schwefelreiche Schleimsubstanzen, ein „eigentümlicher Blutfaktor (onkogenes Agens)" sowie Grippeviren, enthalten in Schweinelungen. Die Diät beinhaltet daher ein absolutes Verbot von Schweinefleisch und damit hergestellter Produkte. Weiterhin verboten ist raffinierter Zucker.

Merke

Die postulierten Ursachen für eine Krebserkrankung entbehren jeder wissenschaftlichen Grundlage. „Sutoxine" sind nicht nachgewiesen. Eine Wirksamkeit der Ernährungsform ist ebenfalls nicht bewiesen. Gegen eine schweinefleischfreie Ernährung gibt es ernährungsphysiologisch keine Einwände.

„Rote-Beete-Kur" nach Seeger

Grundlage der Diätempfehlung ist die Warburg'sche Theorie der Krebsentstehung. Die gestörte Zellatmung als Ursache der Krebsentstehung wird nach Dr. Seeger durch wichtige Inhaltsstoffe der Roten Beete (Betanin und Betanidin) wieder aktiviert. Ähnliche Wirkungen haben Rotwein, Holunder, Johannisbeeren und Heidelbeeren, aber auch Allantoin – das identisch sein soll mit dem Wirkstoff des Heilkrautes Beinwell (*Symphytum officinale*) –, Farnesol – ein ätherisches Öl, das die Wirkung von Allantoin und Betain verstärkt –, die B-Vitamine, Vitamin C, Rutin, Mineralstoffe und Aminosäuren. Empfohlen wird eine Mischkost mit bevorzugt Obst und Gemüse, Milch- und milchsäurehaltigen Milchprodukten, Vollkornprodukten, wenig magerem Fleisch sowie naturbelassenen Pflanzenfetten und -ölen. Wichtig ist der tägliche, lebenslange Verzehr von 1–2 kg frischer Roter Beete, 300–600 ml frischem Rote-Beete-

Saft oder 100–150 g Rote-Beete-Trockenpulver, da sonst kein Heilungsanspruch erhoben werden kann.

Merke
Wissenschaftliche Beweise für die angenommenen Effekte der Roten Beete liegen nicht vor, auch keine Untersuchungen zur Effektivität der Diätempfehlung. Besonders problematisch ist die hohe dauerhafte Zufuhr Roter Beete aufgrund des Nitratgehaltes – auch aus biologischem Anbau. Rote Beete gehört zu den Pflanzen, die bevorzugt Nitrat speichern. Obsolet ist auch der Heilungsanspruch. Die Diät kann nicht empfohlen werden.

„Heilkost" nach Windstosser

Die Bezeichnung „Heilkost" ist eine Abgrenzung gegenüber den „Krebsdiäten", da die Kost den Gesundheitszustand und die Lebensqualität des Patienten steigern soll, aber keinen Heilungsanspruch erhebt. Grundlage der Ernährungsform sind die Ernährungsempfehlungen von Bircher-Benner und Kollath. Empfohlen wird eine vitalstoffreiche Vollwertkost mit einer sich am Minimalbedarf orientierenden Energiezufuhr (auch bei Kachexie) bei einem erhöhten Protein- (1,0–1,2 g/kg KG/d) und einem niedrigen Kohlenhydratanteil (80–100 g/d). Die Kost sollte viel Rohkost und Milchsäuregärungsprodukte aus rechtsdrehender Milchsäure enthalten, während der Fleischverzehr, vor allem der Verzehr von Schweinefleisch, eingeschränkt werden sollte.

Kohlenhydratträger sind Kartoffeln und Vollkornprodukte, Fructose ist erlaubt. Der Fettbedarf wird über kaltgepresste Fette und Öle mit einem hohen Anteil an mehrfach ungesättigten Fettsäuren gedeckt. Die Zufuhr sollte überwiegend in unerhitzter Form erfolgen. Übergewichtigen Patienten werden Fastentage mit Gemüsebrühe, Saft und Tee empfohlen. Wissenschaftliche Untersuchungen zu der Ernährungsform liegen nicht vor.

Merke
Unannehmbar ist bei der sogenannten „Heilkost" die Begrenzung der Energiezufuhr, die zu einer Zunahme der bei den meisten Tumorpatienten bereits bestehenden Mangelernährung führen kann, außerdem die Empfehlung von Fasttagen für übergewichtige Patienten. Die erhöhte Proteinzufuhr wird auch in den Leitlinien empfohlen. Wird eine ausreichende Gesamtenergiezufuhr durch eine erhöhte Fettzufuhr erreicht, kann die Kohlenhydrataufnahme beschränkt werden. Den hohen Anteil an Rohkost vertragen zudem viele Patienten nicht. In ihrer ursprünglichen Form ist die Heilkost daher nicht zu empfehlen, obwohl gegen die Lebensmittelauswahl nichts einzuwenden ist.

„Ernährung des Krebskranken" nach Zabel

Nach Zabel begünstigt ein Sauerstoffmangel der Zelle den Effekt von Kanzerogenen. Ein Enzymmangel verursacht die Krebserkrankung, indem die durch den bakteriellen Abbau von Eiweiß entstehenden Fäulnisprodukte die Leber schädigen und zu einer Schwächung der Abwehrreaktion des Körpers führen. Primäres Ziel seiner Krebsdiät ist daher eine Aktivierung der Zellatmung und eine Stärkung der körpereigenen Abwehr.

Zabel empfiehlt eine abwechslungsreiche (lakto-)vegetabile Mischkost in vielen kleinen Mahlzeiten mit einer maximalen Energiezufuhr von 2 300 kcal/d, für bettlägerige Patienten von 1 500–1 800 kcal/d. Übergewichtige Patienten sollten durch eine Kalorienrestriktion ihr Normalgewicht erreichen, während Fasten bei Normalgewichtigen abgelehnt wird. Die empfohlene Proteinzufuhr liegt bei 0,8–1,0 g/kg KG/d, die maximal aufgenommene Fettmenge bei 40–60 g/d. Die

Kohlenhydratzufuhr sollte der für Diabetiker empfohlenen entsprechen. Bei der Lebensmittelauswahl werden „erlaubte" (z. B. Magermilch), „nur ausnahmsweise gestattete" (z. B. Vorzugsmilch) und „verbotene" (z. B. Vollmilch) Lebensmittel unterschieden. Die diätetische Therapie ist die wesentliche Grundlage aller weiteren Behandlungsmethoden – beispielsweise einer Fermentsubstitution, einer Lebertherapie, der Dauergabe eines cholinhaltigen Präparates, einer Magnesiumsubstitution sowie der Gabe eines flüssigen Meersalzpräparates. Über die Effektivität der Diätempfehlungen von Zabel gibt es keine wissenschaftlichen Untersuchungen.

Merke

Die Kalorien- und die Fettbegrenzung sind für Tumorpatienten nicht geeignet. Auch übergewichtige Krebspatienten sollten eine Gewichtsreduktion nur unter fachkundiger Kontrolle durchführen, um den obligaten Verlust an Skelettmuskelmasse minimal zu halten. Dazu ist vor allem auch körperliche Aktivität notwendig. Die Einteilung der Lebensmittel ist unsinnig. Eine Notwendigkeit und Wirksamkeit der Zusatztherapien ist nicht beschrieben, ihr Einsatz daher sehr fragwürdig. Die Durchführung der Diät ist nicht zu empfehlen.

„Therapie nach Dr. Coy"

Dr. Coy empfiehlt eine fettreiche, kohlenhydratarme Ernährung mit maximal 1 g Kohlenhydraten/kg KG/d. Es handelt sich dabei nicht um eine ketogene Diät. Basis der Empfehlung ist die Behauptung von Dr. Coy, dass Glucose zur Aggressionssteigerung einer Krebszelle beitragen könne, wenn die Energiegewinnung in der Zelle durch Gärung und nicht durch Verbrennung stattfinde – ein Vorgang, den man bevorzugt in Sauerstoff-mangelversorgten Tumoren bzw. Tumorarealen beobachten könne. Dabei soll die von ihm 1995 am Deutschen Krebsforschungszentrum (DKFZ) in Heidelberg entdeckte Transketolase-like-1 (TKTL1), zunächst als Enzym, inzwischen als Gen bezeichnet, eine entscheidende Rolle spielen. Sind Krebszellen TKTL1-positiv, fände die Energiegewinnung durch Vergärung mit dem Endprodukt Milchsäure statt, die auch das Wachstum und die Metastasenbildung des Krebsgeschwürs begünstigen solle (Möller u. Coy 2009). Mit der von ihm empfohlenen Ernährungsumstellung könne diesem Prozess entgegengewirkt werden.

Auf seiner Homepage (www.johannescoy.de; Zugriff 19. 11. 2012) stellt er fest, dass eines der größten Probleme moderner Krebstherapien darin besteht, dass resistente Krebszellen nicht auf die Therapie ansprechen. Mit der Entdeckung der TKTL1 und der Aufklärung seiner Bedeutung könnte sich das Problem resistenter Tumorzellen lösen lassen, denn das Gen TKTL1 spiele bei der Entstehung von Resistenzen eine entscheidende Rolle. Die von ihm entwickelte Therapie greife in den Stoffwechsel der Zellen ein. Ziel sei es, den für die Resistenz verantwortlichen Stoffwechsel abzuschalten und den „normalen Stoffwechsel" zu aktivieren.

Außer der geforderten Kohlenhydratrestriktion auf maximal 1 g/kg KG/d muss die Behandlung von den nachfolgenden Therapiebestandteilen begleitet werden: 100 mg Tocotrienol/d, sekundäre Pflanzenstoffe, besonders Polyphenole in „ausreichender Menge", 10 g ω-3-Fettsäuren/d, 10 g mittelkettige Fettsäuren (MCT)/d sowie 1,5 g Lactat/d. Aktuell gibt es keinen wissenschaftlichen Beweis dafür, dass die empfohlene Therapie mit den dazu verkauften Lebensmitteln und Nahrungsergänzungen (von seiner Firma) beim Menschen Wachstum und Metastasierung eines Tumors verhindern bzw. zurückdrängen kann. Auch für die Effektivität einzelner Vitamine und vor allem isolierter sekundärer Pflanzenstoffextrakte gibt es bei an Krebs erkrankten Personen keine Beweise. Die meisten Studienergebnisse hierzu stammen aus Zell- und/oder Tierversuchen, woraus sich keine Empfehlungen für den Menschen ableiten lassen – besonders nicht für Erkrankte. In einer Stellungnahme der Deutschen Krebsgesellschaft vom 18. 03. 2010 zur Therapie nach Dr. Coy stellt diese auch fest, dass Tumorzellen sich prinzipiell mit allen Substraten ernähren – auch mit Eiweiß bzw. Aminosäuren, Fett bzw. Fettsäuren, Lactat und sogar Ketonkörpern (Kallinowski 1988; Sonveaux 2008). Ein Problem ist, dass die TKTL1 nicht tumorspezifisch und auch in Normalgeweben nachweisbar ist. Ein Nachweis von aktivierten Makrophagen, die „Bruchstücke von Tumorzellen enthalten sollen", ist ein unspezifischer Hinweis, mit dem kein sicherer Rückschluss weder auf einen vorhandenen Tumor noch auf bestimmte Tumoreigenschaften möglich ist.

Merke

Die von Dr. Coy empfohlene Ernährungstherapie einer kohlenhydratarmen Kost ist durchführbar, wenn dies bei einem Tumorpatienten ohne Probleme möglich ist. Spezielle Lebensmittel sind dazu nicht notwendig. Für die Effektivität der zusätzlich empfohlenen Maßnahmen gibt es keine Evidenz bei Tumorpatienten. Die Deutsche Krebsgesellschaft hat in ihrem Statement von 2010 eine Anwendung der Diät nicht empfohlen.

4.8 Medikamentöse Therapie bei Mangelernährung

Die Mangelernährung onkologischer Patienten ist mit progressivem Gewichtsverlust, Anorexie, Asthenie, chronischer Inflammation, Fatigue, Insulinresistenz, metabolischen Störungen und gesteigertem Skelettmuskel- und Fettabbau assoziiert – potenziellen Therapiezielen zur Besserung der mit einer schlechten Prognose verbundenen Störung (Davis u. Dickerson 2000; Arends 2012; Dodson et al. 2012). In der Literatur werden daher außer einer therapiebegleitenden fachkundigen Ernährungsbetreuung immer auch medikamentöse Behandlungsmöglichkeiten aufgezeigt. Auch die Forschung sucht nach neuen, medikamentösen Möglichkeiten zur Beeinflussung der Tumorkachexie (Argilès et al. 2007; Behl u. Jatoi 2007; Murphy u. Lynch 2009, 2012; Mantovani u. Madeddu 2010; Arends 2012; Dodson et al. 2012). Standen zunächst gegen die Anorexie und Inflammation gerichtete Therapiestrategien im Mittelpunkt der Behandlung, ist derzeit die medikamentöse Beeinflussung der katabolen Prozesse das vorrangige Therapieziel. Allerdings gibt es aktuell kein zur Prävention bzw. Behandlung der Mangelernährung onkologischer Patienten zugelassenes Medikament. Nachfolgend werden die üblicherweise zum Einsatz empfohlenen Substanzen beschrieben, aber auch eine Auswahl in klinischer Prüfung bei Tumorpatienten befindliche und möglicherweise effektive sowie als unwirksam erkannte Substanzen besprochen. Darauf hingewiesen werden muss, dass vor einer medikamentösen Therapie potenziell reversible Ursachen einer Anorexie und Mangelernährung wie Dysphagie, Stomatitis, Schmerz, Übelkeit und Erbrechen, Obstipation, Atemnot, Angst und Depression angesprochen und behandelt werden müssen. Dasselbe gilt bei einem vorzeitigen Sättigungsgefühl, Dysmotilität oder einer Gastroparese. Zudem muss der Patient mit einer Medikation einverstanden und über mögliche Nebenwirkungen aufgeklärt sein.

4.8.1 Appetitstimulanzien

Corticosteroide

Corticosteroide haben einen festen Platz in der Kurzzeittherapie von Anorexie und chronischer Übelkeit bei Tumorpatienten. Es kommt zu einer Besserung von Appetit – weniger der Nahrungsaufnahme –, von Wohlbefinden, Leistungsfähigkeit und Lebensqualität sowie einer Abnahme der Asthenie – ohne Beeinflussung von Gewicht und Überleben. Die Effekte halten nur wenige Wochen an. Wegen der möglichen Nebenwirkungen sollte die Therapie nur über 14–28 Tage durchgeführt werden – mit anschließendem Ausschleichen des Medikamentes. Corticosteroide können daher gut eingesetzt werden, wenn der Patient bei wichtigen Vorhaben bzw. Ereignissen in einem guten Allgemeinzustand sein möchte (Inoue et al. 2003; Yavuzsen et al. 2005). Auch bei Patienten mit fortgeschrittenem Tumorleiden wurde in zwei Studien eine Steigerung der Lebensqualität gezeigt (Bruera et al. 1985; Della Cuna et al. 1989).
Eine längerfristige Corticosteroidtherapie führt zu den bekannten corticoidinduzierten Nebenwirkungen wie Ödemneigung, peptischen Ulzerationen, Myopathie, Knochenabbau mit Frakturrisiko, Diabetes mellitus infolge Insulinresistenz, Elektrolytstörungen (Kaliummangel) und erhöhtem Infektionsrisiko – bei längerer Anwendung auch einer Appetitminderung (Argilès et al. 2007; Behl u. Jatoi 2007; Omlin u. Strasser 2007; Arends 2012). Affektive Störungen und allgemein kognitive Beeinträchtigungen sind häufig, treten meist in den ersten zwei Wochen auf, sind aber bei Dosisminderung oder Therapieabbruch reversibel.

Exkurs
Der Wirkmechanismus der Glucocorticoide ist nicht ganz geklärt. Ursächlich angenommen werden die euphorisierende Wirkung, eine antiinflammatorische Wirkung durch Hemmung des Prostaglandinmetabolismus, eine verminderte Freisetzung von TNFα – in den Monozyten und auch zentral – sowie eine Hemmung von IL-1.

Progesteronderivate

Die synthetischen, oral aktiven Derivate des natürlich vorkommenden Hormons Progesteron, Megöstrolacetat (MA) und Metroxyprogesteronacetat (MPA), sind mit vielen Studien die am besten untersuchten Substanzen zur medikamentösen Therapie von Anorexie und Kachexie. Vier Metaanalysen, darunter ein Literaturreview der Cochrane, bestätigen eine Zunahme von Appetit und Energiezufuhr sowie eine Gewichtszunahme, die allerdings die Fett- und nicht die Skelettmuskelmasse betrifft (Maltoni et al. 2001; Pascual Lopez et al. 2004; Berenstein u. Ortiz 2005; Lesniak et al. 2008). Dabei übertraf der Einfluss von MA auf Appetit und Gewichtszunahme den von Dronabinol (Jatoi et al. 2002), Eicosapentaensäure (EPA) (Jatoi et al. 2004) und des anabolen Steroids Fluoxymösteron (Loprinzi et al. 1999). Eine Verbesserung von Lebensqualität oder Überleben zeigte sich nicht. Allerdings fand sich bei Patienten mit weit fortgeschrittenem Tumorleiden und Anorexie und Gewichtsverlust unter einer oralen Suspension von MA eine Verbesserung von Appetit und Lebensqualität (Tomíska et al. 2003).

Merke
Die optimale Dosis von MA liegt bei 480–800 mg/d. MA ist aber auch in einer Dosis von 160 mg/d effektiv. Bei 800 mg/d besteht ein Plateaueffekt (Loprinzi et al. 1993; Behl und Jatoi 2007).

Zu den dosisabhängig auftretenden Nebenwirkungen von MA gehören periphere Ödeme, Steigerungen des Ruheenergieumsatzes, Hypertonie, Hyperglykämie, Thromboembolien, Impotenz, Durchbruchblutungen sowie bei plötzlichem Absetzen der Medikation eine Nebenniereninsuffizienz. Die meisten dieser Nebenwirkungen treten bei < 10 % der Patienten auf, die von den Patienten berichtete Rate an Impotenz liegt höher (Behl u. Jatoi 2007; Dodson et al. 2012).

Merke
Bei Patienten mit einer Thrombose in der Anamnese sind Progesteronderivate kontraindiziert.

Exkurs
Der Wirkungsmechanismus der Progesteronderivate ist nicht ganz geklärt. Er ist dem Effekt der Corticosteroide verwandt. Es gibt jedoch Hinweise, dass sie den Appetit durch Induktion einer Ausschüttung von Neuropeptid Y im ventromedialen Hypothalamus des ZNS bewirken. Außerdem wirken sie mindestens teilweise durch Niederregulierung der Synthese und Ausschüttung proinflammatorischer Zytokine (Mantovani u. Madeddu 2010). Bemerkenswert ist, dass MA das Wachstum von Tumorzellen hemmen kann. Der genaue Mechanismus ist unbekannt, aber seine Aktivität hat ihren Gipfel in der G1-Phase der Zellteilung (Murphy u. Lynch 2009).

Cannabinoide

Als Cannabinoide werden über 60 spezifische Inhaltsstoffe bezeichnet, die bisher nur in der Cannabispflanze (Hanf) – vor allem der weiblichen – gefunden wurden (Zürcher 2002). Das pharmakologisch wichtigste natürliche Cannabinoid ist Delta-9-Tetrahydrocannabinol (Δ9-THC) oder Dronabinol (internationaler Freiname). Es ist der wichtigste psychoaktive Bestandteil und für den charakteristischen Cannabisrausch und für die arzneilichen Effekte verantwortlich.

Exkurs
Dronabinol darf in Deutschland und Österreich auf einem Betäubungsmittelrezept verordnet werden. Da es aber arzneimittelrechtlich in Deutschland nicht zugelassen ist, sind die Krankenkassen zur Kostenerstattung meist nicht verpflichtet.

Das weltweit einzige Dronabinol-Fertigpräparat ist das in den USA zugelassene Marinol®, das von deutschen Apotheken importiert werden kann. Es enthält 2,5 mg, 5 mg oder 10 mg synthetisches Dronabinol. Ein synthetisches Analogon von Δ9-THC ist auch Nabilon®, das in Deutschland seit Anfang 1991 als Fertigarzneimittel nicht mehr auf dem Markt ist. Ein weiteres natürliches Cannabinoid in der Hanfpflanze ist das nicht psychoaktive Cannabidiol.

Δ9-THC wurde 1985 in den USA als wirksames Medikament gegen Übelkeit und Erbrechen bei der Chemotherapie zugelassen (Todaro 2012). Weitere bekannte Effekte der Cannabinoide sind eine Appetitstimulation und Gewichtszunahme. Die Angaben zur oralen Medikation liegen bei 2,5–15 mg/d je nach Verträglichkeit. Nach 14 Tagen sollte die Therapie bei ausbleibendem Erfolg beendet werden.

Exkurs

Die Wirkung von Δ9-THC erfolgt über spezifische CB1- und CB2-Rezeptoren, die die physiologische Aktivität endogener Cannabinoide (= Eicosanoide und synthetische Analoga) imitieren. CB1-Rezeptoren sind präsynaptisch auf neuronalen Axonendigungen im zentralen und peripheren Nervensystem verteilt. Eine hohe Rezeptordichte findet sich im Gehirn im Hippocampus, im Kleinhirn, in der Großhirnrinde und in den Basalganglien. In peripheren Organen finden sie sich im Fettgewebe und im Gastrointestinaltrakt. CB2-Rezeptoren sind peripher auf Zellen des Immunsystems verteilt, und zwar auf B-Lymphozyten > NK-Zellen > Monozyten > neutrophilen Granulozyten > T-Lymphozyten. Durch CB2-Stimulation können Funktionen des Immunsystems reguliert werden. Endocannabinoide werden in der Zellmembran von Nervenzellen und Immunzellen – vermutlich nur bei Bedarf – und durch Hydrolyse von Lipidpräkursoren synthetisiert. Wahrscheinlich wirken die Cannabinoide über Endorphinrezeptoren oder durch Hemmung der Prostaglandinsynthese oder der Zytokinproduktion bzw. -sekretion (Argilés et al. 2007).

Die Datenlage zur Effektivität der Cannabinoide bei Tumorpatienten ist uneinheitlich. Ältere Untersuchungen, darunter eine Studie mit 469 Patienten mit fortgeschrittener Tumorerkrankung, fanden bei 49 % der Patienten eine Appetitsteigerung und geringe Gewichtszunahme von 5 %, die allerdings gegenüber dem Effekt von MA allein (Appetitsteigerung bei 7 %) und auch in Kombination mit MA deutlich niedriger war (Davis u. Dickerson 2000; Jatoi et al. 2002; Behl u. Jatoi 2007). Eine neuere Untersuchung mit insgesamt 243 Patienten mit einem tumorbedingten Anorexie-Kachexie-Syndrom konnte dagegen keine größeren Unterschiede im Appetit oder in der Lebensqualität zwischen der Gruppe mit oral verabreichtem Cannabisextrakt oder THC und dem Placebo finden (Strasser et al. 2006). Nach dem Erstautor ist die mögliche Ursache, dass Cannabinoide zentral appetitstimulierend wirken, peripher aber die Magen-Darm-Motilität vermindern (Omlin u. Strasser 2007). Erwähnt werden soll aber auch, dass in einer neueren Untersuchung Tumorpatienten mit schlechtem Appetit und chemosensorischen Alterationen unter Behandlung mit zweimal 2,5 mg/d THC für 18 Tage über eine signifikant verbesserte und gesteigerte chemosensorische Wahrnehmung berichteten und die Nahrung besser schmeckte (Brisbois et al. 2011). Der Appetit vor der Mahlzeit war signifikant besser, und das Verhältnis der als Protein verzehrten Kalorien stieg im Vergleich zur Placebogruppe signifikant an. Die Patienten mit THC berichteten über eine deutlich bessere Schlafqualität und Entspannung. Die Lebensqualität-Scores und die Gesamtenergiezufuhr waren in allen Gruppen verbessert.

Ghrelin, Ghrelin-Rezeptor-Agonisten

Das hauptsächlich im Magen aus endokrinen Zellen sezernierte Hormon Ghrelin steigert den Appetit und die Nahrungsaufnahme und löst über einen zentralen, hypothalamische Neuropeptide involvierenden Mechanismus eine positive Energiebilanz aus. Es ist auch ein endogener Ligand für den Wachstumshormon-ausschüttenden Rezeptor (GHSR) und zeigt dosisabhängig Wachstumshormon-ausschüttende Aktivität. Weiterhin hat es Effekte auf die gastrointestinale Motilität und lindert Chemotherapie-assoziierte Dyspepsie und Erbrechen. Die intravenöse Gabe von Ghrelin bei anorektischen Tumorpatienten führte zu einer Steigerung der Energiezufuhr um 31 % (Neary et al. 2004). Eine randomisierte Untersuchung zur Sicherheit, Tolerabilität und Pharmakokinetik einer 60-minütigen intravenösen Applikation von niedrigen (2 µg/kg) und hohen (8 µg/kg) Dosen Ghrelin über 17–18 Tage bei anorektischen und kachektischen Patienten mit fortgeschrittener Tumorerkrankung ergab in allen Punkten positive Ergebnisse (Strasser et al. 2008). In einer weiteren randomisierten, doppelblinden Phase-II-Studie erhielten Patienten mit soliden gastrointestinalen Tumoren subkutan Ghrelin entweder hochdosiert (13 µg/kg/d) oder niedrig dosiert (0,7 µg/kg/d) einmal täglich über acht Wochen (Lundholm et al. 2010). Unter der hochdosierten Ghrelingabe stiegen die Growth-Hormone-(GH)-Appetit-Scores signifikant an und der Verlust an Gesamtkörperfett sowie der Serum-GH-Spiegel sanken. Zudem bestand ein Trend zur Verbesserung der Energiebilanz. Da Ghrelin parenteral gegeben werden muss, wurden inzwischen zahlreiche, oral applizierbare Medikamente mit Ghrelin-steigender Wirkung entwickelt: GH-Releasing-Peptide, synthetische Agonisten des GHSR und Peptidomimetika (Murphy u. Lynch 2009, 2012; Dodson et al. 2012).

Exkurs

Eine Studie zur Wirksamkeit und Sicherheit des synthetischen, aktiven Ghrelin-Rezeptor-Agonisten RC-1291 (RC) (Anamorelin; einmal täglich zwei 25-mg-RC-Kapseln über 12 Wochen), ergab bei den mangelernährten Tumorpatienten mit über 20 Tumorarten (meist Lungen- und Kolonkarzinome) Verbesserungen in der Gesamtkörpermasse, Magermasse und Handgriffstärke – ohne Einfluss auf die Lebensqualität, aber bei guter Gesamtverträglichkeit (Garcia et al. 2007). Unerwünschte Nebenwirkungen waren eine stärkere kardiale Wirkung und mehr Infekte in der Verumgruppe. Die Studie ist bisher nur als Abstract veröffentlicht. Von diesem Autor stammt die aktuelle Veröffentlichung einer Studie mit 16 kachektischen Patienten und unterschiedlichen Tumorarten (Garcia et al. 2013). Die Patienten erhielten 50 mg/d Anamorelin über drei Tage. Nach einer Auswaschphase von 3–7 Tagen erfolgte der Gruppenwechsel. Unter Anamorelin stieg das Gewicht signifikant (0,77 kg versus –0,33 kg) und die Nahrungsaufnahme (nicht signifikant) nahm zu. Zudem kam es zu einer signifikanten Zunahme des Wachstumshormons (GH) und von *Insulin-like growth factor 1* (IGF-1) sowie zu signifikanten Veränderungen des *Insulin-like growth factor-binding protein 3* (IGFBP-3). Die vom Patienten berichteten Symptome einschließlich des Appetits, des *Functional Assessment of Chronic Illness Therapy with Additional Fatigue Domain* (FACIT-F) und des *Bristol-Myers Anorexia/Cachexia Recovery Instruments, 7-question version* (BACRI-7), besserten sich signifikant. Vier Patienten zeigten meist milde Nebenwirkungen, die möglich oder wahrscheinlich mit Anamorelin zusammenhingen: Hyperglykämie (zwei Patienten), Übelkeit (ein Patient) und Schwindel (ein Patient). Mit Anamorelin geplant ist eine Phase-III-Studie mit bis zu 477 Patienten mit nicht-kleinzelligen Lungentumoren. Außerdem gibt es weitere Studien mit anderen Ghrelinmimetika (Murphy u. Lynch 2009, 2012).

Nach Expertenmeinung sind weitere, längere Studien bis zur klinischen Anwendung von Ghrelin-Agonisten notwendig, da Ghrelin das Potenzial zur Stimulation des Tumorwachstums hat, obwohl keine klinische Studie bisher eine erhöhte Tumorinzidenz bei der Anwendung gezeigt hat. Ghrelin und seine Rezeptoren werden in vielen Tumorzellen exprimiert und tragen zur Tumorprogression bei (Murphy u. Lynch 2012).

Melanocortin-4-Rezeptor-Antagonisten

Zu den vielversprechenden neuen Appetitstimulanzien gehören die zentral wirkenden Melanocortin-4-Rezeptor-(MC-4R)-Antagonisten, nachdem im Tierversuch an tumortragenden, kachektischen Mäusen mit unterschiedlichen MC-4R-Antagonisten eine Appetitsteigerung und Gewichtszunahme (Fett- und Magermasse) beobachtet wurde (Dallmann et al. 2011). Studien am Menschen fehlen noch.

4.8.2 Medikamente gegen inflammatorische Zytokine

Am tumorinduzierten Gewichtsverlust sind auch aus den Immunzellen freigegebene Zytokine beteiligt (Murphy u. Lynch 2009). Dazu gehören katabole proinflammatorische Zytokine wie TNF-α, IL-1, IL-6 und IFN-γ, aber auch sogenannte antiinflammatorische Zytokine, wie IL-4, IL-10 und IL-15. Die proinflammatorischen Zytokine sind an denselben Stoffwechseleffekten beteiligt und ihre Aktivitäten sind eng miteinander verbunden. Es liegt nahe, Behandlungsstrategien zu entwickeln, die ihre Synthese bzw. Aktivitäten hemmen. Im Mittelpunkt der Forschung und Entwicklung stehen dabei Substanzen mit Einfluss auf TNF-α und IL-6. Klinische Daten zum Effekt antiinflammatorischer Zytokine liegen nicht vor, eine Übersicht zu Daten im Tiermodell und in vitro findet sich bei Argilés et al. 2007.

Anti-TNF-α-Medikamente

Etanercept

Etanercept ist ein gentechnisch hergestelltes Fusionsprotein, das den löslichen TNF-α-Rezeptor an das menschliche IGF-1 bindet, um die TNF-α-Signalübertragung zu hemmen (Murphy u. Lynch 2009). Aufgrund seiner starken antiinflammatorischen Wirkung wird es in der Behandlung der rheumatischen Arthritis eingesetzt und reduziert dort die Fatigue. Da in der Onkologie inflammationsbedingte Toxizitäten wie Fatigue die Intensivierung einer Chemotherapie verhindern können, wurde in einer Pilotstudie der Effekt von Etanercept auf die Toleranz einer dosisintensivierten Chemotherapie mit Docetaxel untersucht (Monk et al. 2006). Der Einfluss auf Anorexie und Gewicht war nicht Teil der Studie. Dabei fanden sich eine Verbesserung der Tolerabilität in Form einer signifikanten Minderung der Fatigue und ein Trend zum Erhalt der Dosisintensität, sodass das Prinzip einer TNF-α-Blockade bei Tumortherapien weiter studiert werden sollte. In einer Studie zum Effekt von 25 mg Etanercept subkutan zweimal pro Woche versus einem Placebo auf das Anorexie-Kachexie-Syndrom schien die Symptomatik nicht positiv beeinflusst (Jatoi et al. 2007). Weder besserte sich die Anorexie wesentlich, noch kam es zu einer relevanten Gewichtszunahme. Auch das Überleben war in beiden Gruppen annähernd gleich. Nach vorläufigen Daten ergab sich bei den Nebenwirkungen in der Etanercept-Gruppe eine höhere Rate von Neurotoxizität (29 % vs 0 %), aber niedrigere Raten von Anämie (0 % vs 19 %) und Thrombozytopenie (0 % vs 14 %).

Infliximab

Infliximab ist ein monoklonaler Antikörper, der mit hoher Affinität an TNF-α bindet und die TNF-α-Bindung mit seinem transmembranen Rezeptor verhindert (Murphy u. Lynch 2009). Die Effektivität des Antikörpers in der Therapie des tumorassoziierten Gewichtsverlustes wurde in zwei Studien geprüft. In einer Studie zur Prüfung der Sicherheit und Effektivität von Infliximab – zusammen verabreicht mit Gemcitabin – in der Therapie der Tumorkachexie und zur Erforschung eines funktionellen Maßes an klinischem Benefit, erhielten 89 kachektische Patienten mit Pankreaskarzinom im Stadium II–IV entweder Placebo oder 3 bzw. 5 mg/kg KG/d Infliximab i. v. in der Wo-

che 0, 2 und 4 und dann alle 4 Wochen bis zu Woche 24; außerdem erhielten die Patienten 1 000 mg/m^2 Gemcitabin wöchentlich von Woche 0–6 und dann für 3 oder alle 4 Wochen bis zum Progress ihrer Erkrankung (Wiedenmann et al. 2008). Primärer Endpunkt waren Veränderungen der Magermasse nach 8 Wochen. Sekundäre Endpunkte waren das Gesamtüberleben, das progressionsfreie Überleben, der Karnofsky-Performance-Status und die Distanz im 6-Minuten-Gehtest. Dabei ergaben sich keine signifikanten Unterschiede in den primären und sekundären Endpunkten zwischen den Gruppen.
In der zweiten Studie zum Effekt von Infliximab gegen tumorassoziierten Gewichtsverlust wurden ältere und/oder Patienten mit schlechtem Performance-Status mit metastasiertem nicht-kleinzelligem Lungenkrebs eingeschlossen. 32 Patienten erhielten 5 mg/kg KG/d Infliximab i. v. und Docetaxel, 29 Patienten Placebo und Docetaxel. Primärer Endpunkt war eine Gewichtszunahme ≥ 10 % (Jatoi et al. 2010). Diese Studie schloss früh, da Infliximab den tumorassoziierten Gewichtsverlust weder verhinderte noch linderte. Der Antikörper war mit gesteigerter Fatigue und niedriger Gesamtlebensqualität verbunden.

Melatonin

Das Hormon Melatonin (MLT) (N-acetyl-5-methoxytryptamin) wird hauptsächlich in der Zirbeldrüse aus der Aminosäure Tryptophan gebildet (Mahmoud et al. 2005). Andere Syntheseorte sind Retina, Tränendrüse, Knochenmark und Darm. Die Synthese von MLT erfolgt in einem zirkadianen Rhythmus, wobei die höchste Produktion nachts erfolgt. Die biologischen Effekte von MLT beim Menschen hängen von der Tageszeit ab, an dem MLT verfügbar ist. MLT hat chronobiotische Wirkungen, wirkt schlaffördernd, ist ein starkes Antioxidans und ein Immunmodulator. Es hat antitumorale, antizytokine sowie antikachektische, antiasthenische und thrombopoietische Aktivitäten und vermindert Strahlen- und Chemotherapie-induzierte Toxizitäten.
MLT modifiziert viele Zytokine, darunter TNF-α, die Interleukine-1, -2 und -6 und Interferon-γ. Viele Untersuchungen zur Wirkung von MLT stammen von Lissoni und seiner Arbeitsgruppe (Mahmoud et al. 2005). In einer ersten klinischen Studie wurden die Effekte von MLT bei einer Gruppe von 1 440 Patienten mit unterschiedlichen fortgeschrittenen unbehandelbaren Tumoren untersucht, in der die Patienten supportive Therapie allein oder supportive Therapie und MLT erhielten (Lissoni 2002). In einer zweiten Arbeit wurde der Einfluss von MLT auf die Wirksamkeit und Toxizität der Chemotherapie in einer Gruppe von 200 metastasierten Patienten mit Chemotherapie-resistenten Tumorhistologietypen erfasst, die randomisiert Chemotherapie allein oder Chemotherapie und MLT bekamen. In beiden Studien wurden 20 mg/d MLT oral während der dunklen Periode des Tages verabreicht. Bei den Patienten in der MLT-Gruppe waren die Häufigkeit von Kachexie, Asthenie, Thrombozyto- und Lymphozytopenie signifikant niedriger als in der Gruppe mit supportiver Therapie allein. Darüber hinaus war der prozentuale Anteil von Patienten mit Stabilisierung der Erkrankung und auch mit 1-Jahres-Überleben signifikant höher in der MLT-Gruppe. Die objektive Tumorresponserate war bei den mit Chemotherapie und MLT behandelten Tumorpatienten signifikant höher als bei denen mit Chemotherapie allein behandelten. Weiterhin induzierte MLT eine signifikante Abnahme in der Häufigkeit von Chemotherapie-induzierter Asthenie, Thrombozytopenie, Stomatitis, Kardiotoxizität und Neurotoxizität.

Exkurs

Eine vierwöchige Gabe von MLT (18 mg/d) oder Fischöl (FO; 4,9 g/d Eicosapentaensäure und 3,2 g/d Docosahexaensäure) allein und danach vier Wochen kombiniert sowie mit Ernährungsberatung ergab bei 24 Patienten mit gastrointestinalen Tumoren (ohne Standardtumortherapie) mit dokumentiertem Gewichtsverlust und/oder erniedrigtem Serum-Albumin keine größeren biochemischen Veränderungen, die auf einen starken antikachektischen Effekt hinwiesen (Person et al. 2005). Bestimmt wurden in der randomisierten Pilotstudie TNF-α, Interleukin-1β, der lösliche Interleukin-2-Rezeptor, Interleukin-6 und Interleukin-8. Immerhin zeigten in der FO-Gruppe 38 % der Patienten eine Gewichtsstabilisierung oder Gewichtszunahme im Vergleich zu 27 % in der MLT-Gruppe. Unter kombinierter Behandlung war dies bei nahezu 63 % der Patienten der Fall. Eine aktuell veröffentlichte Studie mit 20 mg MLT zur Nacht bei kachektischen Patienten mit fortgeschrittenen Lungen- oder gastrointestinalen Tumoren ergab allerdings keine Verbesserung von Appetit, Gewicht, Lebensqualität oder Überleben im Vergleich zur Placebogruppe (Del Fabbro et al. 2013). Interessant wird auch das Ergebnis einer laufenden Studie des MD Anderson Cancer Center's (Multimodal Treatment Strategy for Cancer Cachexia) sein, in der MLT mit Juven® und Sport kombiniert wird.

MLT scheint sicher in Bezug auf die Art der Nebenwirkungen zu sein. Die häufigsten Nebenwirkungen sind Schläfrigkeit und Fatigue (Mahmoud et al. 2005). Fieber, Frösteln, Arthralgien und Myalgien sind selten. Leukopenie und Leberenzymerhöhungen sind mäßig und reversibel. Andere mögliche Nebenwirkungen sind Hemmung der Fertilität, Hemmung der männlichen Libido, Hypothermie, Kopfschmerz, Übelkeit, Albdrücken oder Verschlechterung einer Depression.

Thalidomid

Thalidomid gehört zur Gruppe der Piperidindione, einer strukturellen Abwandlung der Barbiturate, und wurde zunächst als Schlaf- und Beruhigungsmittel verkauft. Derzeit ist es in der Onkologie ein zugelassenes Medikament zur Therapie des Multiplen Myeloms (Plasmozytom) und des Myelodysplastischem Syndroms (MDS). Die Wirkungsmechanismen von Thalidomid sind nicht endgültig geklärt. Bekannte Effekte sind unter anderem: Hemmung der Synthese von TNF-α durch Induktion einer Degradation von TNF-α-mRNA, Verminderung anderer Zytokine wie IL-6 und IL-12, Blockierung der Aktivierung des Nuklearfaktors-kappa B (NF-κB) durch einen Mechanismus, in den die Hemmung der IκB-Kinase-Aktivität involviert ist, antiangiogene Wirkung, Reduktion freier Radikale, die Ursache eines oxidativen DNA-Schadens sein können (Eleutherakis-Papaiakovou et al. 2004; Murphy u. Lynch 2009). Bekannte Nebenwirkungen sind tiefe Venenthrombose und Neuropathie sowie weniger schwer Sedierung, Obstipation, trockene Haut und Juckreiz. Vier Studien berichten über positive, eine Studie über negative Ergebnisse. Bruera et al. (1999) fanden unter 100 mg Thalidomid über zehn Tage bei Patienten mit fortgeschrittenem Tumorleiden eine Abnahme von Schlaflosigkeit, Unruhe und Übelkeit sowie eine Appetitsteigerung, was bei der Hälfte bis zwei Dritteln der Studienpatienten zu einem verbesserten Wohlbefinden führte. Das Medikament wurde gut toleriert, Zeichen einer peripheren Neuropathie fanden sich nicht.

Eine Open-Label-Studie an elf Patienten mit nicht obstruierendem, inoperablem Ösophaguskarzinom zeigten nach zweiwöchiger Einstellung auf eine isokalorische Ernährung und anschließender zweiwöchiger Medikation mit 200 mg/d Thalidomid eine Zunahme von Gewicht, Magermasse und Lebensqualität (Khan et al. 2003). Dieselbe Arbeitsgruppe konnte in einer neueren Studie bei 34 Patienten mit fortgeschrittenem Ösophaguskarzinom unter 200 mg/d Thalidomid über sechs Wochen keinerlei Benefit gegenüber der Placebogruppe finden. Thalidomid wurde schlecht vertragen, es traten bei 14 der 17 Patienten multiple Nebenwirkungen auf – vor allem auch Hautveränderungen (Wilkes et al. 2011). Nach ihrer Auffassung sollte Thalidomid daher bei Patienten mit fortgeschrittener Tumorerkrankung als Beigabe zu einem Ernährungssupport nur mit größter Vorsicht eingesetzt werden.

In einer Untersuchung mit 50 Patienten mit einem fortgeschrittenen Pankreaskarzinom und Gewichtsverlust von mindestens 10 % fanden sich unter 200 mg Thalidomid versus Placebo über 24 Wochen bei Kontrollen nach vier und acht Wochen eine Gewichtszunahme und eine Zunahme der Armmuskelmasse. Parallel dazu kam es zu einer signifikanten Verbesserung der körperlichen Funktion und einem, allerdings nicht signifikanten, verlängerten Überleben (Gordon et al. 2005). Insgesamt wurde Thalidomid gut vertragen. Nebenwirkungen waren eine Neuropathie bzw. ein Hautausschlag bei zwei Patienten, eine schwere Somnolenz am Tag bei vier Patienten, eine tiefe Venenthrombose bei einem Patienten sowie ein signifikant häufigeres Auftreten von Obstipation in der Verumgruppe.

In einer randomisierten Phase-III-Studie mit fünf unterschiedlichen Armen zur Behandlung von 332 Patienten mit Tumorkachexie, erhielten im Arm vier 87 Patienten 200 mg/d Thalidomid über vier Monate. Darunter sanken der *Eastern Cooperative Oncology Group-Performance Status* (ECOG PS) und der *Glasgow Prognostic Score* (GPS) signifikant, ebenso der IL-6-Wert (Mantovani et al. 2010). In einer Phase-II-Dosis-Titrationsstudie zu Thalidomid für tumorassoziierte Anorexie bekamen anorektische Patienten zunächst 50 mg/d Thalidomid am Abend über zwei Wochen und Non-Responder 100 mg/d über zwei Wochen (Davis et al. 2012). Darunter besserten sich der Appetit bei 64 % der 35 Patienten, Schlaflosigkeit und Lebensqualität signifikant. Inzwischen wurde zur Behandlung des MDS und des Multiplen Myeloms ein von Thalidomid abgeleitetes Medikament, Lenalidomid, entwickelt. Mit dieser Substanz wird derzeit eine Studie durchgeführt zur Verbesserung der Magermasse und Handgriffstärke bei Tumorpatienten mit fortgeschrittener Erkrankung (Murphy u. Lynch 2012).

Anti-IL-6-Medikamente

Zur Behandlung der Tumorkachexie und Fatigue wird in klinischen Studien derzeit der humanisierte Anti-IL-6-Antikörper ALD518 geprüft. In einer Untersuchung mit dem vorrangigen Ziel der Bestimmung von Wirksamkeit und Sicherheit von ALD518 bei Patienten mit nicht-kleinzelligen Lungentumoren war die Substanz sicher und wurde gut vertragen. 80 mg, 160 mg oder 320 mg ALD518 i. v. alle acht Wochen verbesserten den Lungen-Symptom-Score, drängten die Fatigue zurück und verminderten den Verlust an Magermasse in der 24-wöchigen Beobachtungszeit (Rigas et al. 2010). Zudem steigerte ALD518 Hämoglobin (Hb), Hämatokrit (Hkt), mittleres korpuskuläres Hämoglobin (MCH) und Albumin (Schuster et al. 2010). Gleiche Ergebnisse fanden sich in einem Patienten mit Lungenkarzinom, der den IL-6-AK Tocilizumab erhielt; bei ihm besserte sich zusätzlich das Körpergewicht (Ando 2013).

Cyclooxygenaseinhibitoren

Prostaglandine sind durch die Cyclooxygenase-(COX)-2-Aktivität Mediatoren der Inflammation. Nicht-steroidale Antirheumatika (NSAR) wie Indometacin, Ibuprofen und ASS hemmen die Cycloocygenase-1 und -2, selektive COX-2-Hemmer nur die Cyclooxygenase-2 und damit auch nur die Inflammation. Bereits 1994 zeigte die Arbeitsgruppe um Lundholm in einer randomisierten Studie, dass mangelernährte Tumorpatienten unter der Medikation mit zweimal 50 mg/d Indometacin einen Überlebensvorteil hatten (Lundholm et al. 1994). In einer retrospektiven Untersuchung an unselektierten Tumorpatienten mit Gewichtsverlust führte die Gabe von Indometacin zu einem verminderten Ruheenergieumsatz, einem verbesserten Appetit und gleichzeitig zu einer Abnahme der Höhe des CRPs sowie der Erythrozytensedimentierungsrate (Lundholm et al. 2004a). Sie setzen die Substanz daher in ihrer *Best supportive Care* für Tumorpatienten ein (Lundholm et al. 2004b).

Neuere Arbeiten zur Therapie der Tumorkachexie mit Cyclooxygenasehemmern wurden mit dem selektiven COX-2-Hemmer Celecoxib durchgeführt. Eine Pilotstudie mit elf kachektischen Patienten mit Kopf- und Hals- oder gastrointestinalen Tumoren erbrachte unter der Behandlung mit zweimal 200 mg/d Celecoxib versus Placebo eine signifikante Zunahme von Gewicht, BMI und auch der Lebensqualität in der Verumgruppe (Lai et al. 2008). Eine neuere Studie mit 24 Patienten zur Sicherheit und Effektivität einer Intervention mit 300 mg/d Celecoxib über vier Monate zeigte eine signifikante Zunahme der Magermasse und Abnahme von TNF-α, eine Verbesserung von Handgriffstärke, Lebensqualität, Performance-Status und des *Glasgow Prognostic Score* (Mantovani et al. 2010). Es gab keine Grad-3/4-Toxizitäten und kein erhöhtes kardiovaskuläres oder gastrointestinales Risiko. Auch die Patientencompliance war sehr gut, kein Patient reduzierte die Celecoxib-Dosis bzw. unterbrach die Behandlung. Auch Kombinationsbehandlungen mit Cyclooxygenaseinhibitoren ergaben positive Ergebnisse. Ibuprofen in Kombination mit Megöstrolacetat schien in einer randomisierten klinischen Untersuchung bei Patienten mit gastrointestinalen Tumoren und Gewichtsverlust den Gewichtsverlust umzukehren und die Lebensqualität zu verbessern (McMillan et al. 1999).

Unter der Therapie mit zweimal 500 mg/d Medroxyprogesteronacetat, zweimal 200 mg/d Celecoxib sowie oraler Zufuhr von Nahrungssupplementen über sechs Wochen wiesen 13 der 15 Patienten mit nicht-kleinzelligem Lungenkarzinom entweder ein stabiles Gewicht oder eine Gewichtszunahme auf – zudem signifikante Unterschiede in der Verbesserung von Übelkeit, vorzeitigem Sättigungsgefühl, Fatigue, Appetit und Performance-Status (Cerchietti et al. 2004). Dieselben Autoren führten eine weitere randomisierte Studie mit 22 Patienten mit fortgeschrittenem Lungenkarzinom durch (Cerchietti et al. 2007). Diese erhielten dreimal 2 g/d Fischöl und zweimal pro Tag Placebokapseln oder dreimal 2 g/d Fischöl und zweimal 200 mg/d Celecoxib. Zudem bekamen alle Patienten orale Nahrungssupplemente. Nach sechs Wochen Therapie hatten alle Patienten signifikant mehr Appetit, weniger Fatigue und niedrigere CRP-Werte. Die Patienten in der Celecoxib/Fischöl-Gruppe hatten zudem ihr Gewicht und ihre Muskelmasse verbessert. Vergleicht man beide Gruppen, so hatten die Patienten mit Fischöl und Celecoxib gegenüber der Gruppe mit nur Fischöl signifikant niedrigere CRP-Spiegel, mehr Muskelkraft und ein höheres Körpergewicht.

Immunmodulatoren AVR118 und OHR/AVR118

Das Peptid-Nukleinsäure-Analogon AVR118 stimuliert proinflammatorische Zytokine und Chemokine (Murphy u. Lynch 2009). Zunächst als antivirales Medikament eingesetzt, fand sich bei Patienten mit fortgeschrittenem HIV/AIDS eine Verbesserung von Appetit, Kraft und Aufmerksamkeit. Daraufhin wurde eine Phase-II-Studie initiiert, um den Effekt von AVR118 auf Appetit, vorzeitiges Sättigungsgefühl und Nahrungsaufnahme bei Patienten mit fortgeschrittenem Tumorleiden und Anorexie/Kachexie zu untersuchen (D'Olimpio et al. 2009). Sekundäre Endpunkte schlossen Veränderungen im Performance-Status, Magermasse und Lebensqualität ein. Die Patienten erhielten 4,0 ml AVR 118/d s. c. über 28 Tage. Patienten, die von der Therapie profitierten, konnten nach dieser Phase A die Therapie in der Phase B fortsetzen. Zum Zeitpunkt der Veröffentlichung waren 16 Patienten eingeschlossen, von denen 7 Patienten Phase A abgeschlossen hatten und an der Phase B teilnehmen wollten. Verbesserungen in der Anorexie und im PG-SGA zeigten sich bei 7 von 7 und bei 5 von 7 Probanden. Alle anderen Parameter zeigten keine signifikanten Unterschiede. AVR118 wurde gut vertragen, ernste Nebenwirkungen wurden nicht berichtet. Der genaue Wirkmechanismus ist noch nicht klar. Die Studie wird nach Angabe der Autoren fortgesetzt. Inzwischen wurde ein weiteres immunmodulatorisches Medikament entwickelt, OHR/AVR118 (OHR118), ein Breitspektrum-Peptid-Nukleinsäure-Immunmodulator (Murphy u. Lynch 2012).

Exkurs

OHR/AVR118 beeinflusst die Synthese von vielen proinflammatorischen Zytokinen und Chemokinen – vor allem Monozyten-chemotaktisches Protein-1 (MCP-1), IL-8, IL-1β, IL-6 und TNF-α. Zur Produktion dieser Mediatoren stimuliert AVR118 Makrophagen. In maximal aktivierten Makrophagen hemmt AVR118 jedoch deren Synthese. Durch Kontrolle der Ausschüttung proinflammatorischer Mediatoren könnten sich schließlich Appetit und Stimmung bessern, Kraft und Gewicht ansteigen und Fatigue abnehmen (NCI-Thesaurus-Immunmodulator OHR/AVR118-Terms, NCBO BioPortal; Zugriff 15.02.2013).

Eine mit OHR118 durchgeführte Studie mit dem oben beschriebenen Studienprotokoll bei 21 Patienten mit fortgeschrittener Tumorerkrankung ergab bei 64 % der Patienten eine Stabilisierung oder Zunahme des Gewichts, signifikante Verbesserungen im PG-SGA, bei Appetit und Depression. Der Dyspepsie-Symptom-Schwere-Index (DSSI) besserte sich ebenfalls. Außerdem nahm die funktionelle Muskelkapazität zu (Chasen et al. 2011). Eine Open-Label-Studie mit OHR/AVR118 bei 20 Patienten mit fortgeschrittenen Tumoren und Anorexie/Kachexie hat ihre Rekrutierung beendet; Ergebnisse sind noch nicht publiziert (ClinicalTrials.gov.Identifier: NCTO1206335).

4.8.3 Insulin

Die Auswirkungen einer zusätzlichen Insulingabe (0,11 ± 0,05 Einheiten kg KG/d) versus ohne Insulin auf die Progression der Tumorkachexie, den Stoffwechsel, die körperlichen Funktionen und das Überleben wurde bei 138 unselektierten Patienten mit meist gastrointestinalen Tumoren untersucht (Lundholm et al. 2007). Alle Studienteilnehmer erhielten zudem eine sogenannte „beste mögliche palliative Unterstützung" – antiinflammatorische Behandlung (Indomethacin), Anämieprävention (rekombinantes Erythropoetin) und spezielle Ernährungsbehandlung (orale Supplemente und heimparenterale Ernährung). Die Insulinbehandlung über 193 ± 139 Tage stimulierte die Kohlenhydrataufnahme signifikant, senkte den Gehalt an freien Fettsäuren im Serum, steigerte die Gesamtkörperfettmasse – vor allem im Bereich von Stamm und Beinen –, während die fettfreie Magermasse unbeeinflusst blieb. Die Insulinbehandlung verbesserte die Stoffwechseleffizienz während Bewegung ohne Steigerung der maximalen Bewegungskapazität und der spontanen körperlichen Aktivität. Zudem war das Überleben der insulinbehandelten Patienten signifikant verbessert. Dabei wurde keine Stimulation des Tumorwachstums durch Insulin beobachtet.

4.8.4 Anabole Substanzen

Anabole androgene Steroide

Zu den bekannten anabolen androgenen Steroiden gehören Testosteron, sein biologisch aktiver Metabolit Dihydrotestosteron, Nandrolon (19-Nortestosteron), Stanozolol, Oxymetholon und Oxandrolon (Argilés et al. 2007; Murphy u. Lynch 2009; Dodson et al. 2012). Testosteron und Dihydrotestosteron werden vor allem bei Kachexie-bedingtem männlichen Hypogonadismus eingesetzt. Da Anabolika die Muskelproteinsynthese, die Magermasse und die Muskelkraft steigern – am besten in Kombination mit körperlichem Training –, werden sie auch bei allen mit Verlust an Muskelmasse assoziierten Erkrankungen angewandt. So wird unter der Therapie mit Nandrolon-Decanoat bei Patienten mit nicht-kleinzelligem Lungenkarzinom über eine Reduktion des Gewichtsverlustes berichtet (Argilés et al. 2007). Der Einsatz von Anabolika ist allerdings mit ernsten Nebenwirkungen verbunden wie Leberschäden, Prostatahyperplasie, Gynäkomastie, Haarausfall und Schädigungen des Herz-Kreislauf-Systems. Das oral anwendbare anabole Steroid Oxandrolon hat gegenüber den anderen Anabolika den Vorteil, in niedrigen Dosen die Testosteronproduktion nicht zu beeinflussen und keine Gynäkomastie zu induzieren. Daher wird es derzeit zur Gewichtszunahme nach schwerem Trauma, ausgedehnten Operationen oder chronischen Infektionen erprobt (Dodson et al. 2012).

Zum therapeutischen Potenzial der Substanz für die Kachexie gibt es allerdings nur zwei als Abstract veröffentlichte Arbeiten. In einer Open-Label-Studie wurden 131 Tumorpatienten über vier Monate mit einmal täglich 20 mg Oxandrolon behandelt, zudem in Ernährung und Bewegung unterwiesen (Boughton 2003; von Roenn et al. 2003). Dabei hielten 80 % der Patienten ihr Gewicht oder nahmen zu – mit einer mittleren Zunahme der Magermasse von 1,8 kg. Die Patienten berichteten auch, besser an täglichen Aktivitäten teilnehmen zu können. In einer aktuelleren Untersuchung wurden die Effekte von Oxandrolon (Ox) und Megöstrolacetat (MA) auf die Magermasse, das Gewicht und die Lebensqualität von Patienten mit soliden Tumoren und Gewichtsverlust unter Chemotherapie untersucht (Lesser et al. 2008). Dabei verloren die Patienten in der Ox-Gruppe zwar trotzdem an Gewicht, zeigten aber einen Anstieg der Magermasse, eine Verminderung von Fettmasse und eine Abnahme der selbst berichteten anorektischen Symptome. Die MA-Behandlung war dagegen mit einem Anstieg von Gewicht- und Fettmasse, einem minimalen Anstieg der Magermasse und verbessertem Appetit verbunden. Die Autoren schlossen aus diesen Ergebnissen, dass mit einer kombinierten Behandlung mit beiden Substanzen optimale Effekte bei Tumorpatienten erreicht werden könnten.

Nicht-steroidale selektive Androgen-Rezeptor-Modulatoren (SARMs)

Die nicht-steroidalen SARMs sind eine relativ neue Klasse von Substanzen mit den anabolen Wirkungen der Steroidhormone wie Testosteron – in einer gewebespezifischen Art, aber ohne die negativen Nebenwirkungen (Murphy u. Lynch 2009). Sie sind keine Substrate zur metabolischen Konversion in Dihydrotestosteron oder Östrogene, was die Möglichkeit zur Entwicklung einer gutartigen Prostatahyperplasie und Gynäkomastie bei Männern und einer Maskulinisierung bei Frauen begrenzt (Dodson et al. 2012). Sie wirken vor allem auf die anabole Aktivität in Muskel und Knochen. Inzwischen werden SARMs von mehreren Firmen hergestellt. Das derzeit klinisch zur Steigerung der Muskelmasse am weitesten untersuchte SARM ist Ostarine (GTx-024) – beispielsweise bei Sarkopenie und bei Tumorkachexie.

Vorläufige, in Abstractform veröffentlichte Ergebnisse zeigten in einer randomisierten Phase-II-Studie mit 159 Patienten mit nichtkleinzelligem Lungenkarzinom (NSCLC), kolorektalem Tumor, Non-Hodgkin-Lymphom (NHL), chronisch lymphatischer Leukämie (CLL) und Mammakarzinom bei täglicher oraler Gabe von 1 oder 3 mg Ostarine über sechs Wochen gegenüber Placebo eine Steigerung der Magermasse um das 13- bis 14-Fache. Außerdem wurde im 12-Stufen-Treppensteigen-Test eine Verbesserung der Muskelfunktion vom 36- bis zum 43-Fachen beschrieben (Murphy u. Lynch 2009). Dabei war Ostarine gut verträglich und die Inzidenz schwerer Nebenwirkungen in der Verum- und Placebogruppe gleich. Eine Phase-IIb-Studie bei 100 Lungenkarzinom-Patienten über 113 Tage zeigte einen deutlichen positiven Effekt von Ostarine/Enobosarm auf die Magermasse und Muskelfunktion (Dobs et al. 2013). Gleiche Effekte durch GTx-024 konnten bei gesunden älteren Männern und postmenopausalen Frauen bereits vorher gezeigt werden (Evans et al. 2007; Dalton et al. 2011).

Merke

Die SARMs scheinen nach den bisherigen Untersuchungen eine vielversprechende Substanzgruppe zur effektiven Therapie der Kachexie zu sein.

4.8.5 Verzweigtkettige Aminosäuren (Branched-Chain Amino Acids, BCAAs)

Zu den neutralen BCAAs zählen die essenziellen Aminosäuren Leucin, Isoleucin und Valin. BCAAs, vor allem Leucin, haben multiple, klinisch relevante metabolische Effekte (Cagniano et al. 1996; Holecek 2002; Laviano et al. 2005; Siddiqui et al. 2006; Argilés et al. 2007; Nicastro et al. 2012). Bereits seit den frühen achtziger Jahren werden sie in der Behandlung der hepatischen Enzephalopathie eingesetzt. Inzwischen zeigen experimentelle und auch humane Daten eine mögliche therapeutische Rolle bei Anorexie und Kachexie.

Merke

Essenzielle Aminosäuren sind für die Aminosäuren-induzierte Stimulation der Muskelproteinsynthese verantwortlich. Die BCAAs, vor allem Leucin, scheinen dabei den größten Effekt zu haben (Siddiqui et al. 2006).

Der proinflammatorische Zustand der Muskelzellen, der unter pathologischen Bedingungen wie einer Tumorerkrankung, Altern und Sepsis beobachtet wird, kann die Muskelproteinsynthese und Muskelproteolyse direkt beeinflussen. Bei der Tumorkachexie werden die beim peripheren Abbau von Muskeleiweiß mobilisierten Aminosäuren zur Synthese von Leber- und Tumorprotein

verwendet, was zu einem negativen Proteinturnover führt (Laviano et al. 2005; Argilés et al. 2007; Nicastro et al. 2012). In diesem Zusammenhang gelten die BCAAs – und wieder vor allem Leucin – als ein starker Ernährungsstimulus, der die Proteinsynthese steigern und die Proteolyse abschwächen kann. Dies konnte in einer prospektiven, randomisierten Crossover-Studie an Patienten mit metastasiertem intraabdominellem Adenokarzinom bereits 1986 gezeigt werden. Die parenterale Gabe einer mit BCAAs angereicherten Lösung (50 % BCAAs vs 19 % BCAAs) verbesserte die Eiweißzunahme und Albuminsynthese (Tayek et al. 1986). Gemindert wird die Proteolyse hauptsächlich durch die BCAA-bedingte Hemmung der Aktivierung des Ubiquitin-proteolytischen Systems (Busquets et al. 2002).
Unter inflammatorischen Bedingungen können BCAAs auch zu Glutamat transaminiert werden, um die Glutaminsynthese zu steigern (Holocek 2002; Nicastro et al. 2012). Glutamin wird von inflammatorischen Zellen wie Makrophagen stark verbraucht. BCAAs haben auch eine seit Langem bekannte antianorektische Wirkung (Cangiano et al. 1996; Laviano et al. 2005). So besserte sich bei anorektischen Tumorpatienten unter einer siebentägigen oralen Supplementierung von 14,4 g/d BCAAs versus Placebo in der BCAA-Gruppe die Anorexie bereits nach drei Tagen signifikant und führte zu einer signifikanten Steigerung der Energieaufnahme (Cangiano et al. 1996). Die Wirkung beruht auf einer kompetitiven Hemmung der Tryptophanaufnahme über die Blut-Hirn-Schranke durch die BCAAs. Freies Tryptophan ist der Präkursor des Neurotransmitters Serotonin im Gehirn. Eine gesteigerte Serotoninaktivität im Hypothalamus gilt als eine der pathogenetischen Mechanismen für die Tumoranorexie (Laviano et al. 2005; Argilés et al. 2007).

Exkurs

In einer aktuellen kritischen Beurteilung der Frage nach der adäquaten intravenösen Supplementierung von Aminosäuren bei Tumorpatienten fanden sich bei der Literaturrecherche fünf kurzzeitige metabolische Studien mit Isotopen, die zeigten, dass eine Infusion von ca. 2 g Aminosäuren/kg KG/d mit einer hohen Dosis an BCAAs den Eiweißstoffwechsel schwer mangelernährter Tumorpatienten positiv beeinflusste (Bozzetti et al. 2013). In einer Arbeit über Ernährungsinterventionen zur Verbesserung der Therapietoleranz von Tumorpatienten wird angegeben, dass die orale Supplementierung von BCAAs den Krankenhausaufenthalt zu reduzieren scheint, die Morbidität senkt und die Lebensqualität verbessert, allerdings die Mortalität nicht beeinflusst (Paccagnella et al. 2011).

Merke

Eine orale oder parenterale Supplementierung von BCAAs scheint bei Tumorpatienten antianorektische und antikachektische Wirkungen zu haben (s. Kap. 4.5).

4.8.6 ω-3-Fettsäuren

Eine ausführliche Besprechung der ω-3-Fettsäuren findet sich in Kap. 6.12.2.

Merke

Alle Updates zur medikamentösen Therapie kommen zu dem Schluss, dass es vielversprechende Ansätze zur medikamentösen Therapie der Mangelernährung von Tumorpatienten gibt, dass die nützlichste medikamentöse Behandlung aber wahrscheinlich in einer Kombinationstherapie mit mehreren Medikamenten liegen wird (Murphy u. Lynch 2012).

4.9 Wird auch der Tumor ernährt?

Die Frage, ob auch der Tumor ernährt wird, stellen Patienten immer wieder – vor allem im Rahmen einer künstlichen Ernährung. Neuere Stellungnahmen zu diesem Problem finden sich in den ESPEN-Leitlinien zur enteralen Ernährung (Arends et al. 2006) sowie in einem ausführlichen Review von 2009 (Bozzetti u. Mori 2009).

Um zu überleben, müssen sich Tumorzellen autonom auf Kosten des Organismus die notwendigen Nährstoffe beschaffen – unabhängig von der Nahrungszufuhr und auch dem Ernährungszustand des Tumorpatienten. Die Autoren der ESPEN-Leitlinie zur enteralen Ernährung beantworten die Frage, ob eine enterale Ernährung den Tumor ernährt, mit folgender Expertenmeinung: Es gibt keine zuverlässigen Daten, die irgendeinen Effekt der enteralen Ernährung auf das Tumorwachstum zeigen. Deshalb sollten solche theoretischen Überlegungen auch keinen Einfluss auf die Entscheidung haben, einen Tumorpatienten so zu ernähren.

Exkurs

Die Autoren des Review von 2009 fanden in ihrer Datensammlung über einen Zeitraum von 20 Jahren lediglich zwölf verwendbare Arbeiten mit insgesamt 140 ernährten Patienten und 89 Kontrollen. Davon waren fünf randomisierte klinische Studien, drei vergleichende, nicht randomisierte klinische Studien sowie vier Studien, in denen die Patienten ihre eigene Kontrolle waren. In acht Studien litten die Patienten unter gastrointestinalen Tumoren, in vier Studien unter Kopf- und Halstumoren. Mangelernährt waren die Patienten in neun, gut ernährt in zwei Studien, in einer Studie war der Ernährungszustand nicht spezifiziert. Zudem waren in den meisten Arbeiten die Ernährungsformen der Kontrollgruppe – mit sogenannter üblicher, Standard- oder regulärer Ernährung – quantitativ nicht definiert. Bezüglich der im Einzelnen durchgeführten Ernährungsregime und untersuchten Parameter wird auf die Originalarbeit verwiesen. Von den Ergebnissen soll erwähnt werden, dass ein gesteigertes Tumorwachstum in fünf der neun Studien mit mangelernährten Patienten und in einer von drei Untersuchungen mit gut ernährten Patienten festgestellt wurde. Dabei waren die Studienteilnehmer in vier von acht Studien Patienten mit gastrointestinalen Tumoren, in drei von vier Patienten mit nicht-gastrointestinalen Tumoren. In sechs von elf Studien erhielten die Patienten eine TPN, in einer Studie eine enterale Ernährung. Wichtig ist auch, dass die Patienten mit einem gesteigerten Tumorwachstum ein Ernährungsregime mit im Mittel 40 kcal/kg KG/d und 1,6 g/kg KG/d Aminosäuren bekamen, die Patienten ohne gesteigertes Tumorwachstum mit 37 kcal/kg KG/d und 1,9 g/kg KG/d Aminosäuren. Patienten mit einem beliebig „adäquaten" Ernährungsregime von maximal 25 kcal/kg KG/d oder 1,3-mal REE (*Resting Energy Expenditure*) nach der Harris-Benedikt-Gleichung zeigten in vier von fünf Studien ein erhöhtes Tumorwachstum versus zwei von sechs Studien mit höheren Energiemengen.

Nachfolgend sind wichtige Schlussfolgerungen der Autoren kurzgefasst wiedergegeben:

- Humane Daten für eine experimentelle Evidenz, dass eine intravenöse Applikation von Nährstoffen das Tumorwachstum steigern könnte, sind spärlich und dürftig.
- In keiner der Kontrollgruppen von Patienten, die ihre übliche oder eine orale Standardernährung während des Krankenhausaufenthaltes bekamen, wurde eine Steigerung des Tumorwachstums beobachtet. Dagegen wurde eine Steigerung in sieben von zwölf Studien berichtet – nach einer variablen Periode von TPN oder EN. Dabei wurden die Veränderungen im Tumorwachstum nur in acht klinischen

Studien direkt verglichen. Lediglich vier dieser Untersuchungen berichteten über einen statistisch signifikanten Anstieg der Tumorzellproliferation. Damit kann die Möglichkeit einer Stimulation der Tumorzellkinetik durch die Gabe einer TPN oder EN nicht ausgeschlossen werden.

- Zur möglichen Rolle einzelner Nährstoffe bei der Regulierung des Tumorwachstums findet sich in der Literatur wenig.
- Die Autoren betonen, dass es keine Patientengruppe gibt, die von Unterernährung und Hungern sowie progressivem Gewichtsverlust einen Vorteil hat. Bei Patienten mit gastrointestinalen Tumoren konnte gezeigt werden, dass Patienten mit Gewichtsverlust ein schlechteres Outcome haben. Sie erhalten signifikant weniger Chemotherapie. Zudem entwickeln sie eine stärkere Chemotherapie-induzierte Toxizität – als ein gezielt vermindertes Ansprechen des Tumors auf die Therapie.
- Die Vorteile eines Ernährungssupports sind in der Literatur gut gezeigt. Voraussetzung dafür ist, dass die enterale oder parenterale Ernährung gewichtverlierenden oder hungernden Patienten verabreicht wird, deren Risiken für ein schlechtes Outcome aufgrund von Mangelernährung die Risiken eines potenziell schnelleren Tumorwachstums übertreffen:
  - Ein perioperativer enteraler oder parenteraler Ernährungssupport bei chirurgischen Tumorpatienten ist belegt erfolgreich. Zudem besteht eine sich abzeichnende Evidenz, dass frühe, intensive Ernährungsberatung das Kurz- und Langzeit-Outcome bei Patienten unter Chemo- und Strahlentherapie verbessern kann.
  - Ähnlich bekommt die Rolle der heimparenteralen Ernährung bei Patienten mit fortgeschrittener Tumorerkrankung mehr Akzeptanz.
  - Im Gegensatz dazu ist die „präventive" Verabreichung von TPN an Tumorpatienten, die nicht mangelernährt sind und nicht essen können, unter Chemotherapie nutzlos oder sogar gefährlich.
  - Zu bedenken ist auch, dass das Vorhandensein eines guten Ernährungszustands per se nicht mit einem schnellen Tumorwachstum einhergeht.

Exkurs

Eine Untersuchung von 136 erwachsenen Patienten mit NHL zeigte: Je besser der Ernährungsstatus ist, desto langsamer wächst der Tumor (evaluiert als Labeling-Index) (Bozzetti et al. 1995).

Zusammenfassung: Zusammenfassend kann festgestellt werden, dass eine orale Ernährung von Tumorpatienten problemlos ist. Künstliche Ernährungsformen sind einsetzbar. Sie sollten aber auf der Grundlage des klinischen Zustands des Patienten erfolgen, wobei eine Hyperalimentation zu vermeiden ist.

5 Ernährung bei Nebenwirkungen der Tumortherapie

Zur Beurteilung der Therapietoxizität gibt es eine einheitliche Beschreibung von unerwünschten Ereignissen und Nebenwirkungen während der Tumortherapie (Berger 2010): Ein **unerwünschtes Ereignis** (*adverse event*) ist jede ungünstige oder unbeabsichtigte Veränderung des Gesundheitszustandes – beispielsweise Veränderungen von Laborwerten oder Erkrankungssymptomen – im Zusammenhang mit einem diagnostischen oder therapeutischen Vorgehen. Zwischen der Therapiemaßnahme und dem unerwünschten Ereignis muss aber kein kausaler Zusammenhang bestehen.

Eine **Nebenwirkung** (*related adverse event*) ist ein unerwünschtes Ereignis, das durch eine Therapiemaßnahme oder ein diagnostisches Verfahren ausgelöst wird.

Unerwünschte Ereignisse werden klassifiziert nach den *Common Terminology Criteria for Adverse Events* (CTCAE), National Cancer Institut (NCI). Derzeit gültig ist CTCAE-Version 4.03 (2010) (s. Tab. 5-1).

Klassifiziert werden der Schweregrad sowie der Zeitablauf und die Dauer:

- Klassifizierung des Schweregrads:
  - **Grad 0:** kein unerwünschtes Ereignis;
  - **Grad 1:** milde asymptomatische Veränderungen oder milde Symptomatik; in der Regel lediglich klinische oder diagnostische Beobachtung; keine Intervention nötig;

Tab. 5-1 Auswahl von *Common Terminology Criteria for Adverse Events* (CTCAE) des National Cancer Institute (NCI) (NCI: CTCAE-Version 4.03, 2010)

Kriterium	Grad 1	Grad 2	Grad 3	Grad 4
Gewichtsverlust*	5–<10 % keine Intervention nötig	10–<20 % Ernährungssupport indiziert	>20 % enterale Ernährung oder TPN	–
Anorexie	Appetitverlust ohne Änderung der Ernährungsgewohnheiten	orale Ernährung verändert ohne signifikanten Gewichtsverlust oder Mangelernährung; orale Supplemente indiziert	Assoziation mit signifikantem Gewichtsverlust oder Mangelernährung (z. B. inadäquate orale Energie- und Flüssigkeitszufuhr); enterale Ernährung oder TPN indiziert	lebensbedrohliche Folgen; sofortige Intervention nötig
Fatigue	durch Ruhe korrigierbar	durch Ruhe nicht korrigierbar; Einschränkung der IADL	durch Ruhe nicht korrigierbar; Einschränkung der ADL	–

Tab. 5-1 (Fortsetzung)

Kriterium	Grad 1	Grad 2	Grad 3	Grad 4
Übelkeit	Appetitverlust; normale Nahrungsaufnahme	verminderte Nahrungsaufnahme; kein signifikanter Gewichtsverlust, Dehydratation oder Mangelernährung	inadäquate orale Nahrungs- oder Flüssigkeitsaufnahme; enterale Ernährung, TPN oder stationäre Aufnahme nötig	–
Erbrechen	1–2 Episoden in 24 Stunden, mindestens 5 min dazwischen	3–5 Episoden in 24 Stunden, mindestens 5 min dazwischen	≥ 6 Episoden in 24 Stunden, mindestens 5 min dazwischen; enterale Ernährung, TPN oder Hospitalisation indiziert	lebensbedrohliche Folgen; Intervention dringend nötig
Mukositis	asymptomatisch oder milde Symptome; keine Intervention nötig	mittelgradige Schmerzen; orale Ernährung möglich, modifizierte Ernährung nötig	schwere Schmerzen; orale Ernährung nicht möglich	lebensbedrohliche Folgen; Intervention dringend nötig
Diarrhö	Stuhlfrequenz < 4 ×/d; geringe Zunahme des Stoma-Outputs	Stuhlfrequenz 4–6 ×/d; moderate Zunahme des Stoma-Outputs	Stuhlfrequenz ≥ 7 ×/d, Inkontinenz, stationäre Aufnahme indiziert; schwere Zunahme des Stoma-Outputs; Beeinträchtigung der ADL	lebensbedrohliche Folgen; Intervention dringend nötig
Obstipation	gelegentliche oder intermittierende Symptome; gelegentlicher Gebrauch von Stuhlerweichern, Laxantien, Modifikation der Ernährung, Einläufe	persistent, mit regelmäßigem Gebrauch von Laxantien und Einläufen; trägt zur Einschränkung der IADL bei	manuelle Ausräumung notwendig; Einschränkung der ADL	lebensbedrohliche Folgen; Intervention dringend nötig
Fieber	38,0–39,0 °C	> 39,0–40,0 °C	> 40,0 °C für ≤ 24 h	> 40,0 °C für > 24 h

ADL (*Activities of Daily Living*): Aktivitäten des täglichen Lebens wie selbst essen

IADL (*Instrumental Activities of Daily Living*): Instrumentale Aktivitäten des täglichen Lebens wie Essen zubereiten, Einkaufen, Telefonieren etc.

TPN (*Total Parenteral Nutrition*): totale parenterale Ernährung

* **Merke:** Die Graduierung der Schwere des Gewichtsverlusts und die Empfehlungen zur Intervention bei einem Gewichtsverlust entsprechen keiner Leitlinie

  - **Grad 2:** mittelgradige Veränderungen; lokale oder nicht-invasive Intervention indiziert; keine Einschränkung der altersentsprechenden Aktivitäten des täglichen Lebens (*Activities of Daily Living* [ADL]);
  - **Grad 3:** schwere oder medizinisch signifikante Veränderungen; Intervention erforderlich; stationäre Behandlung erforderlich; Behinderung möglich; deutliche Einschränkung der Selbstversorgung;
  - **Grad 4:** lebensbedrohliche Veränderungen; akute Intervention notwendig;
  - **Grad 5:** Veränderungen mit Todesfolge;
- Klassifizierung von Zeitablauf und Dauer:
  - **Akuttoxizität:** Auftreten in direktem zeitlichem Zusammenhang mit der auslösenden Ursache; in der Regel selbstlimitiert, mit anschließender Normalisierung;
  - **chronische Toxizität:** Toxizität ohne völlige Rückbildung;
  - **Spättoxizität:** Auftreten bis zu zwei Jahre nach der auslösenden Maßnahme – beispielsweise Zweittumoren nach Chemo- oder Strahlentherapie.

5.1 Appetitlosigkeit (Anorexie)

Die Anorexie ist oft mit einer Tumorerkrankung assoziiert und für die Angehörigen, Betreuer und Therapeuten vielfach schwierig zu bewältigen. Appetitlosigkeit ist meist mit vorzeitigem Sättigungsgefühl, Nahrungsmittelaversionen sowie Geschmacks- und Geruchsstörungen verbunden ist, die wiederum eng miteinander korrelieren (s. Kap. 5.4, Tab. 5-1). Daher kann der Patient seine Abneigung gegen jegliche Nahrungszufuhr häufig nicht überwinden und eine künstliche Ernährung wird notwendig.

In einer älteren italienischen Untersuchung bestand bereits zum Zeitpunkt der Erstdiagnose bei 40 % der Tumorpatienten eine Anorexie (Bozzetti et al. 1989). Das Auftreten der Anorexie war abhängig vom Typ und der Lage des Tumors sowie dem Stadium der Tumorerkrankung. Von den 186 untersuchten Patienten waren ein Drittel der Patienten mit Lungen- oder Dickdarmkarzinom oder Lymphom sowie alle Patienten mit einem Tumor im Bereich von Speiseröhre, Magen oder Leber betroffen. Im Spätstadium der Tumorerkrankung war die Prävalenz am höchsten: Sie betrug bei Patienten mit Ösophagus- und Magenkarzinomen sowie Lymphomen 80 % und bei Patienten mit Tumoren, die nicht den oberen Gastrointestinaltrakt betrafen, 30 %. Vor allem im fortgeschrittenen Stadium einer Tumorerkrankung korrelierte die Anorexie signifikant mit dem Ernährungszustand. In einer aktuellen Arbeit des Autors ergab sich bei der multizentrischen Untersuchung von über 1 000 ambulanten Tumorpatienten eine gute Korrelation zwischen der Schwere der Anorexie und dem Ausmaß des Gewichtsverlustes. Dabei hatte die Mehrzahl der Patienten ohne Gewichtsverlust bzw. mit einer Gewichtsabnahme unter 10 % keine Anorexie (Bozzetti et al. 2012). Eine deutsche Untersuchung zeigte, dass das Alter eines Tumorpatienten zweitstärkster Risikofaktor für die Entstehung eines Appetitverlustes ist (Stobäus et al. 2012). Die Pathogenese der Tumoranorexie ist multifaktoriell und schließt Veränderungen im Melanocortin-System im Hypothalamus und Hirnstamm ein (Murphy u. Lynch 2009; Laviano et al. 2011).

Exkurs

Unter physiologischen Bedingungen wird die Nahrungsaufnahme durch den Hypothalamus kontrolliert. Im Nucleus arcuatus des Hypothalamus sind orexigene und anorexigene Neurone lokalisiert. Eine Untergruppe der Arcuatus-Neurone exprimiert ein starkes prophagisches Neuropeptid, das Neuropeptid Y. Die andere Untergruppe der Arcuatus-Neurone exprimiert ein inaktives Neuropeptid, das Proopiomelanocortin, das dann in aktive Hormone gespalten wird, die Melanocortine. Unter diesen vermittelt das α-Melanozyten-stimulierende Hormon anorexigene Antworten über die Melanocortin-MC_4-Rezeptoren, die durch zweitrangige Neurone exprimiert werden. Die funktionelle Integration von Neuropeptid Y und Proopiomelanocortin-Neuronen in die enge Kontrolle der Nahrungsaufnahme ist durch die Evidenz belegt, dass Neuropeptid-Y-Neurone auch das Agouti-Related-Protein exprimieren, den natürlichen Antagonisten der Melanocortin-MC_4-Rezeptoren (Laviano et al. 2008). Unter gesunden Bedingungen löst der Nucleus arcuatus die richtigen Antworten auf leere Energiespeicher und einen katabolen Stoffwechsel oder gefüllte Energiespeicher und einen anabolen Stoffwechsel aus. In Anwesenheit eines wachsenden Tumors ist das physiologische Gleichgewicht zwischen Neuropeptid Y und den Proopiomelanocortin-Neuronen verändert und der Nucleus arcuatus auf einen anorexigenen Modus gesetzt, der für periphere orexigene Signale unempfindlich ist und durch andauernd aktivierte Proopiomelanocortin-Neurone sowie durch eine Hemmung der Neuropeptid-Y-Neurone gekennzeichnet ist. Dieser Switch ist durch die Wirkung proinflammatorischer Zytokine aus der Umgebung des wachsenden Tumors ausgelöst, die die Blut-Hirn-Schranke durchqueren (Laviano et al. 2008; Murphy u. Lynch 2009; Laviano et al. 2011).

Zu der durch den Tumor per se ausgelösten Anorexie kommen weitere mögliche Ursachen für eine Anorexie. So besteht nach operativen Eingriffen im Kopf- und Halsbereich, am Ösophagus sowie nach Gastrektomie häufig eine Inappetenz. Auch die meisten Nebenwirkungen einer Chemotherapie können Auslöser einer Anorexie sein. Zwar treten die Nebenwirkungen einer Radiotherapie in der Regel lokal organbezogen auf, doch kann eine Bestrahlung gleichzeitig Ursache für Allgemeinsymptome sein – beispielsweise Anorexie, Übelkeit, Erbrechen, Fieber und Fatigue-Syndrom.

Zudem können Infekte, Fieber, Schmerzen, Elektrolytstörungen (Hyperkaliämie, Hyperkalzämie), Störungen des Säure-Basen-Haushalts, zerebrale Störungen – toxische, entzündliche oder tumorbedingte –, Magen-, Darm-, Nieren-, Nebennieren-, Leber-, Lungenerkrankungen und Endokrinopathien den Appetit negativ beeinflussen.

Anorektische Patienten werden mit einer „gesteuerten Wunschkost" versorgt. Dennoch lehnen die Patienten das gewünschte Essen manchmal ab. Besonders wichtig für anorektische Patienten ist die Atmosphäre beim Essen – angenehme Gesellschaft, Unterhaltung und kein Drängen. In schweren Fällen muss von Beginn an additiv künstlich ernährt werden, um den Patienten vor einer Mangelernährung zu bewahren. Zur medikamentösen Therapie informiert das Kapitel 4.8.

Praxistipp

Ernährungsempfehlungen bei Appetitlosigkeit und Geschmacksstörungen (Dysgeusie) sowie Geschmacksverlust (Hypo- und Ageusie)

- kleine Portionen anbieten,
- häufige Nahrungszufuhr, auch nachts
- Nahrungsmittel im Hinblick auf geschmackliche Akzeptanz berücksichtigen,
- Mahlzeiten appetitlich anrichten,
- starke Essensgerüche vermeiden (gut belüftete Räume, Abdeckungen der Speisen vor dem Auftragen entfernen),
- gewürzarm kochen und selbst nachwürzen lassen,
- appetitanregend: Aperitifs, Wein oder Bier eine Stunde vor dem Essen.

5.2 Fatigue

Viele Patienten mit chronischen Erkrankungen, so auch Tumorpatienten, fühlen sich durch ein Gefühl der Erschöpfung und verminderter Leistungsfähigkeit, ein sogenanntes „Fatigue-Syndrom", im Alltag in ihrer Lebensqualität stark beeinträchtigt. Bis zu 52 % der onkologischen Patienten geben dieses Symptom an – häufiger als Schmerzen, Übelkeit oder Erbrechen (Stone et al. 2008). Das Fatigue-Syndrom tritt paraneoplastisch als Folge der Krebserkrankung, aber auch als Nebenwirkung der Chemo- und Radiotherapie auf. Zur Graduierung des Schweregrads einer Fatigue nach den CTCAE siehe Tabelle 5-1. Die Fatigue beeinträchtigt nicht nur Patienten unter der Tumortherapie, sondern auch von einer malignen Erkrankung geheilte Patienten. Der Begriff kommt aus dem Französischen und bedeutet Ermüdung, Mattigkeit. Es handelt sich um ein subjektives Müdigkeitsempfinden, eine allgemeine Schwäche und mangelnde Energie (Radbruch et al. 2008, S. 15), die sich durch übliche Erholungsmechanismen nicht beheben lassen. Auch Ruhe und Schlaf führen nicht zu einer ausreichenden Regeneration bzw. Beseitigung der Empfindungen.

Fatigue wird begleitet von veränderter physischer und mentaler Leistungsfähigkeit und einem beeinträchtigten Leistungsstatus. Einen objektiven Messparameter gibt es nicht. Das amerikanische *National Comprehensive Cancer Network* (NCCN; www.nccn.org) hat einen Fragebogen erarbeitet – bestehend aus elf Punkten –, mit denen man einfach und schnell versucht, den Fatigue-Status zu erfassen, um bei hoher Punktzahl mit Interventionen zu beginnen. Die Ursache für das Fatigue-Syndrom ist nicht eindeutig geklärt. Einflussfaktoren sind psychischer Stress, Anämie, Inaktivität, Schlaflosigkeit und erhöhte inflammatorische Zytokine. Als weitere Ursachen werden Veränderungen zentraler Neurotransmitter, speziell Serotonin, und der peripheren Signalübertragung der Muskeln angenommen (Andrews et al. 2004). Zu den etablierten Therapien des Fatigue-Syndroms gehören die Anhebung des Hämoglobinwerts auf Werte um 12 g/l. Hierfür ist der Einsatz von Erythropoetin-stimulierenden Faktoren unter Berücksichtigung der internationalen Richtlinien ab einem Hämoglobin unter 10 g/l mit und ohne Symptome zugelassen. Nach 6–8 Wochen erfolgloser Therapie sollten die Erythropoetin-stimulierenden Faktoren abgesetzt werden.

Als positiv für das Fatigue-Syndrom hat sich die kontrollierte sportliche Aktivität parallel zur Tumortherapie und auch zur Tertiärprävention gezeigt. Diese sollte in ihrer Intensität entsprechend der körperlichen Leistungsfähigkeit des Patienten und vor allem regelmäßig durchgeführt werden. Erfreulicherweise gab es in den letzten Jahren einen Paradigmenwechsel dahingehend, dass Betreuer und Patienten lernen mussten bzw. gelernt haben, dass ein Patient mit einer Tumorerkrankung sich nicht schonen, sondern regelmäßig aktiv bewegen soll. Neben einer intensiven psychoonkologischen Betreuung zeigt auch die kognitive Verhaltenstherapie positive Auswirkungen. Die medikamentöse Therapie besteht im additiven Einsatz von Antidepressiva. Dabei stehen die selektiven Serotonin-Reuptake-Inhibitoren (SSRI) im Vordergrund. Sie greifen in die Kaskade der Neurotransmitter ein, bei der zentralen Ursache des Fatigue-Syndroms. Erfolge können frühestens nach 10–14 Tagen Therapie erwartet werden. In kleinen Studien zeigen auch Psychostimulanzien Erfolge (Methylphenidat [Ritalin®], Mosafinil [Vigil®]), größere randomisierte Untersuchungen sind aber dringend erforderlich (Stone et al. 2008). Neueste Ergebnisse zur regelmäßigen, länge-

ren Yoga-Therapie haben als Behandlung des Fatigue-Syndroms positive Ergebnisse gezeigt.
Eine spezielle Ernährungsform oder spezielle Nahrungsmittel zur Beeinflussung des Fatigue-Syndroms bei Tumorpatienten gibt es nicht. Allerdings sollte eine bestehende Mangel- oder Fehlernährung als Ursache ausgeschlossen werden. Es wird eine ausgewogene, wenn möglich vitaminreiche Mischkost empfohlen.

Merke
Das Fatigue-Syndrom lässt sich durch eine spezielle Ernährung nicht beeinflussen.

5.3 Gastrointestinale Nebenwirkungen

5.3.1 Blähungen (Meteorismus)

Meteorismus ist das rein subjektive Empfinden eines geblähten Abdomens. Davon abzugrenzen sind das Luftschlucken (Aerophagie) und die Flatulenz (reichlicher Abgang von Winden) (Harder et al. 2005). Die Genese eines Meteorismus ist multifaktoriell. Als Ursache sind folgende Möglichkeiten denkbar:

- Zunahme des absoluten Volumens des Darminhaltes,
- Abnahme der Aktivität der Bauchwandmuskulatur,
- objektive Zunahme des Bauchumfanges,
- abdominelle Hypersensibilität.

Diese Faktoren können einzeln oder gemeinsam ein Blähungsgefühl verursachen. Ein erhöhtes Volumen des Darminhaltes liegt den Beschwerden tatsächlich häufig zugrunde.

Exkurs
Beim Gesunden ist der Darm im Nüchternzustand meist fähig, relativ große Gasmengen zu transportieren und eine beschwerdefreie Ausscheidung auf natürliche Weise als Flatus zu ermöglichen. Beeinflusst wird die intestinale Gasbalance von unterschiedlichen Faktoren. Postprandial sind – abhängig von der aufgenommenen Nahrung – fördernde und hemmende Mechanismen auf die intestinale Gasclearance beschrieben, deren Imbalance zum Auftreten postprandialer Blähungen beiträgt. Von den oben aufgelisteten möglichen Ursachen für das Auftreten von Blähungen ist die Zunahme des Abdomeninhalts in der Literatur am besten dokumentiert (Harder et al. 2005).
Zu unterscheiden sind dabei die Zunahme des extraintestinalen Volumens – beispielsweise der Bauchwand durch Fettgewebe oder in der freien Bauchhöhle bei Aszites – von der Zunahme des intraintestinalen Volumens, das fest – beispielsweise häufig bei chronischer Obstipation –, flüssig oder gasförmig sein kann. Obwohl spezifische Motilitätsparameter – wie hochamplitudig propagierte Kolonkontraktionen – häufiger mit einem Blähungsgefühl verbunden sind, konnten bisher keine spezifischen Störungen der gastrointestinalen Motilität gefunden werden, die Blähungen verursachen (Harder et al. 2005). Auch „gefangenes" intestinales Gas kann eine Zunahme des Darmvolumens hervorrufen.

Zum Verständnis der Pathophysiologie von Blähungen, die durch mehr intestinales Gas hervorgerufen werden, ist das Wissen um die Physiologie der intestinalen Gasbalance von Bedeutung (Harder et al. 2005; Kasper 2009). Das Gas im Magen-Darm-Trakt stammt überwiegend aus dem Verschlucken von Luft – etwa 2 500 ml/d – und aus intestinaler Gasbildung. Es finden sich an geruchlosen Gasen: Stickstoff (N_2), Sauerstoff (O_2), Kohlendioxid (CO_2), Wasserstoff (H_2) und Methan (CH_4). Der Anteil des Sauerstoffs an der Gesamtheit der Gase beträgt weniger als 2 %. Die in sehr kleinen Mengen vorhandenen Schwefelgase, Ammoniak und andere Gärungsprodukte sind für den Geruch der Darmwinde verantwortlich. Magengas besteht fast ausschließlich aus Sauerstoff und Stickstoff, das durch Luftschlucken in den Verdauungstrakt gelangt. Schwefelgase werden mit Wasserstoff, Kohlendioxid und Methan von der Intestinalflora gebildet. Nur von der Kolonflora gebildet werden Wasserstoff und Methan. Da während der Dünndarmpassage nicht verdaute und resorbierte Kohlenhydrate als Substrate dienen – und nur in geringem Maß auch Aminosäuren –, ist die intestinale Gasbildung umso intensiver, je mehr Kohlenhydrate in das Kolon gelangen.

Die Bildung von Darmgasen ist ein normaler Vorgang bei der Verdauung. Nach Befragungen geben 10–25 % der gesunden Bevölkerung abdominelles Völlegefühl und Blähungen ohne nachweisbare auslösende Ursachen an. Eine noch normale Flatusfrequenz im Verlauf von 24 Stunden ist im Mittel ein Flatus pro Stunde (Kasper 2009). Die insgesamt ausgeschiedene Gasmenge hat eine große Variationsbreite und beträgt 500–2 000 ml/d. Das Ausmaß der intestinalen Gasproduktion ist individuell und auch tageszeitlich sehr unterschiedlich. Dafür sollen Unterschiede in der Zusammensetzung der Darmflora bei gleicher Ernährung verantwortlich sein. Die intestinal gebildeten Gase werden teilweise resorbiert und mit der Atmungsluft ausgeschieden, sodass durch Analyse der Ausatmungsluft das Ausmaß der Gasproduktion mit dem Wasserstoffexhalationstest quantifiziert werden kann. Ursache gastrointestinaler Beschwerden sind vor allem die beim bakteriellen Abbau gebildeten Gase und organischen Säuren. Missempfindungen entstehen offenbar durch Dehnung der Darmwand, Irritationen der Schleimhaut infolge pH-Änderung im Darmlumen sowie Erhöhung des osmotischen Drucks infolge der Aufspaltung großmolekularer in kleinmolekulare Substanzen (Kasper 2009).

Exkurs

Der Bauchwandtonus ist ein entscheidender Faktor beim Entstehen von Blähungen. Tonusänderungen der Bauchwand werden bewusst wahrgenommen und führen durch Relaxation der Bauchwand – beispielsweise bei Muskeldystrophie – zu einem Blähungsgefühl. Patienten mit Blähungen haben häufig schlaffe Bauchdecken (Harder et al. 2005). Das subjektive Blähungsgefühl geht allerdings nicht wie erwartet auch immer mit einer Zunahme des Bauchumfanges einher. Es kann ohne erkennbaren Grund auftreten, wobei die Untersuchung der Patienten keinen Befund ergibt. Ursache könnte hier eine Hypersensibilität der Bauchwand sein, wie sie nach Unfällen und Operationen beobachtet wurde (Harder et al. 2005).

Im Rahmen einer spezifischen Tumortherapie können postoperativ sowie durch die Nebenwirkungen der Chemo- und Strahlentherapie Blähungen auftreten. Ursache ist meist die geschädigte Darmschleimhaut (Mukositis). Dadurch kommt es zu einer veränderten Bakterien- und Pilzbesiedlung der Darmschleimhaut.

Gleiches gilt auch für Patienten unter einer Antibiotikatherapie, die die Zusammensetzung der natürlichen Bakterien- und Pilzflora des Darmes verändert – außerdem bei Diarrhö und Obstipation. Vor allem bei neu und plötzlich auftretenden Beschwerden ist eine Abklärung möglicher Ursachen notwendig. Die häufigsten Ursachen für Blähungen, das Reizdarmsyndrom sowie unspezifische Nahrungsmittelintoleranzen, sind nicht gelistet, da beide Erkrankungen in der Regel vorbestehende Erkrankungen sind.

Praxistipp

Ursachen von Blähungen (Auswahl)

- Kost mit reichlich unlöslichen Ballaststoffen (s. dazu Kap. 1.2.3 u. Kap. 6.2.2),
- kohlensäurehaltige Getränke,
- Sondennahrungen, Trinknahrungen (Lactosegehalt?),
- Lactoseintoleranz,
- Fructoseintoleranz (s. dazu Kap. 6.5.1),
- Zuckeraustauschstoffe wie Sorbit, Xylit oder Mannit (s. dazu Kap. 6.5.1),
- Zöliakie (glutensensitive Enteropathie; s. Kap. 6.4),
- akutes Abdomen,
- Gastroparese,
- Darmstenose,
- bakterielle Fehlbesiedelung des Dünndarms,
- chronische Pankreatitis (Verdauungsprobleme infolge Enzymmangel),
- Medikamente wie Alpha-Glucosidasehemmer (Acarbose, Miglitol), Abführmittel, Antibiotika oder Diclofenac,
- psychische Faktoren wie Angst oder Stress.

Zu den nicht-medikamentösen Therapien gehören eine leichte, eventuell ballaststoffarme Kost mit vielen kleinen Mahlzeiten und einer Nahrungsmittelauswahl nach individueller Verträglichkeit, langsames Essen und gutes Kauen, kohlensäurefreie oder bei Verträglichkeit kohlensäurearme Getränke (s. Kap. 6.1.2 u. Kap. 6.2.1). In Tabelle 5-2 sind Lebensmittel mit Einfluss auf das intestinale Gasvolumen zusammengestellt, die durch bakterielle Fermentation im Kolon Meteorismus und Flatulenz maßgeblich beeinflussen. Beschwerdelindernd können die lokale Anwendung feuchter Wärme sein sowie Teezubereitungen mit Anis, Fenchel und Kümmel (Karminativa). Rauchen und Kaugummikauen wirken sich negativ aus. Medikamentöse Behandlungsansätze sind von der Pathophysiologie abhängig und schließen die Gabe von Entschäumern (Silikon-Dioxid-Mixturen), Spasmolytika und Prokinetika, auch pflanzlicher Art (Bitterstoffe), ein.

5.3.2 Diarrhö

Diarrhö ist das Haupt- oder Begleitsymptom vieler Erkrankungen des Gastrointestinaltrakts sowie auch extraintestinaler Erkrankungen (Stein u. Jordan 2003). Gesunde Kinder und Erwachsene haben ein Stuhlgewicht < 200 g/d. Der Wassergehalt des Stuhls ist nicht konstant und kann zwischen 60–85 % variieren. Von Diarrhö spricht man, wenn mehr als drei dünnflüssige Stühle pro Tag mit einem Gewicht von über 200 g/d ausgeschieden werden (bezüglich der CTCAE des NCI s. Tab. 5-1). Zudem unterscheidet man die akute von der chronischen Diarrhö, die länger als drei Wochen besteht. Die nachfolgenden Symptomkomplexe werden häufig fälschlicherweise als Diarrhö gedeutet.

Tab. 5-2 Das intestinale Gasvolumen beeinflussende Nahrungsmittel (nach Harder et al. 2005)

Starke Steigerung des Gasvolumens	Bohnen, Erbsen, Karotten, Linsen, Rosenkohl, Knoblauch, Sellerie, Zwiebeln, Aprikosen, Bananen, Pflaumen, Rosinen, Weizenkleie, Vollkornbrot
Weniger starke Steigerung des Gasvolumens	Auberginen, Kartoffeln, Äpfel, Zitrusfrüchte, Brot, Gebäck, Kuchen
Geringe Beeinflussung des Gasvolumens	Fisch, Fleisch, Geflügel, Eier, Mais, Reis, Popcorn, Nüsse, Schokolade, Kopfsalat, Blumenkohl, Brokkoli, Spargel, Tomaten, Kirschen, Trauben, Wassermelonen

Inkontinenz: Durch funktionelle oder organische Störungen des Schließapparats geht der Stuhl unfreiwillig ab.

Dyschezie: Bei einer Dyschezie ist die Stuhlabgabe gestört, weil die Becken- und Aftermuskulatur nicht kontrolliert bewegt werden können. Der Stuhldrang ist häufig, aber es werden nur kleine Mengen Stuhl entleert. Ursache der Störung sind entzündliche Schleimhauterkrankungen, die zur Überempfindlichkeit auf rektale Dehnungsreize führen.

Steatorrhö: Bei einer Steatorrhö ist die Neutralfettausscheidung auf > 7 g/d erhöht. Das ist oft mit einem reduzierten Wassergehalt des Stuhls verbunden, auch wenn das Stuhlgewicht häufig deutlich erhöht ist.

Pseudodiarrhö: Die Stuhlfrequenz ist erhöht, aber die Konsistenz ist normal – ebenso das Stuhlgewicht von < 200 g/d.

Paradoxe Diarrhö: Der Stuhl ist mit Schleim versetzt und wird häufig, aber in kleinen Mengen entleert.

> **Exkurs**
>
> Da schwere Diarrhöen zu erheblichen Störungen im Wasser-, Elektrolyt- und Säure-Basen-Haushalt führen können, sollen hier einige Grundlagen der Flüssigkeits- und Elektrolytbewegungen im Gastrointestinaltrakt zusammengefasst werden. Jeden Tag gelangt eine große Flüssigkeitsmenge – bis zu 10 l Flüssigkeit – in das Lumen des Dünndarms: 2–3 l mit der Nahrung, 2 l Magensekret, 1,5 l Gallen- und Pankreassekret sowie 3–4 l Dünndarmsekret. Davon werden im Jejunum 3–6 l, im Ileum 2–4 l und im Kolon 1–2 l pro Tag resorbiert. Daher enthält der tägliche Stuhl nur 100–200 ml Wasser (Alscher et al. 2006). Bei pathologischen Zuständen können erheblich größere Wassermengen von > 20 l pro Tag ausgeschieden werden.

Die Stuhlmenge ist von quantitativen und qualitativen Aspekten der Nahrungsaufnahme sowie von Medikamenteneinnahmen und Stress abhängig – besonders bei gestörter Darmfunktion. Der Wassertransport durch das Darmepithel erfolgt passiv entlang eines osmotischen Gradienten, der vor allem durch den Gehalt des Darminhaltes an Elektrolyten und weiteren osmotisch wirksamen Substanzen bestimmt wird. Während Natrium aktiv rückresorbiert wird, wird Chlorid in das Darmlumen sezerniert. Dem Großteil der Diarrhöen liegen folgende vier Mechanismen zugrunde:

- Sind die vorhandenen osmotisch wirksamen Substanzen schlecht oder nicht resorbierbar, spricht man von einer osmotischen Diarrhö.
- Bei der motilitätsbedingen Diarrhö ist die intestinale Motilität erhöht und es kommt zu propulsiven Muskelkontraktionen.
- Ist die normale Ionenresorption gehemmt oder die intestinale Ionensekretion gesteigert, spricht man von sekretorischer Diarrhö.
- Wenn die Mukosa angegriffen und die Permeabilität des zerstörten Darmepithels erhöht ist, kommt es zur Exsudation von Schleim, Blut und Eiweiß aus dem entzündeten Gewebe.

> **Merke**
>
> Mit dem Fastentest (48 h keine Nahrungsaufnahme) kann man zwischen osmotischer und sekretorischer Diarrhö unterscheiden: Bei sekretorischer Diarrhö hört der Durchfall im Gegensatz zur osmotischer Diarrhö unter Nahrungskarenz auf.

> **Praxistipp**
>
> **Ursachen einer osmotischen Diarrhö (Auswahl)**
>
> - Magnesium-, Phosphat-, Sulfataufnahme,
> - Kohlenhydratmalabsorption (Lactose, Fructose, Lactit, Mannit, Sorbit, Xylit),

- Medikamente (z. B. Acarbose, Colchicin, Colestyramin, Lactulose, Neomycin),
- Eiweißmangel,
- Steatorrhö,
- Inkontinenz,
- Pankreasinsuffizienz,
- Kurzdarmsyndrom,
- Gallensäureverlustsyndrom,
- pseudomembranöse Colitis (Clostridium difficile),
- Strahlenenteritis,
- ischämische Colitis,
- bakterielle Überbesiedelung,
- Infektionskrankheiten (durch Amöben, Clostridium difficile, Zytomegalievirus, Herpes simplex, Norovirus, Rotavirus, Mycobacterium tuberculosis, Yersinia).

Ursachen einer sekretorischen Diarrhö (Auswahl)

- Laxantienabusus (nicht-osmotische Laxantien),
- Post-Cholezystektomie-Syndrom (Gallensäure),
- bakterielle Endotoxine,
- diabetische Neuropathie,
- Hyperthyreose,
- Morbus Addison.

Bei der Differenzialdiagnose der Diarrhö bei Tumorpatienten stößt die pathophysiologische Unterscheidung der Durchfälle dann an ihre Grenzen, wenn komplexe Zusammenhänge vorliegen – was gerade bei Tumorpatienten der Fall sein kann. Je nach vorherrschender Pathogenese kann die Diarrhö osmotisch, sekretorisch, exsudativ oder motilitätsbedingt oder eine Kombination aus allen Diarrhö-Formen sein. Begleitend zur Diarrhö können weitere Symptome vorliegen – allgemeines Krankheitsgefühl, Fieber, Kopfschmerz, Myalgien, Appetitlosigkeit, Übelkeit, Erbrechen, Blähungen, Bauchkrämpfe, Druckschmerz oder Inkontinenz. Zum Auftreten einer Diarrhö nach operativen Eingriffen im Bereich des Gastrointestinaltrakts wird auf Kapitel 4.4.1 verwiesen.

Gastrointestinale Nebenwirkungen gehören zu den häufigsten Nebenwirkungen einer **Chemotherapie** (Inzidenz bis zu 50–80 %), einer Strahlentherapie im Abdominal- und Beckenbereich sowie einer kombinierten Radiochemotherapie. Antiproliferative Substanzen und ionisierende Strahlen schädigen unspezifisch wachstumsaktive Gewebe wie die gesamte Schleimhaut des Gastrointestinaltrakts. Das trifft sowohl die Epithelzellen als auch die Submukosa und die extrazelluläre Matrix. Oxidativer Stress und die Wirkung inflammatorischer Zytokine führen zu einer gesteigerten Apoptose, Nekrosen des Gewebes sowie teilweise zu Ulzerationen. Wenn die Mukosabarriere bakteriell weiter zerstört wird, können Keime und andere Zellbestandteile in die Submukosa eindringen. Das fördert die Entzündung weiter und das Risiko für Bakteriämie und Sepsis ist erhöht.

Die Nebenwirkungen bei einzelnen Personen sind sehr unterschiedlich. Sie werden beeinflusst von der individuellen Prädisposition und den verwendeten Chemotherapeutika. Im Einzelfall ist es wichtig, die Nebenwirkungsspektren der Medikamente zu kennen. In Tabelle 5-3 sind Diarrhö-induzierende Chemotherapeutika zusammengestellt.

Bezüglich schwerer Nebenwirkungen ist besonders auf folgende Medikamente zu achten:

- Bortezomib: Diarrhöhäufigkeit dosislimitierend von 51 %,
- Topoisomerasehemmer: Amsacrin (10 % Diarrhö), Topotecan (30 %) und Irinotecan (CPT-11): siehe Exkurs,
- Capecitabin: Diarrhöhäufigkeit von 40 %,
- Cisplatin: Diarrhöhäufigkeit > 10 %,
- Pyrimidinantagonisten: 5-Fluorouracil kann schwere, dosislimitierende Mukositis und Diarrhö im Intervall auslösen,

- *targeted therapies:* antineoplastische Präparate mit spezifischer Bindung an tumorbiologisch relevante Zielstrukturen.

Exkurs

Irinotecan (CPT-11) kann sofort bzw. innerhalb 24 h ein cholinerges Syndrom mit akuter Diarrhö, Speichel- und Tränenfluss, Schweißausbruch, abdominellen Krämpfen und Fieber auslösen (bei ca. 9 % der Patienten unter Monotherapie und in ca. 1,5 % unter Kombinationstherapie mit 5-FU). 5–10 Tage nach Anwendung können bei 10–20 % der Patienten eine schwere Mukositis und Diarrhö auftreten. Das Risiko, dass es unter Irinotecan zu einer verzögerten Diarrhö kommt, steigt, wenn folgende Faktoren vorliegen: verminderter Allgemeinzustand mit Performance-Status nach WHO >2, Leukozytose, Abdominal- oder Beckenbestrahlung. Auch ein vorhandenes Crigler-Najjar-Syndrom I oder Gilbert-Syndrom (= Morbus Meulengracht) gehört zu den Risikofaktoren. Für modulierte 5-FU-Regime und die Kombination von 5-FU und CPT-11 liegt die Inzidenz für Diarrhöen bei 50–80 % der behandelten Patienten. Über 30 % der Patienten haben eine Diarrhö Grad 3–4. Bei Patienten mit Kolonkarzinom unter einer 5-FU-Therapie steigt die Hypolaktasie von 24 auf 35 % an. Bei 94 % der Patienten war eine Lactoseintoleranz dokumentiert.

Die akute Strahlenenterokolitis wird meist ausgelöst durch eine akute Schleimhautentzündung nach der Strahlenbehandlung und tritt zwischen der zweiten und dritten Bestrahlungswoche auf (Riesenbeck et al. 2007). Auch im Bestrahlungsfeld liegende Organe können eine Diarrhö verursachen – beispielsweise eine exokrine Pankreasinsuffizienz bei Bestrahlung des Pankreas. Ferner leiden 20 % aller im Beckenbereich bestrahlten Patienten unter einer fäkalen Inkontinenz, die eine chronische Diarrhö vortäuschen kann (Lankisch et al. 2006).

Tab. 5-3 Diarrhö-induzierende Chemotherapeutika (Abkürzung/Synonym) (nach Berger et al. 2010)

- Altretamin
- Amsacrin (AMSA, m-AMSA) (10 %)
- anti-hormonale Substanzen
- Arsentrioxid
- Azacitidin
- Bendamustin
- Bleomycin (akut und verzögert) (BLEO)
- Capecitabin
- Carmustin (BCNU)
- Cisplatin (CDDP, DDP)
- Cladribine
- Cytarabin (Ara-C)
- Dacarbazin (DTIC)
- Dactinomycin
- Docetaxel
- Everolimus
- Fludarabin
- 5-Fluorouracil (5-FU)
- Ifosfamid (IFO)
- Interleukin-2
- Irinotecan (CPT11)
- Lenalidomid
- Melphalan (L-PAM)
- Methotrexat (MTX)
- monoklonale Antikörper:
  - Alemtuzumab
  - Bevacizumab
  - Catumoxamab
  - Cetuximab
  - Eculizumab
  - Panitumumab
  - Rituximab
  - Trastuzumab
- Nelarabine
- Oxaliplatin
- Paclitaxel
- Pemetrexed
- Procarbacin
- Tegafur-Uracil
- 6-Thioguanin (6-TG)
- Thiotepa
- Topotecan
- Treosulfan
- Vinblastin (VBL)
- Vinorelbin
- Vorinostat (SAHA)
- Wirkstoffe der *targeted therapy:*
  - Bortezomib
  - Dasatinib
  - Erlotinib
  - Gefitinib
  - Lapatinib
  - Nilotinib
  - Sorafenib
  - Sunitinib

Es ist sorgfältig zu prüfen, ob eine Chemo- und/oder Strahlentherapie-induzierte Diarrhö **antibiotisch** therapiert werden sollte. Denn die Antibiotika schädigen die physiologische Darmflora, sodass darmeigene und milieubedingte pathogene Keime die Darmschleimhaut besiedeln können. Zudem können alle Antibiotika eine Clostridium-difficile-assoziierte Diarrhö (CDAD) auslösen – im Schweregrad von einer harmlosen Diarrhö, über eine pseudomembranöse Kolitis, Ileus und Perforation bis zum toxischen Megakolon reichend. Unter einer pseudomembranösen Kolitis leiden häufig Tumorpatienten mit schlechtem Allgemeinzustand unter Zytostatikagabe. Diarrhöen können sich sehr negativ auf das Befinden der Tumorpatienten und die Compliance auswirken. Besonders für ältere und multimorbide Patienten können Komplikationen wie Dehydratation, Elektrolytverluste und Störungen im Säure-Basen-Haushalt lebensbedrohlich sein. Letztlich kann es infolge einer Diarrhö-bedingten Maldigestion und Malabsorption zu einer Mangelernährung kommen.

Merke

Bei der Tumortherapie-assoziierten, akuten Diarrhö zielt die Behandlung daraufhin, lebensbedrohliche Störungen des Flüssigkeits- und Elektrolythaushalts sowie Sekundärkomplikationen – beispielsweise Kreislauf- oder Nierenversagen – zu verhindern. Durch Linderung der subjektiven Symptome verbessert sich die Compliance und die Tumortherapie kann fortgesetzt werden.

Kann der Patient Nahrung in ausreichender Menge oral aufnehmen, ist die Gabe der WHO-Trinklösung („*Simple Sugar Salt*“ *Solution* [SSS], *Oral Rehydration Solution* [ORS]) möglich, um den Flüssigkeitsverlust zu ersetzen und eine Dehydration zu verhindern. Die Trinklösung kann man auch selbst herstellen: Man gibt 3,5 g NaCl, 5 g Natriumhydrogenkarbonat, 1,5 g Kaliumchlorid (KCl) und 20 g wasserfreie Glucose oder Saccharose in 1 l Wasser. Durch Resorption von Natrium und Glucose über den Natrium-Glucose-Kotransport kommt es passiv zur Wasserresorption. Da die Resorption häufig nicht beeinträchtigt ist, kann der Patient den Flüssigkeitsverlust durch eine orale Rehydratation ausgleichen – auch wenn die Durchfälle fortbestehen.

Merke

Durch freies Wasser allein – ohne Glucose und Natrium – kann keine ausreichende Flüssigkeitsresorption erreicht werden. Um intrazelluläre Kaliumverluste auszugleichen, wird Kaliumchlorid zugesetzt – Bikarbonat wiederum, um die meist saure Stoffwechsellage (metabolische Azidose) auszugleichen.

Modifikationen der WHO-Lösung – Coca-Cola™, Apfelsaft, Orangensaft – haben sich als weniger wirksam erwiesen, da darin meist zu viele Kohlenhydrate und zu wenig Natrium enthalten sind. Die stark zuckerhaltigen Cola-Getränke beispielsweise können durch den Kohlensäure- und Koffeingehalt und den osmotischen Effekt des Zuckers eine Diarrhö verstärken.

Merke

Die tägliche Trinkmenge liegt bei ca. 30–40 ml/kg KG.

Bei akuter Diarrhö liegt meist eine isotone Dehydratation vor. Dann ist parenterale Elektrolyt- und Flüssigkeitssubstitution mit Vollelektrolytlösungen notwendig. Die erforderliche Flüssigkeitsmenge richtet sich nach der Harnmenge und den Kreislaufparametern. Die Infusionsgeschwindigkeit hängt vom Ausmaß der Dehydratation und der Kreislaufsituation des Patienten ab. Die isotone Dehydratation wird abhängig vom Schweregrad in unterschiedlichen Zeiträumen ausgeglichen:

- **1. Schweregrad** (Defizit ca. 2 l; klinische Zeichen: Müdigkeit, Blutdruckwerte im Liegen noch normal, Tachykardie, Neigung zu orthostatischen Regulationsstörungen): innerhalb von 12 Stunden;
- **2. Schweregrade** (Defizit ca. 2–6 l; klinische Zeichen: Blutdruckabfall auch im Liegen Apathie, Appetitlosigkeit, Erbrechen): innerhalb von 24 Stunden;
- **3. Schweregrade** (Defizit über 6 l; klinische Zeichen: Blutdruck im Liegen systolisch unter 90 mm Hg, Bewusstseinstrübung, Schock): innerhalb von 24–48 Stunden (Hartig 2004).

Diese Empfehlungen gelten auch für akute Phasen der chronischen Diarrhö, für die generell ein ursächliches Vorgehen angeraten wird – unter Beachtung vorhandener Funktionsstörungen.

Die Ernährungsempfehlungen können nur grundsätzlicher Natur sein, da sie von den Grundkrankheiten und der individuellen Situation des Patienten abhängig sind – beispielsweise individuellen Unverträglichkeiten. Bei starken Durchfällen sollte die Kost leicht, fett-, milchzucker- und ballaststoffarm sein und in mehreren kleinen Mahlzeiten zu sich genommen werden. Zu den Grundprinzipien einer leichten Kost finden sich weitere Informationen in Kapitel 6.1.2, zu einer ballaststoffarmen Kost in Kapitel 6.2.1 und zu einer milchzuckerreduzierten Kost in Kapitel 6.5.3.

Praxistipp

Bei Durchfall zu empfehlen:

- geriebener ungeschälter Apfel, Bananen, gekochte Karotten, Heidelbeeren,
- Hafer- und Reisschleimsuppe,
- Schwarz-, Fencheltee, Kakao, Schokolade,
- Weißmehlprodukte wie Haferflocken, abgelagertes Weißbrot, Trockengebäck,
- Nudeln, Kartoffeln, geschälter Reis,
- trockener Käse,
- Guar, Johannisbrotkernmehl.

Bei Durchfall zu vermeiden:

- Rohkost,
- Gemüsesorten wie Lauch, Kohl, Knoblauch, Zwiebeln, Wirsing, Sauerkraut, Hülsenfrüchte,
- Säfte aus Tomaten, Sauerkraut, Orangen, Grapefruit, Johannisbeeren,
- Obstsorten wie Aprikosen, Erdbeeren, Pfirsiche, Pflaumen, Zitrusfrüchte, rohes Steinobst, Johannisbeeren, Stachelbeeren, Weintrauben, frisches Obst, Trockenobst,
- Brottrunk,
- Kaffee,
- kohlensäurehaltige Getränke, sulfatreiche Mineralwässer (Sulfatgehalt > 200 mg/l),
- Milch, Molke, gesäuerte Milchprodukte wie Joghurt, Kefir, Butter-, Dickmilch,
- Nüsse, Mandeln,
- grob geschrotete Vollkornprodukte, Vollkorngerichte,
- fettreiche Gerichte und Lebensmittel wie frittierte, panierte Speisen, fettreiches Gebäck,
- Röstprodukte wie stark gebratene, geröstete und gegrillte Speisen,
- scharfe Gewürze,
- Fructose, Sorbit, Mannit.

Merke

Auch bei einer sekretorischen, unter Nahrungskarenz weiter bestehenden Diarrhö sind abführend wirkende Lebensmittel zu vermeiden. Sie würden die Diarrhö und die abdominellen Schmerzen und Krämpfe verstärken.

Lösliche Ballaststoffe – beispielsweise Guar, Johannisbrotkernmehl, Pektin, Indische Flohsamenschalen – steigern die Viskosität, fördern die Vermehrung natürlicher Bakterien und verdrängen ungünstige Keime. Sie werden zu kurzkettigen Fettsäuren abgebaut, die als Energiequelle den Aufbau der Dickdarmschleimhaut fördern. Als Quellstoffe begünstigen sie die Wasser- und Natriumaufnahme im Darm und helfen so bei der Eindickung des Stuhls. Lösliche Ballaststoffe werden in folgenden Formen angeboten:

- geschmacksneutrales Pulver (Getränke und weiche Speisen),
- Medikamente in Form von Granulat oder Pulver mit und ohne Geschmack.

Am Gebrauch von Probiotika zur Prävention Antibiotika-assoziierter Diarrhöen besteht zunehmendes Interesse. Probiotika sind oral verabreichbare Zubereitungen mit lebenden Mikroorganismen, die positiv auf den Wirtsorganismus wirken. Einige Metaanalysen berichten auch über eine Risikoreduktion Antibiotika-assoziierter Diarrhöen bei Anwendung von Probiotika während der Antibiotikagabe. Die Interpretation dieser Studien wird kritisch hinterfragt. Gründe sind die Heterogenität und Größe der Patientenpopulationen, unklare Probiotikaregime sowie unklare Sicherheitsprofile (Varughese et al. 2013).

5.3.3 Obstipation (Verstopfung)

Der Begriff „Verstopfung" beschreibt in hohem Maße den subjektiven Eindruck eines Patienten, den Darminhalt nicht adäquat häufig, nicht in ausreichender Menge, in zu harter Konsistenz und/oder nur unter Beschwerden ausscheiden zu können (Clemens u. Klaschik 2009). Bei der Abgrenzung zwischen normaler Stuhlentleerung und Obstipation sind ein Stuhlgewicht unter 35 g/Tag, ein Stuhlwassergewicht unter 70 % und eine gastrointestinale Transitzeit über fünf Tage Hinweis auf eine Verstopfung (Clemens u. Klaschik 2009). Zu den CTCAE des NCI siehe Tabelle 5-1. Nach den Konsensus-Konferenz-Rom-III-Kriterien besteht eine chronische Obstipation, wenn bei mindestens 25 % der Defäkationen von den nachfolgenden Kriterien mindestens zwei über einen Zeitraum von mindestens zwölf Wochen innerhalb eines Jahres vorhanden sind (Longstreth et al. 2006):

- heftiges Pressen,
- knolliger oder harter Stuhl,
- Gefühl der inkompletten Defäkation,
- Gefühl der anorektalen Blockade/ Obstruktion,
- manuelle Manöver bei 25 % der Defäkationen,
- < 3 Defäkationen/Woche.

Exkurs

Die durchschnittliche Verweildauer einer Mahlzeit beträgt im Magen etwa eine Stunde, im Dünndarm zwei bis drei Stunden und im Dickdarm über 24 Stunden. Die normale intestinale Transitzeit dauert bei Männern zwischen 7–60 und bei Frauen zwischen 10–70 Stunden. Je höher dabei das individuelle Stuhlgewicht bzw. -volumen ist, umso kürzer ist die korrespondierende Transitzeit. Das ist begründet in einer zunehmenden Dehnung der Darmwand, wenn das Stuhlvolumen sich erhöht. Dadurch werden intramurale propulsive enteroenterale Reflexe stimuliert und die intestinale Motilität gefördert.

Während der Transport des Stuhls ein reflektorischer, vom autonomen Nervensystem bzw. ein humoral gesteuerter Vorgang ist, ist die Defäkation ein der willkürlichen Beeinflussung unterworfener Vorgang. Eine peristaltische Welle im Kolon leitet den Transport des Stuhls in das Rektum ein. Diese Peristaltik wird parasympathisch gesteuert, kann aber reflektorisch konditioniert werden – beispielsweise durch die morgendliche Nahrungs- und Flüssigkeitszufuhr. Der Defäkationsreflex wird durch das gefüllte

Rektum, aber auch durch externe Stimuli ausgelöst. Physische und psychische Störungen können zur willkürlichen und unwillkürlichen Unterdrückung dieses Regelkreises führen.

In der Allgemeinbevölkerung ist Obstipation bei Frauen dreimal häufiger als bei Männern. Sie nimmt mit dem Alter zu, bei den Männern ab dem 60. Lebensjahr, bei den Frauen über alle Lebensjahrzehnte. Ursache ist hier auch ein aufgrund geschwächter Muskulatur und abnehmender Sensibilität im Enddarm verringerter Defäkationsreflex, sodass ein größeres Stuhlvolumen benötigt wird. Neben den altersphysiologischen Veränderungen des Gastrointestinaltrakts spielen auch alterstypische Krankheitsbilder mit Einfluss auf die Kolonmotilität – beispielsweise Morbus Parkinson –, Immobilität, Multimedikation sowie psychosoziale Faktoren eine Rolle. Bei Pflegebedürftigen liegt die Prävalenz der Obstipation über 50 %.

Verstopfung kommt bei Tumorpatienten – vor allem bei fortgeschrittener Tumorerkrankung – häufig vor. Es gibt zahlreiche Ursachen für eine Verstopfung (s. Tab. 5-4). Besonders betroffen sind immobile Patienten, die sich ballaststoffarm ernähren, wenig trinken und obstipierende Medikamente erhalten. Im klinischen Alltag hervorzuheben sind die medikamentös bedingte Obstipation und die durch einen Tumorprozess bedingte.

Die Vincaalkaloide (s. Tab. 5-5) wirken besonders verstopfend, wobei ein hohes Alter des Patienten und eine hohe kumulative Dosis das Risiko erhöhen. Unter Vincristin und Vinblastin tritt bei 30–46 % der Patienten eine Obstipation auf – mit dem Risiko eines paralytischen Ileus. Verursacht wird die Verstopfung in diesem Fall durch eine Schädigung der autonomen Nervenfunktion im Sinne einer vegetativen Neuropathie.

Obstipation ist die häufigste Nebenwirkung einer Schmerztherapie mit Opiaten und Narkotika, Opiumalkaloiden, halbsynthetischen und synthetischen Opioiden. Im Gegensatz zu anderen Nebenwirkungen der Opioide, wie Übelkeit und Erbrechen, entwickelt sich gegenüber der Obstipation keine Toleranz. Daher ist es häufig notwendig, die Laxantien während der gesamten Dauer der Opioidtherapie zu geben (Clemens u. Klaschik 2009).

Exkurs

Alle Applikationen von Opioiden – peripher, intrathekal und intraventrikulär – führen zu einer Verzögerung der Darmpassage. Ursache der opioidassoziierten Verstopfung ist die Verzögerung der Darmpassage durch die Bindung des Opioids an Opioidrezeptoren im Darm und zentralen Nervensystem. Durch die Erschlaffung der Längsmuskulatur am Dünn- und Dickdarm nimmt die propulsive Motorik ab, durch die Zunahme der segmentalen Kontraktion wiederum verlängert sich die Verweildauer des Darminhalts. Der Stuhl wird durch Wasserentzug eingedickt. Wenn die intestinale, gastrische, biliäre und pankreatische Sekretion vermindert ist, nimmt die Obstipation zu, weil der Tonus der intestinalen Sphinkteren ansteigt und der Defäkationsreflex abnimmt.

Auch Serotoninantagonisten wie Granisetron, Ondansetron oder Tropisetron – eingesetzt gegen Übelkeit und Erbrechen – können eine Obstipation verursachen. Die Antiemetika verlängern die Kolontransitzeit und vermindern die Motilität des unteren Magen-Darm-Trakts.

Merke

Man sollte auch daran denken, dass die häufig eingesetzten Protonenpumpenhemmer als Nebenwirkung eine Obstipation begünstigen.

Auch bei Obstipation ist eine Anamnese des Patienten zu seinen Stuhlgewohnheiten er-

Tab. 5-4 Mögliche Ursachen einer Obstipation bei Tumorpatienten (Auswahl)

Metabolische Ursachen	Physiologische Ursachen
• Elektrolytstörungen wie Hyperkalzämie, Hypokaliämie • Hypothyreose	• Alter • Inaktivität • Immobilität • Schwäche
Ernährungsbedingte Ursachen	**Reflektorische Ursachen**
• ballaststoffarme Kost • einseitige Ernährung mit hohem Konsum obstipierender Lebensmittel • Ernährungsumstellung • Flüssigkeitsmangel	• Divertikulose • Entleerungsstörungen (Mukosaprolaps, Rektozele) • Entzündungen, Fissuren im Analbereich • Hämorrhoiden
Organische Ursachen	**Medikamentöse Ursachen**
• Divertikulitis • endokrine Erkrankungen • neurologische Erkrankungen • rektoanale Raumforderungen • Strikturen nach Operation und Radiatio • Stenosen • Tumoren/Metastasen intra- und extraluminal • vorbestehende Obstipation	• Analgetika, vor allem Opiate und Opioide • Antazida (aluminiumhaltige, PPI*) • Antiarrythmika • Antibiotika • Anticholinergika • Antidepressiva (trizyklische Antidepressiva) • Antiemetika (Serotoninrezeptorantagonisten) • Antiepileptika • Antihistaminika • Antihypertensiva • Anti-Parkinsonmittel • Diuretika • Eisenpräparate • Kontrastmittel (Bariumsulfat) • Laxantienabusus • Narkotika • Neuroleptika (Phenothiazine) • Scopolamin • Tranquilizer (Benzodiazepine) • Zytostatika, vor allem Vincaalkaloide (s. Tab. 5-5)
Neurologische Ursachen	**Psychische Ursachen**
• diabetische Neuropathie • Hirnläsionen (Apoplex) • Kompression neuraler Strukturen im Rückenmark und Beckenboden • Morbus Parkinson • paraneoplastische Neuropathie: Karzinoid, multiple endokrine Neoplasien (MEN) • Polyneuropathie • primäre Obstipation (*slow transit constipation*) • verminderter Dehnungsreflex	• Depression • gestörtes Defäkationsverhalten • unangenehme Atmosphäre (Krankenhaus, Krankenbett, mangelnde Intimsphäre)

* PPI = Protonenpumpenhemmer

forderlich. Denn gerade bei der Defäkation sind die individuellen Schwankungen sehr hoch. Vor allem muss eine vorübergehende Verstopfung oder eine Darmatonie von einem möglichen mechanischen Ileus abgegrenzt werden. Besteht kein mechanischer Ileus, ist die Behandlung einer Obstipation konservativ, wobei der Allgemeinzustand des Patienten, die klinische Gesamtsituation und die Ursache der Obstipation maßgebend sind. Jede Behandlung basiert auf folgenden Punkten:

- Umstellung der Ernährung auf eine ballaststoffreiche Kost; Zufuhrempfehlung: 30 g/Tag,
- ausreichende Flüssigkeitszufuhr,
- Training des Defäkationsmechanismus,
- körperliche Aktivität.

Tab. 5-5 Chemotherapeutika mit Obstipation als Nebenwirkung (Abkürzung/Synonym) (nach Berger et al. 2010)

Allgemeine Chemotherapeutika	Vincaalkaloide
• Azacytidin • Alemtuzumab • antihormonale Substanzen • Bendamustin • Bevacizumab • Cetuximab • Docetaxel • Eculizumab • Etoposid • Hydroxyharnstoff • Interleukin-2 • Lenalidomid • Nelarabin • Nilotinib • Paclitaxel • Sorafenib • Sunitinib • Thalidomid • Trabectedin	• Vinblastin (VBL) • Vincristin (VCR) • Vindesin (VDS) • Vorinostat (SAHA)

Merke

Diese grundsätzlichen Empfehlungen sind allerdings häufig – vor allem im fortgeschrittenen Erkrankungsstadium – nicht umzusetzen und eine medikamentöse Therapie ist von Beginn an erforderlich.

Beispielsweise werden vielfach vor der Therapie mit Vincaalkaloiden zur Prophylaxe Laxantien gegeben. Auch parallel zur Schmerzmittelmedikation mit morphinartigen Substanzen sollte der Patient prophylaktisch Abführmittel bekommen – beispielsweise Magnesium, Sennesblätter, Polyethylenglykol oder Milchzucker, der allerdings Blähungen auslösen kann. Zu allen Laxantien sollte der Patient viel Flüssigkeit zu sich nehmen.

Exkurs

Bei Gesunden zeigt sich, dass Ballaststoffe das Stuhlgewicht erhöhen und die Kolontransitzeit verkürzen. Im Kolon beeinflussen die Ballaststoffe bzw. deren Äquivalente die Stuhlmenge und -beschaffenheit sowie den mikrobiellen Stoffwechsel im Dickdarm. Dabei wird zwischen wasserlöslichen – beispielsweise Meeresalgenextrakten, Pektinen, Samenschleimen – und nicht wasserlöslichen Ballaststoffen – beispielsweise Cellulose oder Lignin – unterschieden. Beim Abbau der löslichen Ballaststoffe im Dickdarm entstehen kurzkettige Fettsäuren, die die Dickdarmbeweglichkeit steigern. Unlösliche Ballaststoffe sind mikrobiell kaum abbaubar, binden aber Wasser. Dadurch quellen die Randschichten auf und das Stuhlvolumen steigt an. Ballaststoffträger sind vorwiegend Obst, Gemüse und Getreideprodukte, die aufgrund ihres hohen Gehaltes an unlöslichen Ballaststoffen am effektivsten sind.

Da eine ballaststoffreiche Ernährung zu Blähungen und abdominellen Missempfindungen führen kann, sollte die Umstellung langsam erfolgen. Zudem muss eine hohe Flüssigkeitszufuhr gewährleistet sein.

5.4 Geschmacks- und Geruchsstörungen

Geschmacks- und Geruchsstörungen sind meist mit einer Anorexie verbunden und oft ist die Grundlage einer Geschmacksstörung eine Geruchsstörung. Die Tabelle 5-6 gibt eine Übersicht über die verschiedenen Formen von Riech- und Schmeckstörungen.

Unter Chemotherapie klagen 36–75% der Patienten über Geschmacksveränderungen in allen Formen. Dabei ist eine Hypogeusie häufig mit einer Dysgeusie verbunden. Capecitabin, Cisplatin, Cyclophosphamid, Doxorubicin, 5-Fluorouracil, Methotrexat, Paclitaxel und Temozolomid gehören zu den mit Geschmacksveränderungen assoziierten Zytostatika. Dabei wird am häufigsten unter Cisplatin und Doxorubicin über schwere Geschmacksveränderungen berichtet. Bei autologer Stammzelltransplantation ist unter Hochdosistherapie ein völliger Geschmacksverlust beschrieben. Die Geschmacksveränderungen können während der Zytostatikagabe auftreten und von wenigen Stunden bis zu mehreren Tagen, Wochen oder Monaten dauern. So empfinden 77% der Patienten unter einer Cisplatintherapie – allein oder in Kombination mit Cyclophosphamid, Doxorubicin und 5-Fluorouracil – einen metallischen Geschmack für wenige Stunden bis zu drei Wochen. Patienten berichten über eine große Vielfalt von Geschmacksveränderungen – auch in Bezug auf Lebensmittel. Diese schmecken nach Pappe oder Sandpapier, ranzig und sind zu salzig, süß, sauer oder bitter. Oft ist die Geschmacksschwelle für eine bestimmte Geschmacksempfindung erhöht bzw. erniedrigt. Etwa ein Drittel der Patienten hat eine erhöhte Geschmacksschwelle für süß, während die für bitter erniedrigt ist.

Zudem haben viele Patienten ein erhöhtes Geruchsempfinden, vor allem gegenüber Nahrungsmittel- und Essensgerüchen. 82% der Patienten unter Chemotherapie lehnen deshalb den Verzehr von einem oder mehreren Lebensmittel oder ganzen Mahlzeiten ab. Meist betroffen sind Kaffee, Tee, Zitrusfrüchte, Fleisch und Schokolade. Eine deutsche Untersuchung des Geschmacksempfindens bei Patienten mit kolorektalen Tumoren ergab gegenüber Gesunden neben dem signifikant schlechteren Ernährungszustand der Tumorpatienten eine verminderte Sensibilität der Geschmackswahrnehmung. Die Patienten nahmen die Grundqualitäten süß, salzig, sauer und bitter später wahr als Gesunde (Kucz et al. 2008). Manche Patienten berichten während der Applikation der Chemotherapie über einen bitteren Geschmack im Mund und lernen, diesen unangenehmen Geschmack mit den vor der Therapie verzehrten Lebensmitteln zu assoziieren. Wesentliche Ursache von Geschmacks- und Geruchsstörungen unter Zytostatikatherapie

Tab. 5-6 Riech- und Schmeckstörungen (mod. nach Knecht et al. 1999)

	Geruchssinn	Geschmackssinn
Kompletter Verlust	Anosmie	Ageusie
Partieller Verlust	Hyposmie	Hypogeusie
Übernormale Funktion	Hyperosmie	Hypergeusie
Missempfindung	Dysosmie*	Dysgeusie**

* Parosmie bei vorhandener Duftquelle, Phantosmie bei fehlender Duftquelle
** Parageusie bei vorhandenem Sinnesreiz, Phantogeusie bei fehlendem Sinnesreiz

sind Schädigungen der sich schnell teilenden Geschmacks- und Geruchsrezeptoren. Die mittlere Lebensdauer eines Geschmacksrezeptors liegt bei zehn Tagen, eines Geruchsrezeptors bei 30 Tagen. Auch Radiotherapien von Kopf- und Halstumoren können Ursache für lang anhaltende Störungen von Geschmack, Speicheldrüsenfunktion mit Mundtrockenheit (Xerostomie) und Schluckfunktion sein (s. dazu Kap. 5.6, Kap. 5.7 u. Kap. 5.8). Differenzialdiagnostisch muss man bedenken, dass Geschmacks- und Geruchsstörungen auch Folge einer Mangelernährung (Vitamin B_{12}, Zink, Kupfer) oder einer schlechten Mundhygiene sein können.

Merke

Bei der Anamnese von Tumorpatienten ist wiederholt nach Geschmacks- und Geruchsstörungen zu fragen, um den Patienten mit einer Wunschkost eine orale Nahrungsaufnahme zu ermöglichen.

5.5 Verstärkter Speichelfluss (Hypersalivation)

Eine gesteigerte Absonderung von Speichel aus den Speicheldrüsen wird als Hypersalivation oder Sialorrhö bezeichnet. Die Hypersalivation beeinträchtigt den Tumorpatienten besonders dann, wenn zusätzlich eine Mukositis und/oder eine Stomatitis vorliegen und der Patient Schmerzen beim Schlucken hat. Verschiedene Zytostatika führen zur vermehrten Speichelbildung – besonders als Begleitsymptom bei Übelkeit und Erbrechen.

Ernährungsmedizinisch gibt es wenige Möglichkeiten, die Hypersalivation zu beeinflussen. Limone beispielsweise reduziert die Schleimdrüsenproduktion, während Frischmilch wegen vermehrter Schleimbildung vermieden werden sollte.

Eine medikamentöse Therapie ist mit den nachfolgend genannten Pharmaka möglich. Die angegebenen Medikamente sind mäßig bis gut wirksam. Wichtig ist die Titration der Dosis aufgrund der häufig beklagten Mundtrockenheit bei Überdosierung:

- TTS Scopoderm® (alle 1–3 Tage),
- Amitriptylin (25–50 mg, bis zu dreimal täglich),
- Atropintropfen 1 % sublingual, 1–2 Tropfen bis zu dreimal täglich,
- zur Anregung der Magen-Darm-Passage: Metoclopramid (MCP).

5.6 Kau- und Schluckstörungen (Dysphagie)

Ursachen können Tumoren im Bereich von Larynx oder Pharynx sowie des Ösophagus sein. Bei den neurologischen Ursachen überwiegen ZNS-Tumoren und ZNS-Metastasen mit Paresen.

Tumortherapie-bedingte Ursachen von Schluckstörungen sind Stomatitis, Xerostomie, Infekt-assoziierte Schleimhautveränderungen – beispielsweise Soor oder Herpes-simplex-Infektion – des oberen Gastrointestinaltrakts sowie Medikamentennebenwirkungen. Folgen der Dysphagie sind Unter- bzw. Mangelernährung, Aspiration und konsekutive Pneumonien.

Praxistipp

Symptome, die auf eine Dysphagie hinweisen können:

- häufiges Verschlucken,
- häufiges Räuspern oder Husten,
- belegte, feuchte Stimme,
- veränderte Stimmqualität,
- wiederholtes Nachschlucken,
- Husten bei Lagewechsel,
- Nahrungsreste im Mund.

Ernährungsmedizinisch sollte bei Dysphagie mit Aspirationsgefahr eine Nahrungskarenz erfolgen. Erst nach Abklärung und Therapie kann – in enger Zusammenarbeit mit der Logopädie – wieder eine orale Ernährung begonnen werden. Kann der Patient oral keine Nahrung zu sich nehmen, erfolgt in der Akutphase eine enterale Ernährung über eine nasale Sonde. Bei längerfristiger unzureichender Energiezufuhr wird die frühzeitige Anlage einer PEG empfohlen. Dies gilt besonders für Patienten mit Tumoren im HNO-Bereich bzw. mit Ösophaguskarzinomen. Bei Letzteren sollte die PEG-Anlage erst nach Rücksprache mit den behandelnden Chirurgen erfolgen, da bei geplantem Magenhochzug keine PEG erwünscht ist. Da die Patienten meist vor der Tumortherapie mangelernährt sind, kann kurzfristig eine additive parenterale Ernährung notwendig sein.

Bei allen Patienten ist eine optimale Zahn- und Händehygiene von Bedeutung – auch zur Senkung der Pneumonie-Inzidenz. Bei Wiederaufnahme der oralen Ernährung sollte der Patient mit festen Speisen beginnen, da diese sich besser schlucken lassen als flüssige Speisen. Industrielle Andickungsmittel sind dabei hilfreich. Weitere Hinweise zur Ernährung bei Kau- und Schluckstörungen finden sich auch in den Kapiteln 5.7 und 5.8. Besteht eine infektassoziierte Dysphagie, steht die Behandlung der Infektion im Vordergrund. Die akute Chemo- und/oder Radiotherapie-bedingte Dysphagie kann eventuell durch eine parenterale Ernährung überbrückt werden. Sie heilt meist nach der Neutrophilenregeneration aus. Dabei ist nicht unbedingt eine zentralvenöse Ernährung nötig. Auch über peripher venöse Venenkatheter können durch Einsatz von 20%igen Fettlösungen 1 500 kcal pro Tag zugeführt werden (s. Kap. 6.11.3).

5.7 Schleimhautentzündung (Mukositis)

Unter Chemo- und Radiotherapie können im Mund, Pharynx, Ösophagus und dem gesamten Magen-Darm-Trakt Schleimhautschädigungen bis hin zu Ulzerationen auftreten. Sie sind für die betroffenen Patienten eine belastende, unter Umständen therapieeinschränkende Nebenwirkung der spezifischen Tumortherapie. Auch die orale Nahrungsaufnahme kann dadurch erschwert oder unmöglich werden. Zur Graduierung der Ausprägung einer Mukositis findet sich eine Aufstellung in Tabelle 5-1. Tabelle 5-7 enthält eine Übersicht über mukosaschädigende Zytostatika.

Bei allen **systemisch verabreichten Chemotherapien** liegt die Mukositisinzidenz bei 40 %. Vor allem die Kombination mehrerer Medikamente oder eine begleitende Radiotherapie können zu schweren Verläufen führen (Mayer et al. 2008). Erste Mukositissymptome treten in der Regel zwischen Tag 5 und 7 nach der ersten Chemotherapieapplikation auf. Reduziertes Allgemeinbefinden, jüngeres Alter und ein schlechter oraler Gesundheitsstatus sind Risikofaktoren für orale Komplikationen. Besonders betroffen sind auch Patienten mit hämatologischen Erkrankungen und Patienten unter Hochdosistherapie. Ursache sind DNA-Schädigungen des Epithels durch Zytostatika-generierte Sauerstoffradikale. Dazu kann es in der Phase der Neutropenie zu bakteriellen, viralen und Pilzinfektionen sowie als deren Folge zu einer zusätzlichen Schädigung des Epithels kommen (indirekte Toxizität). Durch die Unterbrechung der Schleimhautbarriere, die den ganzen Mund-, Hals- und Gastrointestinaltrakt betreffen kann, besteht ein erhöhtes Risiko für eine systemische Infektion. Folge der Schleimhautschädigungen sind Schmerzen, Abnahme der Speicheldrüsenfunktion,

Geschmacksstörungen, Anorexie und Bewegungsstörungen im Gastrointestinaltrakt mit Diarrhö.

Folgen einer Chemotherapie-induzierten Epithelschädigung sind auch Störungen der intestinalen Flüssigkeitsreabsorption – in schweren Fällen eine sekretorische Diarrhö. Durch die Schleimhautschädigung kann es sekundär zu einer Intoleranz von Milchzucker und anderen Nährstoffen kommen. So wurde bei Patienten mit Kolonkarzinom unter einer Therapie mit 5-FU ein Anstieg der Hypolaktasie von 24 auf 35 % beobachtet. Bei 94 % der Patienten bestand eine Lactoseintoleranz. Die Mukosaschädigung ist im Allgemeinen reversibel und heilt 10–14 Tage nach der Therapie ab. Bei persistierender Neutropenie ist ein längerer Verlauf möglich.

Tab. 5-7 Mukositisverursachende Zytostatika (Abkürzung/Synonym) (mod. nach Hartmann 2003; Berger et al. 2010)

• Actinomycin D (Dactinomycin, DACT) • Amsacrin (AMSA, m-AMSA) (10 %) • Arsentrioxid • Bevacizumab • Bleomycin (BLEO) • Busulphan • Capecitabin • Carboplatin • Carmustin • Cisplatin (CDDP, DDP) • Clofarabin • Cyclophosphamid (bei Hochdosis) • Cytarabin (AraC) • Daunorubicin (DNR) • Docetaxel • Doxorubicin (Adriamycin; ADR, DXR) • Epirubicin (EPI) • Etoposid (VP-16) • Everolimus • 5-Fluorouracil* (5-FU)	• Gemcitabin • Ibritumomab • Idarubicin (IDA) • Ifosfamid (IFO) • Interleukin-2 • Irinotecan (CPT11) • Melphalan (L-PAM, MPL) • Methotrexat* (MTX) (ausgeprägt, dosislimitierend) • Nelarabin • Nilotinib • Oxaliplatin • Panitumumab • Pemetrexed • Sorafinib • Sunitinib • Thioguanin (TG) • Topotecan • Trabectedin • Treosulfan • Vinblastin • Vincristin • Vindesin • Vinorelbin

* Besonders stark

Auch **Strahlenbehandlungen im Bereich von Kopf und Hals** können Grund für lang anhaltende Störungen von Geschmack, Speicheldrüsenfunktion (mit Mundtrockenheit = Xerostomie) und Schluckfunktion sein. Klinisch imponiert eine Schleimhautentzündung mit Rötung sowie umschriebenen und flächigen Läsionen bis hin zu Nekrosen. Geschmacksstörungen treten in der Regel innerhalb der ersten drei Wochen nach Bestrahlungsbeginn auf – oft kommt es zum völligen Geschmacksverlust. Ohne Therapie tritt eine Besserung innerhalb einiger Wochen ein. Leichtere Geschmacksveränderungen bestehen oft über lange Zeit. Schon ein unstimulierter Speichelfluss wird durch viele Faktoren, wie Hydratationszustand, Kauen, Geschmack und Geruch beeinflusst. Ein durch Entwässerung bedingter Gewichtsverlust von 2 % vermindert den Speichelfluss um 60 %, ein Verlust von 8 % Körperwasser stoppt den Speichelfluss völlig (Berk et al. 2005). Unter Bestrahlung reduziert sich der Speichelfluss in den ersten zwei Wochen rasch: Nach zweiwöchiger Behandlung mit einer Dosis von 20 Gy sezernieren alle Speicheldrüsen nur noch 20 % ihrer üblichen Speichelproduktion. Betroffen ist zunächst die seröse und etwas zeitversetzt die visköse Komponente. Der Speichel wird erst zäh, dann verringert sich der Speichelfluss insgesamt. Die Parotis wird in ihrer Funktion stärker beeinträchtigt (nahezu 0 % Speichelfluss) als die submandibulären und sublingualen Speicheldrüsen (Stabilisierung bei 20 % Speichelfluss). Nach einer Hochdosis-Strahlentherapie sind seröse und muzinöse

Acini nahezu komplett verschlossen. Der genaue Mechanismus der strahleninduzierten Speicheldrüsenschädigung ist nicht bekannt. Angenommen werden eine direkte Schädigung der Speicheldrüsen-DNA durch strahlentherapiebedingte freie Radikale, eine Schädigung der Zellen durch von den Zellen selbst gebildetes toxisches Material oder das Auslösen einer Apoptose durch einen intrazellulären Mechanismus.

Die veränderte Mundhöhlenökologie führt bei mangelnder Prophylaxe und Pflege auch zu einer zunehmenden Zahnschädigung. Ähnliche Veränderungen wie an der Mundschleimhaut zeigen sich unter der Bestrahlung auch an der Darmschleimhaut, bei der das Zottenepithel geschädigt wird. Durchfall tritt zwischen der zweiten und dritten Bestrahlungswoche auf. Ursache der Schädigungen ist ein komplexer Vorgang mit Bewegungsstörungen, Enzyminsuffizienz, verminderter Resorption von Gallensalzen mit Wasserretention und Veränderung der Darmflora. Nach Beendigung der Bestrahlung kommt es meist innerhalb eines Monats zur Wiederherstellung der Schleimhaut.

Wichtige Elemente der supportiven Therapie bei Schleimhautschädigungen sind die Pflege bei Zytopenie und Myelosuppression (Neutropenie: Leukozyten $< 1 \times 10^9$/l, Granulozyten $< 0{,}5 \times 10^9$/l, Thrombozyten < 100 000/µl, Hb < 10 g/dl), die Pflege bei oraler Mukositis und Ösophagitis, die Schmerztherapie, die Infektprophylaxe und auch die Ernährungsmaßnahmen. Die Ernährungsform ist vom Grad der Mukositis abhängig. Ziel ist es, eine orale Ernährung beizubehalten – gegebenenfalls in minimalen Mengen. Die Richtlinien entsprechen denen der Ernährung bei Chemo-, Radiochemotherapie sowie Hochdosistherapie und hämatopoetischer Zelltransplantation. Dabei sind die Wünsche des Patienten nach Möglichkeit zu berücksichtigen. Die Kost muss eventuell püriert werden, scharfe Gewürze sind zu vermeiden, ebenso harte und kantige Lebensmittel. Auf eine bedarfsgerechte Energie- und Nährstoffzufuhr ist zu achten, vor allem im Hinblick auf die Protein- und Mikronährstoffzufuhr. Wird dies nicht erreicht, ist eine ergänzende parenterale Ernährung indiziert – gegebenenfalls auch bereits zu einer ausreichenden Flüssigkeitszufuhr. In schweren Fällen – beispielsweise auch bei anhaltenden Diarrhöen – muss auf eine TPN übergegangen werden.

5.8 Mundtrockenheit (Xerostomie)

Eine ausgeprägte Trockenheit der Mundhöhle (Xerostomie) ist die Nebenwirkung von Bestrahlungen im HNO-Bereich. Sie kann aber auch Folge einer chronischen Transplantat-gegen-Wirt-Reaktion (*Graft-versus-Host Disease* [GvHD]) nach allogener hämatopoetischer Zelltransplantation (HZT) sein. Der Patient hat keinen Speichelfluss, es können sich Speichelsteine der großen Speicheldrüsen ausbilden und der Patient klagt über Schmerzen, Geschmacksstörungen, Kaubeschwerden, Auftreten von Karies, Mundgeruch und Prothesenunverträglichkeit. Folge der Xerostomie ist – abhängig von der Dauer der Beschwerden – eine Minderversorgung mit allen essenziellen Nährstoffen und Energieträgern.

Merke
Eine Xerostomie prädestiniert zu Pilzinfektionen.

Praxistipp

Ernährungsmedizinische Maßnahmen bei Xerostomie

Zu meiden sind:

- krümelige und faserige Speisen wie Ananas, Spargel oder Bolognese,
- scharfe Gewürze und zu salzige Speisen,
- zu säurehaltige Nahrungsmittel wie Obst mit hohem Fruchtsäuregehalt: Johannisbeeren, Orangen, Grapefruit, Obstsäfte, Tomaten,
- zu kalt und zu heiß zu essen,
- kohlensäurehaltige Getränke,
- klebrige Speisen wie frisches Brot, Schmelzkäse, mit Käse überbackene Speisen,
- Speisen mit unterschiedlichen Konsistenzen wie Joghurt mit Früchten, Suppen mit Einlagen, Obst mit Kernen,
- dünne Flüssigkeiten,
- Frischmilch kann die Schleimbildung fördern, wird aber teilweise auch vertragen; geeignet sind Sauermilch, Sauermilchprodukte, Kefir und Sojadrinks.

Zu bevorzugen sind:

- dickflüssige oder pürierte Kost,
- industriell gefertigte Säuglingsnahrung,
- Speisen mit akustischem Feedback wie Toast oder Knackwurst,
- fruchtig-säuerliche Speisen zur Speichelflusskorrektur,
- fein passierte Wurst, Fleisch und Gemüse,
- glatte Cremes oder Puddingspeisen,
- abgelagertes Brot,
- glatt püriertes Obst, ohne Kerne oder Schale,
- Fertigpürees,
- eisige Getränke,
- halbgefrorene Früchte.

Der Speichelfluss kann durch häufiges Trinken kleiner Flüssigkeitsmengen, Kaugummi, Pfefferminztee und zuckerfreie Drops angeregt werden.

Eine professionelle Zahnreinigung sollte zur Kariesprävention regelmäßig durchgeführt werden. Bei ausgeprägter Xerostomie sind, sofern eine Restspeichelproduktion vorliegt, Pilocarpinhydrochlorid-Tabletten (Salagen-Filmtabletten®) wirksam (Horiot et al. 2000; Haddad u. Karimi 2002). Glycerin sollte vermieden werden, da es zusätzlich die Schleimhaut austrocknet.

5.9 Übelkeit und Erbrechen

Die Symptomtrias „ANE-Syndrom" – Anorexia (Appetitlosigkeit), Nausea (Übelkeit) und Emesis (Erbrechen) – sind die häufigsten Beschwerden von Patienten nach Zytostatikatherapie. Dabei gehören Übelkeit und Erbrechen zu den Nebenwirkungen der Chemotherapie, die die Patienten am meisten belasten und fürchten. Die Nebenwirkungen können allein und gemeinsam auftreten. Außer der Chemotherapie-induzierten Nausea und Emesis gibt es auch eine Radiotherapie-induzierte Nausea und Emesis sowie beide Symptome bei terminal erkrankten Krebspatienten. Bei Palliativpatienten liegt die Opioidtherapie-unabhängige Inzidenz für Übelkeit und Erbrechen bei 40–70 %. Zur Einstufung von Übelkeit und Erbrechen wird auf Tabelle 5-1 verwiesen, zur Differenzialdiagnose auf Tabelle 5-8. Die Genese von Nausea und Emesis ist multifaktoriell.

Exkurs

Folgende Organstrukturen sind beim Auslösen und Vermitteln von tumor- und nichttumorbedingtem Erbrechen von Bedeutung:

- **peripher:** vagale Afferenzen von Chemo- und/oder Mechanorezeptoren der Leber und des Magen-Darm-Trakts sowie vagale Afferenzen von Mechanorezeptoren im Kopf-Hals-Bereich, Thorax, Abdomen und Becken,
- **zentral:** Vestibularisapparat, zerebraler Cortex, Chemorezeptor-Triggerzone (CTZ) im Hirnstamm und Brechzentrum.

Tab. 5-8 Mögliche Ursachen von Übelkeit und Erbrechen (mod. nach Daskalakis et al. 2010)

Ursachen/Einflussfaktoren	Pathophysiologie der Reizung des Brechzentrums
tumorbedingt	• Tumoren im Magen-Darm-Trakt; Ursache für Motilitätsstörungen, Obstruktion, Stenose (Ileus), Cholestase, Hepatomegalie, Aszites • Tumoren im Bereich von Rücken und Harnleiter sowie Hirntumoren, Hirnmetastasen; mechanische Reizung des Brechzentrums durch intrakranielle Drucksteigerung • paraneoplastische Übelkeit: Reizung der Chemorezeptor-Triggerzone (CTZ) durch die Produktion von emetogenen Toxinen durch den Tumor
pharyngeal	• exulzerierende Tumoren • Racheninfektionen, z. B. mit Candida • Husten
gastrointestinal	• medikamentöse Motilitätsstörungen im Bereich des Gastrointestinaltrakts • bei Obstipation durch Dehnung des Magen-Darm-Trakts • Reizung des Brechzentrums durch Infektionen und Entzündungen der Schleimhaut des Magen-Darm-Trakts • unter Strahlentherapie durch Schädigung der enterochromaffinen Zellen des Gastrointestinaltrakts und folgender Serotoninfreisetzung, die das Brechzentrum aktiviert
zentral/peripher nervös	• Reizung durch toxisches oder entzündliches Hirnödem • zentraler und peripherer Schwindel • Migräne
metabolisch	• Reizung der Chemorezeptor-Triggerzone (CTZ) durch erhöhte Harnstoffwerte bei Urämie • Hyperkalzämie bei Knochenmetastasen • Störungen des Säure-Basen-Haushalts • Leberfunktionsstörungen • Nebennierenrindeninsuffizienz
Bewegung	• Aktivierung des Brechzentrums durch eine Reizung des Vestibularisapparats im Innenohr, z. B. bei schneller Bewegung
Ernährung	• Reizung des Brechzentrums durch Aktivierung von Mechanorezeptoren im Magen-Darm-Trakt bei Überdehnung, z. B. durch große Mahlzeiten • Reizung der Chemorezeptor-Triggerzone (CTZ) im Magen-Darm-Trakt und Gehirn, z. B. durch verdorbene Lebensmittel oder übermäßigen Alkoholkonsum
psychogen	• Verarbeitung von Emotionen, z. B. Ängste, Stress, Erinnerungen, Erschöpfung, Depressionen, Erwartungen und sensorischen Reizen (z. B. Gerüche, optische Reize) • Schmerz, in der Hirnrinde und im limbischen System, von dort Weiterleitung der Reize an das Brechzentrum
pharmakologisch	• z. B. Antibiotika, Antiphlogistika, Opiate, Zytostatika

Das Brechzentrum in der lateralen Formatio reticularis der Medulla oblongata innerhalb der Blut-Hirn-Schranke initiiert und koordiniert die komplexen reflektorischen Vorgänge, die über motorische und vagale Efferenzen zum Erbrechen führen. Die CTZ liegt in der benachbarten Area postrema am Boden des vierten Ventrikels außerhalb der Blut-Hirn-Schranke und kann von chemischen Stimuli im Blut und in der Zerebrospinalflüssigkeit erreicht werden. Nervenimpulse aus der CTZ, vom zerebralen Cortex, vom Vestibularisapparat und aus dem Gastrointestinaltrakt erregen das Brechzentrum. Für die Weiterleitung der Impulse sind unterschiedliche Rezeptoren verantwortlich, wobei eine Reizung dieser Rezeptoren eine Auslösung der Symptome bewirkt.

Die CTZ ist der primäre Mediator des Chemotherapie-assoziierten ANE-Syndroms. Zytostatika und Radiatio bewirken eine Stimulation der CTZ – entweder direkt-zentral durch unmittelbare Aktivierung der Rezeptorsysteme der CTZ oder indirekt-peripher durch Schädigung der enterochromaffinen Zellen des Gastrointestinaltrakts. Das freigesetzte Serotonin bindet an ortsständige 5-HT_3-Rezeptoren, wodurch es zu einer Aktivierung viszeraler Afferenzen zur CTZ bzw. zum Brechzentrum und zur Freisetzung der Substanz P kommt. Da das Brechzentrum anatomisch und funktionell eng mit dem Atem- und Vasomotorenzentrum verbunden ist, können vegetative Begleitsymptome wie Atemnot und tränende Augen etc. auftreten. Mechanorezeptoren in der Muskulatur von Magen und Dünndarm regulieren durch vagovagale Reflexe Motilität, Erschlaffung und Kontraktion von Magen und Dünndarm. Überblähung dieser Organe kann Übelkeit und/oder Erbrechen hervorrufen. Bei Überdehnung oder Entzündung im Bereich von Muskulatur und Serosa entstehen in den Splanchnikusnerven afferente Impulse, die indirekt vagale Emesisimpulse modifizieren.

In der Schleimhaut des Magen-Darm-Trakts gelegene Chemorezeptoren registrieren neben dem pH, der Osmolarität und der Temperatur des Darminhalts auch mechanische Irritationen des Darmes. Analog zu den Geschmackspapillen wird durch eine Erregung dieser Chemorezeptorzellen ein Neurotransmittersystem aktiviert. Die enterochromaffinen Zellen im Magen-Darm-Trakt gehören zu diesem System. Sie setzen Serotonin (5-Hydroxytryptamin [5-HT]) frei, wodurch Rezeptoren auch vom Subtyp 3 (5-HT_3-Rezeptoren) der Nervenendigungen des N. vagus erregt werden. Dieser Mechanismus ist für die Cisplatin-induzierte Emesis gut belegt. Hinzu kommen optische, sensorische und vestibuläre Signale sowie psychische Faktoren.

So konnte gezeigt werden, dass sich durch eine Zytostatikatherapie die Geschmackswahrnehmung ändert und ein Drittel der Patienten das Erbrechen auf den bitteren Geschmack zurückführte. Wesentlich ist, dass der emetische Reiz additiv bzw. synergistisch wirken kann: Wenn ein Faktor zu einer geringen Übelkeit führt, kann ein zweiter Faktor Erbrechen auslösen – auch wenn er allein dies nicht bewirken würde. Weiterhin konnte gezeigt werden, dass eine Reihe von Neurotransmittern die emetischen Bahnen und das Brechzentrum beeinflussen können – beispielsweise Dopamin, Serotonin, Histamin, Acetylcholin, Norepinephrin, Apomorphin, Neurotensin, Angiotensin II, vasoaktives intestinales Polypeptid, Gastrin, Vasopressin, Thyreotropin-Releasing-Hormon, Leucin-Enkephalin und die Substanz P (Bremer 2006; Clemens u. Klaschik 2009; Daskalakis et al. 2010).

Das durch Zytostatika induzierte Erbrechen kann in drei Formen auftreten – akut-toxisch, verzögert und antizipatorisch (Doll 2008; Daskalakis et al. 2010).

Akutes Erbrechen: Dieses beginnt während der Chemotherapie und bis 24 Stunden danach.

Verzögertes Erbrechen: Diese Form tritt erst nach 24 Stunden und später auf – im Allgemeinen 1–5 Tage nach der Therapie – und kann auch ohne vorausgegangenes akutes

Erbrechen auftreten. Etwa 50 % der mit Chemotherapie behandelten Patienten leiden unter verzögerter Übelkeit und bis zu 37 % unter verzögertem Erbrechen (Doll 2008). Diese Form von Erbrechen belastet die Lebensqualität der Patienten erheblich, da es bei ambulanter Therapie erst im häuslichen Bereich auftritt. Verzögertes Erbrechen ist typisch für eine cisplatinhaltige Chemotherapie und kann bis zu sieben Tage dauern. Nach Zytostatika wie Carboplatin, Lomustin und Cyclophosphamid ist verzögertes Erbrechen vergleichsweise seltener, weniger intensiv und kürzer (Dauer 3–4 Tage). Verzögertes Erbrechen hat wahrscheinlich unterschiedliche Pathomechanismen. Dabei spielt vermutlich die Substanz P eine vermittelnde Rolle, während Serotonin bei dieser Form des Erbrechens von untergeordneter Bedeutung ist.

Antizipatorisches Erbrechen: Dieses tritt erst nach einer ersten Therapie auf und ist ein erlerntes, psychisch bedingtes Erbrechen, das vor, während und nach der Chemotherapie auftreten kann. Es ist die klassische Konditionierung nach vorangegangener Übelkeit und Erbrechen während früherer Chemotherapiegaben. In Studien wird antizipatorische Übelkeit mit einer Häufigkeit von 14–63 % und antizipatorisches Erbrechen mit einer Häufigkeit von 9–27 % angegeben (Doll 2008). Im Vordergrund der Pathogenese stehen corticale Reize. Hauptursache ist eine unzureichende Emesisprophylaxe bei vorangegangenen Therapiezyklen. Antizipatorisches Erbrechen lässt sich daher weitgehend vermeiden, wenn bei der ersten Chemotherapie akutes und verzögertes Erbrechen verhindert werden.

Der Schweregrad von Übelkeit und Erbrechen bei Chemotherapien wird hauptsächlich durch die emetogene Potenz des verabreichten Medikamentes bestimmt – außerdem durch die gewählte Dosis und die Darreichungsform. Hinzu kommen individuelle Risikofaktoren des Patienten:

- schlechte Erfahrungen während früherer Chemotherapien,
- Alter < 35 Jahre,
- weibliches Geschlecht,
- in der Anamnese bekannte Reisekrankheit und Hyperemesis gravidarum,
- ängstliche Primärpersönlichkeit (Daskalakis et al. 2010).

> **Merke**
> **Patienten mit Alkoholabusus sind seltener von einem ANE-Syndrom betroffen.**

Nach der Häufigkeit, mit der bei Durchführung einer medikamentösen Tumortherapie mit Erbrechen zu rechnen ist, wurde erstmals 1997 von Hesketh et al. ein fünfstufiges Schema erarbeitet. Das Schema wird als vierstufiges Schema von der *Multinational Association of Supportive Care in Cancer* (MASCC) regelmäßig aktualisiert. Das aktuelle Schema der MASCC ist in Tabelle 5-9 und Tabelle 5-10 für intravenös und oral eingesetzte Zytostatika wiedergegeben.

Daskalakis et al. (2010) haben Regeln zur Abschätzung des emetogenen Potenzials von Kombinationstherapien mit Zytostatika beschrieben: Basierend auf der Substanz mit der stärksten emetogenen Wirkung in der Monotherapie wird das emetogene Potenzial einer Polychemotherapie durch zusätzliche Zytostatika wie folgt beeinflusst:

- Zytostatika der Stufe 1: keine Veränderung,
- Zytostatika der Stufe 2: in jeglicher Anzahl Erhöhung um insgesamt eine Stufe,
- Zytostatika der Stufe 3: Steigerung um jeweils eine Stufe.

> **Merke**
> **Die Kombination von Strahlentherapie und Chemotherapie potenziert das emetogene Risiko.**

Tab. 5-9 Akut emetogenes Potenzial intravenöser Zytostatika (nach MASCC/ESMO Antiemetic Guidelines, based on the Perugia Consensus Conference June 2009, latest update January 2013; Zugriff 24.06.2013 unter: www.mascc.org/assets/documents/mascc_guidelines_english_2013.pdf)

Stufe[1]	Emesis[2]	Zytostatikum (Abkürzung/Synonym)
4	> 90 %	• Carmustin (BCNU) • Cisplatin (CDDP, DDP) (prolongiert > 24h) • Cyclophosphamide ≥ 1 500 mg/m² (CY, CTX) • Dacarbazin (DTIC) • Mechlorethamin • Streptozocin
3	30–90 %	• Alemtuzumab • Azacitidin • Bendamustin • Carboplatin (CBCDA) • Clofarabin • Cyclophosphamide < 1 500 mg/m² (CY, CTX) • Cytarabin > 1 000 mg/m² (AraC) • Daunorubicn (DNR) • Doxorubicin (Adriamycin, ADR, DXR) • Epirubicin (EPI) • Idarubicin (IDA) • Ifosfamid (IFO) (50 %; akut und verzögert) • Irinotecan (CPT 11) • Oxaliplatin
2	10–30 %	• 5-Fluorouracil (5-FU) • Bortezomib • Catumoxamab • Cetuximab • Cytarabin ≤ 1 000 mg/m² • Docetaxel • Doxorubicin HCL (liposomale Injektion) • Etoposid (VP-16) • Gemcitabin • Ixabepilon • Methotrexat (MTX) • Mitomycin (MMC) • Paclitaxel • Panitumumab • Pemetrexed • Temsirolimus • Topotecan • Trastuzumab
1	< 10 %	• 2-Chlorodeoxyadenosin • Bevacizumab • Bleomycin (BLEO) • Busulphan (BUS, BU) • Cladribin • Fludarabine (2-Fluoro-ara-AMP, Fludarabin-phosphat) • Vinblastin (VBL) • Vincristin (VCR) • Vinorelbin (VRLB)

[1] Stufen: 1 = minimal emetogen, 2 = gering emetogen, 3 = mäßig emetogen, 4 = hochgradig emetogen
[2] Anteil der Patienten, die ohne antiemetische Prophylaxe unter Erbrechen leiden
MASCC = Multinational Association of Supportive Care in Cancer
ESMO = European Society of Medical Oncology

In Tabelle 5-11 sind Beginn und Dauer der Emesis bei Gabe unterschiedlicher Zytostatika aufgelistet.

Unter physiologischen Bedingungen sind Übelkeit und Erbrechen als Schutzreaktionen des Körpers im Sinn einer Stressabwehrreaktion zu sehen (Riesenbeck et al. 2007). Diese Schutzreaktionen müssen unter therapeutischen Gesichtspunkten unterdrückt werden, um das therapeutische Ziel der Tumortherapie zu erreichen. Eine Therapiepause hat schwerwiegende Folgen für den

Tab. 5-10 Emetogenes Potenzial einzelner oraler Zytostatika (nach MASCC/ESMO Antiemetic Guidelines, based on the Perugia Consensus Conference June 2009, latest update January 2013; Zugriff 24.06.2013 unter: ww.mascc.org/assets/documents/mascc_guidelines_ english_2013.pdf)

Stufe[1]	Emesis[2]	Zytostatikum (Abkürzung/Synonym)
4	>90 %	• Hexamethylmelamin • Procarbacin (Pbc)
3	30–90 %	• Cyclophosphamide (CY, CTX) • Imatinib • Temozolomid • Vinorelbin (VRLB)
2	10–30 %	• Capecitabin • Etoposid (VP-16) • Everolimus • Fludarabin • Lapatinib • Lenalidomid • Sunitinib • Tegafur-Uracil • Thalidomid
1	<10 %	• 6-Thioguanin (6-TG) • Chlorambucil (CBL) • Erlotinib • Gefitinib • Hydroxyurea (HU) • L-Phenylalanine mustard • Melphalan • Methotrexat (MTX) • Sorafenib

[1] Stufen: 1 = minimal emetogen, 2 = gering emetogen, 3 = mäßig emetogen, 4 = hochgradig emetogen
[2] Anteil der Patienten, die ohne antiemetische Prophylaxe unter Erbrechen leiden
MASCC = Multinational Association of Supportive Care in Cancer
ESMO = European Society of Medical Oncology

Therapieerfolg. Ungeplante Therapieunterbrechungen haben eine Verschlechterung der lokalen Kontrolle und ein schlechteres Gesamtüberleben zur Folge und sind daher in fast allen Fällen unbedingt zu vermeiden (Riesenbeck et al. 2007). Nach potenter Strahlentherapie reagiert der Organismus in einer komplexen Kettenreaktion auf die Organbelastung. Unter Übelkeit und/oder Erbrechen während einer Radiatio leiden 40–80 % der Patienten. Da eine Strahlentherapie 6–8 Wochen dauern kann, kann dies die Lebensqualität eines Patienten erheblich belasten. Dauer und Zeitpunkt des Auftretens von Übelkeit und Erbrechen sind individuell unterschiedlich. Die Formen entsprechen denen des durch Zytostatika verursachten Erbrechens. Für Übelkeit und Erbrechen gelten in der Prophylaxe Prognosemarker der Wahrscheinlichkeit (Riesenbeck et al. 2007):

- für die Charakteristik des Tumors: hochmaligne, späte Stadien und bestehende Metastasen,
- für die Art der Strahlentherapie: Strahlentherapie in der Oberbauchregion, hohe Einzeldosen, großes Bestrahlungsvolumen, kurzes Fraktionierungsintervall,
- hohes individuelles Risiko: Kinder, jüngere Patienten (< 50 Jahre), Patienten mit gastrointestinaler Disposition.

Merke
Wichtigste Maßnahme gegen Übelkeit und Erbrechen ist eine suffiziente medikamentöse antiemetische Prophylaxe und Therapie. Dabei ist die Prophylaxe effizienter als die Therapie. Die effektive Antiemese muss bereits ab der ersten Chemotherapie bzw. vor der ersten Radiatio erfolgen. Die Antiemese wird individuell in Abhängigkeit von der jeweiligen Risikokonstellation festgelegt. Auch hierzu gibt es Richtlinien der MASCC.

Tab. 5-11 Beginn und Dauer der Emesis bei Zytostatikagabe (Auswahl) (nach Daskalakis et al. 2010)

Zytostatikum	Beginn (Stunden)	Dauer (Stunden)
Bleomycin	3–6	–
Carboplatin	6–14	24–48
Cisplatin	1–6	24–120
Cyclophosphamid	6–12	24–48
AraC/Cytosin-arabinosid	1–3	3–8
Daunorubicin	2–6	22–48
Doxorubicin	4–6	24–36
DTIC/Dacarbazin	1–3	12–24
Epirubicin	4–6	12–24
Etoposid (VP-16) (i. v.)	3–8	–
5-Fluorouracil	3–6	48–72
Gemcitabin	3–6	–
Irinotecan	1–8	–
Methotrexat	4–12	3–12
Mitomycin C	1–4	48–72
Mitoxantron	2–6	<24
Procarbazin	24–27	variabel
Vinblastin	4–8	<24
Vincristin	4–8	–

Übelkeit und Erbrechen können eine bestehende Mangelernährung rasch verschlechtern bzw. zu einer Mangelernährung führen. Eine begleitende ernährungstherapeutische Betreuung durch eine Ernährungsfachkraft ist daher sinnvoll. Wenn irgend möglich, sollte eine orale Ernährung beibehalten werden.

Praxistipp

Hinweise zur individuellen oralen Ernährung bei Übelkeit und Erbrechen

- leichte Kost in vielen kleinen Mahlzeiten,
- rasches Essen und Trinken vermeiden,
- während des Essen wenig trinken, da zu viel Flüssigkeit Völlegefühl und Übelkeit erzeugt,
- keine besonders süße, fetthaltige, blähende oder stark riechende Speisen anbieten,
- keine gebundenen Suppen oder Saucen,
- Lieblingsspeisen nicht anbieten, um eine „erlernte Aversion" gegen diese Speisen zu verhindern,
- kühle, leicht gewürzte Speisen bevorzugen,
- trockene, stärkehaltige Nahrungsmittel wie Cracker, Zwieback, Toast verhindern Erbrechen,
- günstig sind auch kalte Getränke wie Cola.

Mahlzeiten sollten dabei nicht kurz vor dem Therapiebeginn eingenommen werden. Nach Übelkeit und Erbrechen ist es sinnvoll, zunächst eine rein flüssige, dann eine breiige und schließlich die leichte Vollkost anzubieten. Bei Nahrungsverzicht ist auf eine ausreichende Flüssigkeitszufuhr zu achten. Besonders wichtig ist es, Essensgerüche zu vermeiden. Deshalb sollte der Essensraum gut gelüftet sein. Bei auf dem Tablett serviertem Essen sollte der Deckel vor dem Servieren abgenommen werden. Nach dem Essen sollte der Patient sich nicht flach hinlegen. Die Kleidung sollte locker sein und vor allem am Oberkörper und Bauch nicht einengen. Auch ist darauf zu achten, ob bei dem Patienten weitere Faktoren zu Übelkeit und Erbrechen führen – beispielsweise bestimmte Nahrungsmittel, Speisen, aber auch die Umgebung oder Ereignisse.

5.10 Erhöhte Infektgefahr und Immunsuppression

Zusätzlich zur regulären Darmbesiedlung können über die tägliche Nahrung, durch Speisen und Getränke, pathogene Keime, Bakterien, Schimmelpilze oder Parasiten in den Körper gelangen. Bei einem durch aggressive Chemo- und/oder Immuntherapie – beispielsweise Rituximab, Alemtuzumab, Anti-Thymozyten-Globulin – oder durch eine Radiotherapie immuninkompetenten Patienten können diese Erreger eher zu Erkrankungen führen als beim Gesunden. Besonders gefährdet sind Patienten unter Langzeitimmunsuppression, neutropene Patienten (Gesamtleukozytenzahl $< 1 \times 10^9$/l), Patienten nach allogener hämatopoetischer Zelltransplantation (HZT), Patienten mit akuter oder chronischer GvHD (s. dazu auch Kap. 4.4.3 bis 4.4.5). Letztere haben zusätzlich häufig eine Mukositis (s. Kap. 5.7), bei der die Schleimhautbarriere des gesamten Magen-Darm-Trakts für Keime durchlässig ist. Für diese Patienten werden strengere Ernährungs- und Hygienerichtlinien bezüglich der Lebensmittel empfohlen.

Praxistipp

Ernährungsempfehlungen für den immuninkompetenten Patienten (nach Sektion Ernährungsmedizin und Diätetik, Department Innere Medizin, Klinik für Innere Medizin I, Schwerpunkt Hämatologie, Onkologie und Stammzelltransplantation, Freiburg)

- Grundlage: leichte Kost (bei Fettunverträglichkeit: fettarm; bei Diarrhöen: ballaststoffarm),
- keimarm: keine rohen oder halbgaren Speisen, Rohmilchprodukte, Schimmelpilzkulturen,
- alle Speisen stets frisch zubereiten, nicht vom Vortag aufwärmen,
- Lebensmittel, von denen ein erhöhtes Infektionsrisiko ausgeht, meiden,
- ausreichend trinken,
- Hygieneregeln beachten.

Tabelle 5-12 listet Lebensmittel auf, von denen auch für Gesunde ein erhöhtes Infektionsrisiko ausgeht und die deshalb unbedingt zu meiden sind.

Merke

Faule, schimmlige, übelriechende und farbveränderte Lebensmittel sind immer wegzuwerfen.

In Tabelle 5-13 sind die Hygienerichtlinien rund um das Essen zusammengefasst – auch zum Essen außer Haus. Grundlage sind die Empfehlungen eines der größten Transplantationszentren der Welt.

Nach Beendigung der Zytopenie bzw. nach Reduktion der immunsuppressiven Medikation kann eine übliche Ernährungsweise wieder aufgenommen werden, wobei auf individuelle Nahrungsmittelunverträglichkeiten weiterhin Rücksicht genommen werden sollte.

Erwähnt werden muss, dass Infektionen eine Ursache für Mangelernährung sind – allein dadurch, dass sie durch eine krankheitsbedingte Inappetenz zu einer verminderten Nahrungsaufnahme führen. Weitere Ursachen für die Mangelernährung können eine medikamentös bedingte Appetitlosigkeit sowie Nährstoffverluste durch Entzündungen im gesamten Gastrointestinaltrakt sein. Die Mangelernährung wiederum ist Ursache für ein erhöhtes Infektionsrisiko durch eine Minderung der Akutphasereaktion, der T-Zell-Immunantwort, des Komplementsystems, der Phagozytoseaktivität, der mukosalen Antikörpersekretion und der Antikörperaktivität – ebenso wie die eventuell notwendige Therapie der Mangelernährung in Form einer parenteralen Ernährung.

Während das durch Manipulationen am zentralvenösen Katheter erhöhte Infektionsrisiko durch ein gutes Qualitätsmanagement reduziert werden kann, wird das durch die parenterale Ernährung ausgelöste Hyperglykämie-bedingte Infektionsrisiko oft unterschätzt. Phasen von Hyperglykämie sind unter parenteraler Ernährung bei schwer Erkrankten häufiger als bei nicht parenteral ernährten Patienten, wobei sich bei allogener HZT kein Zusammenhang zwischen der infundierten Glucosemenge und der mittleren Glucosekonzentration fand (Sheean et al. 2006). Ursächlich vermutet wird entweder eine sehr niedrige Schwelle für die Glucoseanwendung bei akut kranken HZT-Patienten und/oder aber andere zugrunde liegende

Tab. 5-12 Lebensmittel mit einem erhöhten Infektionsrisiko – auch für Gesunde! (Sektion Ernährungsmedizin und Diätetik, Department Innere Medizin, Klinik für Innere Medizin I, Schwerpunkt Hämatologie, Onkologie und Stammzelltransplantation, Freiburg)

Lebensmittel	Risiken	Empfehlungen
Milch	Rohmilch ist oft stark keimbelastet	Milch kochen, pasteurisierte oder ultrahocherhitzte Milch kaufen
Käse	Rohmilchkäse kann gefährliche Keime (Listerien) enthalten	aus pasteurisierter Milch hergestellte Käsesorten wählen; **Merke:** In EU-Ländern muss auf dem Etikett oder auf dem Preisschild vermerkt sein, wenn ein Käse aus Rohmilch hergestellt wurde
Fleisch	rohes Fleisch wie Tartar, Mett oder Carpaccio können Krankheitserreger übertragen	Fleisch nur gut durchgegart verzehren
Geflügel	Gefahr der Kontamination mit Salmonellen, auch bei freilaufendem Geflügel	immer gut durchgaren, im Kühlschrank auftauen und das Auftauwasser sorgfältig beseitigen
Eier	bei rohen und weich gekochten Eiern besteht Salmonellengefahr, auch bei Eiern von freilaufenden Tieren	Eier hart kochen
Fisch, Schalen- und Krustentiere	Salmonellen- und Hepatitisgefahr durch verschmutzte Gewässer; keinen rohen Fisch (Sushi) oder Schalen- und Krustentiere verzehren	zum Verzehr gut durchgaren
Getreide, Hülsenfrüchte	Getreide, Keimlinge, Samen und Sprossen können mit Pilzen kontaminiert sein	kein unerhitztes Getreide essen; Keimlinge, Samen und Sprossen meiden; keine Sojasaucen (Impfung mit Aspergillus!)
Gemüse	Gefahr der Keimbelastung	gut waschen und kochen; keine abgepackten Salate essen
Obst	Waldbeeren können den Fuchsbandwurm übertragen	Waldbeeren kochen oder garen; rohe Beeren aus dem Gartenbau können verzehrt werden
Nüsse	Nüsse sind in der Schale oft mit Schimmelpilzen behaftet	verarbeitete Nüsse, geröstete oder in Kuchen verarbeitete sind erlaubt
Eis	kein Softeis vom Stand oder Automaten verzehren	weniger problematisch ist abgepacktes Eis aus der Tiefkühltruhe

Tab. 5-13 Hygiene rund um das Essen für Patienten nach allogener HZT bis Tag +60 oder bei verlängerter hoher Immunsuppression (Sektion Ernährungsmedizin und Diätetik, Department Innere Medizin, Klinik für Innere Medizin I, Schwerpunkt Hämatologie, Onkologie und Stammzelltransplantation, Freiburg)

Allgemeine Hygienerichtlinien

- vor jeder Speisenzubereitung, vor dem Essen, nach dem Toilettengang, nach der Müllentsorgung und nach dem Berühren von Haustieren die Hände mit Seife gründlich waschen
- die Hände mit Papiertüchern oder mit täglich frisch gewechselten Handtüchern trocknen
- Speisen an einem sauberen Ort zubereiten; saubere Kochgeräte, Geschirr und Besteck sowie gut zu reinigende Schneidebretter ohne Abnutzungsrillen aus Glas oder Kunststoff verwenden
- keine lange Lagerhaltung von Lebensmitteln: häufiger einkaufen!
- auf das Haltbarkeitsdatum achten; frische Lebensmittel im Kühlschrank aufbewahren, dabei auf die richtige Lagerung achten
- die Tiefkühltemperatur sollte mindestens –18 °C betragen
- die Verpackungen dürfen nicht beschädigt sein; Konserven vor dem Öffnen abwaschen
- Lebensmittel und Speisen, die verdorben aussehen und riechen, wegwerfen
- Fleisch, Geflügel oder Fisch in rohem Zustand nicht mit anderen Lebensmitteln in Berührung bringen – besonders nicht mit solchen, die nicht noch einmal erhitzt werden
- tiefgefrorenes Geflügel oder tiefgefrorener Fisch sollte im Kühlschrank aufgetaut werden; die Auftauflüssigkeit nicht verwenden wegen der hohen Keimbelastung; Arbeitsflächen, Behälter und Messer, die mit der Auftauflüssigkeit in Berührung gekommen sind, mit heißem Wasser abspülen; die Hände danach gründlich reinigen
- Eier können mit Salmonellen und anderen Keimen belastet sein; Vorsicht beim Umgang mit rohen Eiern; angeschlagene Eier nicht verwenden; bei einer Erhitzung auf 65 °C werden Salmonellen und Keime abgetötet

Allgemeine Hygienerichtlinien

- Gemüse und Obst vor der Weiterverarbeitung gründlich, für mindestens 30 s, unter fließendem Wasser waschen
- Essen nie warmhalten, Temperaturbereiche von 40–60 °C begünstigen die Vermehrung vieler Mikroorganismen!
- der Kühlschrank sollte regelmäßig ausgewaschen werden
- das Garen in der Mikrowelle birgt die Gefahr, dass in den zu wenig erhitzten Bereichen des Essens Keime überleben können, daher die Speisen öfter umrühren, sodass alles erhitzt wird
- zu den hygienischen Schwachpunkten in der Küche gehört das Geschirrspülen: Schwamm, Bürste und Tücher sind oft Träger von Mikroorganismen und anderen Verunreinigungen; sie sollten täglich gewechselt werden; Spülen in der Spülmaschine gewährleistet eine gründliche Reinigung des Geschirrs und Bestecks
- Eiterbakterien (Staphylokokken) können durch Verletzungen an den Händen auf Lebensmittel übertragen werden, daher müssen alle Wunden mit geeignetem Material verbunden werden; bei grippalen Infekten sollte ein Mundschutz getragen werden

Essen außer Haus

- Essen in einer Gruppe mit vielen Menschen vermeiden
- das Essen muss frisch zubereitet sein; das Lokal sollte einen sauberen Eindruck bieten
- Lebensmittel nicht direkt auf den Tisch legen – auf einer Serviette oder einem Teller ablegen ist hygienischer
- kein rohes Obst, keine Rohkost und keine Salate essen; nur pasteurisierte Säfte trinken
- Essen von Buffets, Salatbars, Imbiss-Ständen, Weinfesten und Eisdielen vermeiden

Cave: Menschenmassen meiden, z. B. überfüllte Märkte, Aufzüge, Konzerte, Diskotheken

Komponenten in einer parenteralen Ernährung mit Einfluss auf die Serum-Glucosekonzentrationen. Ursache der Hyperglykämie können auch die Stoffwechselveränderungen der Akutphase des Postaggressionsstoffwechsels sein; in dieser Phase befinden sich Patienten, die in Bezug auf den Kohlenhydratstoffwechsel eine Hyperglykämie, eine gesteigerte Glykogenolyse und Gluconeogenese aus glucoplastischen Aminosäuren sowie eine Insulinresistenz aufweisen. In jedem Fall ist ein engmaschiges Glucosemonitoring notwendig. Dabei sollten die Blutzuckerwerte für kritisch Kranke unter 150 mg/dl liegen. Schließlich führt eine ausschließlich parenterale Ernährung zu einer Zottenatrophie – vor allem im Dünndarm – mit der Folge einer transmuralen Bakterientranslokation und einer möglichen Bakteriämie. Letzteres ist der Grund, warum auch bei parenteraler Ernährung unbedingt zumindest eine minimal orale/enterale Ernährung erfolgen sollte.

5.11 Diabetes mellitus

In der Bundesrepublik Deutschland gibt es schätzungsweise acht Millionen Diabetiker, 5–10 % Typ-1-Diabetiker und etwa 90 % Typ-2-Diabetiker. Vor allem die Zahl der Typ-2-Diabetiker nimmt kontinuierlich zu, um etwa 300 000 Patienten pro Jahr (Deutscher Gesundheitsbericht Diabetes 2012). Besonders ältere Tumorpatienten können an einem Typ-2-Diabetes mellitus leiden, da mehr als die Hälfte der Diabetiker älter als 65 Jahre ist.

In der Altersgruppe der 75- bis 80-Jährigen liegt die Prävalenz bei über 20 % (Zeyfang et al. 2011). Diabetes mellitus ist der Sammelbegriff für verschiedenartige Stoffwechselstörungen mit dem Leitbefund einer chronischen Hyperglykämie. Ursache ist eine gestörte Insulinsekretion oder eine gestörte Insulinwirkung oder auch beides (Kerner et al. 2011). Die beiden wichtigsten Formen sind der Typ-1- und der Typ-2-Diabetes.

Exkurs

Der Typ-1-Diabetes ist eine Autoimmunkrankheit, die zu einer selektiven Zerstörung der insulinproduzierenden β-Zellen in den Langerhans-Inseln des Pankreas führt. Der *Latent Autoimmune Diabetes in Adults* (LADA) wird dem Typ-1-Diabetes zugeordnet. Beim Typ-2-Diabetes besteht eine Insulinresistenz, eine unzureichende Wirkung des Insulins, kombiniert mit einem fortschreitenden Versagen der β-Zellen des Pankreas. Der Typ-2-Diabetes ist die wichtigste Begleit- und Folgekrankheit von Übergewicht und Adipositas (Hauner et al. 2011). In Deutschland liegt der durchschnittliche *Body-Mass-Index* (BMI) der neu entdeckten Typ-2-Diabetiker bei etwa 30 kg/m². Dass nicht alle, sondern nur 30–40 % aller adipösen Personen einen Diabetes entwickeln, liegt daran, dass zusätzlich ein genetisch bedingter β-Zell-Defekt bestehen muss (Holzapfel 2009).

Übergewicht und Adipositas sind nicht nur mit dem Typ-2-Diabetes assoziiert, sondern auch mit vielen weiteren Erkrankungen, darunter arterieller Hochdruck und Fettstoffwechselstörungen im Rahmen eines metabolischen Syndroms. Da Adipöse generell ein um etwa 50 % erhöhtes Krebsrisiko haben, können adipöse Tumorpatienten gleichzeitig unter einem Typ-2-Diabetes-mellitus leiden. Auch kann ein Diabetes mellitus medikamentös-chemisch induziert auftreten – beispielsweise unter einer Therapie mit Glucocorticoiden, Alpha-Interferon oder Neuroleptika (Kerner 2011).

Im Rahmen einer Tumortherapie kann ein Diabetes mellitus auch neu auftreten und die medikamentöse Therapie neu eingestellt werden müssen. Während im Verlauf der Tumortherapie eine Gewichtsreduktion nicht sinnvoll ist (s. dazu Kap. 6.7), muss in der Tertiärprävention nach der Tumortherapie auf das Gewicht geachtet und zumindest eine weitere Zunahme vermieden werden. Ist eine Gewichtsreduktion erforderlich, sollte sie unter fachkundiger Ernährungsberatung und einem begleitenden Bewegungsprogramm erfolgen (Kemmer et al. 2011). So ist beispielsweise beim Mammakarzinom eine posttherapeutische Gewichtszunahme unerwünscht. Nach erfolgreicher allogener hämatologischer Zelltransplantation (HZT) wird über eine hohe Prävalenz des metabolischen Syndroms berichtet (Majhail et al. 2009).

40–50 % der Diabetiker entwickeln als zweithäufigste Folgeerkrankung eine Nephropathie. Bei Typ-1- und Typ-2-Diabetes ist der Verlauf der diabetischen Nephropathie durch Veränderungen der Albuminausscheidung im Urin, eine Abnahme der glomerulären Filtrationsleistung sowie eine Entwicklung bzw. Verstärkung von Hochdruck, Fettstoffwechselstörung und weiteren diabetischen Komplikationen gekennzeichnet. Die fünf Stadien der Nephropathie und die assoziierten Begleiterkrankungen sind in Tabelle 5-14 dokumentiert.

Patienten mit Diabetes können allerdings auch ohne Albuminurie bereits eine eingeschränkte Nierenfunktion aufweisen – beispielsweise bei ischämischer Nephropathie (Hasslacher et al. 2011). Auch können folgende Faktoren zu einer vorübergehenden Erhöhung der Albuminausscheidung führen: körperliche Anstrengung, akute fieberhafte Erkrankungen, Harnwegsinfektionen, ein

Tab. 5-14 Diabetes mellitus: Nephropathie-Stadien (neue Klassifikation) und assoziierte Begleiterkrankungen (nach Hasslacher et al. 2011)

Stadien/Beschreibung	Glomeruläre Filtrationsrate (ml/min)	Albumin/Kreatinin-Quotient im Urin (mg/g)	Bemerkungen
Nierenschädigung mit normaler Nierenfunktion			• S-Kreatinin im Normbereich • Blutdruck im Normbereich steigend oder Hypertonie • Dyslipidämie, raschere Progression von KHK, AVK, Retino- und Neuropathie
1a (Mikroalbuminurie)	>90	♂ 20–200*; ♀ 30–300*	
1b (Makroalbuminurie)	>90	♂ >200*; ♀ >300*	
Nierenschädigung mit Niereninsuffizienz (NI)			• S-Kreatinin grenzwertig oder erhöht, Hypertonie, Dyslipidämie, Hypoglykämieneigung
2 (leichtgradige NI)	60–89	♂ >200**; ♀ >300**	• rasche Progression von KHK, AVK, Retino- und Neuropathie
3 (mäßiggradige NI)	30–59	abnehmend	
4 (hochgradige NI)	>15–29	abnehmend	• Entwicklung einer Anämie, Störung des Knochenstoffwechsels
5 (terminale NI)	<15		

* Bei Konzentrationsmessung ohne Bezug auf U-Kreatinin gilt: 20–200 mg/l

** Bei Konzentrationsmessung ohne Bezug auf U-Kreatinin gilt: >200 mg/l

schlecht eingestellter Diabetes, unkontrollierter Hochdruck sowie Herzinsuffizienz. Durch Beeinflussung der folgenden ernährungsabhängigen Faktoren kann die Entwicklung und/oder Progression einer diabetischen Nephropathie verhindert bzw. verlangsamt werden:

- gute Blutzuckereinstellung,
- Blutdrucksenkung und
- Senkung der Eiweißzufuhr.

Ein weiterer positiv zu bewertender Faktor ist die Nikotinkarenz. Zur Ernährungstherapie bei Typ-1- und Typ-2-Diabetes, auch bei gleichzeitig vorhandenem Hochdruck, einer Fettstoffwechselstörung oder einer diabetischen Nephropathie, siehe Kapitel 6.7 und Kapitel 6.8.

5.12 Lebererkrankungen

Lebererkrankungen können bei Tumorpatienten bereits zum Zeitpunkt der Diagnose vorhanden sein – als Folge einer Hepatitis oder einer meist alkoholtoxischen Leberschädigung. Weitere Schädigungen des Lebergewebes können durch Zytostatika- und Strahlentherapie bedingt sein. Bei der Verstoffwechselung antineoplastischer Medikamente spielt die Leber eine zentrale Rolle. Oral verabreichte Zytostatika erreichen die Leber über die Pfortader, i.v. verabreichte über die A. hepatica. Viele dieser Substanzen werden durch Leberenzyme aktiviert oder inaktiviert und ausgeschieden. Die Schädigung des Lebergewebes im Rahmen einer antineoplastischen Therapie erfolgt durch direkte hepatozelluläre oder Gallengangstoxizität, Verschlechterung einer vorbestehenden Lebererkrankung, inklusive Reaktivierung einer Virushepatitis, sowie Veränderungen der Verstoffwechselung und/oder Ausscheidung von antineoplastischen Substanzen durch erhöhte Blut- bzw. Gewebespiegel und einer damit gesteigerten Toxizität bei vorbestehenden Lebererkrankungen. Einflussfaktoren sind neben der Art und Dosis der Chemotherapie unter anderem Alter und Geschlecht, vorbestehende Lebererkrankungen – beispielsweise Hepatitis B/C, nicht-alkoholische Steatohepatitis (NASH), toxische Leberschädigung –, Medikamente und Alkohol sowie der Ernährungszustand des Patienten (gesteigerte Toxizität bei Kachexie).

Exkurs

Der hepatische Arzneimetabolismus von Zytostatika erfolgt in zwei Phasen: In Phase I kommt es durch Oxidation, Reduktion oder Hydrolyse lipophiler Moleküle zur Wasserlöslichkeit, überwiegend durch Enzyme der Cytochrom-P_{450}-Superfamilie. In Phase II kommt es zur Bildung leicht ausscheidbarer, nichttoxischer Substanzen. Die Mechanismen der Hepatotoxizität basieren auf einer erhöhten Bioverfügbarkeit der Substanzen bei der Cytochrom-P_{450}-Induktion, einer Hemmung der biliären Ausscheidung, Arzneimittelinteraktionen, Idiosynkrasie – schwer verlaufende Überempfindlichkeitsreaktion gegen von außen zugeführte Stoffe bereits beim ersten Kontakt – oder einer immunologischen Überempfindlichkeit.

Manifestationsformen eines zytotoxischen Leberschadens sind:

- **akuter Leberzellschaden:** zytotoxisch (Nekrose, Steatose, zelluläre Degeneration), cholestatische oder häufig gemischte Formen;
- **chronischer Leberschaden:** Fibrose und Zirrhose, Schädigung der kleinen Lebervenen – *Sinusoidal Obstruction Syndrome* (SOS) –, Idiosynkrasie und immunologisch vermittelte Reaktionen (Harder et al. 2010).

Die Hepatotoxizität antineoplastischer Substanzen ist in Tabelle 5-15 näher dargestellt.

In der Strahlentherapie wird zwischen akuten und chronischen Strahlenschäden unterschieden. An der Leber kommt es nach 30 Gy 1–6 Monate später zur Strahlenhepatitis. Ursache sind nach anfänglicher Hyperämie Veränderungen der Leberläppchen nahe der Zentralvene: Stauung in den Lebersinus, Hämorrhagie, Ödem, Thrombosierung der Venen und Atrophie der zentral gelegenen Hepatozyten. In der chronischen Phase finden sich eine portale Fibrose, eine Fibrose der Gallengänge sowie eine weitgehende Parenchymatrophie. Das Ausmaß der Schäden hängt von der Strahlendosis und von der gewählten Fraktionierung ab. Wird die Leber (mit)bestrahlt, sollte eine Einzeldosis von 1,5 Gy nicht überschritten werden. Verstärkend wirkt 5-Fluorouracil vor allem in Kombination mit Asparaginase, Doxorubicin, Calciumfolat, Methotrexat und Mitramycin (Sauer et al. 2006).

Nachfolgend sind als Grundlage für die Energie- und Nährstoffzufuhr das Problem der Mangelernährung sowie die Pathophy-

Tab. 5-15 Hepatotoxizität antineoplastischer Substanzen (mod. nach Harder und Henss 2010)

Substanz	Risiko	Schädigung	Bemerkungen
Actinomycin-D (Dactinomycin)	+	keine Angabe	Recall-Reaktion nach Bestrahlung
L-Asparaginase	++	Eiweißsynthesestörung durch Asparagindepletion	unter Umständen Hyperammoniämie, Pankreatitis und Hyperglykämie; nach PEG-Asparaginase seltener
Bevacizumab	(+)	Endothelschäden	nur bei Kombinationstherapien beobachtet
Busulphan	+	Endothelschäden	nach Hochdosis-Busulphan
Carboplatin	(+)	unspezifisch	in seltenen Fällen akutes Leberversagen
Carmustin	++	keine Angabe	bei Hochdosistherapie Risiko für VOD
Chlorambucil	(+)	unspezifisch	ursächliche Rolle umstritten
Cisplatin	(+)	unspezifisch	
Cytarabin	+	fokale Nekrosen, Portalfeldfibrose	insbesondere bei Hochdosis-Cytarabin
Dacarbazin	+	allergievermittelte Endothelschäden	vereinzelt Todesfälle beschrieben
Docetaxel	(+)	unspezifisch	meist reversibel
Doxorubicin	(+)	Idiosynkrasie	
Fludarabin	(+)	unspezifisch	
Gemcitabin	(+)	unspezifisch	
Imatinib	(+)	unspezifisch	in Einzelfällen akutes Leberversagen
Interleukin-2	+	Hypoxie der Kupffer-Zellen, sinusoidale Perfusion gestört	meist reversibel

siologie des Energie- und Nährstoffbedarfs bei Lebererkrankungen dargestellt. Die Angaben beruhen auf der Arbeit von Plauth et al. 2011.

Ernährungszustand und Lebererkrankungen beeinflussen sich gegenseitig. Mangelernährung verschlechtert die Prognose bei Lebererkrankungen. Ernährungstherapie verbessert bei chronischen Lebererkrankungen Leberfunktion, Morbidität und Mortalität. Ein Assessment des Ernährungszustandes, beispielsweise mit dem *Subjective Global Assessment* (SGA), sollte daher bei allen Patienten durchgeführt werden, bei denen zum Zeitpunkt der Tumordiagnose bereits eine Lebererkrankung besteht. Von den Bedside-Methoden wird bei Patienten mit Aszites der Messung des Phasenwinkels oder der Be-

Tab. 5-15 (Fortsetzung)

Substanz	Risiko	Schädigung	Bemerkungen
Interferon α	+	unspezifisch	unter Umständen Reaktivierung einer unerkannten Autoimmunhepatitis
Irinotecan	(+)	Endothelschäden	
Ixabepilon	(+)	unspezifisch	
Lomustin	+	unspezifisch	oft nicht reversibel
Paclitaxel	(+)	unspezifisch	
Melphalan	(+)	Portalfibrose, Cholestase	bei Leberperfusion unter Umständen SOS
6-Mercaptopurin	+	Leberzellnekrosen, Gallengangsthromben	
Methotrexat	+	Fibrose, unspezifische Leberschädigung	bei Hochdosistherapie Folsäureprophylaxe und Urinalkalisierung, gegebenenfalls Carboxyanhydrase; meist reversibel
Mitomycin C	(+)	unspezifisch	nur vereinzelte Fallberichte
Mitoxantron	(+)	unspezifisch (nach Tagen bis Wochen), keine Angabe (nach Therapie)	geringer als bei Doxorubicin
Oxaliplatin	(+)	unspezifisch	ein Fall von tödlichem Leberversagen bekannt
Pemetrexed	+	keine Angabe	
Procarbacin	+	granulomatöse Hepatitis	
Sunitinib	(+)	keine Angabe	
6-Thioguanin	(+)	Endothelschäden	seltene Fälle von SOS
Topotecan	+	unspezifisch	
Trastuzumab	+	Hypersensitivität	
Vinblastin	+	keine Angabe	

(+) = geringes Risiko; + = Risiko; ++ = deutliches Risiko
SOS = sinusoidales obstruktives Syndrom

rechnung der Körperzellmasse (BCM) mittels Bio-Impedanz-Analyse der Vorzug gegeben – gegenüber weniger genauen Methoden wie Anthropometrie oder renaler 24-h-Kreatininausscheidung. Bei Patienten mit chronischer Lebererkrankung ist auch die Verminderung der Muskelkraft von prognostischer Bedeutung.

Eine **akute Lebererkrankung** führt zu metabolischen Effekten, die denen anderer Erkrankungen mit einer Akutphasereaktion entsprechen. Die Auswirkungen auf den Ernährungszustand hängen von den möglicherweise bestehenden Beeinträchtigungen des Ernährungszustandes durch eine bereits bestehende chronische Lebererkrankung ab sowie von der aktuellen Krankheitsdauer und -schwere. Bei einer **Leberzirrhose** besteht eine Kombination aus Eiweiß- und Energiemangelernährung. Die Prävalenz liegt zwischen 20 % bei kompensierter Zirrhose und über 60 % bei schwerer Leberinsuffizienz. Häufig besteht ein substanzieller Eiweißmangel mit daraus resultierender Sarkopenie, verminderter Muskelfunktion und schlechtem Überleben.

Nachfolgend sind die krankheitsbedingten Veränderungen des Energie- und Nährstoffbedarfs bei Lebererkrankungen als Grundlage für die Empfehlungen zur Energie- und Nährstoffzufuhr zusammengestellt.

5.12.1 Akutes Leberversagen (ALV)

Der Ruheumsatz ist um 18–30 % erhöht – wahrscheinlich durch die systemische Entzündungsreaktion. Der Plasmaspiegel der Aminosäuren ist auf das 3- bis 4-Fache der Norm erhöht. Dabei findet sich eine Verminderung der verzweigtkettigen Aminosäuren (VKAS) – Leucin, Isoleucin und Valin – sowie eine Vermehrung von Tryptophan, den aromatischen (AAS) – Phenylalanin und Tyrosin – und schwefelhaltigen Aminosäuren – Methionin, eventuell Cystein. Der bei Gesunden > 3,0 liegende Fischer-Quotient (VKAS/AAS) liegt jetzt bei < 1,5. Nach neueren Untersuchungen nehmen bei ALV die Splanchnikusorgane Aminosäuren nicht auf – im Gegensatz zu einer Aufnahme bei Gesunden und bei Sepsis. Das vom Darm abgegebene Ammonium kann durch die versagende Leber nicht mehr ausreichend extrahiert werden und es kommt trotz Ammoniumdetoxifikation durch die Skelettmuskulatur zur Hyperammoniämie.

Ein klinisch relevantes Problem ist die Hypoglykämie infolge des Verlusts an gluconeogenetischer Kapazität, dem Glykogenmangel und einem Hyperinsulinismus. Energie bezieht die Leberzelle aus der gesteigerten Fettsäureoxidation und Ketogenese. Die Organe des Splanchnikusgebiets nehmen anders als bei Sepsis keine freien Fettsäuren auf, sondern geben sie frei. Diese Fettsäuren kommen möglicherweise aus der Fettmobilisierung aus mesenterialem Gewebe oder wahrscheinlicher aus der infolge des Verlusts an Leberparenchym begrenzten hepatischen Fettverwertung.

Ernährungstherapie: Ein ALV ist eine schwere, intensivpflichtige Erkrankung, in deren Behandlung Maßnahmen, die den Stoffwechsel und die Vitalfunktionen stabilisieren und das Hirnödem bekämpfen, im Vordergrund stehen. Ziele der Ernährungstherapie sind die Sicherung einer adäquaten Energiezufuhr und Eugkykämie durch die Zufuhr von Glucose, Fett, Vitaminen und Spurenelementen – außerdem die Sicherung optimaler Proteinsyntheseraten durch die Gabe adäquater Mengen von Eiweiß und Aminosäuren. Die Indikation zur künstlichen Ernährung besteht, wenn der Patient voraussichtlich innerhalb der nächsten 5–7 Tage eine normale orale Ernährung nicht wiederaufnehmen wird (Plauth et al. 2009). Primär sollte die Ernährung enteral über eine nasoduodenale Sonde erfolgen. Da keine speziellen Empfehlungen zur Art der einzusetzenden Sondennahrungen vorliegen, wird die Verwendung von Standardnahrungen (1,0 kcal/ml) bzw. Lösungen mit hoher Nährstoffdichte (1,5 kcal/ml) empfohlen. Um Hypoglykämien zu vermeiden, kann auch bei enteraler Ernährung eine basale Glucosegabe notwendig sein. Ist die enterale Ernährung unzureichend, wird parenteral ernährt. Zur empfohlenen Energie- und Nährstoffzufuhr bei ALV siehe Tabelle 6-22. Bei parenteraler Ernährung ist das Vermeiden von Hypo-, aber auch ernährungsbedingter Hyperglykämien wichtig. Der Einsatz von Xylit statt Glucose ist ohne belegten Vorteil, zumal Xylit in der Leber erst metabolisiert werden müsste, bevor es energetisch nutzbar wäre. Fettemulsionen werden bei ALV offenbar gut toleriert. Laut einer europaweiten Umfrage wird Fett in vielen Zentren eingesetzt, meist als MCT-LCT-Lösung (Schütz et al. 2004). Als Aminosäurenlösungen werden meist Lösungen mit erhöhtem Anteil an verzweigtkettigen Aminosäuren (VKAS) eingesetzt, obwohl keine Studiendaten einen Vorteil dieser Lösungen gegenüber Standardlösungen belegen (Plauth et al. 2011). Da erhöhte arterielle Ammoniumspiegel prognostisch ungünstig sind, ist es notwendig, die Eiweiß- und Aminosäurenzufuhr an die Ammoniumspiegel anzupassen.

Tab. 5-16 Stoffwechselmonitoring bei akutem Leberversagen (nach Plauth u. Schütz 2011)

Kenngröße	Zielwert im Plasma
Glucose	5–8 mmol/l
Triglyceride	< 3,0 mmol/l
Ammonium	< 100 µmol/l
Lactat	< 5 mmol/l

Merke
Bei parenteraler Ernährung sind ein vorsichtiger Ernährungsbeginn und ein engmaschiges Stoffwechselmonitoring (s. Tab. 5-16) notwendig.

5.12.2 Akute Hepatitis

Patienten mit einer akuten Virushepatitis leiden häufig unter einem Völlegefühl und Inappetenz, was zur Mangelernährung führen kann. In Abhängigkeit vom Ausmaß der Cholestase kann es zu einer Fettmalabsorption kommen. Da Studiendaten fehlen, sollte für die Ernährungstherapie den Empfehlungen bei alkoholischer Steatohepatitis gefolgt werden (s. Tab. 6-22). Die Indikation zur Ernährungstherapie besteht bei vorhandener Mangelernährung, anhaltend unzureichender Nahrungsaufnahme und zunehmendem Gewichtsverlust.

5.12.3 Alkoholische Steatohepatitis (ASH)

Ernährungstherapie: Können Patienten mit ASH ihren Nährstoffbedarf nicht mehr über eine orale Nährstoffzufuhr decken, sollten sie ergänzend eine Trinknahrung oder eine supplementierende enterale Ernährung erhalten. Eine Sondenernährung kann auch bei Patienten mit Ösophagusvarizen sinnvoll sein – nachdem es bei Verwendung kleinkalibriger Sonden keine Hinweise für ein erhöhtes Blutungsrisiko gibt. Die Anlage einer perkutanen endoskopischen Gastrostomie (PEG) wird aufgrund eines erhöhten Komplikationsrisikos nicht empfohlen. PEG-Kontraindikationen sind größerer Aszites, eine Gerinnungsstörung und portosystemische Kollateralen. Als Sondennahrung werden hochmolekulare Standardnahrungen empfohlen. Bei Patienten mit Aszites sollten Nahrungen mit hoher Nährstoffdichte

(1,5–2,4 kcal/ml) gegeben werden, um eine positive Flüssigkeitsbilanz zu vermeiden. Tritt unter der enteralen Ernährung eine **hepatische Enzephalopathie (HE)** auf, sollte auf eine Sondennahrung mit erhöhtem Gehalt an VKAS gewechselt werden.

Merke

Bei ASH-Patienten besteht – wie bei Zirrhosepatienten – das Risiko, eine HE durch eine inadäquat niedrige Eiweißzufuhr zu verschlechtern bzw. auszulösen.

Können ASH-Patienten mit mäßiger oder schwerer Mangelernährung auf oralem oder enteralem Weg nicht bedarfsdeckend ernährt werden, müssen sie sofort parenteral ernährt werden. Die zusätzlich zur oralen Ernährung gegebene parenterale Ernährung ist kein Nachteil im Hinblick auf eine mögliche HE, verbessert aber auch das Überleben nicht.

Merke

Da bei ASH-Patienten wie bei Zirrhosepatienten auch nach kurzer Nahrungskarenz eine Eiweißkatabolie einsetzt, wird empfohlen, beide Patientengruppen bei einer notwendigen Nahrungskarenz von über zwölf Stunden mit einer Glucoseinfusion mit 2–3 g/kg KG/d zu behandeln. Dauert die Nahrungskarenz über 72 Stunden, ist eine total parenterale Ernährung (TPE) erforderlich.

Zur Prophylaxe und Therapie der Wernicke-Enzephalopathie wird die Gabe hoher Dosen von Vitamin B_1 empfohlen: 250 mg/d i. m. zur Prophylaxe in den ersten 3–5 Tagen; dreimal 500 mg/d i. v. zur Therapie über 2–3 Tage.
Zum Monitoring des Blutzuckers sind wiederholte Blutzuckermessungen notwendig, um Hypoglykämien und durch die parenterale Ernährung bedingte Hyperglykämien zu vermeiden.

Um einem Refeeding-Syndroms (s. Kap. 6.10) vorzubeugen bzw. um es rechtzeitig zu diagnostizieren, ist bei mangelernährten Patienten zu Beginn einer enteralen und parenteralen Ernährung eine Überwachung der Phosphat-, Kalium- und Magnesiumwerte notwendig.

5.12.4 Leberzirrhose

Patienten mit Zirrhose und/oder Alkoholhepatitis zeigen im Durchschnitt bei der indirekten Kalorimetrie Grundumsatzwerte wie bei Berechnung mit Standardformeln. Im Einzelfall gibt es jedoch erhebliche Unterschiede zwischen gemessenem und berechnetem Grundumsatz. Die diätinduzierte Thermogenese und der Energieverbrauch einer definierten körperlichen Aktivität sind bei Gesunden und Zirrhosekranken gleich. Die Höhe der körperlichen Aktivität Zirrhosekranker ist allerdings deutlich niedriger als die Gesunder. Offenbar wird die krankheitsbedingte Steigerung des Energiebedarfs durch die Verminderung der körperlichen Aktivität aufgehoben.

Merke

Der Grundumsatz von Zirrhosepatienten ohne Aszites wird nach dem aktuellen Körpergewicht berechnet, bei Patienten mit Aszites nach dem anhand der Körperlänge ermittelten Idealgewicht (s. Kap. 1.1).

Der Eiweißumsatz von Zirrhosepatienten ist normal bis erhöht infolge einer gesteigerten Eiweißkatabolie und einer verminderten Eiweißsynthese. Die Eiweißkatabolie ist verantwortlich für die Aminosäurenimbalance. Sie belastet die bereits eingeschränkte Stoffwechselkapazität der Leber durch eine erhebliche Stickstoffanflutung mit der Folge einer Hyperammoniämie. Die verminderte Albuminsyntheserate korreliert invers mit

dem klinischen Schweregrad. Das Plasma-Aminosäurenmuster zeigte eine Verminderung der verzweigtkettigen Aminosäuren (VKAS), eine Erhöhung der aromatischen sowie der schwefelhaltigen Aminosäuren. Ursache sind ein vermehrter Abbau von VKAS in der Skelettmuskulatur und eine eingeschränkte Clearance der aromatischen und schwefelhaltigen Aminosäuren aufgrund der portalen Hypertension und Hyperammoniämie.
Die Patienten haben schon in der Child-Pugh-Klasse A häufig eine Insulinresistenz. Die Glucoseoxidationsrate ist postabsorptiv erniedrigt, die hepatische Glucoseproduktion infolge einer Depletion an Leberglykogen vermindert. Die Insulinresistenz führt an der Skelettmuskulatur zu einer verminderten Glucoseaufnahme und einer nicht oxidativen Glucoseverwertung in der Glykogensynthese. Glucoseoxidation und Lactatbildung bleiben nach einer Glucosegabe jedoch normal. Unklar ist, ob die Glucosespeicherung als Glykogen auch in der Leber und nicht nur in der Skelettmuskulatur eingeschränkt ist.

Merke
Etwa 15–40 % der Patienten mit einer Leberzirrhose entwickeln einen Diabetes mellitus.

Nüchtern finden sich bei Zirrhotikern erhöhte Plasmaspiegel von freien Fettsäuren, Glycerol und Ketonkörpern. Fett ist das bevorzugte oxidative Substrat der Patienten. Bei einer aktiven Mobilisierung der Fettdepots ist die Lipolyse gesteigert. Auch in Bezug auf die antilipolytische Wirkung besteht eine Insulinresistenz. Postprandial ist die Unterdrückung der Fettoxidation nicht allgemein eingeschränkt. Die Plasma-Clearance und die Oxidationsraten sind nicht vermindert, sodass die Nettokapazität der Verwertung exogenen Fetts nicht eingeschränkt ist. Abhängig vom Ernährungsstatus und der Schwere der Erkrankung sind bei Zirrhose essenzielle und mehrfach ungesättigte Fettsäuren vermindert.
Die Körperzusammensetzung von Zirrhosepatienten ist stark verändert und bereits im Child-Pugh-A-Stadium durch Eiweißmangel und Überwässerung geprägt. Dabei besteht auch eine nicht an einer Hypernatriämie erkennbare Kochsalzretention. Kalium, Magnesium und Phosphat sind dagegen häufig erniedrigt. Bei alkoholischer und nichtalkoholischer Lebererkrankung ist ein Zink- und Selenmangel beschrieben. Vor allem bei alkoholbedingter Zirrhose ist ein Mangel an wasserlöslichen Vitaminen, vor allem der B-Gruppe, häufig. Bei Cholestasebedingter Steatorrhö, Gallensalzmangel und bei Alkoholkranken kommt es auch zu einem Mangel an fettlöslichen Vitaminen.
Ernährungstherapie: Nach erfolgreicher Therapie der portalen Hypertension durch einen transjugulären intrahepatischen portosystemischen Shunt (TIPS) kann eine ausreichende Energie- und Nährstoffzufuhr die Körperzusammensetzung von Zirrhosepatienten verbessern. Erster Schritt ist eine individuelle Ernährungsberatung zur Optimierung der Nahrungszufuhr – auch mit Einsatz von oral bilanzierten Diäten und Nährstoffanreicherungen. Der Patient sollte 5–6 kleine Mahlzeiten erhalten, inklusive einer Spätmahlzeit mit Kohlenhydraten und Eiweiß. Durch eine nächtliche Zufuhr oraler Trinknahrung kann der Eiweißstatus Zirrhosekranker besser stabilisiert werden als durch eine Zufuhr am Tag.

Merke
Patienten mit stabiler Zirrhose können unter therapeutisch erhöhter Eiweißzufuhr in relevantem Maß Körpermagermasse aufbauen.

Auch bei Zirrhosepatienten besteht das Risiko, eine HE durch eine inadäquat niedrige Eiweißzufuhr zu verschlechtern bzw. auszulösen. Die früher durchgeführte vorübergehende Eiweißrestriktion ist bei einer HE kontraindiziert (Chabral et al. 2011; Norman et al. 2011).
Da wie bei Patienten mit ASH auch bei Zirrhosepatienten nach kurzer Nahrungskarenz eine Eiweißkatabolie einsetzt, wird empfohlen, die Patienten bei einer notwendigen Nahrungskarenz von über 12 Stunden mit einer Glucoseinfusion mit 2–3 g/kg KG/d zu behandeln. Dauert die Nahrungskarenz über 72 Stunden, ist eine total parenterale Ernährung (TPE) erforderlich.
Die orale Supplementierung mit VKAS-Granulat (0,25 g/kg KG/d) über 12–24 Monate kann das Fortschreiten einer mäßig fortgeschrittenen Leberinsuffizienz (Child-Pugh-Klasse B) verlangsamen und das ereignisfreie Überleben der Patienten verlängern. Allerdings werden die Kosten in den meisten Ländern nicht erstattet. Bei unzureichender oraler und oral supplementierter Ernährung besteht die Indikation zur enteralen Sondenernährung. Dabei sind Ösophagusvarizen keine Kontraindikation. Bei unkooperativen Patienten und Patienten mit einer fortgeschrittenen HE sollte aufgrund des Aspirationsrisikos eine parenterale Ernährung bevorzugt werden. Mäßig und schwer mangelernährte Patienten müssen bei unzureichender oraler und/oder enteraler Ernährung sofort parenteral ernährt werden. Auch Patienten mit ungeschützten Atemwegen und höhergradiger HE mit unsicherem Schluck- und Hustenreflex sollten parenteral ernährt werden.

Merke
Alle Patienten mit alkoholischer Leberkrankheit müssen vor der ersten Glucosegabe Vitamin B_1 erhalten.

Die Empfehlungen zur Energie- und Eiweißzufuhr bei Lebererkrankungen sind in Tabelle 6-22 zusammengestellt.

5.13 Nierenerkrankungen

Ursachen für eine bei Tumorpatienten bereits bei Krankheitsbeginn bestehende Nephropathie können eine Hypertonie und ein Diabetes mellitus sein. Beides sind Hauptursachen einer chronischen Niereninsuffizienz in den Industrieländern. In der Bundesrepublik litten nach dem Bericht der QuaSi Niere 2006/2007 (Qualitätssicherung Niere; s. www.bundesverband-niere.de) bei Dialysebeginn 32 % der Patienten an einem Typ-2-Diabetes und 24 % der Patienten an einer Vaskulopathie. In beiden Fällen manifestiert sich die Erkrankung im höheren Alter. Dazu kommt, dass im Alter die glomeruläre Filtrationsrate physiologisch abnimmt – auch bei Gesunden. Die möglichen Ursachen für weitere akute und chronische Nierenschäden bei Tumorpatienten sind vielfältig. Tabelle 5-17 gibt eine Übersicht über prä-, intra- und postrenale Ursachen eines akuten oder protrahierten Nierenversagens, die zum Teil auch Ursache einer chronischen Niereninsuffizienz sein können.
Unter den Ursachen sind auch Schädigungen im Rahmen einer Chemo- und/oder Strahlentherapie. Nierenschädigungen unter der Chemotherapie finden sich bei 7 bis > 60 % aller Patienten – in Abhängigkeit von den Risikofaktoren. Die **Risikofaktoren** für ein akutes Nierenversagen sind:

- präexistenter Nierenschaden (Diabetes mellitus, Hypertonie, Rauchen),
- Hypovolämie (auch durch Erbrechen und Diarrhö),
- Art und Dosis der Chemotherapie,
- Tumor-Lyse-Syndrom,

Tab. 5-17 Mögliche Ursachen eines akuten oder protrahierten Nierenversagens bei Tumorpatienten (nach Darmon et al. 2006; Weber et al. 2006; Fischer et al. 2010)

Ursache	Auslöser
Prärenale Ursachen	
Sepsis	
Hypovolämie – extrazelluläre Dehydratation	• unzureichende Flüssigkeitszufuhr bei Anorexie, Übelkeit, Erbrechen, Diarrhö • Blutverlust
Hypoproteinämie	• unzureichende Nahrungszufuhr bei Anorexie, Übelkeit, Erbrechen, Diarrhö • Aszites
hepatische SOS	
capillary leak syndrome	• Interleukin-2
medikamentös	• Calcineurinantagonisten (Cyclosporin A, Tacrolimus), ACE-Hemmer, nicht-steroidale Antiphlogistika
Intrarenale Ursachen (in 35–40 %)	
Tumorinfiltration	• z. B. Lymphome, Metastasen
paraneoplastische Nephropathie	• Immunkomplexnephritis • Amyloidose (insbesondere bei Plasmozytom) • Paraprotein • Hyperkalzämie • Hyperphosphatämie • Lipidnephrose
Zytostatika	• s. Tab. 5-18
Interaktionen von Zytostatika mit anderen Medikamenten	• z. B. ansteigende Nephrotoxizität von Cisplatin bei Gabe von Vancomycin, Amphotericin B, Aminoglykosid-/Cephalosporin-Antibiotika
weitere nephrotoxische Agentien	• Kontrastmittel • Antibiotika (Aminoglykoside, Cephalosporine) • Antimykotika (Amphotericin B)
Strahlennephritis	
Akutes-Tumor-Lyse-Syndrom	• Tumorzellzerfall
Uratnephropathie	• Hyperurikämie durch Tumorzerfall nach Zytostatikatherapie
thrombozytopene thrombotische Mikroangiopathien mit hämolytischer Anämie: „thrombotisch-thrombozytopene Purpura" (TTP), „hämolytisch-urämisches Syndrom" (HUS, Morbus Gasser)	• sekundäre TTP, auch assoziiert mit Infekten, Zustand nach allogener Transplantation, Medikamente (Mitomycin C, Cyclosporin) • HUS, z. B. Diarrhö-assoziiert: gastrointestinale Infektion durch Shiga-Toxin- oder Verotoxin-produzierende Escherichia coli, seltener durch Shigellen
Ischämie	• Schock, schwere Sepsis

Tab. 5-17 (Fortsetzung)

Ursache	Auslöser
Postrenale Ursachen	
intrarenale Obstruktion	• Uratkristalle • Leichtkettenproteine • Aciclovir • Methotrexat
extrarenale Ursachen	• retroperitoneale Fibrose • retroperitonealer Tumor • Urethraobstruktion • Blasenausgangsobstruktion

Tab. 5-18 Nephrotoxizität antineoplastischer Substanzen (mod. nach Fischer u. Henss 2010)

Substanz	Risiko	Schädigung	Zeitpunkt	Klinik	Bemerkungen
Azacytidin	++	akut tubulär	7–10 Tage nach Therapie	renale tubuläre Azidose	Bikarbonatsubstitution, vollständig reversibel
Carboplatin	+	tubulär	5–10 Tage nach Therapie	Kreatinin-Anstieg, Magnesiumverlust	ggf. Dialyse, teilweise reversibel
Carmustin	++	interstitielle Fibrose, glomeruläre Sklerose	Monate bis Jahre nach Therapie	Proteinurie, chronische Niereninsuffizienz	Dialyse, oft nicht reversibel
Cisplatin	+++	akut tubulär	dosisabhängig	Kreatinin-Anstieg, Magnesiumverlust	Prophylaxe durch forcierte Diurese, ggf. Dialyse, teilweise reversibel
Cyclophosphamid	+	toxische Schädigung durch Metaboliten	1–5 Tage nach Therapie	hämorrhagische Zystitis	Prophylaxe durch Mesna
Gemcitabin	(+)	Mikroangiopathie	1–2 Monate nach Therapie	Mikroangiopathie, Hämolyse, HUS	Plasmapherese
Ifosfamid	+++	toxische Schädigung durch Metaboliten, tubulär	3–5 Tage nach Therapie	hämorrhagische Zystitis, iatrogenes Fanconi-Syndrom	Mesna-Prophylaxe, ggf. Dialyse, teilweise reversibel; kein Schutz durch Mesna bei tubulären Schäden
Interleukin-2	++	pärenal (*capillary leak syndrome*)	1–2 Tage nach Therapie	Hypotonie, Oligurie, Protein-, Hämaturie, Gewichtszunahme	Flüssigkeitssubstitution, Diurese

Tab. 5-18 (Fortsetzung)

Substanz	Risiko	Schädigung	Zeitpunkt	Klinik	Bemerkungen
Interferon α	+	tubulär, interstitielle Nephritis, Minimal-Change-Nephropathie	Tage bis Wochen nach Therapie	Proteinurie, Kreatinin-Anstieg, selten Nierenversagen	ggf. Dialyse
Lenalidomid	(+)	Tubulusnekrose	k. A.	akutes Nierenversagen	gelegentlich Zystitis, Dysurie
Lomustin	++	interstitielle Fibrose, glomeruläre Sklerose	Monate bis Jahre nach Therapie	Proteinurie, chronische Niereninsuffizienz	Dialyse, oft nicht reversibel
Methotrexat	+/++	akute tubuläre Nekrose durch intratubuläre Ausfällung	1–2 Tage nach Therapie, vor allem nach i. v. Hochdosistherapie	Oligurie, Kreatinin-Anstieg	meist vollständig reversibel
Mitomycin C	++	glomerulär, Endothel, Mikroangiopathie	1 Woche bis 5–12 Monate nach Therapie	Proteinurie, TTP-HUS	Plasmapherese, ggf. Dialyse; ungünstige Prognose
Rituximab	+	Tumorlyse	12–24 Stunden nach Therapie	Tumorlysesyndrom	Therapie Tumorlyse
Sunitinib	+	Chromaturie	k. A.		keine Grad-3/4-Toxizität
Vincristin	+	ASH-Sekretion ansteigend	Wochen bis Monate nach Therapie	Schwartz-Bartter-Syndrom (SIADH)	unter Umständen Risiko durch gleichzeitige Azolgabe erhöht

(+) = geringes Risiko; + = Risiko; ++ = deutliches Risiko; +++ = erhebliches Risiko
k. A. = keine Angabe; HUS = hämolytisch-urämisches-Syndrom; TTP = thrombotisch-thrombozytopenische Purpura; SIADH = Syndrom der inadäquaten ADH-Sekretion; Fanconi-Syndrom = proximale tubuläre Funktionsstörung mit gestörter Rückresorption von Elektrolyten und Makronährstoffen (Aminosäuren, Glucose, Harnsäure, Phosphat, Bikarbonat), führt zu einer tubulären Azidose

- gleichzeitige oder vorherige Gabe nephrotoxischer Medikamente (Antiphlogistika, Aminoglykosid-Antibiotika).

Die **Mechanismen** der Schädigung sind:

- direkte Schädigung des distalen Tubulus,
- proximaler Tubulusschaden durch Acrolein (= durch Biotransformation in der Leber entstehender toxischer Metabolit von Oxazaphosphorinen [Cyclophosphamid, Ifosfamid, Trofosfamid]),
- renale Hypoperfusion (bei *capillary leak syndrome*),
- mikroangiopathische Läsionen.

Die **Manifestationsformen** sind:

- akutes oder protrahiertes Nierenversagen,
- Hypomagnesiämie,

- renale tubuläre Azidose,
- hämolytisch-urämisches-Syndrom (HUS),
- Proteinurie.

Eine Übersicht über die Nephrotoxizität antineoplastischer Substanzen findet sich in Tabelle 5-18.

Strahlenschäden an den Nieren sind am Anfang stumm – vor allem bei Schädigung nur einer Niere. Ursachen sind ein Schaden der arterioglomerulären Region mit der Folge einer Glomerulosklerose und eine Zerstörung des distalen und intermediären Tubulusapparats. Als kritische Strahlendosis gelten 20 Gy. Teilweise kommt es nach Monaten zu einer Erholung. Teilbestrahlungen sind klinisch bedeutungslos. Verstärkend wirken Alkylantien, Cisplatin, Methotrexat und Mitomycin C.

5.13.1 Akutes Nierenversagen (ANV) bzw. akuter Nierenschaden (AKI)

Das **akute Nierenversagen** (ANV) – als zeitnahere Bezeichnung wurde von der *Acute Dialysis Quality Initiative* (AGQI) der Begriff **akuter Nierenschaden** vorgeschlagen (*Acute Kidney Injury* [AKI]) – ist eine häufige Komplikation bei Krankenhauspatienten und mit einer erhöhten Morbidität und Mortalität assoziiert. Es ist ein klinisches Syndrom, gekennzeichnet durch die plötzliche, meist reversible Einschränkung der sekretorischen Nierenfunktion, die zur Akkumulation von Stoffwechselprodukten und Störungen des Flüssigkeits-, Elektrolyt- und Säure-Basen-Haushalts führt. Beim ANV besteht häufig eine Oligurie, es kann aber auch ohne Einschränkungen der Flüssigkeitsausscheidung verlaufen. Die ADQI hat eine Consensus-Definition für den akuten Nierenschaden vorgeschlagen, der unter dem Akronym RIFLE zusammengefasst ist. RIFLE enthält drei Stadien eines Nierenschadens, die nach der Schwere festgelegt sind – Risiko, Schaden, Versagen (*Risk*, *Injury*, *Failure*) – und zwei Outcomes – schwindende und terminale Nierenerkrankung (*Loss and End-stage kidney disease*) – (Gervasio et al. 2011). Diese Kriterien basieren auf kombinierten Messungen von Serum-Kreatinin oder glomerulärer Filtrationsrate und Urinausscheidung (s. Tab. 5-19).

Das ANV ist heute meist die Summe verschiedener Risikofaktoren im Rahmen eines Mehrorganversagens. Das Risiko eines Patienten wird durch vorbestehende, zur Ausbildung eines ANV prädisponierende chronische Krankheitszustände bestimmt und auch durch akute Risikofaktoren wie beispielsweise Hypovolämie bzw. Hypotension, Sepsis, Hämolyse bzw. Rhabdomyolyse, Kon-

Tab. 5-19 Staging-System für den akuten Nierenschaden (AKI) (nach Gervasio et al. 2011)

AKI-Stadium	Serum-Kreatinin	Urinausscheidung
I	Anstieg des Serum-Kreatinins ≥ 0,3 mg/dl oder ein Anstieg auf ≥ 150–200 % (1,5- bis 2-fach) vom Ausgangswert	< 0,5 ml/kg KG/h für mehr als 6 Stunden
II	Anstieg des Serum-Kreatinins > 200–300 % (> 2- bis 3-fach) vom Ausgangswert	< 0,5 ml/kg KG/h für mehr als 12 Stunden
III	Anstieg des Serum-Kreatinins > 300 % (> 3-fach) vom Ausgangswert oder Serum-Kreatinin ≥ 4 mg/dl mit einem akuten Anstieg von mindestens 0,5 mg/dl	< 0,3 ml/kg KG/h für mehr als 24 Stunden oder Anurie für mehr als 12 Stunden

trastmittelgabe und Beatmung. Zudem ist das ANV oft nicht Folge von kurzfristig wirkenden Schäden, sondern der protrahierten Wirkung von mehreren schädigenden Faktoren, die im Verlauf mehrerer Tage mit fluktuierender Nierenfunktion zum ANV führen können – zum Beispiel Hypovolämie plus Sepsis plus nephrotoxische Medikamente. Das ANV beeinträchtigt nicht nur den Flüssigkeits-, Elektrolyt- und Säure-Basen-Haushalt, es ist auch Auslöser einer proinflammatorischen Reaktion und führt zu spezifischen Veränderungen im Eiweiß-, Kohlenhydrat- und Fettstoffwechsel. Die Stoffwechselveränderungen sind geprägt von einer vermehrten Proteinkatabolie der Skelettmuskulatur bei verminderter Proteinsynthese, die durch zusätzliche Stressfaktoren wie Infektionen, Mangelernährung und vor allem die urämische Azidose verstärkt wird. Die hepatische Glykolyse und die Gluconeogenese aus Aminosäuren sind gesteigert, wodurch es bei der peripheren Insulinresistenz zur Hyperglykämie kommt. Zudem besteht eine Hypertriglyceridämie, deren Ursache eine Hemmung der Lipolyse ist. Dadurch ist die Fettklärung nach enteraler und parenteraler Ernährung verzögert. Die Aktivierung von Vitamin D_3 ist gestört mit der Folge eines auftretenden sekundären Hyperparathyreoidismus.

Zudem ist bei Patienten mit ANV, aber auch bei Patienten mit chronischer Niereninsuffizienz und akuten Erkrankungen das antioxidative Potenzial hochgradig eingeschränkt. Mitbestimmt werden die metabolischen Veränderungen von der Grunderkrankung und/oder Begleiterkrankungen und/oder Komplikationen, durch andere Organdysfunktionen und durch die Art und Intensität der eingesetzten kontinuierlichen oder intermittierenden Nierenersatztherapien. Ein reduzierter Ernährungszustand ist ein weiterer Risikofaktor für die Morbidität und Mortalität und damit für die Prognose der Patienten.

Ernährungstherapie: Beim ANV wird der Bedarf an Makronährstoffen hauptsächlich vom Ernährungszustand des Patienten, dem Schweregrad der Grunderkrankung, der Art und Dosis der extrakorporalen Nierenersatzverfahren und den auftretenden Komplikationen bestimmt – mehr als vom akuten Nierenversagen. Die extrakorporale Therapie – vor allem die kontinuierlichen Nierenersatzverfahren – führen zu größeren Verlusten an Proteinen und Mikronährstoffen.

> **Merke**
> Da im ANV die regulatorischen Funktionen der Nieren ausgeschaltet sind, ist die Toleranz gegenüber jeder exzessiven Substratzufuhr stark herabgesetzt (Druml 2004).

Wenn möglich, kann bei unkompliziertem Nierenversagen ohne weitere Funktionsstörungen eine orale Energie- und Nährstoffzufuhr nach den für das chronische Nierenversagen geltenden Ernährungsrichtlinien angeboten werden. Dabei ist zu beachten, dass akut kranke Patienten mit chronischer Niereninsuffizienz einen höheren Substratbedarf haben als metabolisch stabile. Sie sind denen von Patienten mit akutem Nierenversagen ohne Nierenersatztherapie ähnlich (s. Tab. 6-23). Reicht die spontane Nahrungsaufnahme nicht aus, kann ergänzend eine Trinknahrung verordnet werden. Der Hauptgrund für eine enterale Ernährung ist die Mangelernährung. Die Applikation erfolgt über eine nasogastrale Sonde, bei ausgeprägten gastrointestinalen Motilitätsstörungen über eine jejunale Sondenplatzierung. Bei schwerem AKI gelten die Ernährungsrichtlinien für Intensivpatienten.

Wenn möglich, sollte die enterale Ernährung innerhalb von 24 Stunden begonnen werden. Wenn auch enterale Ernährung nicht ausreicht, muss zusätzlich parenteral ernährt werden. Die Mehrzahl der Patienten kann mit Standardnahrungen versorgt werden. Die speziell für Patienten unter der Hämodialyse entwickelten Diäten können beim AKI die metabolische Führung erleichtern, da Elektrolytstörungen vermieden werden. Die Indikation zur PE besteht wie bei Intensivpatienten auch bei Patienten mit ANV ohne vorbestehende Mangelernährung, wenn sie innerhalb von fünf Tagen nicht ausreichend oral und/oder enteral ernährt werden können. Dabei sollte nach Möglichkeit zumindest eine partielle, minimal enterale Ernährung als „Zottenernährung" versucht werden. Die größte Gruppe von Patienten mit Nierenversagen, die eine PE brauchen, sind kritisch kranke Patienten mit ANV. Notwendig kann eine PE auch bei Patienten mit akutem bzw. chronischem Nierenversagen (CNV) und weiteren Erkrankungen ohne extrakorporale Nierenersatztherapie sein, bei Patienten mit ANV und CNV unter extrakorporaler Nierenersatztherapie, Hämodialyse (HD), Peritonealdialyse (PD) und kontinuierlicher Nierenersatztherapie (CRRT) sowie bei Patienten mit Hämodialyse (HD) und intradialytischer parenteraler Ernährung (IDPN). Zur parenteralen Aminosäurenzufuhr wird der Einsatz spezieller Aminosäurenlösungen empfohlen – sogenannter „Nephrolösungen". Obwohl bisher kein Überlebensvorteil dokumentiert ist, zeigen sie günstige Effekte auf Surrogatparameter (s. dazu Kap. 6.8.2). Vorteile haben am ehesten nicht dialysierte Patienten, bei denen der Harnstoffanstieg vermindert werden soll. Zur Substratzufuhr bei parenteraler Ernährung bei ANV ohne und mit Nierenersatztherapie finden sich weitere Informationen in Tabelle 6-24.

5.13.2 Chronische Niereninsuffizienz (CKD)

Eine chronische Niereninsuffizienz (*Chronic Kidney Disease* [CKD]) ist definiert als das Vorliegen eines ≥3 Monate anhaltenden strukturellen Nierenschadens oder einer glomerulären Filtrationsrate von <60 ml/min/1,73 m². Der strukturelle Nierenschaden muss mit veränderten Blut- und Urinmarkern einhergehen. Wie schon erwähnt, sind in den Industrienationen die diabetische und die hypertensive Nephropathie die häufigsten Ursachen eines chronischen Nierenschadens. Eingeteilt werden chronische Nierenerkrankungen nach der *Kidney Disease Outcome Quality Initiative* (K/DOQI) in fünf, auf der glomerulären Filtrationsrate (GFR) basierende Stadien (s. Tab. 5-20).

Die GFR kann mit der Kreatinin-Clearance gemessen werden, mit der Cockroft-Gault-Formel oder mit der MDRD-Formel (*Modification of Diet in Renal Disease* [MDRD]) errechnet werden:

- **Cockroft-Gault-Formel:**

  Kreatinin-Clearence (ml/min) =
  (140 – Alter [Jahre] × Körpergewicht [kg]):
  (72 × Serum-Kreatinin [mg/dl]) ×
  0,85 für Frauen bzw. 1,0 für Männer

- **Verkürzte MDRD-Formel:**

  GFR (ml/min/1,73 m²) =
  186 × (Serum-Kreatinin [mg/dl]$^{-1,154}$ ×
  Alter)$^{-0,203}$ × 0,742 bei Frauen
  (× 1,210 bei Afroamerikanern)

Dabei wird die MDRD-Formel bevorzugt. Nicht benutzt werden sollten die Formeln bei sehr alten und großen Personen, bei schwerer Mangelernährung und extremer Adipositas, bei Skelettmuskelerkrankungen, Para- oder Quadriplegie, vegetarischer Ernährung, sich rasch verändernder Nierenfunktion und zur Berechnung potenziell toxischer Medikamente, die über die Niere ausgeschieden werden (Levey et al. 2003). Nicht zur Beurteilung der Nierenfunktion benutzt werden sollte auch die Serum-Kreatininkonzentration. Sie gibt die Nierenfunktion nur ungenau wieder, da sie nicht nur von der renalen Kreatininausscheidung, sondern auch durch die endogene Kreatininproduktion beeinflusst wird.

Niedrigere Kreatininwerte finden sich bei:
- Frauen,
- schlanken Menschen,
- unter fleischfreier Kost,
- bei einem guten Hydratationszustand (Herzinsuffizienz),
- bei Hyperfiltration (Schwangerschaft, Diabetes mellitus).

Höhere Kreatininwerte finden sich bei:
- muskulösen Menschen,
- fleischreicher Kost,
- stärkerer körperliche Aktivität,
- Dehydratation,
- Trauma,
- Fieber,
- Infektionen.

Tab. 5-20 Stadieneinteilung der chronischen Niereninsuffizienz und klinische Symptomatik (mod. nach Friedrich u. Risler 2010)

K/DOQI-Stadium	Beschreibung	eGFR (MDRD) ml/min/1,7 m^2	Klinische Symptomatik
1	Nierenschaden mit normaler bis erhöhter GFR	> 90	normale Ausscheidungsfunktion; jedoch vorhandene Albuminurie, Proteinurie oder Mikrohämaturie bzw. strukturelle Nierenschädigung
2	Nierenschaden mit mildem Funktionsverlust	60–89	wie Stadium 1, jedoch reduzierte eGFR; als Symptom ist meist eine arterielle Hypertonie auffällig
3	Nierenschaden mit moderatem Funktionsverlust; Kreatinin- und Phosphatanstieg	30–59	Auftreten klinischer Symptome wie Inappetenz, beginnende Mangelernährung, Zeichen renaler Anämie; Störungen des Calcium-Phosphat-Haushalts bei sekundärem Hyperparathyreoidismus; metabolische Azidose; Elektrolytstörungen, Salz- und Wasserretention; Vorstellung beim Nephrologen erforderlich!
4	Nierenschaden mit schwerem Funktionsverlust	15–29	wie Stadium 3, jedoch Verstärkung der Symptome; Vorbereitung auf ein Nierenersatzverfahren
5	Nierenversagen	< 15 (oder Dialyse)	terminale Niereninsuffizienz; Auftreten von Urämiesymptomen wie Übelkeit, Erbrechen, Pruritus, Perikarderguss, zerebrale Beeinträchtigung bis hin zum urämischen Koma/Tod; Einleitung eines Nierenersatzverfahrens

K/DOQI: Kidney Disease Outcomes Quality Initiative; eGFR: errechnete glomeruläre Filtrationsrate; MDRD: Modification of Diet in Renal Disease

Außerdem wird die tubuläre Sekretion von Kreatinin durch folgende Medikamente gehemmt: Amilorid, Cimetidin, Probenecid, Trimethoprim (nephrotoxisch), Triamteren und Spironolacton. Zudem steigt der Kreatininwert erst bei einer Einschränkung der Nierenfunktion > 50 % an. Die Progressionsfaktoren lassen sich in nicht beeinflussbare und beeinflussbare Faktoren trennen. Zu den nicht beeinflussbaren Faktoren gehören Alter, männliches Geschlecht, das individuelle Fortschreiten der Erkrankung, die Genetik und eine schwarze Hautfarbe. Modifizierbare Faktoren sind die Blutzuckereinstellung, der Blutdruck, Proteinurie, Fettstoffwechselstörung, Kochsalzzufuhr, Flüssigkeitsaufnahme und das Rauchen. Dies sind bis auf das Rauchen auch ernährungstherapeutisch beeinflussbare Risikofaktoren (Friedrich 2010).

Faktoren mit hoher Relevanz sind primäre Nierenerkrankung, Diabetes mellitus, Hypertonie, Hyperfiltration, Proteinurie und eine hohe Proteinaufnahme. Faktoren mit geringerer Relevanz sind Adipositas, Hyperlipoproteinämie und Rauchen (Kuhlmann 2009).

Exkurs

Ursache für das Fortschreiten chronischer Nierenerkrankungen ist eine zunehmende Sklerosierung und Verödung des Nierengewebes, beginnend bei einzelnen Glomeruli bis zu einer ausgeprägten interstitiellen Fibrose. Die arterielle Hypertonie wirkt über einen gesteigerten Druck im Glomerulus, die Proteinurie trägt über eine direkte Schädigung von Tubuluszellen zur Fibrosierung im peritubulären Gewebe bei. Die geschädigte Niere steigert über eine Aktivierung des Renin-Angiotensin-Aldosteron-Systems (RAAS) den systemischen Blutdruck und die Proteinurie. Der Blutdruck wird über eine angiotensinvermittelte Vasokonstriktion und über eine aldosteroninduzierte Natriumretention gesteigert. Zudem trägt ein gesteigerter oxidativer Stress zur fortschreitenden interstitiellen Fibrosierung bei (Kuhlmann 2011).

Eine wichtige Maßnahme zur Progressionsminderung ist daher die effektive Behandlung der Progressionsfaktoren. An erster Stelle der Bemühungen um eine Progressionshemmung stehen eine Senkung der Proteinurie auf < 1 g/d – idealerweise < 0,5 g/d – bei gleichzeitig verzögertem Abfall der GFR – idealerweise auf die altersbedingten 1 ml/min/Jahr –, eine Senkung des Blutdrucks auf Zielwerte < 130/80 mmHg bei einer Proteinurie < 1 g/d (auf 125/75 mmHg bei einer Proteinurie > 1 g/d) und eine optimale Blutzuckereinstellung. Eine konsequente Blutzuckerkontrolle vermindert das Auftreten einer Mikro- und Makroalbuminurie, von der auch Patienten mit bereits vorhandener Mikro- und Makroalbuminurie profitieren.

Merke

Wichtigstes Symptom einer frühen Nierenschädigung ist die Mikroalbuminurie.

Da die Proteinurie nicht nur Indikator für eine Nierenerkrankung ist, sondern selbst progressionsfördernd wirkt, verzögert jedes Gramm Eiweiß, das weniger im Urin ausgeschieden wird, den Abfall der glomerulären Filtrationsrate und verlängert die gute Nierenfunktion.

Nachfolgend wird kurz auf die Progressionsfaktoren Eiweiß-, Kochsalz- und Flüssigkeitszufuhr eingegangen. Zu den ältesten Maßnahmen für die Progressionshemmung einer chronischen Niereninsuffizienz gehört eine Senkung der Eiweißzufuhr. Sie ist, was das Ausmaß der Eiweißrestriktion anbelangt, allerdings eine sehr kontrovers diskutierte Maßnahme. Eine Proteinzufuhr über 1,0–

1,5 g/kg KG/d fördert die Progression einer Niereninsuffizienz und die Azidose eines Patienten (Kuhlmann 2009). Die wichtigste Untersuchung zum Problem der Eiweißrestriktion ist die MDRD-Studie (Klahr et al. 1994).

Exkurs

Die Studie besteht aus zwei Armen: In der Gruppe A wurden Patienten mit einer vorwiegend nicht diabetischen chronischen Niereninsuffizienz im Stadium 3–4 (GFR: 25–55 ml/min) unter einer Ernährung mit einer Proteinzufuhr von 1,3 g/kg KG/d mit einer Proteinzufuhr von 0,58 g/kg KG/d verglichen. In der Gruppe B erhielten Patienten mit einer Niereninsuffizienz im Stadium 4–5 (GFR: 13–24 ml/min) eine streng eiweißarme Kost mit einer Proteinzufuhr von 0,28 g/kg KG/d plus essenzielle Ketonsäuren plus Aminosäuren bzw. eine eiweißarme Kost mit einer Proteinzufuhr von 0,58 g/kg KG/d. In beiden Studienarmen konnten keine signifikanten Unterschiede für einen Vorteil der eingesetzten Diätformen beim Fortschreiten der Niereninsuffizienz gezeigt werden, auch nicht in der Langzeitkontrolle nach sieben Jahren Beobachtungszeit. Die Progression zur dialysepflichtigen Niereninsuffizienz war mit ca. 95 % vergleichbar hoch, die Ergebnisse im Studienteil A nicht überzeugend, und die im Studienteil B verordnete streng eiweißarme Kost mit einer erhöhten Mortalität assoziiert (Levey et al. 2006; Menon et al. 2009). Allerdings konnte in einer gruppenunabhängigen Analyse der MDRD-Studie 1996 ein Benefit einer eiweißreduzierten Kost nachgewiesen werden (Levey et al. 1996).

Dabei war eine Verminderung der Proteinzufuhr um 0,2 g/kg KG/d mit einer Minderung der Abnahme der GFR um 1,15 ml/min/Jahr assoziiert. Die Autoren empfahlen daraufhin eine Eiweißzufuhr von 0,6 g/kg KG/d. Trotz der negativen Ergebnisse der MDRD-Studie wird eine Proteinrestriktion auch weiterhin empfohlen – allerdings in unterschiedlicher Größenordnung. Gründe hierfür sind unter anderem positive Ergebnisse für eine mäßige Eiweißrestriktion auf 0,6 g/kg KG/d in Metaanalysen und die bessere Datenlage bei Diabetikern (Kuhlmann 2011). Die letztgenannte Aussage überrascht, da weder die Richtlinien der ADA (2010) noch die deutsche „Nationale Versorgungsleitlinie Nierenerkrankungen bei Diabetes im Erwachsenenalter" (2011) eine Proteinzufuhr von 0,6 g/kg KG/d empfehlen (s. Tab. 6-21). Entscheidend für die Verordnung einer Eiweißrestriktion ist vor allem der Ernährungszustand des Patienten. Eine bestehende Mangelernährung ist eine Kontraindikation und eine möglicherweise auftretende Mangelernährung ist unbedingt zu vermeiden. Zudem belegt eine Untersuchung zur spontanen Eiweißaufnahme während der Progression einer chronischen Niereninsuffizienz, dass diese kontinuierlich abnimmt. Sie lag bei einer Kreatinin-Clearance von 25–50 ml/min bei 0,85 g/kg KG/d, bei einer Kreatinin-Clearance von 10–24 ml/min bei 0,70 g/kg KG/d und bei einer Kreatinin-Clearance unter 15 ml/min bei 0,54 g/kg KG/d bei einer spontanen Energiezufuhr von durchschnittlich 22 kcal/kg/d (Ikizler et al. 1995).

Eine hohe Kochsalzzufuhr wirkt den pharmakologischen Therapien entgegen, die versuchen, mit einer Renin-Angiotensin-Aldosteron-System-(RAAS)-Blockade bzw. Diuretika eine Senkung des Blutdrucks und der Proteinurie zu erreichen (Heeg et al. 1989). Etwa 50 % der Hypertoniker sind salzsensitiv. Die Kochsalzzufuhr in der Bevölkerung liegt zwischen 10–15 g pro Tag und 10 g Salz binden 1 l Wasser. Eine kochsalznormalisierte Ernährung unterstützt daher die Bemühungen, eine Wasserretention zu vermeiden, senkt das Durstgefühl und in der Folge die Trinkmenge. Eine Normalisierung der Kochsalzzufuhr wird in allen CKD-Stadien und unter der Dialysetherapie empfohlen, ebenso regelmäßige Messungen der Kochsalzausscheidung im 24-h-Sammelurin zur Kontrolle.

Ein weiterer Risikofaktor für die Progression einer chronischen Niereninsuffizienz ist eine überhöhte Flüssigkeitszufuhr. Meist wird den Patienten empfohlen, täglich bis zu 4 l Flüssigkeit zu trinken (Friedrich et al. 2010). Diese Empfehlung ist wissenschaftlich nicht belegt. In einer retrospektiven Analyse der MDRD-Studie war ein positiver Effekt einer hohen Flüssigkeitszufuhr nicht nachweisbar. Die Teilnehmer der Gruppe A zeigten bei einem höheren Flüssigkeitsumsatz (im Durchschnitt 2,4 l/d) einen beschleunigten GFR-Abfall gegenüber einer Gruppe mit einer niedrigeren Flüssigkeitsaufnahme (im Durchschnitt 1,4 l/d). Zudem stieg mit der Urinausscheidung auch die Protein-Kreatinin-Ratio an und das höhere Urinvolumen war mit einem erhöhten Blutdruck und einem erniedrigten Natrium im Serum assoziiert (Heber et al. 2003).

Exkurs

Als Ursachen werden zwei Pathomechanismen diskutiert:

- Ein erhöhtes Urinvolumen führt zu einer Steigerung des intratubulären Volumens sowie des Drucks und induziert somit die fibrogenen Mechanismen.
- Durch die gesteigerte Flüssigkeitsaufnahme kommt es zu einer Erhöhung des intravaskulären Volumens und in der Folge auch des Blutdrucks und so zu einer Progression der Niereninsuffizienz.

Empfohlen wird daher eine „normale, Durst geleitete“ Trinkmenge bzw. so viel, wie der Patient ausscheiden kann (Wenzel et al. 2006). Da ältere Menschen ein gestörtes Durstgefühl haben, ist es empfehlenswert, in dem Fall eine Trinkmenge festzulegen.

Merke

Eine Flüssigkeitszufuhr über 2 l hat nach bisherigen Daten einen beschleunigten Abfall der GFR zur Folge.

Ein großes Problem nicht nur bei akutem Nierenversagen, sondern auch bei chronischer Niereninsuffizienz ist die Mangelernährung – vor allem auch in der Betreuung älterer Patienten. Die Entwicklung einer Mangelernährung beginnt bereits im Prädialyse-Stadium der Niereninsuffizienz. Ungefähr 50 % aller Prädialysepatienten, 23–60 % der Patienten mit Hämodialyse und 18–50 % der Patienten mit Peritonealdialyse sind mangelernährt. Das Vorliegen einer Mangelernährung korreliert eng mit einem erhöhten Morbiditäts- und Mortalitätsrisiko in allen Stadien einer Niereninsuffizienz. So liegt unter Dialysetherapie der Ziel-BMI bei 23 kg/m^2 (Fouque et al. 2007). Bei ausgeprägter Proteinurie, Herzinsuffizienz, Übergewicht und Aszites kann ein Gewichtsverlust durch Ödeme verdeckt sein.

Die Mangelernährung bei CKD wird als *Protein Energy Wasting* (PEW) bezeichnet. Die Ursachen des PEW sind multifaktoriell. Von zentraler Bedeutung sind eine unzureichende Energie- und/oder Eiweißzufuhr, der anorektische Effekt von Urämietoxinen, ein Hyperkatabolismus und eine chronische Inflammationsreaktion (Fouque et al. 2008). Laborchemische Zeichen der Inflammation sind schon im CKD-Stadium 4 nachweisbar. Aufgrund der großen Bedeutung einer Mangelernährung auch für Patienten mit chronischer Niereninsuffizienz ist eine frühzeitige Diagnostik des PEW notwendig. Dazu gehören auch eine Ernährungsanamnese und ein Ernährungsprotokoll mit der Anleitung und der Beurteilung einer in der Diätetik von Nierenerkrankungen sachkundigen Ernährungsfachkraft. In Tabelle 5-21 findet sich eine Übersicht über Diagnosekriterien für ein PEW – erarbeitet von einer Expertengruppe der *International Society of Renal Nutrition and Metabolism* (ISRNM). Für weitergehende Informationen sei auf eine Übersichtsarbeit verwiesen (Fouque et al. 2008) und speziell für die Mangelernährung im Dialysestadium auf die *European Best Practice Guidelines on Nutrition* (Fouque et al. 2007).

Die Therapie der Mangelernährung entspricht den Ausführungen bei der Nierenersatztherapie. Weitere Komplikationen mit ernährungsmedizinischer Bedeutung sind Hyper-

Tab. 5-21 Kriterien zur klinischen Diagnose des *Protein Energy Wasting* bei akuter und chronischer Niereninsuffizienz (mod. nach Fouque et al. 2008)

Klinische Symptomatik
• Anamnese: Gewichtsverlauf, Übelkeit, Erbrechen, Durchfall, Ödeme, körperliche Leistungsfähigkeit, Begleiterkrankungen, sozioökonomische Faktoren • Screening: *Subjective Global Assessment* (SGA) – SGA B: mäßige Mangelernährung; SGA C: schwere Mangelernährung
Gewichtsverlauf
• ungewollter Gewichtsverlust: 5 % über drei Monate oder 10 % über sechs Monate
Körperzusammensetzung
• Fettmasse: – BMI: < 23 kg/m² – Gesamtkörper-Fettmasse: < 10 % • Muskelmasse: – Verlust an Muskelmasse: Verminderung von 5 % über drei Monate oder 10 % über sechs Monate – verminderte Armmuskelfläche: Verminderung > 10 % im Verhältnis zur 50. Perzentile der Referenzpopulation*
Laboruntersuchungen
• Serum-Albumin: < 38 g/l** • Serum-Präalbumin (Transythyretin): < 30 mg/dl (nur für Dialysepatienten; Werte können entsprechend den GFR-Werten bei Patienten im CKD-Stadium 2–5 variieren)** • Serum-Cholesterin: < 100 mg/dl
Nährstoffzufuhr
• Energiezufuhr: – ungewollt niedrige Energiezufuhr: < 25 kcal/kg KG/d für mindestens zwei Monate • Eiweißzufuhr: – ungewollt niedrige Eiweißzufuhr: CKD-Stadien 2–5 < 0,6 g/kg KG/d über mindestens zwei Monate, Dialyse < 0,8 g/kg /KG/d über mindestens zwei Monate

* Die DGEM definiert ein Risiko für einen Eiweißmangel bei Werten unterhalb der 10. Perzentile der altersspezifischen Norm (s. dazu Kap. 2)

** Nicht valide, wenn niedrige Konzentrationen Folge von abnormal hohen Eiweißverlusten über Urin oder Gastrointestinaltrakt, Lebererkrankungen oder Cholesterinsenkern sind; Einflussfaktoren sind auch Alter, Hydratationszustand und Entzündungsvorgänge

phosphatämie, Vitamin-D-Mangel, Hyperkaliämie und metabolische Azidose. Schon bei einer leichten Einschränkung der Nierenfunktion kommt es als Folge einer reduzierten renalen Bildung zu einem Mangel an biologisch aktivem 1,25-$(OH)_2$-Vitamin-D. Die ebenfalls bereits im CKD-Stadium 3 leicht verminderte Phosphat-Clearance erhöht den Serum-Phosphatspiegel – es kommt zu einer Hypokalzämie. Der Wegfall der 1,25-$(OH)_2$-Vitamin-D-Wirkung führt über eine Enthemmung der Parathormonsekretion zu einem sekundären Hyperparathyreoidismus (HPT) mit einer Freisetzung von Calcium und Phosphat aus den Knochen in der Folge. Gleichzeitig fällt auch die 25-(OH)-Vitamin-D-Konzentration ab. Mit zunehmendem Abfall der GFR wird der sekundäre HPT durch Hyperphosphatämie und Hypokalzämie weiter unterhalten. Das freigesetzte Calcium lagert sich in Gefäßen (Mediakalzifizierung), Gelenken und der Haut ab. In den CKD-Stadien 4, 5 und 5D (D = Dialyse) ist deshalb aus präventiven Gründen das zentrale Therapieziel, den Calcium-Phosphat-Haushalt mit normalen Serum-Phosphatspiegeln bei nicht zu hoher Calciumbelastung zu kontrollieren. Eine Hyperkaliämie ist meist erst unter der Dialyse ein Problem, das unter Peritonealdialyse geringer ist als unter Hämodialyse.

Praxistipp

Mögliche Ursachen einer Hyperkaliämie bei chronischem Nierenversagen

- Essen und Trinken,
- Medikamente: kaliumsparende Diuretika, ACE-Hemmer, Aldosteronantagonisten, kaliumhaltige Penicilline,
- Restfunktion der Niere,
- unzureichende Dialysetherapie,
- Katabolie und Muskelabbau,
- metabolische Azidose fördert die Eiweißkatabolie,
- Obstipation: gesteigerte fäkale Kaliumausscheidung bei chronischer Niereninsuffizienz,
- Blutungen,
- Insulinmangel.

Auch eine metabolische Azidose entwickelt sich erst mit zunehmendem Nierenversagen. Die Therapie besteht in einer Bicarbonatsubstitution mit einem Zielwert für das Serum-Bicarbonat von > 22 mmol/l. **Cave:** Die Natriumbelastung pro g Na-Bicarbonat liegt bei 273 mg Natrium.

Die Empfehlungen zur Energie- und Nährstoffzufuhr bei chronischer Niereninsuffizienz in den Stadien CKD 1–5 sind in Tabelle 6-25 zusammengestellt. Dort finden sich auch die unterschiedlichen Empfehlungen zur prädialytischen Proteinzufuhr. Die Empfehlungen zur Vitaminzufuhr in den CKD-Stadien 3–5 finden sich in Tabelle 6-27.

Erfolgt im Stadium 5D schließlich die Nierenersatztherapie als Hämodialyse (HD) oder Peritonealdialyse (PD) ändert sich der Nährstoffbedarf des Patienten. Nierenersatzverfahren fördern die Katabolie und steigern eine bestehende bzw. unterstützen das Auftreten einer neuen Mangelernährung. Der Proteinverlust bei einer HD beträgt 10–12 g, bei einer PD 5–15 g/24 h und kann im Verlauf einer Peritonitis um 70 % ansteigen. Es kommt dabei vor allem auch zu einem Verlust an Immunglobulinen und Mikronährstoffen. Die Leitlinien zur Ernährung unter der Dialysetherapie enthalten daher umfangreiche Empfehlungen zu den Methoden und zum Zeitpunkt der Erfassung des Ernährungszustands (K/DOQI 2000; Fouque et al. 2007). Für die Einzelheiten wird auf diese Arbeiten verwiesen.

Auch die Ernährungsempfehlungen ändern sich unter Dialysetherapie. Besonders wichtig ist, dass die Ernährung jetzt eiweißreich ist – wiederum mit mindestens 50 % biologisch hochwertigem Protein. Für viele Patienten ist diese erneute Ernährungsumstellung nach der langen Zeit einer eiweißnormalisierten bzw. eiweißreduzierten Kost schwierig. Oft wird diese erhöhte Eiweißzufuhr von den Dialysepatienten daher nicht erreicht, was wiederum die Mangelernährung begünstigt. Zudem bedeutet eine erhöhte Eiweißzufuhr auch eine erhöhte Zufuhr an Phosphat, Kochsalz, Purinen, Säuren, Fett und Cholesterin und möglicherweise einen Anstieg des Harnstoffwerts.

Merke
Patienten unter einer Nierenersatztherapie werden eiweißreich ernährt.

Die Zufuhrempfehlungen für Eiweiß sind für PD-Patienten höher als für HD-Patienten, die Kalium- und Flüssigkeitszufuhr muss bei HD-Patienten strenger beachtet werden als bei PD-Patienten. Ursachen dafür sind, dass lebensbedrohliche Hyperkaliämien bei HD-Patienten häufiger sind, während die Kaliumzufuhr bei PD-Patienten freier ist, da es aufgrund der kaliumfreien Peritonealdialysatlösung weniger Kaliumprobleme gibt. Oft muss wegen Hypokaliämien Kalium sogar substituiert werden. Während die meisten HD-Patienten im Verlauf der Behandlung anurisch werden und eine Flüssigkeitsrestriktion erfolgen muss, bleibt bei PD-Patienten die Diurese länger erhalten, sodass die Flüssigkeitsrestriktion geringer sein kann. Allerdings muss bei PD-Patienten die aus dem Dialysat peritoneal absorbierte Glucose in die Gesamtenergiezufuhr eingerechnet werden. Die Höhe der aufgenommenen Glucosemenge wird unterschiedlich angegeben: Fußhöller et al. (2009) geben 50–300 g maximal (entspricht 200–1 200 kcal) an, Friedrich et al. (2010) 150–200 g (entspricht 600–800 kcal).
Da die Höhe der Resorption individuell ist und immer in gleicher Höhe erfolgt, kann sie gemessen werden. Inzwischen stehen aber fast glucosefreie Dialysatlösungen zur Verfügung (Fußhöller et al. 2009). Zur Ernährungstherapie der Hyperphosphatämie finden sich weitere Informationen in Kapitel 6.9.3.
Da Mangelernährung in jedem Stadium einer Niereninsuffizienz – prädialytisch und auch unter Nierenersatztherapie – ein negativer Prognosefaktor ist, wird empfohlen, bei unzureichender oraler Energie- und Nährstoffzufuhr zur Optimierung der oralen Ernährung zunächst zusätzlich Trinknahrungen einzusetzen – prädialytisch proteinreduziert und intradialytisch flüssigkeitsreduziert, energie- und proteinreich, kalium-, natrium- und phosphatarm (s. dazu auch das Kap. 6.10.2). Bleibt die orale Ernährung auch dann unzureichend, besteht die Indikation zur künstlichen Ernährung – zunächst als enterale Ernährung über eine nasogastrale, bei Patienten mit Gastroparese über eine nasojejunale Sonde bzw. bei Langzeitanwendung über eine PEG oder PEJ (Cano 2006). Als Sondennahrung können bei kurzfristiger Anwendung Standardnahrungen gegeben werden. Bei einer Anwendung über fünf Tage sollten krankheitsspezifische Sondennahrungen eingesetzt werden – prädialytisch eiweißreduziert und mit vermindertem Mineralstoffgehalt, unter der Dialyse energie- und proteinreich mit reduziertem Gehalt an Natrium, Kalium, Phosphat und Flüssigkeit. Ist die Energie- und Nährstoffzufuhr weiterhin unzureichend kann eine dreimal wöchentlich angewandte intradialytisch parenterale Ernährung verordnet werden.
Dabei sollte die Nährlösung während der gesamten Dialysedauer kontinuierlich in die venöse Tropfkammer des Schlauchsystems infundiert werden. Bei PD-Patienten kann ein glucosefreies, aus einer Aminosäurenkomposition bestehendes Dialysat eingesetzt

werden, das eine systemische Aminosäurensubstitution beinhaltet. Zu Einzelheiten wird auf die Leitlinie „Parenterale Ernährung“ der DGEM (Druml et al. 2007) sowie die Arbeit von Fußhöller et al. (2009) verwiesen. Um Muskulatur zu erhalten bzw. wieder aufzubauen, ist regelmäßige körperliche Aktivität unbedingt notwendig.

Bei akut kranken Patienten mit chronischer Niereninsuffizienz unter Nierenersatztherapie gelten die Ernährungsrichtlinien, die in Tabelle 6-24 beschrieben sind, für Empfehlungen zur Energie- und Nährstoffzufuhr stabiler Patienten unter HD und PD siehe Tabelle 6-28, zur Vitaminzufuhr unter HD-Therapie siehe Tabelle 6-27. Die am häufigsten beobachteten Vitaminstörungen betreffen die wasserlöslichen Vitamine. Diese sollten täglich substituiert oder nach der Dialyse dreimal pro Woche appliziert werden, was die Compliance verbessert (Fouque et al. 2007).

Merke

Patienten unter Hämodialyse sollten keine handelsüblichen Multivitamin- und Spurenelementpräparate einnehmen, da sie den Bedürfnissen dieser Patientengruppe nicht entsprechen.

Tabelle 6-29 gibt eine Übersicht über die Zusammensetzung oraler Vitaminpräparate mit und ohne Spurenelemente speziell für HD-Patienten. In Tabelle 6-26 finden sich Informationen zum Proteingehalt einzelner Nahrungsmittel. Tabelle 6-30 enthält Hinweise zur Nahrungsmittelauswahl bei HD. Kapitel 6.9 informiert über Einzelheiten der elektrolytdefinierten Kostformen.

6 Kostformen

Das Kapitel gibt praktische Hinweise zu häufig eingesetzten Kostformen.

Merke
Bei Tumorpatienten hat sich das Wahlkostprinzip sehr gut bewährt.

Da Krebspatienten häufig unter Ernährungsproblemen leiden, wird das Prinzip in einer noch individuelleren Form als sogenannte gesteuerte „Wunschkost" durchgeführt. Das bedeutet, dass eine Ernährungsfachkraft mit dem Patienten einen individuellen Speiseplan nach seinen Bedürfnissen und Wünschen zusammenstellt – nach Möglichkeit aus den angebotenen Komponenten. Es sollten jedoch auch besondere Wünsche erfüllt werden können. Die betreuende Ernährungsfachkraft kann dabei die Quantität und Qualität der Nahrungszufuhr des Patienten beurteilen. So können Energie- und Nährstoffdefizite frühzeitig erkannt und ausgeglichen werden.

6.1 Vollkostformen

6.1.1 Vollkost

Die Vollkost ist eine Kostform, die:
- den Bedarf an essenziellen Nährstoffen deckt,
- in ihrem Energiegehalt den Energiebedarf berücksichtigt,
- Erkenntnisse der Ernährungsmedizin zur Prävention und auch zur Therapie berücksichtigt und
- in ihrer Zusammensetzung den üblichen Ernährungsgewohnheiten angepasst ist, soweit die Punkte 1–3 nicht tangiert werden.

Um den individuellen Bedürfnissen eines Patienten weitgehend gerecht zu werden, sollte die Vollkost nach dem Wahlkostprinzip angeboten werden – speziell während des Aufenthaltes in einer Klinik. Der Vollkostpatient, der meist keine Ernährungsprobleme hat, kann dabei anhand eines Wochenspeiseplanes für jede Mahlzeit die ihm entsprechende Mahlzeit des nächsten Tages wählen. Die Zusammensetzung der Kost entspricht in Bezug auf die Nährstoffrelationen und den Nährstoffgehalt den Richtlinien einer gesunderhaltenden Ernährung der Deutschen Gesellschaft für Ernährung (DGE).

6.1.2 Leichte Vollkost

Die leichte Vollkost ist ebenfalls eine vollwertige, ausgewogene Kost (s. Tab. 6-1) und daher auch wie eine Vollkost zusammengesetzt. Sie unterscheidet sich von der Vollkost lediglich durch den Verzicht auf Lebensmittel, die erfahrungsgemäß häufig zu Unverträglichkeiten führen (s. Tab. 6-2).
Indikationen für eine leichte Vollkost sind unspezifische Intoleranzen gegen bestimmte Speisen und Lebensmittel. Sie wird auch bei unkomplizierten Leber-, Galle-, Pankreas-, Magen- und Darmerkrankungen verordnet und ist die Stufe III des „Allgemeinen Kostaufbaus" (s. Kap. 6.10).

Tab. 6-1 Prinzip der leichten Vollkost (Rationalisierungsschema 2004)

- mehrere kleine Mahlzeiten über den Tag verteilt
- abwechslungsreiche Kost, meist fettreduziert
- blähende Lebensmittel und Speisen meiden
- wenig Süßes
- beim Braten nur eine hell- bis mittelbraune Bräunung anstreben
- individuelle Unverträglichkeiten beachten
- Alkohol in Maßen
- gut kauen und langsam essen

Tab. 6-2 Leichte Vollkost: schlechter vertragene Lebensmittel und Zubereitungsarten (Rationalisierungsschema 2004)

- fette Brühen, Suppen, Saucen
- große Mengen Streich- und Kochfett
- frisches Brot, sehr grobe Vollkornbrote, frische oder sehr fette Backwaren
- vollfette Milchprodukte (z. B. Sahneprodukte, Käsesorten mit Rahm- oder Doppelrahmstufe)
- stark oder mit Speck angebratene, geröstete und frittierte Lebensmittel
- fette oder frittierte Kartoffelprodukte (Pommes frites)
- fette und geräucherte Fleisch-, Wurst- und Fischwaren
- hart gekochte Eier, fette Eierspeisen, Mayonnaisen
- schwer verdauliche oder blähende Gemüse: Grün-, Rot-, Weiß-, Rosenkohl, Wirsing, Sauerkraut, Lauch, Schwarzwurzeln, Zwiebeln, Pilze, Paprika, Oliven, Gurken und Rettichsalat, nicht sehr feine Erbsen und Bohnen, getrocknete Hülsenfrüchte, sehr fettreiche Zubereitungen
- unreifes Obst, rohes Steinobst, Nüsse, Mandeln, Pistazien, Avocados
- fette Süßigkeiten
- Alkohol in jeder Form, kohlensäurehaltige Mineralwässer oder Limonaden, eisgekühlte Getränke
- große Mengen an scharfen Gewürzen, Zwiebel- oder Knoblauchpulver

Merke
Die leichte Vollkost eignet sich als Basiskost besonders für Tumorpatienten, die nicht alles essen können und unter Geschmacksstörungen und Abneigungen gegen bestimmte Lebensmittel leiden.

Trotz vorhandener Einschränkungen kann auch die leichte Vollkost bei Tumorpatienten zu weiteren Beschwerden führen. Bestehende Intoleranzen müssen dann beachtet werden.

6.1.3 Vegetarische Vollkost

Die vegetarische Vollkost sollte als ovo-lakto-vegetabile Vollkost mit Ei- und Milchprodukten oder mindestens als lakto-vegetabile Ernährung angeboten werden. Eine vegane Ernährung ohne tierische Lebensmittel ist nicht geeignet, da sie bei Tumorpatienten einen meist schon bestehenden Energie- und Nährstoffmangel noch verstärkt. Zu den bei Vegetariern möglicherweise kritischen Nährstoffen gehören Eisen, Jod, Vitamin D, Zink und ω-3-Fettsäuren – bei veganer Ernährung außerdem Vitamin B_{12}, Calcium, Vitamin B_2 sowie Eiweiß. Allerdings werden auch von der Durchschnittsbevölkerung und bestimmten Altersgruppen Jod, Vitamin D, Eisen und Calcium unzureichend zugeführt.

Indikationen für die Verordnung einer vegetarischen Vollkost sind eine Abneigung gegen Fleisch- und Wurstwaren sowie Fisch – und der Wunsch des Patienten, sich fleischfrei zu ernähren. Tumorpatienten haben häufig aus gesundheitlichen Gründen eine Abneigung gegen Fisch, Fleisch- und Wurstwaren – aber auch aufgrund von Geschmacksstörungen. Fleisch hat einen bitteren Geschmack, den Gesunde nicht bemerken, der aber bei einer herabgesetzten Geschmacksschwelle auffällt.

Merke
Wünscht ein Patient, sich vegetarisch oder vegan zu ernähren, ist eine Ernährungsberatung sehr zu empfehlen – vor allem bei dem Wunsch nach einer veganen Ernährungsform.

Viele Patienten meiden Fleisch, Wurstwaren und Fisch bzw. alle tierischen Produkte, ohne die sonstige Lebensmittelauswahl zu ändern. Daraus kann eine Mangelernährung folgen.

6.1.4 In der Konsistenz veränderte leichte Vollkostformen

Passierte Kost

Die Kostform enthält nur pürierte Speisen, ist aber nicht homogen. Um eine vollwertige Ernährung zu erreichen, müssen zusätzlich Formula-Produkte – orale bilanzierte Diäten und Nährstoffanreicherungen – gegeben werden.
Eine streng passierte Kost ist indiziert bei Beeinträchtigungen und Erkrankungen im Bereich des oberen Verdauungstrakts.

Weiche Kost

Diese Kostform ist eine weiche Kost mit Brot, die am Gaumen zerdrückt werden kann. Die Indikationen entsprechen denen einer streng passierten Kost.

Dysphagie-Kost

Die Dysphagie-Kost ist eine homogene Kost mit einer guten und langsamen Gleitfähigkeit. Da Flüssigkeiten und auch sehr flüssige Nahrungsmittel häufiger zum Verschlucken mit anschließender Aspiration führen, wird die Dyphagie-Kost nach individuellem Bedarf mit speziellen, im Handel erhältlichen Andickungsmitteln angedickt (s. Tab. 6-3 und Tab. 6-4).
Angedickt werden können alle Flüssigkeiten und Speisen nach Bedarf. Die Dysphagie-Kost ist keine vollwertige Ernährung und sollte daher nur kurzfristig gegeben werden. Um eine vollwertige Ernährung zu erreichen, müssen Formula-Produkte eingeplant werden. Bei längerer Anwendung ist zusätzlich eine künstliche Ernährung angezeigt – bevorzugt als enterale Ernährung. Erfahrungsgemäß haben Patienten mit Schluckstörungen ein hohes Risiko für Mangelernährung, Dehydratation und Aspirationspneumonien.
Indikationen für eine Dysphagie-Kost sind ein Schlaganfall mit sensomotorischen Einschränkungen, degenerative hirnorganische, neurologische und neurophysiologische Erkrankungen mit Auswirkungen auf das Schlucken – beispielsweise besteht nach Operation eines Hirntumors bei ca. 25 % der Patienten eine Dysphagie.
Auch nicht neurologische Erkrankungen wie Tumoren im Gesichts-, Mund-, Rachen-, Kehlkopf- und Speiseröhrenbereich, Entzündungen in diesen Bereichen unter einer Chemo- und Strahlentherapie und als Langzeitfolge nach einer Strahlentherapie, bakterielle Abszesse, Herpes zoster, Pilzinfektionen, Achalasie, peptische Ösophagitis und Verletzungen im Kopf- und Halsbereich können die Schluckfähigkeit erheblich beeinträchtigen. Andere Ursachen können

Tab. 6-3 Nahrungsmittelkonsistenzen und ihre Flüssigkeitsstufen

Konsistenzen	Flüssigkeitsstufen
fest	nicht angedickt
breiig	sirupartig angedickt
flüssig	honigartig angedickt
gemischt	puddingartig angedickt

Tab. 6-4 Im Handel erhältliche Andickungsmittel und Fertiggetränke bei Kau- und Schluckstörungen

Präparat	Produkteigenschaften (Auswahl)	Hersteller
Thick & Easy®	Instantpulver, geschmacks- und geruchsneutral, kein Nachdicken, thermostabil	Fresenius Kabi
Resource® ThickenUp Clear	Pulver, geschmacksneutral, eine Dosierung für alle Flüssigkeiten, bleibt nach dem Andicken klar	Nestlé HealthCare Nutrition GmbH
Resource® ThickenUp	Pulver, geschmacksneutral, variabel in der gewünschten Konsistenz	Nestlé HealthCare Nutrition GmbH
Resource® Thickened Drink	angedicktes Getränk, honigartige Konsistenz, fett- und eiweißfrei, Geschmack: Zitrus, Orange	Nestlé HealthCare Nutrition GmbH
Fortimel Creme®	konsistenzadaptierte Trinknahrung, cremig-leichte Konsistenz, hochkalorisch (1,6 kcal/g = 200 kcal/Becher), eiweißreich, Geschmacksrichtung: Vanille, Schokolade, Waldfrucht	Nutricia GmbH
Fortimel Fruit®	konsistenzadaptierte Trinknahrung auf Apfelmusbasis, amylaseresistente Andickung, hochkalorisch (1,3 kcal/g = 200 kcal/Becher), eiweißreich, streng lactosearm, mit präbiotischer Ballaststoffmischung	Nutricia GmbH
Nutilis Powder®	Instantpulver, amylaseresistent	Nutricia GmbH
Nutilis Aqua®	Becher mit konsistenzadaptiertem Wasser, für Diagnostik und Schlucktraining geeignet; Geschmacksrichtung: Grenadine, Minze, Orange	Nutricia GmbH
Nutilis Complete®	angedickte Trinknahrung, hochkalorisch (2,4 kcal/ml), vollbilanziert, amylaseresistent, Geschmacksrichtung: Erdbeere, Vanille	Nutricia GmbH

Mundtrockenheit (Xerostomie) infolge einer Hyposalivation als unerwünschte Medikamentennebenwirkung – beispielsweise von Anticholinergika, Antihistaminika, Hypnotika, Sedativa, Schleifendiuretika – und psychogene Schluckstörungen sein. Vor allem bei neurologischen Ursachen einer Schluckstörung ist eine enge Zusammenarbeit zwischen Logopäden und Ernährungsfachkräften notwendig.

Merke

Hauptindikation für eine Dysphagie-Kost sind neurologische Erkrankungen sowie Operationen im Kopf- und Halsbereich mit neurologischen Störungen des Schluckaktes. Bei Schluckstörungen durch eine Mukositis oder Mundtrockenheit kann meist eine individuell zusammengestellte weiche oder passierte Kost verordnet werden.

6.1.5 Flüssige Vollkost

Indikation ist eine vorübergehende Behinderung der Nahrungsaufnahme und -passage durch Erkrankungen im Mund-, Rachen-, Larynx-, Pharynx- und Ösophagusbereich. Nicht geeignet ist eine flüssige Kost als Sondennahrung und im Rahmen eines Kostaufbaus – Letzteres aufgrund der Verwendung schwer verdaulicher Lebensmittel bei der Herstellung. Um eine vollwertige Ernährung zu erreichen, müssen zusätzlich Formula-Produkte verwendet werden.

6.2 Ballaststoffdefinierte Kost

6.2.1 Ballaststoffarme Kost

Diese Kostform ist eine Abwandlung der leichten Vollkost mit einer Verminderung des Anteils faserreicher Lebensmittel. Der Ballaststoffgehalt liegt unter 15 g Ballaststoffe pro Tag bei Bevorzugung löslicher Ballaststoffe (s. Kap. 1.2.3).

Indikationen sind hauptsächlich Stenosen im Intestinaltrakt – beispielsweise bei Ileusgefahr onkologischer Patienten – und Malassimilation zur Minimierung des Stuhlvolumens und Verzögerung der Darmpassage. Die Kostform ist auch indiziert als Aufbaustufe bei Morbus Crohn und Colitis ulcerosa sowie bei bestehendem Reizdarmsyndrom mit Unverträglichkeit ballaststoffhaltiger Ernährung.

Die Kost kann zusätzlich lactosearm sein (s. Kap. 6.3.3). Auch können langkettige Fettsäuren (LCT) gegen mittelkettige Fettsäuren (MCT) ausgetauscht werden.

Hauptsächlich wegen des unzureichenden Vitamin- und Mineralstoffgehalts ist die Kost als Dauerkostform nicht geeignet bzw. es müssen Mikronährstoffe substituiert werden. Tabelle 6-5 gibt eine Übersicht über die geeignete Lebensmittelauswahl bei Darmstenosen. Folgende Punkte müssen dabei beachtet werden:

- Lebensmittel nährstoffschonend zubereiten!
- Mehrere kleine Mahlzeiten pro Tag einplanen!
- Langsam essen und gut kauen!
- Individuelle Unverträglichkeiten beachten!

Tab. 6-5 Ernährungsempfehlung bei Darmstenosen (Sektion Ernährungsmedizin und Diätetik, Department Innere Medizin, Klinik für Innere Medizin I, Schwerpunkt Hämatologie, Onkologie und Stammzelltransplantation, Freiburg)

Geeignete Lebensmittel	Nicht geeignete Lebensmittel
Milch- und Milchprodukte	
fettarme Trinkmilch, fettarme gesäuerte Milchprodukte, fettarmer Joghurt (1,5 % Fett), milde Käsesorten bis 45 % Fett i.Tr., z. B. Schnitt-, Weich-, Schmelz- und Frischkäse	Vollmilch, gesäuerte Vollmilchprodukte, Sahne, Rahm, pikante und sehr fettreiche Käsesorten über 45 % i.Tr., z. B. abgelagerter Camembert, Gorgonzola, Roquefort
Fleisch	
vom Kalb, mageres Rindfleisch, mageres Schweinefleisch (Filet, Schnitzel), Lammfilet, Hase, Kaninchen, Wild und Wildgeflügel (alle Sorten), Geflügel: Brathuhn, Hähnchen, Pute	faseriges Fleisch, fettes, geräuchertes oder scharf angebratenes Fleisch, Wild mit Speck gespickt, Gans, Ente, fette Geflügelhaut
Fleischwaren	
milde, fettarme Wurstsorten, z. B. Bierschinken, milder Schinken ohne Fettrand, Corned Beef, Puten- und Geflügelwurst, kalter Braten	fette und geräucherte Wurst- und Fleischwaren

Tab. 6-5 (Fortsetzung)

Geeignete Lebensmittel	Nicht geeignete Lebensmittel
Suppen und Soßen	
fettarme Bouillon, Suppen, Soßen	fette Bouillon, Suppen, Soßen
Fisch- und Fischwaren	
frische oder tiefgekühlte Süß- und Salzwasserfische (nicht paniert), naturell eingelegte Fischwaren, Schalen- und Krustentiere	fette Sorten wie Aal, Hering, Makrele, Lachs, geräucherte Fische, eingelegte oder konservierte Fische oder Fischwaren, die mit viel Fett zubereitet sind
Eier	
gekochte Eier oder fettarme Eierspeisen	hartgekochte Eier oder süße und pikante Eierspeisen, Mayonnaise
Speisefette	
kleine Mengen an Koch- und Streichfett	reichliche Mengen an Koch- und Streichfett
Brot	
altbackenes Brot, feine Vollkornbrote	frisches Brot, ungenügend ausgebackene Brotsorten, grobe Vollkornbrote
Backwaren	
Biskuit, einfacher Rühr- oder Hefekuchen, Kuchen aus Quark-Öl-Teig ohne Creme; Obstkuchen ohne Sahne, Baiser, einfache Kekse	frischer Hefekuchen, fette Backwaren, z. B. Sahne-, Cremetorten und Kuchen, Fettgebackenes, Blätterteig, Brandteig
Nährmittel	
Reis, Nudeln, Grieß, Mehle, Stärkemehle, Getreideflocken	Vollkornschrot, ganze Getreidekörner
Kartoffeln	
zubereitet ohne Fett, z. B. Dampf- und Pellkartoffeln, Kartoffelschnee, Kartoffelbrei, gekochte Klöße	alle gebratenen und in Fett schwimmend ausgebackenen Kartoffelgerichte, z. B. Kartoffelpuffer, Pommes frites, Bratkartoffeln, Kroketten; Kartoffelsalat mit Mayonnaise oder Speck
Gemüse	
alle Sorten, die nicht auf der rechten Seite aufgeführt sind, leichtverträgliche Sorten, z. B. Auberginen, Karotten, Fenchel, Brokkoli-, Blumenkohlröschen, junge Kohlrabi, sehr feine grüne Erbsen und Bohnen, Tomaten ohne Haut, Zucchini, zarter grüner Salat, Spinat, Sellerie	alle schwerverdaulichen und blähenden Sorten wie Grün-, Rot-, Weiß-, Rosenkohl und Sauerkraut, Wirsing, Lauch, Zwiebeln, Pilze, Paprika, Oliven, Mais, Gurken- und Rettichsalat, Hülsenfrüchte, Gemüsesalate, die mit Mayonnaise oder anderen fetten Marinaden zubereitet sind
Obst	
reife, leichtverträgliche Sorten ohne Schale und Häute, ohne Kerne; roh oder gekocht	unreifes Obst, rohes Steinobst wie Kirschen und Pflaumen, Nüsse, Mandeln, Pistazien, Avocados
Zucker	
in kleinen Mengen	in großen Mengen

Tab. 6-5 (Fortsetzung)

Geeignete Lebensmittel	Nicht geeignete Lebensmittel
Süßigkeiten	
Konfitüre, Gelee, Honig	Schokolade, Pralinen, Nougat, Marzipan, Sahnebonbons
Getränke	
Tee, alle Sorten; milder Kaffee, Tafelwasser mit wenig Kohlensäure, Gemüsesäfte, verdünnte Obstsäfte	Alkohol in jeder Form, kohlensäurehaltige Tafelwasser und Limonaden, eisgekühlte Getränke
Gewürze und Kräuter	
milde Gewürze, frische und getrocknete Kräuter, milder Essig, Zitronensaft	reichliche Mengen an Curry, Pfeffer, Paprika, Zwiebel- und Knoblauchpulver, Senf, Meerrettich, scharfe Gewürzmischungen, Essigessenz
Zubereitungsarten	
Kochen, Dünsten, Dämpfen, Garen in Alufolie, in Bratenklarsichtfolie, im Tontopf, in der beschichteten Pfanne oder im beschichteten Topf, im Backofen, im Mikromaten, Grillen ohne Fett	starkes Anbraten, Rösten, Frittieren, mit Speck anbraten

6.2.2 Ballaststoffreiche Kost

Diese Kost hat einen hohen Ballaststoffanteil von mindestens 30 g/Tag. Die empfohlene Ballaststoffzufuhr bei Erwachsenen beträgt mindestens 30 g/Tag – 12,5 g/1 000 kcal bei Frauen und 10 g/1 000 kcal bei Männern. Liegt die Energiezufuhr unter den alters- und geschlechtsspezifischen Richtwerten muss die Ballaststoffdichte größer sein als 12,5 bzw. 10 g/1 000 kcal.

Indikationen für diese Kost sind Kolondivertikulose (nicht bei Divertikulitis), Obstipation, versuchsweise (wird häufig nicht vertragen) bei Reizdarmsyndrom mit Obstipation im Vordergrund der Beschwerden und Morbus Crohn (ohne Stenosierungen und nicht in der Akutphase).

Die Umstellung auf eine ballaststoffreiche Kost sollte langsam erfolgen. Am Anfang kann es zu vermehrtem Völlegefühl und zu Blähungen kommen. Diese Beschwerden verschwinden jedoch meist nach einiger Zeit. Gelegentlich bleiben vereinzelte Nahrungsmittelunverträglichkeiten. Vor allem ältere Menschen sind empfindlich. Praktische Hinweise zu einer ballaststoffreichen Kost sind in Tabelle 6-6 zusammengestellt.

6.3 Kost mit Triglyceriden mittelkettiger Fettsäuren (MCT-Kost)

Die Kost entspricht im Energie- und Nährstoffgehalt der Vollkost. Basis der Kostform ist das Leichte-Kost-Prinzip mit der Verwendung von Fetten mittelkettiger Fettsäuren – *medium chain triglyceride* (MCT) enthalten Fettsäuren mit 6–10 C-Atomen. Der Anteil der MCT beträgt ca. 50 % der Fettzufuhr. Als Streich- und Kochfett sind daher Spezialprodukte zu verwenden. Im Vergleich zu

Tab. 6-6 Ernährungsempfehlungen für eine ballaststoffreiche Kost (Sektion Ernährungsmedizin und Diätetik, Department Innere Medizin, Klinik für Innere Medizin I, Schwerpunkt Hämatologie, Onkologie und Stammzelltransplantation, Freiburg)

Regelmäßiger Verzehr ballaststoffreicher Lebensmittel	
Brot	Roggenvollkornbrot, Roggenschrotbrot (z. B. Pumpernickel, Schlüterbrot), Weizenvollkornbrot, Weizenschrotbrot (Grahambrot, Vollkorntoastbrot), Vollkornknäckebrot, Vollkornknusperbrot, Sojabrot, Sonnenblumenkernmehlbrot, Mehrkornbrot, Leinsamenbrot, mit Kleie angereicherte Brote
Backwaren	Vollkornkuchen, süßes und pikantes Vollkorngebäck, Vollkornzwieback, Früchtebrot
Nährmittel	Vollkornschrot, -grütze, -graupen, -flocken und -mehl, Getreidekörner, Vollkornteigwaren, Naturreis, Sojamehl, Keime
Gemüse	alle Sorten, besonders: getrocknete Hülsenfrüchte, Karotten, Spinat, Sellerie, Mais, Rosenkohl, Brokkoli, grüne Erbsen, Bohnen, Lauch, rote Rüben, Rot- und Weißkohl, Wirsing, Kresse, Pellkartoffeln, Pilze; günstig ist die Zubereitung von Gemüse als Rohkost
Obst	alle Sorten, besonders Trockenobst (evtl. Energie- und Zuckergehalt beachten)
Nüsse/Samen	Mandeln, Kokosnuss, Nüsse, Sesamsamen, Mohn, Leinsamen (evtl. Energie- und Fettgehalt beachten)
sonstiges	Kleie (Flocken, Tabletten, geröstete und knusprige Kleie), Müslimischungen
Eine zusätzliche Gabe von Kleie kann nützlich sein	
• 10 g = 2 EL Weizenkleie enthalten ca. 5 g Ballaststoffe • die Zugabe sollte stufenweise erfolgen, beginnend mit 5 g/Tag bis max. 15 g/Tag • Kleie muss mit reichlich Flüssigkeit, etwa 150 ml pro EL verzehrt werden	
Ausreichende Trinkmenge	
• mindestens 1,5–2 l/Tag (wenn keine andere ärztliche Verordnung besteht)	
Der Verzehr von Lebensmitteln mit Milchsäure und Fruchtsäure fördert die Darmtätigkeit	
Ballaststoffarme und stopfende Lebensmittel sollten gemieden werden	
• z. B. Weißmehlprodukte, Kakao, Schokolade, Schwarztee, Rotwein	

den normalerweise in der Nahrung enthaltenen Fetten mit langkettigen Fettsäuren (LCT) weisen diese synthetisch erzeugten Diätfette ein anderes Stoffwechselverhalten auf (s. Kap. 1.2.2). Durch ihre schnelle intestinale Absorption, keine notwendige Gallensalz-, Micellen- und Pankreaslipasebildung, Transport über das Blut, keine erforderliche Chylomikronenbildung und die schnelle Oxidation in der Leber können sie bei einer Vielzahl von Erkrankungen eingesetzt werden.

Indikationen sind exokrine Pankreasinsuffizienz, Gastrektomie, Zustand nach Dünndarmresektion (Kurzdarmsyndrom), Pankreatektomie, verminderte Gallensekretion, chologene Diarrhö, Strahlenschädigung des Dünndarms, hochgradige Malassimilation, Akutphase chronisch-entzündlicher Darmerkrankungen, gestörter Lymphabfluss durch Obstruktion von Lymphbahnen, intestinales Eiweißverlustsyndrom, Morbus Whipple, Chylothorax, Chylurie sowie Fettstoffwechselstörungen (Hyperchylomikronämie, Abetalipoproteinämie).

Merke
Der schnelle Ersatz von LCT durch MCT führt zu Nebenwirkungen – abdominelle Schmerzen, Durchfall, Erbrechen, Kopfschmerzen. Bei langsamer Steigerung der Zufuhrmenge von MCT werden Mengen von 100–150 g MCT problemlos toleriert.

6.4 Glutenfreie Kost

Indikationen für diese Kostform sind die Dauerbehandlung der gluteninduzierten Enteropathie (Zöliakie oder einheimische, nicht tropische Sprue), die Dermatitis herpetiformis Duhring, versuchsweise beim Reizdarmsyndrom mit Durchfall im Vordergrund der Beschwerden und auch bei einer schweren Graft-versus-Host-Disease (GvHD) des Darmes nach allogener hämatopoetischer Zelltransplantation.

Exkurs
Definiert wird die Zöliakie als ein Zustand mit abnormaler Schleimhaut im oberen Dünndarm, der sich unter einer glutenfreien Diät morphologisch bessert. Nach den geltenden Diagnosekriterien wird jedoch nur eine Besserung der klinischen Beschwerden verlangt. Pathologisch-anatomisch findet sich eine Zottenverminderung, eine Kryptenhyperplasie und eine Rundzellinfiltration (Lymphozyten, Plasmazellen) der Lamina propria. Der Grad der histologisch fassbaren Schleimhautveränderungen wird in der Marsh-Klassifikation festgelegt. Die Erkrankung gilt heute als Autoimmunkrankheit, ausgelöst durch Getreideeiweiße, die ihre die Krankheit auslösende Wirkung bei peptisch-tryptischer Verdauung nicht verlieren (Kasper 2009). Von besonderer Bedeutung ist die meist bereits im Kindesalter diagnostizierte Zöliakie unter anderem deswegen, weil sie mit einem etwa 30 % erhöhten Gesamtkrebsrisiko besonders für Mund-, Pharynx- und Ösophaguskarzinome sowie für T-Zell-Lymphome einhergeht. Dabei weisen die T-Zell-Lymphome eine dreifache Häufung auf. Die Mortalität ist in den drei ersten Jahren nach und bei verzögerter Diagnosestellung am höchsten, geht aber bei adäquater Ernährungstherapie wahrscheinlich innerhalb von 5–15 Jahren zur Norm zurück. Unklar ist, wie hoch das Risiko bei asymptomatischer Zöliakie mit dem Nachweis von Schleimhautläsionen ist und bei latenter Zöliakie mit unsicherem Nachweis von Autoantikörpern und Schleimhautschäden bei genetischer Prädisposition. Die Dermatitis herpetiformis Duhring ist eine direkte kutane Manifestation der Glutensensitivität. Sie fällt durch papulovesikuläre Effloreszenzen an den Streckseiten der Extremitäten auf – vor allem im Bereich der Ellenbogen- und Kniegelenke, in der Gesäßregion sowie über dem Sakrum und den Schultern. Etwa ein Drittel der Patienten zeigt ausgeprägte, Zöliakie-typische Schleimhautveränderungen im Dünndarm mit partieller oder subtotaler Zottenatrophie.

Krankheitsauslösend sind die bei der Verdauung entstehenden Spaltprodukte folgender Getreideproteine:

- glutaminreiches Klebereiweiß Gluten bzw. dessen alkohollösliche Fraktion,
- Gliadin aus Weizeneiweiß,
- entsprechende Fraktionen aus Roggeneiweiß (Secalin),
- Gersteneiweiß (Hordein).

Gluten ist auch in Triticale (Kreuzung aus Weizen und Roggen) und in alten, dem Weizen verwandten Getreidesorten vorhanden wie Dinkel, Grünkern, Zweikorn (Emmer) und Einkorn – außerdem in Kamut, einer sehr alten, weltweit wieder zunehmend angebauten Weizensorte. Avenin aus Hafer ist nach neueren Untersuchungen unbedenklich. Wegen der Gefahr einer Kontamination durch andere Getreidesorten bei großtechnischer Produktion und Verarbeitung wird eine Eliminierung dennoch empfohlen. Die Therapie der Zöliakie erfolgt primär rein diätetisch. Nur in weit fortgeschrittenen, therapierefraktären Fällen werden Corticosteroide und andere Immunsuppresiva zur Behandlung eingesetzt.

Merke
In der Diättherapie werden glutenhaltige Lebensmittel aus Weizen, Dinkel, Grünkern, Roggen, Gerste, Hafer, Einkorn, Emmer und Kamut eliminiert und durch glutenfreie Produkte aus Mais, Hirse, Buchweizen, Reis, Kastanien, Quinoa, Amaranth oder Teff sowie spezielle glutenfreie diätetische Lebensmittel ersetzt.

Exkurs
Glutenfrei sind Lebensmittel, die maximal 2 mg Gluten pro 100 g Produkt enthalten. Lebensmittel mit einem sehr geringen Glutengehalt dürfen nicht mehr als 2–10 mg Gluten pro 100 g enthalten. In der EU ist die Allergenkennzeichnung Pflicht – damit auch die Kennzeichnung von glutenhaltigen Lebensmitteln. Die Kennzeichnungsvorschrift gilt allerdings nur für abgepackte Waren.

Informationen – auch zu industriell hergestellten Lebensmitteln – sind von der Deutschen Zöliakie-Gesellschaft zu bekommen (www.dzg-online.de). In der Diättherapie ist auch zu beachten, dass bei den Patienten oft eine sekundäre Milchzuckerunverträglichkeit besteht, sodass zunächst auch eine milchzuckerreduzierte Kost notwendig ist. Bildet sich das Malabsorptionssyndrom verzögert zurück, kann man bei bestehender Steatorrhö versuchen, einen Teil der langkettigen durch mittelkettige Fettsäuren (MCT-Fette) zu ersetzen. Koch- und Streichfett müssen dann durch ein Spezialfett und fettreiche Lebensmittel durch fettarme bzw. fettreduzierte Produkte ersetzt werden (s. Kap. 6.3). Besteht eine unzureichende Deckung des Calciumbedarfs, sollten auch oxalsäurereiche Gemüse- und Obstsorten gemieden werden (Spinat, Mangold, Rhabarber, Sauerampfer, Kakao), da Oxalsäure der Resorption durch die Bildung von wasserunlöslichem Calciumoxalat weiteres Calcium entzieht. In der Anfangsbehandlung der Zöliakie müssen auch Ernährungsdefizite bei Calcium, Magnesium, Folsäure, Vitamin B_{12}, Vitamin D, Eisen, Selen und Zink ausgeglichen werden. Tabelle 6-7 gibt Hinweise zur Auswahl von Getränken und Lebensmitteln bei Zöliakie.

Tab. 6-7 Auswahlhilfe zu Getränken und Lebensmitteln bei Zöliakie (mod. nach Sektion Ernährungsmedizin und Diätetik, Department Innere Medizin, Klinik für Innere Medizin I, Schwerpunkt Hämatologie, Onkologie und Stammzelltransplantation, Freiburg)

Glutenfrei	Vorsicht!	Glutenhaltig
Getränke		
Wasser, reiner Fruchtsaft, reiner Gemüsesaft, Bohnenkaffee ohne Aromen, Tee, Kräuter-, Früchte-, Schwarztee, unaromatisiert und unvitaminisiert, Wein, Sekt, Most, Branntweine, klare Brände, Kakao	Säfte mit Zusatzstoffen, aromatisierter Kaffee und Limonaden, isotonische Getränke, Likör, Punsch, Glühwein, Whisky, Kaffeespezialitäten, Getränkepulver (Kakaogetränkepulver, Fertigmischungen für Milchshakes)	Kaffeeersatz (Malz- und Gerstenkaffee), Kaffeepads, Bier, Malzbier, Reisbier, Haferdrinks

Tab. 6-7 (Fortsetzung)

Glutenfrei	Vorsicht!	Glutenhaltig
Gemüse, Obst, Nüsse		
Obst und Gemüse frisch oder pur tiefgefroren, Obst-, Gemüsekonserven, Hülsenfrüchte, Mais, Tofu natur, Tempeh, Yuba, Nüsse, Mandeln	Gemüsefertiggerichte, Konserven mit Aromastoffen, Trockenfrüchte	Gemüsefertiggerichte, paniertes Gemüse, Gemüse-Getreide-Bratlinge
Kartoffeln		
Kartoffeln, Reis, Mais, Buchweizen, Quinoa, Amaranth, Teff, Hirse, Tapioka, Sago aus Maniok, Traubenkernmehl, Bananenmehl, Hanfmehl und glutenfreie Getreideprodukte	Kartoffelfertigprodukte, Cornflakes, Hirsenudeln	Weizen, Roggen, Gerste, Hafer, Dinkel, Grünkern, Emmer, Kamut, Einkorn, Urkorn, Triticale, Bulgur, Couscous, Sago aus Gerste oder Weizen, Udon-, Somennudeln aus Weizen, Reisnudeln, Seitan, Wheaty, Vegarita, Backwaren, Sauerteig
Milch, -produkte		
Milch, Sahne, gesäuerte Milchprodukte natur, unbemehlter Käse	Joghurt, Quark-, Käsezubereitungen, Harzer, Käseimitate, Lightprodukte, Eiscreme	Milchprodukte mit Getreide
Fleisch, Geflügel, Wild, Fisch, Eier		
Fleisch, Geflügel, Wild, Fisch, frisch oder pur tiefgefroren, Schalen- und Krustentiere, Fischkonserven im eigenen Saft und Öl, Eier	eingelegte Fleischwaren, Wurstwaren, Fleisch- und Fischkonserven, Fertiggerichte	panierte Fleisch- und Fischgerichte, Brathering, Bratrollmops, Surimi, Konserven mit Saucen
Speisefette, Samen		
Butter, Margarine, Öle, Fette, Nüsse, Mandel, Sonnenblumenkerne, Leinsamen, Kürbiskerne, Sesam	Kräuteröl, Kräuterbutter, Halbfetterzeugnisse	
Brotaufstriche, Süßungsmittel		
Zucker, Honig, Konfitüre, Gelee, Marmelade, Sirup und Dicksaft	Vanillezucker, Gelierzucker, Bonbons, Dessertpulver, Schokolade	Schokolade mit Cerealien
Kräuter, Gewürze, Würzmittel		
reine Kräuter und Gewürze frisch, tiefgefroren oder getrocknet, Wein- und Obstessig, Balsamico-Essig, Glutamat	Gewürzmischungen, Kräuteressig, Brühwürfel, Bratensaft, Dressing und Soßen	Malzessig

Tab. 6-7 (Fortsetzung)

Glutenfrei	Vorsicht!	Glutenhaltig
Backzutaten		
Agar-Agar, Carrageen, Johannisbrot-, Tara-, Guarkernmehl, Kuzu, Pektin, Pfeilwurzelstärke, Tragant, Xanthan, Gelatine	Backpulver, Hefen, Kuvertüre, Glasuren, Tortenguss, Vanillezucker, Aromen, gefärbte Gelatine, Sahnestandmittel	
Zusatzstoffe		
alle Zusatzstoffe (außer s. rechte Spalte)		E1410–1450 (mod. Stärke) E415 (Xanthan aus Weizen) E575 (Glucono-1,5-lacton) E300 (Ascorbinsäure) E304 (Ascorbate)

6.5 Ernährung bei Nahrungsmittelunverträglichkeiten bzw. Malabsorption

6.5.1 Fructose- und Sorbitintoleranz

Die Fructose- und Sorbitmalabsorption ist keine hereditäre Fructoseintoleranz. Letztere ist eine seltene autosomal-rezessive Störung des Fruchtzuckerstoffwechsels. In Deutschland leiden etwa 30 % der Erwachsenen unter einer Fructose- und Sorbitmalabsorption – einer Unverträglichkeit von Fructose und dem Zuckeralkohol Sorbit. Sorbit wird im Darm zu Fructose abgebaut. Ursächlich für die Malabsorption sind Beeinträchtigungen der spezifischen Transportsysteme, die die mit der Nahrung aufgenommenen oder durch enzymatische Spaltung im Darmlumen anfallenden Einfachzucker durch die Dünndarmschleimhaut in das Blut aufnehmen. Die in die tieferen Darmabschnitte gelangende Fructose wird von Bakterien verstoffwechselt, die Stoffwechselprodukte verursachen Blähungen und Durchfall. Glucose verbessert die Fructoseaufnahme ins Blut. Daher werden Obstsorten, die gleiche Teile an Fructose und Glucose oder mehr Glucose als Fructose enthalten, besser vertragen.
Fructose kommt in unterschiedlichen Mengen in fast allen pflanzlichen Lebensmitteln vor – besonders in Obst, Gemüse und Kartoffeln. Außerdem ist Fructose ein Bestandteil von Rohr- und Rübenzucker (Saccharose), Invertzucker, Sirup und Honig und kann auch verwendet werden in Lebensmitteln mit der Bezeichnung „ohne Zucker", „zahnschonend" und „für Diabetiker geeignet". Auch flüssiger Süßstoff kann Fructose enthalten. Präbiotika wie Oligofructose und Inulin enthalten ebenfalls Fructose. Inulinreiche Lebensmittel sind daher oft unverträglich.
Enthalten ist Inulin in Artischocken, Bananen, Chicorée, Knoblauch, Lauch, Spargel, Topinambur, Zwiebeln, Weizen und Roggen. Sorbit ist ein Süßungsmittel mit der Bezeichnung Zuckeraustauschstoff, mehrwertiger Alkohol, Zuckeralkohol oder Sorbitol und ein Zusatzstoff mit der E-Nummer 420. Sorbit ist meist zu finden in Lebensmitteln mit der Bezeichnung „ohne Zucker", „zahnschonend" und „für Diabetiker geeignet" oder „mit Polydextrose (E 1200)". Fructose und Sorbit können auch als Feuchthaltemit-

tel bzw. Stabilisatoren in Backwaren, Süßigkeiten und anderen Lebensmitteln verwendet werden.

Die Diagnose einer Fructose- und Sorbitmalabsorption erfolgt mittels H_2-Atemtest. Einer Diät bedürfen nur symptomatische Patienten. Tabelle 6-8 enthält Hinweise zur Ernährungstherapie. In Tabelle 6-9 ist der Fructose-, Glucose- und Sorbitgehalt sowie der Fructose-Glucose-Quotient von Obst, Gemüse, Süßungsmitteln und Bier aufgelistet.

6.5.2 Intoleranz auf biogene Amine

Biogene Amine sind Abbauprodukte von Aminosäuren und werden häufig nach ihrer originären Aminosäure benannt (s. Tab. 6-10). Die für die Bildung der Amine notwendigen Aminosäurendecarboxylasen kommen in pflanzlichen und tierischen Geweben und in Mikroorganismen häufig vor. Amine werden daher nicht nur durch endogene Bildung im menschlichen Organismus synthetisiert, sondern auch mit der Nahrung aufgenommen und von der Darmflora gebildet.

Exkurs

Hauptbildungsort biogener Amine ist die Leber – der Hauptsyntheseort der Aminosäuren. Aber auch Nervensystem, Nebennierenmark, Blutzellen und andere Organe und Gewebe können Amine bei Bedarf bilden. Außer der direkten Decarboxylierung der ursprünglichen Aminosäure gibt es weitere Bildungswege durch Transaminierungs- und Decarboylierungsreaktionen von Ketosäuren. Als Abbauprodukte von Darmbakterien entstehen vorwiegend Cadaverin, Putrescin und Agmatin sowie in größeren Mengen Histamin – besonders bei hoher Zufuhr stärke- und zellulosereicher Nahrungsmittel.

In Lebensmitteln sind biogene Amine in geringen Konzentrationen überall vorhanden. Durch Mikroorganismen kann der Gehalt

Tab. 6-8 Ernährungstherapie bei Fructose- und Sorbitmalabsorption (Sektion Ernährungsmedizin und Diätetik, Department Innere Medizin, Klinik für Innere Medizin I, Schwerpunkt Hämatologie, Onkologie und Stammzelltransplantation, Freiburg)

Karenzphase (2–4 Wochen)	• meiden von Fructose, Sorbit und anderen Zuckeraustauschstoffen – Xylit (E 967), Maltit (E 965), Mannit (E 421), Lactit (E 966), Isomalt (E 953), Isomaltulose –, Polydextrose (E 1200), Süßigkeiten, süßen Getränken und Obst • süßen mit Glucose • eventuell Einnahme von Vitamin C in Form von reiner Ascorbinsäure • blähende Lebensmittel vermeiden: Blattkohlgemüse, Hülsenfrüchte, Knoblauch, Lauch, Zwiebeln, große Mengen Schnittlauch, grobes Vollkornbrot, ganze oder grob geschrotete Getreidekörner
Aufbauphase	• kleine Mengen Obst (zwei Handvoll pro Tag), Sorten mit einem günstigen Verhältnis von Fructose zu Glucose • alle Gemüsesorten testen, mit kleinen Mengen beginnen • weiterhin wenig Süßigkeiten, keine süßen Getränke
Langzeittherapie	• Fructose, Sorbit und damit gesüßte und verarbeitete Lebensmittel und Getränke meiden • keine Trockenfrüchte, keine Fruchtsäfte, keine Limonaden, keine große Mengen an Süßigkeiten • einzelne Lebensmittel und auch deren Mengen auf ihre Verträglichkeit testen

Tab. 6-9 Fructose-, Glucose- und Sorbitgehalt in Lebensmitteln; der Fructose-Glucose-Quotient sollte unter 1,3 liegen (Sektion Ernährungsmedizin und Diätetik, Department Innere Medizin, Klinik für Innere Medizin I, Schwerpunkt Hämatologie, Onkologie und Stammzelltransplantation, Freiburg)

Menge: 100 g	Fructose (g)	Glucose (g)	Fructose-Glucose-Quotient	Sorbit (g)
Ananas	2,4	2,1	1,1	0
Apfel	7,3	2,6	2,8	0,5
Aprikose	0,9	1,7	0,5	0,8
Banane	3,4	3,5	1,0	0
Birne	6.8	1,7	4,0	0,8
Brombeere	1,8	1,7	1,0	0
Clementine	1,7	1,5	1,1	0
Dattel	31,3	33,6	0,9	0
Erdbeeren	2,3	2,2	1,0	0
Feige	5,5	7,0	0,8	0
Grapefruit	2,1	2,4	0,9	0
Heidelbeeren	3,3	2,5	1,3	0
Himbeeren	2,0	1,8	1,1	0
Johannisbeeren, rot	2,5	2,0	1,2	0
Johannisbeeren, schwarz	3,1	2,3	1,3	0
Johannisbeeren, weiß	3,0	3,1	1,0	0
Kaki	8,0	7,0	1,1	0
Kaktusbirne, Kaktusfeige, Kaktusapfel (Opuntie)	0,6	6,1	0,1	0
Kirschen, sauer	3,9	4,7	0,8	0
Kirschen, süß	5,4	6,1	0,9	0
Kiwi	4,5	4,2	1,1	0
Limette	0,8	0,8	1,0	0
Litchi	3,2	5,0	0,6	0
Mandarine	1,3	1,7	0,8	0
Mango	2,5	0,8	3,1	0
Melone (Wasser/Zucker)	3,9	2,0	1,9	0
Mirabellen	4.3	5,1	0,8	0
Nektarine	1,7	1,7	1,0	0,1
Orange	2,6	2,3	1,1	0
Papaya	2,4	2,5	1,0	0
Passionsfrucht (Maracuja)	2,8	3,6	0,8	0

Tab. 6-9 (Fortsetzung)

Menge: 100 g	Fructose (g)	Glucose (g)	Fructose-Glucose-Quotient	Sorbit (g)
Pfirsich	1,3	1,1	1,2	0,9
Pflaumen	1,8	3,0	0,6	1,4
Quitte	4,1	2,6	1,6	0
Reineclauden	3,7	5,0	0,7	0
Satsuma	1,2	1,6	0,7	0
Stachelbeeren	3,3	3,0	1,1	0
Weintrauben (rot/weiß)	7,3	7,4	1,0	0,2
Zitrone	1,4	1,4	1,0	0
Apfel, getrocknet	27,8	9,8	2,8	2,8
Aprikose, getrocknet	4,9	9,7	0,5	4,7
Banane, getrocknet	11,0	11,4	1,0	0
Dattel, getrocknet	24,9	25,0	1,0	0
Feige, getrocknet	23,5	25,7	0,9	0
Pflaume, getrocknet	5,7	9,5	0,6	7,9
Pfirsich, getrocknet	7,4	6,2	1,2	5,4
Rosinen	33,2	32,0	1,0	0
Honig	38,0	33,2	1,1	0
Ahornsirup	0,0	67,1	0	–
Apfeldicksaft	6,7	2,4	2,8	–
Gemüsepaprika, rot	3,7	2,3	1,6	0
Artischocke, gegart	1,8	0,8	2,2	0
Kartoffeln (geschält/gegart)	0,2	0,2	1,0	0
Batate, gegart	0,6	0,8	0,75	0
Bier	0	0	0	0

an biogenen Aminen stark ansteigen – vor allem in fermentierten und leicht verderblichen Lebensmitteln wie Fisch, Käse, Fleisch und Wurst, Sauerkraut, Sojasauce, Hefeextrakt sowie Bier und Wein. Die Aminbildung findet statt, wenn die entsprechenden Aminosäuren als Ausgangssubstanzen frei oder proteingebunden verfügbar sind und wenn Verderbniserreger oder zur Fermentation eingesetzte Mikroorganismen Aminosäurendecarboxylasen besitzen. Die Höhe der Synthese ist von vielen Faktoren abhängig, sodass die Schwankungsbreite des Gehalts an biogenen Aminen in Lebensmitteln extrem ist. Angaben über durchschnittliche Gehalte an biogenen Aminen sind daher nicht sinnvoll. Biogene Amine sind bei den Temperaturen der üblichen Garverfahren hitzestabil. Beim Kochen lösen sie sich aber im Kochwasser, sodass sich die Konzentration im Nahrungsmittel vermindert. Im Sauerkraut kann der Amingehalt durch Entfernen der Lake deutlich reduziert werden.

Inaktiviert werden biogene Amine durch die Bindung an unterschiedliche Substanzen. Werden sie aus diesen Bindungen freigesetzt, erhalten sie ihre pharmakologische Wirkung zurück.

Normalerweise gelangen aufgenommene Amine nur in geringer Menge ins Blut, da sie größtenteils bereits in der Darmschleimhaut verstoffwechselt werden. Ein erster Schutz sind die von den Epithelzellen des Magens und Darms gebildeten Mukoproteine, die biogene Amine binden und die intestinale Absorption so verzögern können. Aufgrund der möglichen toxischen Wirkungen biogener Amine besitzen viele Gewebe aminabbauende Enzyme – vor allem Darmschleimhaut, Blutplasma, Leber, Niere und Nervengewebe, aber auch Lunge, Blutgefäße, Herz und Milz.

Durch die in der Darmschleimhaut gebildeten Enzyme, besonders die Monoaminoxidase (MAO) und die Diaminoxidase (DAO), werden exogene Amine wirksam verstoffwechselt und die Aufnahme ins Blut weitgehend verhindert. Die MAO, die auch im

Tab. 6-10 Herkunft und biologische Funktionen biogener Amine (mod. nach Weiß 2009)

Aminosäure	Biogenes Amin	Biologische Funktionen
Arginin	Agmatin	Vorstufe von Putrescin
Asparaginsäure	β-Alanin	Baustein von Pantothensäure
Cystein	Cysteamin	Baustein von Pantothensäure
3,4-Dihydroxy-phenylalanin (Dopa)*	Dopamin	Neurotransmitter; Vorstufe von Noradrenalin und Adrenalin
Glutaminsäure	γ-Aminobuttersäure	Neurotransmitter
Histidin	Histamin	Mediator immunologischer Reaktionen
5-Hydroxytryptophan	Serotonin	Neurotransmitter; Vorstufe von Melatonin
Lysin	Cadaverin	Baustein von Ribosomen
Methionin	Propylamin (Methamin)	Baustein von Spermin und Spermidin
Ornithin**	Putrescin	Baustein von Spermin und Spermidin; Baustein in Ribosomen
Serin	Ethanolamin	Vorstufe von Phosphatidyl-Ethanolamin und von Cholin
Threonin	Aminopropanol	Baustein von Vitamin B_{12}
Tryptophan	Tryptamin	Hormon (?); Produkt von Mikroorganismen in Darm und Niere
Tyrosin	Tyramin	Steigerung von Blutdruck und Uteruskontraktion

* Keine proteinogene Aminosäure, vor der Decarboxylierung erfolgt eine Hydroxylierung im Ringsystem

** Keine proteinogene Aminosäure, entsteht aus Arginin

Blut und vielen Organen vorhanden ist, oxidiert Tyramin, Tryptamin, Phenylethylamin, Benzylamin, Methylhistamin, Dopamin, Noradrenalin und Serotonin. Die DAO katalysiert Histamin, Cadaverin, Putrescin, Spermin und Spermidin. Sie gilt als wichtigstes histaminabbauendes Enzym und Hauptbestandteil der Darmbarriere gegen exogenes Histamin. Im Duodenum, Jejunum und Ileum ist die Aktivität der DAO am höchsten, im Kolon fällt sie ab. Da die DAO eine höhere Affinität zu Cadaverin und Putrescin hat als zu Histamin, kann es bei gleichzeitigem Vorkommen der Diamine zu einer kompetitiven Hemmung mit verzögertem Abbau von Histamin kommen. Ein Beispiel ist der gleichzeitige Verzehr von Käse und Rotwein.

Der wichtigste Abbauweg biogener Amine ist die Oxidation, die zu Carbonsäuren führt. Diese werden ähnlich wie Fettsäuren verstoffwechselt. Weitere Abbauwege sind möglich. Amine können aber auch unverändert über die Niere ausgeschieden werden.

Biogene Amine haben im tierischen und menschlichen Organismus viele physiologische Funktionen (s. Tab. 6-10). Nahrungsüblich aufgenommene Mengen biogener Amine verursachen normalerweise keine gesundheitlichen Beeinträchtigungen. Diese treten erst bei hoher Zufuhr und/oder Störungen der Regulationsmechanismen auf. Es gibt aber auch eine individuelle Empfindlichkeit bei der Reaktion auf den Kontakt mit biogenen Aminen. Ernährungstoxikologisch von Bedeutung sind vor allem Histamin – Histamin-Intoxikation, Histamin-Intoleranz (HIT) – und Tyramin.

Toxische Effekte von Tyramin treten erst bei Mengen von 25–250 mg auf. Medikamente, die über eine Hemmung der Monoaminooxidase wirken (MAO-Hemmer), führen allerdings bereits bei deutlich geringeren Zufuhrmengen zu Nebenwirkungen. Die MAO ist das wichtigste tyraminabbauende Enzym. Bei Blockierung des oxidativen Abbaus des Monoamins nimmt die synaptische Konzentration von Dopamin, Noradrenalin, Adrenalin und Serotonin im Gehirn zu. Die folgende Gefäßkonstriktion erhöht die Schlagkraft des Herzens und die Herzfrequenz. Ein Blutdruckanstieg bis hin zu einer hypertonen Krise, verbunden mit Kopfschmerz, Schwindel, Sehstörungen, Übelkeit und eventuell auch Durchfall und Erbrechen sind typische Symptome einer Tyraminvergiftung. Die Wirkung tritt ca. 30 Minuten bis drei Stunden nach der Mahlzeit ein und hält 6–24 Stunden an.

Zu den MAO-hemmenden Medikamenten gehört beispielsweise das Antidepressivum Tranylcypromin (Jatrosom N®), das die Monoaminooxidase A und die Monoaminooxidase B irreversibel hemmt. Ein weiteres Medikament ist das Zytostatikum Procarbazin (Natulan®; Therapeutikum bei Morbus Hodgkin und Non-Hodgkin-Lymphomen), das ein schwacher Hemmstoff der MAO ist. Es kann bei Zufuhr von Nahrungsmitteln mit einem hohen Gehalt an Tyramin auch zu einem Flush und Blutdruckkrisen führen. Auch ist eine Wechselwirkung mit anderen sympathikomimetisch wirkenden Medikamenten möglich. Es wird Patienten daher empfohlen, bei Einnahme derartiger Medikamente eine tyraminarme Kost einzuhalten. Als tolerable Aufnahmemenge werden 6 mg Tyramin pro Mahlzeit angegeben (Weiß 2009). Es ist zu empfehlen, die Packungsbeilagen der Herstellerfirmen der Medikamente zu beachten.

Die Tabelle 6-11 gibt Hinweise zu einer Ernährung mit geringem Gehalt an biogenen Aminen. Die Tabelle 6-12 gibt Hinweise speziell zu einer tyraminarmen Kost.

Erwähnt werden soll, dass auch andere biogene Amine (Tryptamin, Serotonin, Phenylethylamin und Dopamin) den Blutdruck erhöhen, sie im Vergleich zu Tyramin jedoch als weniger riskant angesehen werden. Aminhaltige Lebensmittel können auch Migräne auslösen. Neben Histamin und Tyramin sollen Phenylethylamin und Serotonin daran beteiligt sein. So reagieren manche Personen auf den Verzehr von Wein oder Schokolade mit Migräne. Aufgrund ihrer essenziellen Beteiligung an der Zellteilung stehen Polyamine (Agmatin, Cadaverin, Histamin, Serotonin, Putrescin, Spermidin und Spermin, Tryptamin) auch im Verdacht das Wachstum maligner Tumoren zu fördern.

Tab. 6-11 Ernährung mit geringem Gehalt an biogenen Aminen (Sektion Ernährungsmedizin und Diätetik, Department Innere Medizin, Klinik für Innere Medizin I, Schwerpunkt Hämatologie, Onkologie und Stammzelltransplantation, Freiburg)

	Reich an biogenen Aminen	Arm an biogenen Aminen
grundsätzlich	lang und schlecht gelagerte Lebensmittel, warmgehaltene Speisen, verdorbene Lebensmittel	frische Lebensmittel, frisch zubereitete Speisen
Fisch	Fischkonserven, geräucherte, getrocknete Fische, Fischsoßen	frische und tiefgefrorene Fische
Fleischwaren	roher Schinken, gepökelte, geräucherte Fleischwaren, Rohwürste wie Tee-, Mettwurst, Salami, Landjäger, Debrecziner	frisches und tiefgefrorenes Fleisch und Geflügel, gekochter Schinken, Koch- und Brühwurst
Eier	Soleier	Eier gekocht und gebraten
Milchprodukte	Rohmilch, Schmelzkäse, langgereifte Käsesorten wie Camembert, Cheddar, Emmentaler, Stilton, Bergkäse, Gruyere, Parmesan	pasteurisierte und ultrahocherhitzte Milch, Sahne, Dick-, Buttermilch, Joghurt, Kefir, Quark, Schicht-, Hüttenkäse, Frischkäse, Butterkäse, junger Gouda
Fette	Erdnussbutter	Butter, Margarine, Öle
Gemüse	Avocado, Oliven, Sauerkraut, Soja, Spinat, Tofu, Tomaten, Pilze	frisches und tiefgefrorenes Gemüse
Obst, Nüsse	überreife Früchte, Bananen, Erdbeeren, Kiwi, Walnuss	Apfel, Birne, Melone, Zitrusfrüchte, andere Nüsse
Getreideprodukte	Weizenkeime	hefefreies Brot, Getreideflocken, Nudeln, Reis, Backwaren ohne Kakao und ohne Walnuss
Süßigkeiten	Schokolade, kakaohaltige Süßigkeiten	Honig, Süßigkeiten ohne Kakao, Traubenzucker, Walnuss, Zucker
Gewürze	Algenerzeugnisse, Essig, Fleischextrakte, Geschmacksverstärker, Hefeflocken, Sojasauce u. Ä., scharfe Gewürze	Essigessenz, Kräuter, naturbelassene Gewürze wie Muskat, Pfeffer, Salz
Getränke	Brennnesseltee, Schwarztee, Bier, Wein, Sekt	Kaffee, Tee, Mineral-, Quell-, Tafel-, Leitungswasser, Saftschorle

Tab. 6-12 Ernährungsrichtlinien zur tyraminarmen Kost (mod. nach Sektion Ernährungsmedizin und Diätetik, Department Innere Medizin, Klinik für Innere Medizin I, Schwerpunkt Hämatologie, Onkologie und Stammzelltransplantation, Freiburg)

Lebensmittel*	Geeignet	In kleinen Mengen erlaubt**	Ungeeignet
Brot, Backwaren	Brot, Brötchen, Hefegebäck, Kuchen		
Getreideprodukte	alle Sorten (außer, s. ungeeignet)		Malz, Nussbrot
Gemüse, Salat, Kartoffeln, Hülsenfrüchte	alle Sorten, frisch oder tiefgefroren (außer, s. ungeeignet)	pasteurisiertes Weinsauerkraut, pasteurisierte Gewürzgurken	rohes Sauerkraut, rohe Gewürz- und Salzgurken, Mixed Pickles, sauer eingelegtes Gemüse und Pilze, getrocknete Bohnen wie Kidney-, Puff-, Sau-, Pferdebohnen, Bohnenkeimlinge, Tofu
Obst, Nüsse	alle Sorten (außer, s. ungeeignet)	schwarze Johannisbeeren, bis 50 g grüne Birnen, bis 250 g Trauben, bis 20 g getrocknete Früchte, Haselnuss-Nougat	Ananas, Bananen, hochreife Avocados und Birnen, Feigen, Papaya, rote Pflaumen, Rhabarber, Walnuss
Fleisch, Geflügel, Wild	alle Sorten, frisch oder tiefgefroren (außer, s. ungeeignet)	bis 100 g Schweineleber	Rinder-, Geflügelleber, Nieren, Wild mit starker Alterung und strengem Geruch
Fleisch- und Wurstwaren	Brüh-, Kochwurst, Schinken, Speck, Sülzen	bis 50 g Tee-, Mett-, Braunschweigerwurst	hart ausgereifte Rohwürste wie Salami, besonders mit Edelschimmelbildung
Fisch, Fischwaren	frisch und tiefgefroren, heiß geräuchert, Fischvollkonserven mit Sardinen und Heringen	bis 100 g saure Heringe, Rollmops, Heringshappen in Gelee oder mit Mayonnaise, bis 50 g Thunfischkonserven	Salzhering, Matjes, Salzsardinen, Anchovis, Kaviar und ähnliche salzkonservierte Produkte, kalt geräucherte Fische, Trocken-, Stock-, Klippfisch, Dorschleber, Tintenfische
Eier	frische Eier, Eipulver		Soleier
Milch und Milchprodukte	frische, pasteurisierte und H-Milch, Sahne, Buttermilch	bis 100 g Joghurt, Kefir oder Dickmilch, bis zu einer Kugel Vanille- oder Fruchteis	Schoko- und Nougateis

Tab. 6-12 (Fortsetzung)

Lebensmittel*	Geeignet	In kleinen Mengen erlaubt**	Ungeeignet
Käse	Frischkäse, Frischkäsezubereitungen, Schmelzkäse, Quark	bis 20 g halbfester Schnittkäse aus pasteurisierter Milch wie Gouda	Rohmilchkäse, Hart-, Schimmelkäse (grün, blau, rot, weiß), besonders Blauschimmelkäse
Fette	Butter, Margarine, Öle, Pflanzenfette		Walnussöl
Gewürze, Kräuter	frische und tiefgefrorene Kräuter, naturbelassene Gewürze		Curry, Suppen- und Brühwürfel, Fischsoßen, asiatische Soßen, Hefeextrakte, Hefehydrolysate, Marmite (Brotaufstrich aus Hefeextrakt), Sojasoße
verschiedenes	Zucker, Honig, Sirup, Konfitüre, Kuvertüre auf Backwaren	bis 20 g Pralinen mit Sahne-, Frucht- oder Marzipanfüllung, Marzipan, Schokoriegel, Müsliriegel mit Schokoüberzug, Schokolade mit ganzen Nüssen oder Mandeln	Schokolade, Cognac-Bohnen, Likörpralinen, Walnuss- oder undeklariertes Nougat
Getränke	Früchte-, Schwarz-, Grüntee, Bohnen-, Malzkaffee, Mineralwasser, Cola, Limonaden, frisch gepresste Säfte	bis 100 ml industriell hergestellter Saft	Kakao, Säfte mit hohem Ananas-, Bananen-, Birnen- oder Pflaumenanteil, große Mengen industriell hergestellte Säfte und Nektare, Rumtopf, alkoholhaltige Getränke (hohe Schwankungsbreite, v. a. Rotwein), auch alkoholfreies Bier (v. a. Fassbier) oder alkoholfreier Wein

* Es sollten nur frisch zubereitete bzw. unmittelbar nach dem Öffnen der Konserve oder der Entnahme aus dem Gefrierfach zubereitete Lebensmittel verzehrt werden; zu meiden sind generell alle eiweißhaltigen Lebensmittel, die zur Geschmacksverbesserung einem Alterungs- oder Fermentationsprozess unterworfen werden

** Pro Mahlzeit ist nur ein Lebensmittel, das in kleinen Mengen erlaubt ist, zu empfehlen

Es ist allerdings derzeit nicht bekannt, ob eine exogene Zufuhr eine gleiche Wirkung hat. Eine rechtliche Regelung zu Höchstwerten für Amine in Lebensmitteln gibt es bisher nur für den Histamingehalt in Fisch.

6.5.3 Lactoseintoleranz

Lactose (Milchzucker) ist ein Zweifachzucker. Er besteht aus den beiden Bausteinen Glucose und Galactose. Zur Resorption im Dünndarm wird die Lactose durch das Enzym Lactase in seine Bausteine aufgespalten, da nur diese resorbiert werden können. Liegt der Lactasegehalt im Dünndarm im Normbereich, werden Einzeldosen von 25 g und mehr ohne Beschwerden vertragen. Wird Lactase im Dünndarm nicht ausreichend gebildet bzw. ist dort nicht ausreichend wirksam, gelangt die Lactose in den Dickdarm, wo sie von Bakterien in Kohlendioxid, kurzkettige Fettsäuren, Essigsäure, Wasserstoff und verschiedene Gase – beispielsweise Methan – abgebaut wird. Die Gase verursachen Blähungen und krampfartige Bauchschmerzen, die Säuren Durchfall. Die Lactoseintoleranz ist somit keine Allergie, sondern eine Unverträglichkeit. Wegen der abführenden Wirkung wird Lactose auch als Abführmittel verwendet.

Eine Milchzuckerunverträglichkeit kann angeboren oder erworben sein. Die angeborene Form ist selten. Muttermilch ist reich an Lactose. Gesunde Säuglinge haben daher hohe Lactasemengen im Dünndarm. Da Lactose ausschließlich in Milch von Säugetieren und daraus hergestellten Produkten vorkommt, geht die Lactasebildung nach dem Abstillen zurück – vor allem beim überwiegenden Teil der Bevölkerung in Afrika und in den ostasiatischen Ländern. Dort haben bis zu 90 % der Bewohner eine Milchzuckerunverträglichkeit. Nord- und Mitteleuropäer sowie einige andere Bevölkerungsgruppen haben dagegen auch im Erwachsenenalter überwiegend eine normal hohe Lactasebildung. Hier findet sich nur bei etwa 10–15 % der erwachsenen Bevölkerung ein unterschiedlich stark ausgeprägter Lactasemangel, so auch in Deutschland.

Die Diagnose einer Lactoseintoleranz wird mit einem H_2-Atemtest auf Lactoseintoleranz gestellt. Dabei wird ein Getränk mit einer festgelegten Menge Lactose (meist 25–50 g) getrunken und davor und danach der Wasserstoffgehalt in der Ausatmungsluft gemessen. Die Diagnose ist gesichert, wenn der Anstieg der Wasserstoffkonzentration einen bestimmten Grenzwert übersteigt, und die oben genannten Beschwerden auftreten.

In Abhängigkeit von der Intensität der Beschwerden sollte der Verzehr milchzuckerhaltiger Lebensmittel reduziert werden. Es muss individuell ausgetestet werden, wie viel Lactose der Einzelne ohne Beschwerden verträgt, da die Menge individuell sehr unterschiedlich ist. Ziel ist es, Beschwerdefreiheit zu erzielen.

Exkurs

Laut einem Review von 36 randomisierten Studien zu Patienten mit Lactosemalabsorption tolerieren die meisten Erwachsenen bis 15 g Lactose – etwa eine Tasse Milch – gut, wenn die Aufnahme zusammen mit anderen Nahrungsmitteln erfolgt. Bei Nüchternverzehr kommt es ab 12 g Lactose zu einer relevanten Symptomatik. Lactosehydrolysierte Produkte mit einem Lactosegehalt von 0–2 g vermindern bis zu einer Zufuhrgrenze von 12 g Lactose die Symptomatik der Intoleranz nicht signifikant. Für die Wirksamkeit anderer Maßnahmen wie Probiotika, Adaptation des Kolons durch ansteigende Lactosezufuhr oder Antibiotika ist die Evidenz unzureichend. In jedem Fall ist eine individuelle Austestung der Lactoseintoleranz sinnvoll (Shaukat et al. 2010).

Eine „Milchzucker-arme Kost“ enthält nicht mehr als 8–10 g Lactose pro Tag, eine „Milchzucker-freie Kost“ maximal 1 g Milchzucker pro Tag. In der Milchindustrie gilt ein Lebensmittel mit einem Lactosegehalt von ≤ 100 mg/100 g Lebensmittel als lactosefrei. Eine Milchzucker-freie Kost ist nur selten und meist nur kurzfristig nötig. Da Milch- und Milchprodukte unsere Hauptcalciumlieferanten sind, besteht unter einer Milchzucker-freien Kost die Gefahr eines Calciummangels und in der Folge einer Osteoporose.

Die empfohlene Calciumzufuhr liegt bei Kindern und Jugendlichen von 13–19 Jahren bei 1 200 mg pro Tag und bei Erwachsenen bei 1 000 mg pro Tag. Tabelle 6-13 gibt Hinweise zur Lebensmittelauswahl in Bezug auf den Milchzuckergehalt.

Merke

Die „Zutatenliste" auf Verpackungen sollte man immer beachten. Denn der Hersteller muss den Lactosegehalt eines Lebensmittels deklarieren.

Tab. 6-13 Hinweise zur Lebensmittelauswahl in Bezug auf den Milchzuckergehalt (Sektion Ernährungsmedizin und Diätetik, Department Innere Medizin, Klinik für Innere Medizin I, Schwerpunkt Hämatologie, Onkologie und Stammzelltransplantation, Freiburg)

Milchzucker-frei oder geringer Anteil Milchzucker	Eventuell Milchzucker-haltig, je nach Rezeptur
Wasser, Kaffee, Tee ohne Zusätze	Fertigprodukte wie Konzentrate (Pulver, Granulate, Instant-Produkte), spezielle Limonade, Likör
Getreide, Flocken, Schrot, Mehl pur, Gebäck und Brot ohne Milchzusätze, Reis, Kartoffeln, Teigwaren	Dauerbackwaren (süß/pikant), Gebäck, Müsli, Riegel, Fertig-Produkte (Suppen, Soßen, Dressing), Kartoffelpüree-Flocken mit Milchpulver, Knödelpulver, Bratling-Produkte, Backmischungen
Gemüse/Salat ohne Zusätze	Fertigprodukte wie Tiefkühlgemüse mit Soße
Obst	Fertigprodukte wie Grütze mit Vanille-Soße
Milch (von allen Tieren), Joghurt ohne Milchzucker (von der Industrie ständig erweitertes Angebot), pflanzlicher Kaffeeweißer, bei Abneigung gegen Milch: Soja-Drink mit Calcium, Reis-, Hafer-Drink mit Calcium, Hart- und Schnittkäse, Weichkäse, Sahne und Schmand ohne Milchzucker	Milchpulver, Molkenpulver, Milch, Molke, Joghurt, Kefir, Dickmilch, Sauermilch, Buttermilch, Kondensmilch, Brei, Pudding, Flammeri, Aufläufe, Cremespeisen, süße Soßen, Schmelzkäse, Quark, Frischkäse, weiche Käse mit hohem Molkenanteil, Sahne, Rahm, Schmand, Crème fraîche
Butter, Margarine, Fette, Öle	Aufstrichprodukte süß und pikant
Fleisch, Geflügel, Wild, Wurst, Fisch, Eier	Fertigprodukte
Zucker, Honig, Konfitüre	Aufstriche wie Nuss-Nougat-Creme
Eis ohne Milchzucker	Eiscreme, Milchspeise-Eis
Bitterschokolade, reines Kakaopulver	Schokoladeprodukte, Süßwaren
Gewürze pur	Würzmischungen, Pulver-, Instant-, Granulat-, Fix-Produkte
	Nahrungsergänzungsmittel, Medikamente (Hinweise s. Text)

Hinter der Bezeichnung „Zuckerstoffe" kann sich kein Milchzucker verbergen. Vermerkt sein kann, dass Milch, Milchzucker, Lactose, Milchpulver, Magermilchpulver, Molke, Molkepulver, „Milchserum", Milchretentat, Milchpermeat und Sahne Spuren von Lactose bzw. eine Lactosequelle enthalten. Bei Unklarheiten sollte beim Hersteller nach dem Lactosegehalt des Produktes gefragt werden.

Natürlich kommt Lactose nur in Milch- und Milchprodukten vor. Daher wird Milch erfahrungsgemäß am schlechtesten vertragen. Sauermilchprodukte werden trotz ihres Lactosegehalts von Patienten oft gut vertragen. Das liegt daran, dass ein Teil der Lactose während der Verdauung von den im Joghurt enthaltenen Milchsäurebakterien in die Einzelbestandteile gespalten und damit verdaulich wird. Allmählich abgebaut wird Lactose auch während des Reifungsprozesses von Käse, sodass Hartkäse, Schnittkäse oder Camembert fast lactosefrei sind. Das Angebot an lactosefreien Lebensmitteln nimmt

Tab. 6-14 Lactosegehalt in Milch- und Milchprodukten (im Durchschnitt)

Lebensmittel (100 ml bzw. 100 g)	Lactosegehalt (g)
Trinkmilch (Kuh, Frischmilch)	4,7
Büffelmilch	4,9
Eselsmilch	6,1
Schafsmilch	4,4
Stutenmilch	6,2
Ziegenmilch	4,2
Ayran	1,6
Buttermilch	4,0
Dickmilch	4,0
Joghurt	3,2
Fruchtjoghurt	3,5
Kefir	3,6
Kondensmilch, 10 % Fett	12,5
Kondensmilch, 4 % Fett	2,2
Magermilchpulver	50,5
Molke	4,7
Sahne, Rahm (süß)	3,3
Sahne (sauer)	3,5
Crème fraîche, Schmand	2,4
Milchreis	2,8
Mousse au Chocolat	1,3
Einfacheiscreme	1,2
Eiscreme (Milch-, Joghurteis)	6,7
Sahneeis	3,3
Vollmilchschokolade	9,5
weiße Schokolade	7,0
Zartbitterschokolade	0
Butter	0,6
Quark	3,2
Ricotta	3,6
Hüttenkäse	3,3
Frischkäse	2,6
Schaf-, Ziegenfrischkäse 45 %	4,4
Schmelzkäse	0,9
Kochkäse	3,7
Appenzeller, Backsteiner, Bel Paese, Bergkäse, Brie, Butterkäse, Camembert, Cheddar, Danbo, Danablu, Edamer, Edelpilzkäse, Emmentaler, Esrom, Feta, Gorgonzola, Gouda, Greyerzer, Havarti, Limburger, Mozzarella, Münster, Parmesan, Provolone, Raclette, Rauchkäse, Ricotta Doppelrahmstufe, Romadur, Rouquefort, Sauermilchkäse (Harzer, Mainzer, Handkäse), Schafskäse, Tilsiter, Weinkäse, Ziegenschnittkäse	<1

zu und reicht von der Milch bis zu Fertiggerichten. Lactosefreie Milch- und Milchprodukte enthalten < 0,1 g Lactose pro 100 ml bzw. 100 g Lebensmittel. Lactosefreie Milch schmeckt nach der Milchzuckerspaltung deutlich süßer. Nur in sehr seltenen Fällen muss die Lactose beachtet werden, die zahlreichen Medikamenten aus technologischen Gründen als Trägermaterial oder als Füllstoff beigegeben wird. Die verwendeten Mengen sind sehr gering und liegen nach Herstellerangaben zwischen 0,03 und 0,19 g pro Tablette. Eine Möglichkeit zur Linderung der Beschwerden bei Lactoseintoleranz ist die unterstützende Einnahme des Enzyms Lactase als Pulver, Tabletten oder Tropfen – erhältlich in Apotheken bzw. Reformhäusern.

Merke

Zu einer ausreichenden Calciumversorgung können mit Calcium angereicherte Lebensmittel und calciumhaltiges Mineralwasser (Calciumgehalt > 150 mg/l) oder Heilwasser (Calciumgehalt > 250 mg/l) beitragen. Die Bioverfügbarkeit von Calcium aus Mineralwasser ist gleich hoch, teilweise sogar höher als die aus Milch (bis 30 %).

Tabelle 6-14 gibt eine Übersicht über den Lactosegehalt von Milch- und Milchprodukten, Tabelle 6-15 über den Calciumgehalt von Lebensmitteln und Tabelle 6-16 über den Calciumgehalt von Heilbrunnen- und Mineralwässern.

Heilwässer sind keine Lebensmittel, sondern Arzneimittel, deren Heilwirkung nachgewiesen sein muss. Ist das Anwendungsgebiet

Tab. 6-15 Calciumgehalt in Lebensmitteln

Lebensmittel (100 ml bzw. 100 g)	Calciumgehalt (mg)
Milch- und Milchprodukte	
Milch, 3,5 % und 1,5 %	120
Magermilchpulver	1 290
Büffelmilch	195
Eselsmilch	110
Schafmilch	198
Stutenmilch	110
Ziegenmilch	127
Ayran	63
Buttermilch	109
Dickmilch, 3,5 % und 1,5 %	120
Kefir, 3,5 % und 1,5 %	120
Molke, süß	68
Joghurt, 3,5 % und 1,5 % (natur)	120
Sahne, 30 % (Rahm, Schlagsahne)	80
saure Sahne 10 %	100
Crème fraîche, Schmand	80
Kondensmilch, 4 %	260
Kondensmilch, 10 %	315
Eiscreme	140
Milchschokolade	247
Bitterschokolade	85
Quark	92
Ricotta, Halbfettstufe	99
körniger Frischkäse	95
Frischkäse	79
Appenzeller, mind. 45 % i.Tr.	400
Bel Paese, mind. 50 % i.Tr.	604
Bergkäse, mind. 45 % i.Tr.	1 100
Brie	280

Tab. 6-15 (Fortsetzung)

Lebensmittel (100 ml bzw. 100 g)	Calciumgehalt (mg)
Butterkäse	1 014
Camembert	540
Cheddar, mind. 50 % i.Tr.	698
Edamer	678
Edelpilzkäse	550
Emmentaler	1 372
Esrom, mind. 45 % i.Tr.	700
Feta	248
Gorgonzola	612
Gouda	958
Greyerzer	880
Havarti, mind. 45 % i.Tr.	750
Kochkäse	180
Limburger	534
Mozzarella	378
Münster	310
Parmesan	1 176
Provolone, mind. 45 % i.Tr.	811
Raclette-Käse, mind. 45 % i.Tr.	750
Romadur	273
Roquefort	662
Sauermilchkäse	125
Schafskäse	248
Schmelzkäse	355
Tilsiter	840
Alternativen zu Milch- und Milchprodukten	
LAC, lactosefreie H-Milch 1,5 % (Breisgaumilch)	120
Sojadrink, flüssig	13
Tofu	185

Lebensmittel (100 ml bzw. 100 g)	Calciumgehalt (mg)
Gemüse und Salat	
Grünkohl, frisch gegart	179*
Fenchel, frisch gegart	40
Spinat, gegart	140*
Brokkoli, frisch gegart	59
Mangold	123
Bleichsellerie, frisch gegart	95
Lauch, frisch gegart	67
Kohlrabi, frisch gegart	60
Brunnenkresse	180
Rucola	160
Endivie	54
Oliven, grün eingelegt	96
Obst	
Johannisbeeren, schwarz	46
Brombeeren	44
Himbeeren	40
Kiwi	38
Erdbeeren	19
Nüsse	
Mandeln, süß	85
Haselnüsse	149
Walnüsse	87
Ölsaaten	
Mohn	1 460
Sesam	783
Leinsamen	206
Sonnenblumenkerne	86

* Bioverfügbarkeit ca. 25 %, aus Spinat nur 5 %

Tab. 6-16 Calciumgehalt in Heilbrunnen- und Mineralwässern

Produkt	Calciumgehalt (mg/Liter)*
Adelheidquelle Überkingen	152
Alexanderquelle Bad Peterstal	81
Apollinaris classic	90
Aqua Römer classic	604
Breisgauer Mineralwasser	136
Contrex	468
Dürrheimer Bertoldsquelle	325
Dürrheimer Johannisquelle	340
Dürrheimer Weissenbergerquelle	153
Dürrheimer Wittmannthalerquelle	166
Evian	80
Freyersbacher Sauerbrunnen	297
Gerolsteiner	348
Göppinger Christophorusquelle	301
Heppinger	150
Hirschquelle	206
Krumbacher classic	87
Lieler Schlossbrunnen classic	129
Mergentheimer Albertusquelle	794
Mergentheimer Karlsquelle	750
Rippoldsauer Leopoldsquelle	204
Rippoldsauer Schwarzwaldperle	39
San Pellegrino	179
Selters (Lahn)	110
Staatl. Fachingen	99
Teinacher classic	100
Überkinger	22
Volvic	12
Vittel	94

Herkunft der Daten: Angaben der Hersteller (Zugriff 2011)

* Calciumhaltig sind Produkte mit einem Calciumgehalt > 150 mg/l

beispielsweise Calciummangel oder vorbeugende und unterstützende Behandlung von Osteoporose, muss der Calciumgehalt über 250 mg liegen.

6.6 Ernährung bei Antikoagulanzientherapie

Patienten unter der Behandlung mit Antikoagulanzien erhalten häufig die Empfehlung, auf Vitamin-K-reiche Lebensmittel zu verzichten bzw. diese einzuschränken. Diese Empfehlung ist nicht gerechtfertigt. Patienten, die gerinnungshemmende Medikamente einnehmen, benötigen keine besondere Ernährungsform oder Diät.

Exkurs

Die zur Antikoagulanzientherapie verwendeten Cumarine haben eine antagonistische Wirkung zu Vitamin K und hemmen so die Synthese der Gerinnungsfaktoren II, VII, IX und X sowie der Proteine C, S, Z in der Leber. Neben den in der Natur vorkommenden Vitaminen K_1 (Phyllochinon) und K_2 (Menachinon) gibt es weitere Chinone mit Vitamin-K-Wirkung. Die fettlöslichen Vitamine kommen in unterschiedlichen Mengen in tierischen und pflanzlichen Lebensmitteln vor – in Muskelfleisch, Milch- und Milchprodukten, Leber, Eiern, Getreide, Früchten und besonders reichlich in grünen Gemüsen. Vitamin K ist gegen Hitze und Sauerstoff relativ unempfindlich, wird aber durch die Einwirkung von Tageslicht rasch zerstört. Eine Vitamin-K-arme Ernährung ist in der Praxis nur schwer realisierbar. Die Resorptionsvorgänge für Vitamin K im Darm, die von der Fettzufuhr, Gallensekretion und der Pankreaslipaseaktivität abhängig sind, sind ebenso wenig kontrollierbar wie die Bildung von Vitamin K durch die Darmbakterien. Zudem variieren die Angaben zum Vitamin-K-Gehalt in Lebensmitteln aufgrund verschiedener Analysemethoden stark.

In klinischen Untersuchungen konnte gezeigt werden, dass auch durch den Verzehr größerer Mengen an Vitamin-K-reichen Lebensmitteln der Quick-Wert nicht oder nur unwesentlich beeinflusst wird. Es gelten daher die Ernährungsrichtlinien für eine gesunderhaltende Ernährung (s. Kap. 1.8). Auf Vitamin-K-reiche Lebensmittel muss nicht verzichtet werden – auch nicht auf Sauerkraut in normalen Mengen. Unbedingt zu vermeiden sind ein plötzliches Umstellen der Ernährungsgewohnheiten, einseitige Ernährungsformen und unkontrollierte Schlankheitsdiäten – beispielsweise eine Sauerkraut- bzw. Salatwoche, Gemüsetage, Saftkuren und Heilfasten.

Auch auf eine regelmäßige Einnahme der Mahlzeiten ist zu achten. Der Genuss alkoholhaltiger Getränke ist nur nach Absprache mit dem behandelnden Arzt erlaubt. Alkoholkonsum steigert die Wirkung von Antikoagulanzien bei akuter Aufnahme und bei Leberinsuffizienz, während die Wirkung bei chronischer Zufuhr vermindert ist. Ebenso sollte die Einnahme von Nahrungsergänzungsmitteln mit dem Arzt geklärt werden.

6.7 Ernährung bei Diabetes mellitus

Weder für Patienten mit Typ-1- noch für Patienten mit Typ-2-Diabetes gibt es eine besondere Ernährungsform im Sinne einer „Diabetesdiät" (s. Kap. 5.11). Auch spezielle Lebensmittel oder Zuckeraustauschstoffe dürfen nicht mehr als „geeignet bei Diabetes mellitus" beworben werden. Auf eine diabetesgerechte Ernährung kann allerdings bei beiden Diabetesformen nicht verzichtet werden. Die mit verschiedenen Insulinregimen behandelten Typ-1-Diabetiker können sich an die Richtlinien einer gesunderhaltenden Ernährung halten (s. Tab. 6-17 und Kap. 1.8).

Aufgrund der notwendigen Insulintherapie müssen Typ-1-Diabetiker ihre Kohlenhydratzufuhr planen, das heißt, sie sollten Kenntnisse über die Menge, Art und Wirksamkeit der verzehrten Kohlenhydrate haben, um zum Erreichen einer guten glykämischen Kontrolle die Insulindosis optimieren zu können und unkontrollierte hyper- und vor allem auch hypogykämische Zustände zu vermeiden. Für die meist übergewichtigen, zunächst nicht insulinpflichtigen und mit oralen Antidiabetika behandelten Typ-2-Diabetiker ist eine Änderung des Lebensstils mit Modifikation der Ernährung zu einer Gewichtsreduktion und mehr Bewegung indiziert (s. Tab. 6-20).

Ziel der Ernährungstherapie ist – außer der Sicherung einer bedarfsgerechten, qualitativ vollwertigen Ernährung mit der Bereitstellung adäquater Energiemengen für eine Gewichtskonstanz oder Gewichtsreduktion – die Minderung der postprandialen Blutzuckeranstiege, die Glättung des Blutzuckerverlaufs, die Kompensation der Unzulänglichkeiten der antidiabetischen Pharmakotherapie, um langfristig kardiovaskuläre und nephrologische Schäden zu vermeiden. Vor allem Tumorpatienten mit einer Erstmanifestation eines Diabetes mellitus oder bereits bestehenden diabetischen Folgeerkrankungen, sollten von einer Ernährungsfachkraft individuell beraten werden. Nachfolgend sind allgemeine **Hinweise zur Ernährung bei Diabetes mellitus** zusammengestellt:

- Für jeden Patienten sollte die Kostform individuell vom Arzt verordnet werden.
- Auch die Energiezufuhr ist individuell festzulegen – vor allem bei unter- und übergewichtigen Diabetikern. Der Energiebedarf ist abhängig von Alter, Geschlecht, Größe, Gewicht und körperlicher Aktivität des Patienten. Übergewichtige Typ-1-

und Typ-2-Diabetiker sollten ein Gewicht anstreben, bei dem der BMI im Normalbereich liegt. Bei älteren Patienten kann ein BMI bis 30 kg/m² toleriert werden. Drastische Gewichtsreduktionen während einer Tumortherapie sind bei den oft schon zum Zeitpunkt der Erstdiagnose mangelernährten Patienten nicht indiziert. Da im Rahmen einer Reduktionskost zunächst auch Muskelmasse abgebaut wird, kommt es zu einem weiteren Verlust an lebensnotwendiger Magermasse. Bei gesunden Adipösen sind ca. 25 % der Gewichtsabnahme ein Verlust an fettfreier Körpermasse. Es muss bedacht werden, dass bei einem Teil der adipösen Tumorpatienten bereits eine Sarkopenie besteht – eine Muskelatrophie durch In-

Tab. 6-17 Ernährung bei Typ-1-Diabetes (mod. nach Sektion Ernährungsmedizin und Diätetik, Department Innere Medizin, Klinik für Innere Medizin I, Schwerpunkt Hämatologie, Onkologie und Stammzelltransplantation, Freiburg)

Energiezufuhr

Die individuell festzulegende Energiezufuhr richtet sich nach Alter, Geschlecht, Größe, Gewicht und körperlicher Aktivität des Patienten. Sie ist so festzulegen, dass Über- und Untergewicht vermieden werden.

Ernährung allgemein

Die Ernährung entspricht den für die Allgemeinbevölkerung empfohlenen Richtlinien einer abwechslungsreichen vollwertigen Ernährung. Empfohlen wird:

- täglicher Verzehr von Getreide, -produkten, Kartoffeln, Gemüse, Salat, Rohkost, Obst, Milch und Milchprodukten
- 2- bis 3-mal pro Woche Fleisch, -waren, Wurst
- 1- bis 2-mal pro Woche Fisch, vor allem Seefisch
- maximal 3 Eier pro Woche

Kohlenhydrate

- Ballaststoffreiche Kohlenhydrate und kohlenhydrathaltige Lebensmittel niedrigem Glykämischem Index (s. Tab. 6-18) sind zu bevorzugen.
- Empfohlen werden reichlich Gemüse, Salat, Rohkost, mehr Vollkornprodukte, Kartoffeln, Obst, Milch und wenig Süßes.
- Nicht zu empfehlen ist der Verzehr von Zucker in jeder Form wie Haushaltszucker, Traubenzucker, Honig, Sirup, vor allem in Getränken.
- Als Ersatz eignen sich Süßstoffe (flüssig, pulverförmig oder als Tabletten). Die Verwendung von Fructose und Zuckeraustauschstoffen muss individuell besprochen werden.
- Wird in zuckerhaltigen Lebensmitteln der Kohlenhydratgehalt berechnet, ist ein Verzehr möglich. Hilfe geben Nährwerttabellen, Schätzhilfen für KH-Portionen oder BE/KH – Austauschtabellen (s. Tab. 6-19)

Fette

Der Gesamtfettbedarf beträgt ca. 1 g/kg KG/d. Zu bevorzugen sind bei Lebensmitteln mit tierischen Fetten magere Sorten, bei Koch- und Streichfetten pflanzliche Fette und Öle.

Getränke

Geeignet sind Mineralwasser, Früchte- und Kräutertee, in vernünftigen Mengen auch Kaffee, Schwarztee und mit Süßstoff gesüßte Erfrischungsgetränke.

Mahlzeitenverteilung

Bei konventioneller Insulintherapie ist es günstiger, mehrere kleine Mahlzeiten über den Tag verteilt zu essen; die Blutzuckerkurve verläuft so gleichmäßiger, Blutzuckerspitzen und Unterzuckerungen werden vermieden.
Bei intensivierter bzw. Basis-Bolus-Insulintherapie ist es sinnvoll, die Insulindosis der Mahlzeitengröße bzw. der Kohlenhydratmenge anzupassen.

aktivität. Ist eine Gewichtsreduktion unbedingt notwendig, sollte sie unter sachkundiger Anleitung langsam und nach Möglichkeit mit sportlicher Aktivität erfolgen. Weiterhin sollten bei inappetenten Patienten Einschränkungen in der Lebensmittelauswahl möglichst vermieden werden. Nach Beendigung der Tumortherapie ist in der Tertiärprävention eine Gewichtsreduktion unbedingt erforderlich – auch zum Vermeiden möglicher Folgeerkrankungen.

Merke
Um den Abbau an Muskelmasse möglichst niedrig zu halten, ist eine Eiweißzufuhr von 15–20 % der Gesamtenergiezufuhr und von mindestens 50 g/d notwendig. Zudem ist bereits bei einer Energiezufuhr von 1 200 kcal/d die notwendige Zufuhr an Vitaminen und Mineralstoffen nicht mehr gewährleistet und es muss substituiert werden.

Tab. 6-18 Glykämischer Index (GI) von Lebensmitteln; Referenzwert Glucose = 100 (Sektion Ernährungsmedizin und Diätetik, Department Innere Medizin, Klinik für Innere Medizin I, Schwerpunkt Hämatologie, Onkologie und Stammzelltransplantation, Freiburg; mod. nach Bran-Miller et al. 2008)

Lebensmittel	GI
Obst	
Ananas	59
Apfel	38
Apfelsine	42
Banane	52
Birne	38
Erdbeeren	40
Kirschen	63
Kiwi	53
Nektarine	43
Pampelmuse	25
Pfirsich	42
Pflaumen	39
Wassermelone	78
Weintrauben	53
Kartoffelprodukte	
Kartoffeln	72
Kartoffelpüree	86
Pommes frites	75

Lebensmittel	GI
Getreideprodukte	
Buchweizen, gegart	54
Cornflakes	77
Graupen, gegart	25
Müsli	66
Reis, gegart	50
Teigwaren, gegart	40–44
Weizengrieß	55
Brot und Backwaren	
Brötchen	71
Croissant	67
Knäckebrot	55
Roggenvollkornbrot	58
Vollkornbrötchen	70
Weißbrot	95
Weizenmischbrot	65
Salzstangen	89
Diverses	
Milch, Buttermilch, Joghurt	20–30
Konfitüre	60
Maiskörner	46

Tab. 6-19 Kohlenhydrataustauschtabelle für Diabetiker; 1 KHE = 10 g Kohlenhydrate (Sektion Ernährungsmedizin und Diätetik, Department Innere Medizin, Klinik für Innere Medizin I, Schwerpunkt Hämatologie, Onkologie und Stammzelltransplantation, Freiburg; mod. nach Prodi 2011)

Obst	Getreideprodukte
140 g Ananas mit Schale	15 g Buchweizen
90 g Apfel	15 g Cornflakes
150 g Apfelsine mit Schale	15 g Graupen
110 g Aprikosen	15 g Grünkern
70 g Banane mit Schale	15 g Haferflocken
90 g Birne	15 g Hirse
160 g Erdbeeren	20 g Müslimischung
150 g Himbeeren	15 g Reis
100 g Honigmelone mit Schale	45 g Reis gegart
140 g Johannisbeeren, rot	15 g Teigwaren
90 g Kirschen mit Stein	45 g Teigwaren gekocht
110 g Kiwi mit Schale	15 g Weizenmehl
150 g Mandarinen mit Schale	15 g Weizengrieß
70 g Mirabellen mit Stein	
120 g Nektarine	
170 g Pampelmuse mit Schale	
120 g Pfirsich mit Stein	
90 g Pflaumen mit Stein	
120 g Stachelbeeren	
270 g Wassermelone mit Schale	
70 g Weintrauben	
Brotaufstriche	**Brot und Backwaren**
15 g Konfitüre	20 g Brötchen = ½ Stück
40 g Konfitüre, zuckerarm	15 g Knäckebrot = 2 Scheiben
15 g Honig	25 g Roggenvollkornbrot = ½ Scheibe
	25 g Vollkornbrötchen = ½ Stück
	20 g Weißbrot = 1 Scheibe
	20 g Weizenmischbrot = 1 Scheibe
	15 g Zwieback = 2 Stück
	15 g Salzstangen = 8 Stück
Gemüse	**Kuchen und Gebäck**
75 g Maiskörner	20 g Marmorkuchen = ½ Scheibe
	20 g Rührkuchen = ½ Scheibe
	20 g Hefezopf, Einback = ⅓ Stück
	25 g Obstkuchen i. D. = ⅓ Stück
	20 g Croissant = ⅓ Stück
	15 g Laugengebäck = ¼ Stück

Tab. 6-19 (Fortsetzung)

Kartoffelprodukte	Milch und Milchprodukte
65 g Kartoffeln 75 g Kartoffelpüree 45 g Knödel 35 g Kroketten 35 g Pommes frites	200 ml Milch, Buttermilch, Joghurt

Tab. 6-20 Ernährung bei Typ-2-Diabetes, auch mit Hypertonie und Fettstoffwechselstörung (mod. nach Sektion Ernährungsmedizin und Diätetik, Department Innere Medizin, Klinik für Innere Medizin I, Schwerpunkt Hämatologie, Onkologie und Stammzelltransplantation, Freiburg)

Typ-2-Diabetes ohne und mit Übergewicht/Adipositas	
Nährstoffzufuhr	• Eiweiß: 10–20 % der Gesamtenergie • Fett: 30–35 % der Gesamtenergie • gesättigte Fettsäuren (GFS): < 7 % der Gesamtenergie • Kohlenhydrate: 45–60 % der Gesamtenergie • Ballaststoffe: 25–40 g/d • niedriger Glykämischer Index
Ernährungstherapie	• Normalgewicht halten bzw. anstreben • je nach Antidiabetika 3–6 Mahlzeiten • täglich: Gemüse (gegart, Rohkost, Salat, Suppe) • täglich: frisches Obst, max. 2–3 Handvoll/d • Vollkornprodukte bevorzugen • fettarme tierische Lebensmittel, außer Seefisch • sparsam als Streich- und Kochfett benutzen: ungehärtete Margarine, hochwertige Pflanzenfette (Raps-, Oliven-, Nuss-, Sojaöl) • Zucker (Haushaltszucker, Traubenzucker, Honig, Sirup und damit gesüßte Lebensmittel), max. 10 % der Gesamtenergie, jedoch nicht isoliert als Süßungsmittel oder in Getränken; Ersatz für Zucker und gesüßte Lebensmittel sind Süßstoffe (flüssig, pulverförmig oder als Tabletten); sie enthalten keine Kalorien; Fruchtzucker und Zuckeraustauschstoffe wie Sorbit, Mannit und Isomalt enthalten Kalorien und sind bei Übergewicht ungünstig • Getränke sollten energiefrei sein
Typ-2-Diabetes und Fettstoffwechselstörung	
Nährstoffzufuhr	• Eiweiß: 10–20 % der Gesamtenergie • Fett: 30–35 % der Gesamtenergie • gesättigte Fettsäuren (GFS): < 7 %, einfach ungesättigte Fettsäuren (EUFS) 10–15 %, mehrfach ungesättigte Fettsäuren (MUFS) < 10 % der Gesamtenergie • Nahrungscholesterol: max. 200 mg/d • Transfettsäuren: < 1 % der Gesamtenergie • Kohlenhydrate: 45–50 % der Gesamtenergie • Ballaststoffe: mind. 30 g/d • niedriger Glykämischer Index

Tab. 6-20 (Fortsetzung)

Typ-2-Diabetes ohne und mit Übergewicht/Adipositas	
Ernährungs-therapie	• Normalgewicht halten bzw. anstreben • je nach Antidiabetika 3–6 Mahlzeiten • täglich: Gemüse (gegart, Rohkost, Salat, Suppe) • täglich: frisches Obst, max. 2–3 Handvoll/d • Vollkornprodukte bevorzugen • fettarme tierische Lebensmittel, außer Seefisch; 1–2 Seefischmahlzeiten/Woche • Eier: max. 2–3 pro Woche • Streich- und Kochfett: keine gehärteten Fette, kein Kokos- und Palmfett; hochwertige Pflanzenfette: Margarine, Raps-, Oliven-, Sojaöl • Zucker: max. 10 % der Gesamtenergie und nicht isoliert als Süßungsmittel oder in Getränken • Getränke sollten energiefrei sein
Typ-2-Diabetes und Hypertonie	
Nährstoff-zufuhr	• Eiweiß: 10–20 % der Gesamtenergie • Fett: 30–35 % der Gesamtenergie • gesättigte Fettsäuren (GFS): < 7 % der Gesamtenergie • Kohlenhydrate: 45–60 % der Gesamtenergie • Ballaststoffe: 25–40 g/d • niedriger Glykämischer Index • Kochsalz (NaCl): < 6 g/d (s. Kap. 6.9.2)
Ernährungs-therapie	• Normalgewicht halten bzw. anstreben • je nach Antidiabetika 3–6 Mahlzeiten • täglich: Gemüse (gegart, Rohkost, Salat, Suppe) • täglich: frisches Obst, max. 2–3 Handvoll/d • Vollkornprodukte bevorzugen • fettarme tierische Lebensmittel, außer Seefisch; 1–2 Seefischmahlzeiten/Woche • Streich-und Kochfett: ungehärtete Margarine, hochwertige pflanzliche Fette und Öle: Raps-, Oliven-, Sojaöl • Zucker: max. 10 % der Gesamtenergie und nicht isoliert als Süßungsmittel oder in Getränken • Getränke sollten energiefrei sein; Mineralwasser mit < 20 mg Na/l • nicht nachsalzen; statt Salz Kräuter und naturbelassene Gewürze verwenden; selten Fertigprodukte und Fertiggerichte (s. Kap. 6.9.2)

- Kohlenhydrathaltige Lebensmittel werden unterschiedlich schnell verdaut und gelangen somit schneller oder langsamer ins Blut. Verantwortlich dafür sind verschiedene Faktoren – beispielsweise die vorhandenen anderen Nährstoffe, Eiweiß, Fett und Ballaststoffe. Man kann generell unterscheiden:
  – **schnell blutzuckererhöhend:** Traubenzucker, Malzzucker, Brezel, Baguette, Salzstangen, Cracker, Cornflakes, gepuffte Frühstückscerealien, Reiswaf-

feln, Instant-Kartoffelbrei, Instant-Reis, Parboiled-Reis, Geleefrüchte, Wassermelone;
- **weniger schnell blutzuckererhöhend:** Zucker, Honig, Fruchtsaft, Limonade, Eiscreme, Kuchen, gekochte Kartoffeln, Pommes frites, Kartoffelknödel, Gnocchi, geschälter Reis, Weißbrot, Brötchen, Mischbrot, Roggenbrot, Knäckebrot, Pizza, Trockenobst;
- **langsam blutzuckererhöhend:** Obst, Fruchtzucker, Schokolade, Milch, gesäuerte Milchprodukte, ungeschälter Reis, Teigwaren, Vollkorngetreide, Müsli, Vollkornbrot, Hülsenfrüchte, Nüsse.

Merke
Bei Typ-1-Diabetikern verbessert eine ballaststoffreiche Kost mit ca. 40 g Ballaststoffen die täglichen postprandialen und mittleren Blutglucosewerte, den HbA_{1c} und die Anzahl hypoglykämischer Ereignisse. Weiterhin ist das Risiko für Ketoazidosen bei hoher Ballaststoffaufnahme reduziert.

- Die Reaktion des Organismus auf die Kohlenhydratzufuhr wird mit dem Glykämischen Index (GI oder GLYX) und der Glykämischen Last (GL) quantitativ erfasst. Der GI ist der Blutzuckeranstieg nach Verzehr eines Lebensmittels in Relation zur Blutzuckerantwort nach Verzehr eines Referenzkohlenhydrats – meist Glucose. Der Index wird unter anderem von der Kohlenhydratart, der Kohlenhydratmenge und der Konzentration an Enzyminhibitoren – vor allem α-Amylase-Inhibitoren – sowie dem Protein- und Fettgehalt beeinflusst. Die GL ist eine Zahl, die angibt, wie die tatsächlich in einer Portion enthaltene verwertbare Kohlenhydratmenge auf den Verlauf der Blutzuckerkurve wirkt. Sie ergibt sich aus dem Produkt des GI und der Menge an Kohlenhydraten dividiert durch 100 (s. auch Kap. 1.2.3). GI und GL werden wie folgt bewertet:
  - **GI:**
    - hoher GI = ab 76,
    - mittlerer GI = 56–75,
    - niedriger GI = 0–55,
  - **GL:**
    - hohe GL = über 20,
    - mittlere GL= 11–19,
    - niedrige GL = unter 10.

Merke
Empfohlen wird der Verzehr von Lebensmitteln mit einem niedrigen GI und einer niedrigen GL.

- Zur Berechnung des Kohlenhydratgehalts von Lebensmitteln bzw. Mahlzeiten gibt es verschiedene Berechnungseinheiten – die Broteinheit (BE) und die Kohlenhydrateinheit (KHE). Eine BE ist die Lebensmittelmenge, die 12 g Kohlenhydrate, ein KHE die Lebensmittelmenge, die 10 g Kohlenhydrate enthält. Je nach Insulintherapie muss der Kohlenhydratanteil einer Mahlzeit abgeschätzt werden, um die Insulindosis daran anpassen zu können. Dabei ist es ohne Bedeutung, ob der Patient 10 oder 12 g Kohlenhydrate abschätzt. Wichtig ist, dass Patient und Therapeutenteam sich auf eine Berechnungseinheit einigen. Wie viel Insulin pro BE oder KHE ein Patient braucht, ist individuell unterschiedlich und hängt auch von der Größe und Zusammensetzung der Mahlzeit und der Tageszeit ab. Die jeweils zu spritzende Insulinmenge wird vom Arzt festgelegt. Auch die Mahlzeiten- und BE- bzw. KHE-Verteilung wird individuell festgelegt. In Tabelle 6-19 finden sich Angaben zum Kohlenhydrataustausch mit KHE.

Merke

Typ-2-Diabetiker müssen ihre Kohlenhydratmengen erst dann abschätzen lernen, wenn sie mit Insulin behandelt werden.

- Vorsicht bei Lebensmitteln mit Fructose und/oder Zuckeraustauschstoffen. Diese enthalten Fruchtzucker, Zuckeraustauschstoffe (mehrwertige Alkohole) und/oder Süßstoffe. Fruchtzucker und Zuckeraustauschstoffe steigern den Blutzucker nur sehr langsam, Süßstoffe gar nicht. Für diese Süßungsmittel darf daher kein Insulin gespritzt werden.
- Ein moderater Alkoholkonsum, bei Männern bis zu 20 g/d, bei Frauen bis zu 10 g/d, ist akzeptabel. Vorsicht ist geboten bei

Tab. 6-21 Ernährung bei diabetischer Nephropathie (mod. nach Sektion Ernährungsmedizin und Diätetik, Department Innere Medizin, Klinik für Innere Medizin I, Schwerpunkt Hämatologie, Onkologie und Stammzelltransplantation, Freiburg)

Nährstoffzufuhr	
Prädialytisch	
Energie (kcal/kg NG/d)	• Stadium 1–4: bis 35 je nach Aktivitätsgrad • Stadium 5: < 60 Jahre: ≥ 35 je nach Aktivitätsgrad • > 60 Jahre: 30–35 je nach Aktivitätsgrad
Eiweiß	• alle Stadien: Nationale Versorgungsleitlinie „Nierenerkrankungen bei Diabetes im Erwachsenenalter" (AWMF) 2011: 0,8 g/kg KG; American Diabetes Association (ADA) 2010: < 1,0 g/kg KG • Stadium 3–4: Vermeiden einer Mangelernährung
Fett	• alle Stadien: keine speziellen Empfehlungen; 30–35 % der Gesamtenergie; gesättigte Fettsäuren (GFS): < 7 %; einfach ungesättigte Fettsäuren (EUFS): 10–15 %; mehrfach ungesättigte Fettsäuren (MUFS): < 10 % der Gesamtenergie
Kohlenhydrate	• alle Stadien: keine speziellen Empfehlungen; 45–60 % der Gesamtenergie
Kochsalz (NaCl)	• alle Stadien: < 6 g/d bei arterieller Hypertonie, Ödemen, Wasserretentionen (s. Kap. 6.9.2)
Kalium	• Stadium 1–4: keine Einschränkung • Stadium 5: individuelle Restriktion bei Hyperkaliämieneigung • (S-Kalium > 5,5 mmol/l)
Calcium	• Stadium 1–3: keine Einschränkung • Stadium 4 und 5: max. 2 000 mg/d (inklusive Calciumzufuhr über calciumhaltige Phosphatbinder)
Phosphat	• Stadium 1–3: keine Einschränkung • Stadium 4: keine spezifische Empfehlung • Stadium 5: 10–15 g/kg KG/d, Phosphatbinder
Trinkmenge	• Stadium 1–4: individuelle, normale „durstgeleitete" Trinkmenge (Vorsicht bei älteren und alten Patienten) • Stadium 5: individuell abhängig von Diuretikatherapie und Volumenstatus
Vitamine und Spurenelemente	• s. Tab. 6-27

Tab. 6-21 (Fortsetzung)

Nährstoffzufuhr	
Dialyse	
	• s. Kap. 6.8.2; Tab. 6-26, Tab. 6-28, Tab. 6-29, Tab. 6-30; dabei sind bei den Hinweisen zu Kuchen, Gebäck, Süßwaren und Eis die Richtlinien für Diabetiker zu beachten
Ernährungstherapie	
	• Normalgewicht halten, ein BMI $<23\,kg/m^2$ ist ein Zeichen der Mangelernährung, ebenso ein Gewichtsverlust >5 % in den vergangenen drei Monaten (s. Kap. 5.13) • je nach Antidiabetika 3–6 Mahlzeiten • bei Gemüse und Obst den Kaliumgehalt beachten; evtl. Gemüse und Kartoffeln geschält in viel Wasser kochen; Kochwasser nicht verwenden (s. Kap. 6.9.1) • fettarme tierische Lebensmittel (alle Seefische) • kein Schmelzkäse, kein Hartkäse (s. dazu Kap. 6.9.3) • biologische Wertigkeit des Eiweißes beachten • hochwertige Pflanzenfette (Raps-, Oliven-, Sojaöl, Margarine, Nüsse, Ölsamen) • Zucker max. 10 % der Gesamtenergie/d • nicht nachsalzen; wenig Kräuter und naturbelassene Gewürze verwenden; selten Fertigprodukte und -gerichte verwenden • Mineralwasser <20 mg Na/l (s. dazu Kap. 6.9.2), wenig alkoholhaltige Getränke

Übergewicht und Adipositas – 1 g Alkohol liefert 7,1 kcal und hemmt die Fettverbrennung –, Fettstoffwechselstörungen und Hochdruck. Diabetiker mit oralen Antidiabetika oder Insulin sollten Alkohol nur gleichzeitig mit einer kohlenhydrathaltigen Mahlzeit trinken. Grund ist die Gefahr einer tiefen und lang anhaltenden Hypoglykämie – unter anderem aufgrund einer Hemmung der Gluconeogenese und Verminderung der Glykogenreserven in der Leber. Patienten mit bereits vorhandenem Leberschaden sind stärker gefährdet. Kein Alkohol getrunken werden soll bei schlechter Blutzuckereinstellung, fortgeschrittener Nervenschädigung, Bauchspeicheldrüsenentzündung und in der Schwangerschaft.

- Leidet ein Diabetiker unter weiteren Erkrankungen wie Fettstoffwechselstörungen, Hochdruck oder einer diabetischen Nephropathie, sind die dafür geltenden Ernährungsrichtlinien ebenfalls zu beachten. Zu den Ernährungsempfehlungen bei Hypertonie und Fettstoffwechselstörungen siehe Tabelle 6-20. Die neue Klassifikation der Nephropathiestadien findet sich in Tabelle 5-14, die Ernährungsrichtlinien bei diabetischer Nephropathie, prädialytisch, in Tabelle 6-21, die für das Dialysestadium und bei akutem Nierenversagen in Kapitel 6.8.2.

6.8 Eiweißdefinierte Kostformen

Indikationen sind akutes Leberversagen und chronische Lebererkrankungen sowie akutes Nierenversagen, chronische Niereninsuffizienz und alle Formen von Nierenersatztherapien. Eine Kombination mit den Ernährungsempfehlungen einer leichten Vollkost und den Ernährungsrichtlinien bei Diabetes mellitus kann notwendig sein. Vor allem bei den Nierenerkrankungen müssen je nach dem Stadium der Niereninsuffizienz und den individuellen Stoffwechselproblemen des Patienten auch Richtlinien elektrolytdefinierter Kostformen beachtet werden. Zu den Ursachen, Formen, krankheitsbedingten Stoffwechselveränderungen und Grundlagen der Ernährungstherapie bei Leber- und Nierenerkrankungen siehe Kapitel 5.12 und 5.13.

6.8.1 Ernährung bei Lebererkrankungen

Grundlage der Empfehlungen zur Energie- und Nährstoffzufuhr unter oraler, enteraler und parenteraler Ernährung bei akutem Leberversagen, akuter Hepatitis, alkoholischer Steatohepatitis und Leberzirrhose sind vor allem die Leitlinien der DGEM (Plauth et al. 2003, 2007) und der ESPEN (Plauth et al. 2006, 2009). Die Empfehlungen sind in Tabelle 6-22 zusammengestellt.

6.8.2 Ernährung bei Nierenerkrankungen

Grundlage der Empfehlungen zur Energie- und Nährstoffzufuhr unter oraler, enteraler und parenteraler Ernährung bei akutem Nierenversagen und chronischer Niereninsuffizienz ohne und mit Nierenersatztherapie sind die Leitlinien der DGEM (Druml et al. 2003, 2007) und der ESPEN (Cano et al. 2006, 2009). Berücksichtigt sind auch die Leitlinien zur Ernährung in der Intensivmedizin der ESPEN (Kreymann et al. 2006) und zur parenteralen Ernährung der DGEM (Kreymann et al. 2007), die Empfehlungen der *National Kidney Foundation* der USA (2000), die Leitlinien der *European Dialysis Transplant & Nurses Association/ European Renal Care Association* (EDTNA/ ERCA 2002), die *European Best Practice Guidelines on Nutrition* der *European Association European Dialysis and Transplant*

Tab. 6-22 Energie-und Nährstoffzufuhr bei Lebererkrankungen (nach Plauth u. Schütz 2011)

Lebererkrankung	Energie- und Nährstoffzufuhr
Akutes Leberversagen	
enterale/ parenterale Ernährung	**Energie** • Nichteiweiß (kcal/d): 1,2–1,3 × Grundumsatz (gemessen oder errechnet) • Nichteiweiß (kcal/kg KG/d): 30 • Gesamtenergie (kcal/kg KG/d): 35
	Eiweiß • hyperakutes Leberversagen*: keine Aminosäurengabe • akutes Leberversagen**: 0,8–1,2 g/kg KG/d (nach Toleranz) • subakutes Leberversagen***: 0,8–1,2 g/kg KG/d (nach Toleranz)
	Fett • 0,8–1,2 g/kg KG/d
	Kohlenhydrate • Glucose: 2–3 g/kg KG/d (Hypoglykämien vermeiden!; bei Hyperglykämien Dosisreduktion und Einsatz von i. v. Insulin)

Tab. 6-22 (Fortsetzung)

Lebererkrankung	Energie- und Nährstoffzufuhr
	Mineralstoffe, Vitamine, Spurenelemente • keine speziellen Empfehlungen • Mineralstoffzufuhr: individuell auf der Basis von Laborkontrollen • Vitamine und Spurenelemente: nach den Zufuhrempfehlungen bei parenteraler Ernährung der DGEM-Leitlinie (Biesalski et al. 2007)
Alkoholhepatitis	
orale/enterale/ parenterale Ernährung	**Energie** • Nichteiweiß (kcal/d): 1,2–1,3 × Grundumsatz (gemessen oder errechnet) • Nichteiweiß (kcal/kg KG/d): 30 • Gesamtenergie (kcal/kg KG/d): 35
	Eiweiß • 1,2–1,5 g/kg KG/d • bei Auftreten einer hepatischen Enzephalopathie unter der enteralen Ernährung Wechsel der Sondennahrung von einer Standardnahrung auf eine Nahrung mit einem erhöhten Anteil von VKAS
	Fett • 1 g/kg KG/d • Fettemulsionen mit niedrigem Gehalt an ungesättigten ω-6-Fettsäuren
	Kohlenhydrate • 50–60 % des Nichteiweiß-Energiebedarfs, Glucose: i. v. 2–3 g/kg KG/d bei Nahrungskarenz > 12 Stunden • zur Risikominderung einer Wernicke-Enzephalopathie: vor einer Glucose-infusion Gabe von Vitamin B_1
	Vitamine und Spurenelemente • ab dem 1. Tag der TPN tägliche Gabe wasserlöslicher Vitamine und Spurenelemente nach den Richtlinien für eine Mikronährstoffzufuhr unter TPN • zur Prophylaxe und Therapie der Wernicke-Enzephalopathie hochdosierte Gabe von Vitamin B_1: – Prophylaxe: in den ersten 3–5 Tagen 250 mg/d i. m. – Therapie: über 2–3 Tage 3 × 500 mg/d i. v.
Leberzirrhose	
oral/enteral/ parenteral	**Energie** • Nichteiweiß (kcal/d): 1,2–1,3 × Grundumsatz (gemessen oder errechnet) • Nichteiweiß (kcal/kg KG/d): 30 • Gesamtenergie (kcal/kg KG/d): 35
enteral	• Sondennahrungen mit hoher Nährstoffdichte: 1,0–2,0 kcal/ml • bei stabiler Zirrhose VKAS-angereicherte Nahrungen nicht unbedingt erforderlich; von Vorteil bei eiweißintoleranten Patienten • bei Patienten mit Entwicklung einer HE unter enteraler Ernährung Einsatz von Sondennahrung mit VKAS

Tab. 6-22 (Fortsetzung)

Lebererkrankung	Energie- und Nährstoffzufuhr
	Vitamine und Spurenelemente • in den ersten zwei Therapiewochen liberale Substitution • erniedrigte Zinkspiegel normalisieren (→ Steigerung der Harnstoffsynthese-rate) • gemeinsame Supplementierung von Zink und Vitamin A kann Geschmacksstörungen verbessern → Verbesserung der Nahrungsaufnahme und des Ernährungszustands
parenteral	**Eiweiß** • Patienten ohne Enzephalopathie (HE): – kompensierte Zirrhose ohne Mangelernährung: 1,2 g/kg KG/d – dekompensierte Zirrhose mit schwerer Mangelernährung: 1,5 g/kg KG/d • Patienten mit episodischer HE: 1,2 g/kg KG/d sicher • bei kompensierter Zirrhose Standardlösungen
	Kohlenhydrate • Glucose: 50–60 % des Nichteiweiß-Energiebedarfs • Hypoglykämien vermeiden! • bei Hyperglykämie: Verminderung der Glucosezufuhr auf 2–3 g/kg KG/d und Einsatz von Insulin **Merke:** Gleichzeitige Glucose- und Fettinfusion führt zu einem besseren metabolischen Profil
	Fett • 1,0 g/kg KG/d • Lipidemulsionen mit einem niedrigen Gehalt an ω-6-Fettsäuren (Lösungen mit MCT, Olivenöl, Fischöl)
	Mineralstoffe, Vitamine und Spurenelemente • täglich nach den Empfehlungen • Refeeding-Syndrom mit gesteigertem Bedarf an Kalium, Magnesium und Phosphat beachten • Zinksubstitution: 2 × 5 mg/d
Leberzirrhose mit Enzephalopathie Grad III–IV	
enteral	• Sondennahrungen mit erhöhtem Anteil an VKAS
parenteral	• Eiweiß: 1,0–1,2 g/kg KG/d • Aminosäurelösungen mit hohem VKAS-Anteil, besonders nach gastrointestinaler Blutung • übrige Empfehlungen wie oben

* Hyperakutes Leberversagen: Auftreten einer hepatischen Enzephalopathie innerhalb von 7 Tagen nach Beginn des Ikterus

** Akutes Leberversagen: Auftreten einer hepatischen Enzephalopathie innerhalb von 8–28 Tagen nach Beginn des Ikterus

*** Subakutes Leberversagen: Auftreten einer hepatischen Enzephalopathie innerhalb von 5–12 Wochen nach Beginn des Ikterus

Association (ERA-EDTA) zur Ernährung unter Dialysetherapie (Fouque et al. 2007), die Empfehlungen der A.S.P.E.N. (Brown et al. 2010) sowie mehrere aktuelle Übersichtsarbeiten.

Tab. 6-23 Orale und enterale Energie- und Nährstoffzufuhr bei akutem Nierenversagen (nach Cano et al. 2006)

Energie
• 20–30 kcal/kg Kg/d (bei Unter- und Übergewicht Anpassung an den individuellen Bedarf) • schweres AKI: Richtlinien für Intensivpatienten: – akute und Frühphase: 20–25 kcal/kg Kg/d – anabole Phase: Ziel 25–30 kcal/kg KG/d – wird das Ziel nicht erreicht, bei schwerer Mangelernährung supplementierende parenterale Ernährung
Eiweiß
• essenzielle und nichtessenzielle Aminosäuren • konservative Therapie: 0,6–0,8 (max. bis 1,0) g/kg KG/d • keine Indikation für Glutamin • extrakorporale Therapie (intermitterende Hämodialyse): 1,0–1,5 g/kg KG/d • kontinuierliche Nierenersatztherapien (CRRT): bis max. 1,7 g/kg KG/d
Kohlenhydrate
• 3–5 (max. 7) g/kg KG/d
Fett
• 0,8–1,2 (enteral: max. 1,5) g/kg KG/d
Mineralstoffe
• 1 000–2 000 kcal/d der meisten Standardnahrungen decken normalerweise den Bedarf, dennoch individuelle Anpassung vornehmen • Hypokaliämie und/oder Hypophosphatämie nach Beginn einer enteralen Ernährung (Refeeding-Syndrom) vermeiden
Vitamine und Spurenelemente
• Mikronährstoffe überwachen • **Cave:** Toxizität durch eine übermäßige Zufuhr!

Empfehlungen zur Energie- und Nährstoffzufuhr bei akutem Nierenversagen finden sich in Tabelle 6-23 und Tabelle 6-24.

Exkurs

Die Empfehlungen zur Energie- und Nährstoffzufuhr der verschiedenen Fachorganisationen sind nicht alle übereinstimmend. Divergierende Empfehlungen gibt es beispielsweise beim Energiebedarf, bei der Höhe der parenteralen Aminosäurenzufuhr im akuten Nierenversagen unter kontinuierlicher Nierenersatztherapie und der Art der verwendeten Aminosäurenlösungen sowie der Zufuhr fettlöslicher Vitamine bei parenteraler Ernährung ohne und mit Nierenersatztherapie. Auf die Begründung für die unterschiedlichen Empfehlungen zur Aminosäurenzufuhr bei Patienten mit ANV und akut kranken Patienten unter Nierenersatztherapie soll hier kurz eingegangen werden.

Die A.S.P.E.N. beschreibt in ihren aktuellen Leitlinien zur Ernährung von Patienten mit akutem und chronischen Nierenversagen, dass „Patienten unter einer Hämodialyse (HD) mit einer Proteinzufuhr von 1,5 g/kg KG/d eine positive Stickstoffbilanz zeigen, dass aber bei Patienten unter kontinuierlicher Nierenersatztherapie aufgrund von Untersuchungen eine Proteinzufuhr bis 2,5 g/kg KG/d notwendig sein kann, um eine positive Stickstoffbilanz oder ein normales Aminosäurenprofil zu erreichen. Zudem nahm für jeden 1 g-Anstieg der Stickstoffbilanz das Überleben der Patienten um 21 % zu" (Brown et al. 2010, S. 374).

Auch werden Standard-Aminosäurenlösungen zur Anwendung empfohlen. Die DGEM empfiehlt in ihrer Leitlinie zur parenteralen Ernährung demgegenüber eine Proteinzufuhr bis maximal 1,5 g/kg KG/d und den Einsatz von Nephrolösungen (Druml u. Kierdorf 2007). Die Autoren stellen in ihrem Kommentar zu diesen Empfehlungen unter anderem fest, „dass die optimale Aminosäurenzufuhr bei der Gruppe der Patienten mit ANV unter Nierenersatztherapie die wohl umstrittenste und durch Studien

Tab. 6-24 Parenterale Ernährung bei akutem Nierenversagen (nach Druml et al. 2007; Cano et al. 2009)

Ohne Nierenersatztherapie	Unter Nierenersatztherapie
Energie	**Energie**
• 20–25 kcal/kg Kg/d • vorsichtiger Beginn mit 50 % des Erhaltungsbedarfs, Anpassung bedenken	• 20–30 kcal/kg Kg/d
Eiweiß	**Eiweiß**
• 0,6–1,0 g/kg KG/d, abhängig vom Ausmaß des Katabolismus und der Toleranz, „Nephrolösungen" • Glutamin: keine Empfehlung aufgrund des hohen Stickstoffanteils!	• essenzielle und nichtessenzielle Aminosäuren unter extrakorporaler Therapie 1,2–1,4 g/kg KG/d, bei Hyperkatabolismus 1,5 g/kg KG/d, „Nephrolösungen" • Glutamin: Zufuhr kann erwogen werden, ANV ist keine Kontraindikation
Kohlenhydrate	**Kohlenhydrate**
• 3–5 g/kg KG/d, Einsatz von Glucose, Normoglykämie anstreben	• 3–5 (max. 7) g/kg KG/d, Einsatz von Glucose, Normoglykämie anstreben
Fett	**Fett**
• ca. 1 g/kg KG/d (0,8–1,2 g/kg KG/d), regelmäßige Kontrolle der Plasma-Triglyceride, derzeit keine Daten zum Effekt spezifischer Lipidemulsionen • **Cave:** Bei kritisch Kranken werden reine Sojaemulsionen nicht mehr empfohlen	• 0,8–1,2 g/kg KG/d, regelmäßige Kontrolle der Plasma-Triglyceride
L-Carnitin	**L-Carnitin**
• 0,5 g/d optional bei mangelernährten und kritisch kranken Patienten	• 0,5 g/d gerechtfertigt!
Elektrolyte	**Elektrolyte**
• entsprechend dem individuellen Bedarf, Phosphat- und Kaliumrestriktion oft nowendig	• Zufuhr individuell adaptieren • **Cave:** Refeeding-Hypophosphatämie nach Beginn der parenteralen Ernährung
Vitamine	**Vitamine**
• wasserlösliche: mangelernährte Patienten zweifacher Tagesbedarf • **Cave:** Vitamin-C-Zufuhr > 250 mg/d, mögliche erhöhte Oxalatbildung, mögliches Auslösen eines akuten ANV • fettlösliche: einfacher Tagesbedarf, erhöhter Bedarf an Vitamin E	• wasserlösliche: zweifacher Tagesbedarf • **Cave:** Vitamin-C-Zufuhr > 250 mg/d, mögliche erhöhte Oxalatbildung, mögliches Auslösen eines akuten ANV • fettlösliche: einfacher Tagesbedarf, zusätzlich individuell dosierte pharmakologische Therapie mit Vitamin D_3
Spurenelemente	**Spurenelemente**
• mangelernährte Patienten einfacher Tagesbedarf	• einfacher Tagesbedarf, Selenzufuhr > 200 µg/d
Flüssigkeit	
• nach individuellem Bedarf, dieser ist sehr unterschiedlich	

nicht eindeutig geklärte Frage ist. Randomisierte Studien mit einem adäquaten Design liegen nicht vor" (Druml u. Kierdorf 2007, S. 110). Nach Auffassung der Autoren erlaubt das angewandte Studiendesign der in der amerikanischen Leitlinie zitierten Studie keine Schlussfolgerungen bezüglich einer Prognoseverbesserung durch eine erhöhte Proteinzufuhr. Sie betonen, dass der Proteinkatabolismus bei Akuterkrankungen durch eine Steigerung der Aminosäurenzufuhr nicht unterdrückt werden kann. Mögliche Gefahren einer überhöhten Proteinzufuhr sind bei Patienten mit ANV die Verstärkung der urämischen Toxizität und ein erhöhter Bedarf an extrakorporaler Therapie. Es ist nach ihrer Meinung nicht erkennbar, warum Patienten mit ANV über den Ausgleich des therapiebedingten Verlustes hinaus einen wesentlich höheren Aminosäurenbedarf haben sollten als andere Intensivpatienten. Mögliche Vorteile der bei akuten Nierenversagen zur parenteralen Ernährung empfohlenen Nephrolösungen sind die sichere Zufuhr einer adäquaten, höheren Dosis von Aminosäuren ohne Harnstoffanstieg, der Ausgleich von Imbalancen im Plasmaaminogramm und auch die Zufuhr von im Nierenversagen krankheitsbedingt verminderten essenziellen Aminosäuren – beispielsweise Tyrosin als Dipeptid.

Die Ernährungsempfehlungen bei chronischen Nierenerkrankungen richten sich nach dem Stadium der chronischen Niereninsuffizienz (*Chronic Kidney Disease* [CKD]) und den aktuellen Laborwerten. Somit gibt es Ernährungsempfehlungen für das prädialytische Stadium sowie im Dialysestadium für die Hämo- und Peritonealdialyse. Für die CKD-Stadien 1 und 2 sind keine Leitlinien vorhanden, die Ernährungsempfehlungen basieren auf der Grunderkrankung und auf Studien. Ab dem Stadium CKD-3 und 4 existieren Leitlinien der K/DOQI (2000) und der EDTNA/ERCA (2002) für das Stadium der Prädialyse.

Für Diabetiker erarbeiten die Fachgesellschaften eigene Ernährungsempfehlungen für das Prädialysestadium (s. Kap. 5.11 und Kap. 6.7). Für das Dialysestadium existieren Leitlinien der K/DOQI, EDTNA/ERCA sowie die *European Best Practice Guidelines on Nutrition* (Fouque et al. 2007). Zur künstlichen Ernährung (enteral und parenteral) gibt es Leitlinien der DGEM (2003, 2007), der ESPEN (2006, 2009) und der A. S. P. E. N. (Brown et al. 2010). Zu den Grundlagen der Ernährungsempfehlungen siehe Kapitel 5.13. Ziele der Ernährungstherapie bei chronischer Niereninsuffizienz sind die Minderung der Progression der Niereninsuffizienz, das Hinauszögern der Einleitung der Dialyse, das Vermeiden sekundärer Komplikationen – beispielsweise kardiovaskuläre Krankheiten oder Malnutrition – sowie das Vermeiden sekundärer Komplikationen wie sozioökonomische und kognitive Faktoren des Patienten. Die Empfehlungen zur Energie- und Nährstoffzufuhr im CKD-Stadium 1–5 (ohne Dialyse) sind in Tabelle 6-25 zusammengestellt.

Praxistipp

Im Gegensatz zur NKF berechnet die EDTNA/ERCA die Energie- (und auch die Eiweiß-)zufuhr vom *Ideal Body Weight* (IBW) aus; die Energiezufuhr ist vom Aktivitätsgrad abhängig; aktive Personen > 60 Jahren erhalten ebenfalls 35 kcal/kg KG/d.

Die K/DOQI empfiehlt bei fortgeschrittener Niereninsuffizienz eine Fettzufuhr von 25–35 % der Gesamtenergiezufuhr (davon: gesättigte Fettsäuren < 7 %, einfach ungesättigte Fettsäuren ≤ 10 %, mehrfach ungesättigte Fettsäuren ≤ 20 %), eine Cholesterinzufuhr von < 200 mg/d, eine Kohlenhydratzufuhr von 50–60 % der Gesamtenergiezufuhr und eine Ballaststoffzufuhr von 20–30 g/d (davon 5–10 g lösliche Ballaststoffe).

Die empfohlene Zufuhr an Vitaminen und Spurenelementen sollte erreicht werden. Denn

Mangelzustände sind häufig. Eine Protein- und Kaliumrestriktion wie auch eine urämiebedingte enterale Resorptionsstörung führen zu einer geringeren Zufuhr von Eisen, Zink, Folsäure, Vitamin C und Vitamin B_{12}. Bei unzureichender Zufuhr Empfehlung einer Substitution. Die Substitution von Vitamin D, Folsäure und Eisen ist etabliert (s. Tab. 6-27).

Praxistipp

Berechnung des Idealgewichts (IBW) nach EDTNA-ERCA:

- Ein Idealgewicht besteht bei einem Trockengewicht mit einem BMI zwischen 20 und 25 kg/m².
- Bei Untergewicht ist das Trockengewicht äquivalent zu einem BMI von 20 kg/m² zu berechnen.
- Bei einem BMI > 25 ist das Trockengewicht äquivalent zu einem BMI von 25 kg/m² zu berechnen.

Beispiele:

- Größe: 1,65 m; Trockengewicht: 60 kg; BMI = 60 : (1,65)² = 22 kg/m²; Idealgewicht = Ist-Gewicht von 60 kg
- Größe: 1,65 m: Trockengewicht = 40 kg; BMI = 40 : (1,65)² = 15 kg/m²; Idealgewicht = 54 kg
- Größe: 1,65 m: Trockengewicht = 95 kg; BMI = 95 : (1,65)² = 35 kg/m²; Idealgewicht = 68 kg

Hinweise zur Natrium-, Kalium- und Phosphatrestriktion finden sich in den Kapiteln 6.9.1, 6.9.2 und 6.9.3. Da die Empfehlungen deutscher Nephrologen zur Proteinzufuhr mit denen der NKF/K/DOQI und der EDTNA-ERCA nicht ganz übereinstimmen, wird auf die Unterschiede nachfolgend eingegangen. In den CKD-Stadien 1 und 2 liegen die Empfehlungen zur Eiweißzufuhr deutscher Nephrologen zwischen 0,6 und 0,8 g/kg KG/d (Friedrich 2010; Kuhlmann 2011). Die EDTNA-ERCA (2002) empfiehlt 0,6–1,0 g/kg IBW/d für aktive, nicht katabole Patienten und fordert bei einer Proteinzufuhr < 0,8 g/kg IBW/d regelmäßige Kontrollen des Patienten durch einen Diätassistenten mit Erfahrung in der Beratung von Nierenkranken. Eine amerikanische Arbeit stellt fest, dass es in diesen beiden CKD-Stadien keine klare Evidenz für die Empfehlung zur Proteinzufuhr gibt. Die Autoren würden die Proteinzufuhr bei Patienten mit einer GFR > 70 ml/min/1,73 m² üblicherweise nicht reduzieren. Erst bei einem individuell fortschreitenden Abfall der GFR würden sie eine Proteinzufuhr von 0,8–1,0 g/kg KG/d und 1200–1400 mg Phosphor/kg KG/d vorschreiben (Dukkipati et al. 2010).

Im Stadium CKD 3 empfehlen deutsche Nephrologen eine Proteinzufuhr von 0,6–0,8 g/kg KG/d (Kuhlmann 2011) und 0,6 g/kg KG/d

Tab. 6-25 Ernährungsempfehlungen bei chronischer Niereninsuffizienz im CKD-Stadium 1–5 (nach NKF/K/DOQI 2000; EDTNA/ERCA 2002; Espen 2006)

	Stadium: CKD 1 und 2 (GFR: ≥ 90 bzw. 60–89 ml/min)	**Stadium: CKD 3 (GFR: 30–59 ml/min)**	**Stadium: CKD 4 und 5 (GFR: 15–29 bzw. < 15 ml/min)**
Energiezufuhr (kcal/kg KG/d)	• < 60 Jahre: 35 • > 60 Jahre: 30(–35)	• < 60 Jahre: 35 • > 60 Jahre: 30–35	• < 60 Jahre: 35 • > 60 Jahre: 30–35
Protein (g/kg KG/d) (EDTNA/ERCA: g/kg IBW/d)	0,8–1,0 (vegetarische Kost von Vorteil)	• K/DOQI: 0,6 oder 0,75[1] • EDTNA/ERCA: 0,6–1,0 für aktive, nicht katabole Patienten	• K/DOQI: 0,6 oder 0,75–0,8[1] • EDTNA/ERCA: 0,6–1,0

Tab. 6-25 (Fortsetzung)

	Stadium: CKD 1 und 2 (GFR: ≥90 bzw. 60–89 ml/min)	**Stadium: CKD 3 (GFR: 30–59 ml/min)**	**Stadium: CKD 4 und 5 (GFR: 15–29 bzw. <15 ml/min)**
Natrium (mg/d [mmol/d])	• K/DOQI: 2 300 (100) • EDTNA/ERCA[2]: 1 800–2 500 (80–110)	• K/DOQI: 1 800–2 300 (80–100) • EDTNA/ERCA[2]: 800–2 500 (80–110)	• K/DOQI: 1 800–2 300 (80–100) • EDTNA/ERCA[2]: 800–2 500 (80–110)
Kochsalz (g/d)	5–6	5–6	5–6
Kalium (mg/d [mmol/d])	meist keine Einschränkung	• K/DOQI[3] und EDTNA/ERCA: 2 000–2 500 (50–65) 39 mg/kg KG/d[2] (1 mmol kg/d)	• K/DOQI[3] und EDTNA/ERCA: 2 000–2 500 (50–65) 39 mg/kg KG/d[2] (1 mmol kg/d)
Phosphor (mg/d [mmol/d])	meist keine Einschränkung	• K/DOQI: 800–1 000 (25–32) bei S-Phosphat >4,6 mg/dl • EDTNA/ERCA[2]: 600–1 000 (19–32)	• K/DOQI: 800–1 000 (25–32) bei S-Phosphat >4,6 mg/dl • EDTNA/ERCA[2]: 600–1 000 (19–32)
Calcium (g/d)	nach den Empfehlungen	• K/DOQI: 1,0–2,0 max. (inkl. Calcium aus Phosphatbindern)	• K/DOQI: 1,0–2,0 max. (inkl. Calcium aus Phosphatbindern)
Flüssigkeit (ml/d)	meist keine Einschränkung	• K/DOQI: Restriktion auf 1 500 ml ratsam • EDTNA/ERCA: bei Ödemen und anderen medizinischen Gründen	• K/DOQI: Restriktion auf 1 500 ml ratsam • EDTNA/ERCA: bei Ödemen und anderen medizinischen Gründen
Vitamine/ Spurenelemente	nach den Empfehlungen der Fachgesellschaften für Gesunde	s. Tab. 6-27	s. Tab. 6-27
	optimale Therapie der Grundkrankheit	Vermeiden einer Mangelernährung	Vermeiden einer Mangelernährung

CKD = *Chronic Kidney Disease*
NKF = *National Kidney Foundation*
K/DOQI = *Kidney Disease Outcomes Quality Initiative*
EDTNA-ERCA = *European Dialysis Transplant & Nurses Association/European Renal Care Association* 2002

[1] Für Patienten, die die Eiweißrestriktion ablehnen oder keine ausreichende Energiezufuhr erreichen

[2] Die EDTNA-ERCA merkt bei allen Angaben zur Elektrolytzufuhr an, dass die Mengenangaben für Personen mit 60–80 kg Körpergewicht gedacht sind; bei anderem Körpergewicht ist der Bedarf zu berechnen

[3] Reduktion bei Hyperkaliämieneigung (>5,5 mmol/l)

(Friedrich 2010). In den Stadien 4 und 5 wird eine Eiweißzufuhr von 0,6–1,0 bzw. 0,8–1,0 g/kg KG/d nur bei adäquatem Ernährungszustand empfohlen (Kuhlmann 2011) bzw. kann präterminal bei 1,1–1,2 g/kg KG/d liegen (Friedrich 2010). Gründe für die empfohlene höhere Proteinzufuhr sind das erhöhte Risiko für eine Mangelernährung bei unzureichender Eiweißzufuhr, die spontane Abnahme der Eiweißaufnahme Nierenkranker mit Fortschreiten der Niereninsuffizienz (Ikizler et al. 1995) sowie der fehlende negative Effekt einer Proteinzufuhr von 1,1 g/kg KG/d in einer Langzeitbeobachtung der MDRD-Studie (Levey et al. 2006). Übereinstimmend fordern alle Richtlinien, dass > 50 % des Eiweißes biologisch hochwertig sein muss (s. dazu Kap. 1.2.1). Zur Abschätzung der benötigten Eiweißmenge wird auf Tabelle 6-26 verwiesen.

Merke
Um eine Mangelernährung zu vermeiden, ist bei einer Proteinrestriktion eine ausreichende Energiezufuhr entscheidend. Eine zu Beginn der Dialysetherapie bestehende Mangelernährung ist mit einem schlechteren Outcome unter der Dialyse verbunden.

Auch Patienten mit nephrotischem Syndrom und einer Proteinurie > 3,5 g/d erhalten eine Proteinzufuhr < 0,7–0,8 g/kg Kg/d zur Minderung der glomerulären Hypertrophie und Senkung des Serumfibrinogenspiegels sowie einem Rückgang der Proteinurie und der Senkung des Abfalls der GFR (Friedrich 2010; Kuhlmann 2011).

Merke
Akut kranke, nicht hyperkatabole Patienten mit chronischer Niereninsuffizienz haben einen Substratbedarf wie Patienten mit AKI ohne Nierenersatztherapie (s. Tab. 6-23 u. Tab. 6-24).

Tab. 6-26 Eiweißgehalte verschiedener Lebensmittel (nach S. Schmitting-Ulrich, Sektion Ernährungsmedizin und Diätetik, Department Innere Medizin, Klinik für Innere Medizin I, Schwerpunkt Hämatologie, Onkologie und Stammzelltransplantation, Freiburg)

Ca. 5 g Eiweiß sind enthalten in	
Milchprodukte	
150 ml Buttermilch	150 ml Milch
150 g Joghurt	
Käse	
20 g Amsterdamer	40 g Kochkäse
20 g Appenzeller	20 g Limburger
20 g Bel Pese	30 g Mozzarella
20 g Butterkäse	25 g Münsterkäse
25 g Camembert, Brie	15 g Parmesan
20 g Cheddar	45 g Quark, Halbfettstufe
20 g Danbo	20 g Raclette
20 g Edamer	20 g Romadur
20 g Emmentaler	20 g Sauermilchkäse
30 g Feta	30 g Schafskäse
120 g Frischkäse, Viertelfettstufe	50 g Schichtkäse
45 g Frischkäse, Doppelrahmstufe	45 g Schmelzkäse, Halbfettstufe
25 g Gorgonzola	35 g Schmelzkäse, Vollfettstufe
25 g Gouda	20 g Tilsiter
40 g Hüttenkäse	
Fleisch	
20 g Hackfleisch, gemischt	15 g Rindfleisch, mager, gegart
20 g Kalbfleisch, mager, gegart	20 g Schweinefleisch, mager, gegart
20 g Lammfleisch, mager, gegart	
Innereien	
25 g Rinderleber, gegart	30 g Rinderzunge, gegart

Tab. 6-26 (Fortsetzung)

Ca. 5 g Eiweiß sind enthalten in	
Geflügel, Wild	
20 g Brathähnchen, gegart	20 g Hase, Kaninchen, gegart
15 g Reh, gegart	20 g Hirsch, gegart
20 g Ente, gegart	20 g Truthahn, gegart
20 g Gans, gegart	20 g Wildschwein, gegart
Fleischwaren, Wurst	
30 g Bierschinken	35 g Leberwurst
30 g Bierwurst	40 g Lyoner
35 g Blutwurst, Hausmacher	35 g Mettwurst
40 g Bratwurst	40 g Mortadella
35 g Cabanossi	40 g Münchener Weißwurst
25 g Cervelat	20 g Putenbrust
25 g Corned Beef	25 g Salami
35 g Fleischkäse	40 g Schinkenwurst
35 g Fleischwurst	25 g Schwartenmagen
30 g Geflügelschnittwurst	30 g Speck, durchwachsen
45 g Gelbwurst	25 g Schinken, gekocht
30 g Jagdwurst	25 g Schinken, roh
25 g Kasseler	40 g Teewurst
35 g Krakauer	35 g Würstchen
20 g Landjäger	25 g Zungenblutwurst
35 g Leberpastete	45 g Zwiebelwurst

Ca. 5 g Eiweiß sind enthalten in	
Fisch und Fischwaren	
25 g Dorade, gegart	35 g Seeteufel, gegart
40 g Fischstäbchen	25 g Seezunge, gegart
25 g Forelle, gegart	20 g Zander, gegart
25 g Heilbutt, gegart	30 g Brathering
25 g Hering, gegart	30 g Krabben, Präkonserve
25 g Kabeljau, gegart	45 g Hering in Tomatencreme
25 g Karpfen, gegart	25 g Lachs, geräuchert
30 g Lachs, gegart	25 g Makrele, geräuchert
35 g Pangasius, gegart	30 g Matjes
25 g Rotbarsch, gegart	160 g Muscheln, mit Schale gegart
25 g Schellfisch, gegart	20 g Sardinen in Öl
25 g Scholle, gegart	20 g Thunfisch im eigenen Saft
25 g Seelachs, gegart	
Eier	
40 g Hühnerei	
Soja	
150 ml Sojadrink	12 g Sojaschrot, -würfel, -steak
30 g Tofu	
Eiweißpulver	
6 g Proteinpulver	

Halbfettstufe: 20–29,9 % Fett i.Tr.; Vollfettstufe: 45–49,9 % Fett i.Tr.; Rahmstufe: 50–59 % Fett i.Tr.

Bei akut kranken Patienten mit chronischer Niereninsuffizienz unter Nierenersatztherapie wird der Energie- und Nährstoffbedarf von der Schwere der Erkrankung, Art und Dosis der extrakorporalen Nierenersatzverfahren, dem Ernährungszustand, der Grunderkrankung und von im Krankheitsverlauf auftretenden Komplikationen bestimmt (Druml et al. 2007).

Empfehlungen für die mittlere Substratzufuhr sind in Tabelle 6-24, für die Energie- und Nährstoffzufuhr unter HD und PD in Tabelle 6-28 und für die Vitaminzufuhr in Tabelle 6-27 zusammengestellt. Tabelle 6-29 gibt eine Übersicht über die Zusammensetzung von Vitaminpräparaten mit und ohne Spurenelemente speziell für Nierenkranke. Tabelle 6-30 enthält Hinweise zur Nahrungsmittelauswahl bei HD – auch bei Diabetikern sowie bei Peritonealdialyse. Kapitel 6.9 informiert über Einzelheiten der elektrolytdefinierten Kostformen.

Merke
In den CKD-Stadien 1 und 2 entsprechen die Empfehlungen zur Vitamin- und Spurenelementzufuhr den Zufuhrempfehlungen der Fachgesellschaften für Gesunde (s. Kap. 1.3 u. Kap. 1.4).

Tab. 6-27 Empfehlungen[1] zur täglichen Vitamin- und Spurenelementzufuhr prädialytisch und unter Hämodialyse (nach Steiber et al. 2011 [Prädialyse, CKD-Stadium 3 bis 5], Fouque et al. 2007 [Hämodialyse])

	Prädialyse (CKD-Stadien 3 bis 5)	**Hämodialyse[2] (CKD-Stadium 5D)**
Vitamine		
Vitamin A (Retinol) (µg)	m: 900; w: 700	700–900 (Zufuhr, keine Supplementierung)
Vitamin D (Cholecalciferol) (IE; µg)	800–1 000 (20–25)	individuell[3]
Vitamin E (I. E.; mg)	22 (15)	400–800
Vitamin K (µg)	m: 120; w: 90	90–120 (Zufuhrempfehlung)
Thiamin (B_1) (mg)	m: 1,1; w: 1,2 von 50–70 Jahren	1,1–1,2*
Riboflavin (B_2) (mg)	m: 1,3; w: 1,1	1,1–1,3*
Niacin (B_3) (mg)	m: 16; w: 14	14–16*
Panthothensäure (B_5) (mg)	5	5*
Pyridoxin (B_6) (mg)	5	10*
Biotin (B_7) (µg)	keine Angabe	30*
Folsäure (B_9) (mg)	0,4	1,0*
Cobalamin (B_{12}) (µg)	2,4	2,4*
Ascorbinsäure (C) (mg)	m: 90; w: 75	75–90*
Spurenelemente		
Eisen (mg/d)	keine Angaben	m: 8; w: 15 (Zufuhr)
Zink (mg/d)	keine Angaben	m: 10–15; w: 8–12 (Zufuhr)
Selen (µg/d)	keine Angaben	55

m = Männer; w = Frauen
[1] Die Empfehlungen sind amerikanische Referenzwerte, da sie auf amerikanischen Arbeiten beruhen
[2] Für die Peritonealdialyse gelten die gleichen Empfehlungen, da es keine gesonderten Empfehlungen gibt
[3] Individuell in Abhängigkeit von der Höhe des 1,25-(OH)-Vitamin-D-Spiegels, der Höhe des Serum-Calcium- und Serum-Phosphatspiegels sowie der Höhe des intakten PTHs; Einzelheiten s. bei K/DOQI 2003
* Tägliche Supplementierung empfohlen

Praxistipp

Empfehlungen zur Supplementierung von Vitaminen und Spurenelementen

- Vitamin E: Empfehlung einer täglichen Supplementierung in der Sekundärprävention kardiovaskulärer Ereignisse und zur Prävention wiederholter Muskelkrämpfe.
- Vitamin K: Keine Supplementierung, außer bei Patienten unter Langzeit-Antibiotikatherapie oder Patienten mit veränderter Koagulationsaktivität; dann sollte eine tägliche Menge von 10 mg Vitamin K zeitweise verabreicht werden.
- Eisen: Empfehlung zur Supplementierung bei allen Hämodialysepatienten, die EPO erhalten. Rationale: Aufrechterhaltung eines adäquaten Transferrin- und Ferritinspiegels.
- Zink: Keine routinemäßige Supplementierung. In Betracht gezogen werden sollte eine Zinksupplementierung von 50 mg/d für 3–6 Monate bei Hämodialysepatienten mit einer chronisch inadäquaten Eiweiß-/Energieaufnahme und bei Symptomen auf möglichen Zinkmangel (Geschmacksstörungen, Verletzlichkeit der Haut, Impotenz, periphere Neuropathie).
- Selen: Keine routinemäßige Supplementierung. Bei einer Mangelernährung oder Symptomen eines Mangels (Kardiomyopathie, Skelettmuskelmyopathie, Schilddrüsendysfunktion, Hämolyse, Dermatose) kann ein Therapieversuch über 3–6 Monate unternommen werden.

Tab. 6-28 Ernährungsempfehlungen bei Hämo- und Peritonealdialyse (nach K/DOQI 2000; EDTNA/ERCA 2002; Krediet et al. 2005; Fouque et al. 2007)

	Hämodialyse	Peritonealdialyse
Energie[1] • K/DOQI: kcal/kg KG/d • EDTNA/ERCA und EBPG: kcal/kg IBW/d	• K/DOQI: stabile und akut kranke Patienten: – <60 Jahre: 35 – >60 Jahre: 30–35 • EDTNA/ERCA: – <60 Jahre und Aktive: 35 – >60 Jahre und reduzierte Aktivität: 30–35 • EBPG: klinisch stabile Patienten: 30–40	• K/DOQI: stabile und akut kranke Patienten: – <60 Jahre: 35 – >60 Jahre: 30–35 • EDTNA/ERCA: – <60 Jahre und Aktive: 35 – >60 Jahre und reduzierte Aktivität: 30–35; inkl. eventueller Dialysatkalorien • EBPG: – <60 Jahre: 35 – >60 Jahre: 30; inkl. eventueller Dialysatkalorien
Protein • K/DOQI: g/kg KG/d • EDTNA/ERCA und EBPG (nur bei HD): g/kg IBW/d	• K/DOQI[2]: – klinisch stabile Patienten: 1,2 – akut kranke Patienten: mind. 1,2 • EDTNA/ERCA: aktive, nicht katabole Patienten: mind. 1,1–1,2 • EBPG: klinisch stabile Patienten: mind. 1,1	• K/DOQI[2]: – klinisch stabile Patienten: 1,2–1,3 – akut kranke Patienten: mind. 1,3 • EDTNA/ERCA: aktive, nicht katabole Patienten: 1,0–1,2 (1,5 bei Peritonitis) • EBPG: ≥ 1,2 g/kg KG/d

Tab. 6-28 (Fortsetzung)

	Hämodialyse	Peritonealdialyse
Flüssigkeit[3] ml/d	• EDTNA/ERCA: 500 + Urinmenge	• EDTNA/ERCA: 800 + Urinmenge
Natrium[4] mg/d (mmol/d)	• EDTNA/ERCA: 1 800–2 500 (80–110) • EBPG: 2 000–2 300 bzw. 75 mg/kg	• EDTNA/ERCA: 1 800–2 500 (80–110)
Kochsalz g/d	• 5,0–6,0	• 5,0–6,0
Kalium[4] mg/d (mmol/d)	• EDTNA/ERCA: 2 000–2 500 (50–65)[5] • EBPG: 1 950–2 730 (50–70) bzw. 1 mmol/kg IBW[6]	• EDTNA/ERCA: 2 000–2 500 (50–65)
Phosphor[4] mg/d (mmol/d)	• EDTNA/ERCA: 1 000–1 400 (32–45)[7] • EBPG: 1 000–1 400 (32–45)	• EDTNA/ERCA: 1 000–1 400 (32–45)[7]
Calcium g/d	• insgesamt max. 2,0[8]	• max. 2,0
Vitamine/ Spurenelemente	• Substitutionsempfehlungen[9] s. Tab. 6-27 u. Tab. 6-29	• s. Tab. 6-27

IBW = Ideal Body Weight

[1] Energiezufuhr in Abhängigkeit vom Aktivitätsgrad; Ziele: ausgeglichene Stickstoffbilanz und Vermeiden einer Mangelernährung. Die Fettzufuhr ist in den Leitlinien nicht festgelegt. Allgemeine Empfehlung: 30–40 % der Gesamtenergiezufuhr bei Bevorzugung von Fetten mit einem hohen Anteil an einfach und mehrfach ungesättigten Fettsäuren. Rationale: Fett ist ein Energielieferant mit sehr wenig Wassergehalt und geringem Gehalt an Kalium und Phosphor. Cholesterinzufuhr: ≤ 300 mg/d

[2] K/DOQI: mind. 50 % biologisch hochwertiges Eiweiß

[3] EDTNA/ERCA: max. interdialytische Gewichtszunahme: 1,5–2,0 kg bzw. 4 % des Trockengewichts

[4] **Merke:** Die EDTNA/ERCA merkt bei allen Angaben zur Elektrolytzufuhr an, dass die Mengenangaben für Personen mit 60–80 kg Körpergewicht gedacht sind; bei einem anderen Körpergewicht ist der Bedarf zu berechnen

[5] Reduktion bei Hyperkaliämieneigung (S-Kalium > 5,5 mmol/l)

[6] Bei Patienten mit einem prädialytischen Serum-Kaliumwert > 6 mmol/l wird eine tägliche Kaliumzufuhr von 50–70 mmol (1 950–2 730 mg) oder 1 mmol/kg IBW empfohlen

[7] Gründe für die Empfehlung der höheren Phosphorzufuhr: adäquate Energie- und Eiweißzufuhr! Zielwert für das S-Phosphat: < 5,5 mg/dl

[8] Zufuhr einschließlich calciumhaltiger Phosphatbinder

[9] Siehe Tab. 6-27: Fettlösliche Vitamine gehen im Wesentlichen nicht durch die Hämodialyse verloren. Daher sollten keine handelsüblichen Multivitaminpräparate verordnet werden. Die Substitution von Retinol und Vitamin K ist kontraindiziert. Zur Substitution von wasserlöslichen Vitaminen sind spezielle Kombinationen für Dialysepatienten im Handel (s. Tab. 6-29)

Tab. 6-29 Orale Vitaminpräparate mit und ohne Spurenelemente für Dialysepatienten

		Präparate					
Vitamine/ Spurenelemente	**EBPG 2007**	Addivit®	Carenal®	Dreisavit N®	Renavit®	Verenal®	Vitarenal®
Vitamin B_1 (mg)	1,1–1,2	6	2,4	7,1	3,0	1,2	1,4
Vitamin B_2 (mg)	1,1–1,3	5	3,0	8,0	1,7	1,3	2,3
Vitamin B_6 (mg)	10	7	10	8,2	10	10	6,0
Vitamin B_{12} (µg)	2,4	–	6,0	–	6,0	2,4	6,0
Niacin (mg)	14–16	60	30	50	20	16	20,1
Pantothensäure (mg)	5,0	10	18	10	10	5,0	16
Folsäure (mg)	1,0	1,0	1,0	0,16	1,0	1,0	1,0
Biotin (µg)	30	100	150	30	300	30	300
Vitamin C (mg)	75–90	200	100	100	120	90	62,3
Vitamin E (µg)	400–800	–	150		–	50	–
Eisen (mg)	8–15	–	–	–	–	10	–
Selen (µg)	55	–	50	–	–	55	–
Zink (mg)	8–15	–	25	–	–	15	–

Tab. 6-30 Hinweise zur Ernährungstherapie bei Hämodialyse* (mod. nach Sektion Ernährungsmedizin und Diätetik, Department Innere Medizin, Klinik für Innere Medizin I, Schwerpunkt Hämatologie, Onkologie und Stammzelltransplantation, Freiburg)

Bei der Zusammenstellung des Essens sollten einige Nährstoffe ganz besonders beachtet werden:	**Bei der Zusammenstellung des Essens sollten einige Nährstoffe ganz besonders beachtet werden:**
Eiweiß • der Verlust von Eiweiß durch die Dialysebehandlung muss durch eine erhöhte Zufuhr von Lebensmitteln mit biologisch hochwertigem Eiweiß ersetzt werden; biologisch hochwertig ist vor allem tierisches Eiweiß • Zufuhrempfehlung/d: – 125–150 g Fleisch oder Fisch oder Quark oder 2 Eier – 60–80 g Wurst und Käse – 150 g Joghurt oder Milch **Merke:** Bei Eiweißmangel kann die Ernährung mit flüssigkeitsreduzierten, eiweißreichen, kalium-, natrium- und phosphorarmen Spezialprodukten ergänzt werden. S. dazu Kap. 6.11.2	**Kalium** • ein zu hoher Kaliumgehalt in der Nahrung kann die Ursache für gefährliche Herzrhythmusstörungen sein; daher müssen kaliumhaltige Lebensmittel eingeschränkt bzw. auf kaliumreiche Lebensmittel muss ganz verzichtet werden • Zufuhrempfehlung/d: – ca. 150 g Gemüse (gekocht oder Konserve) oder ca. 50 g Salat – ca. 150 g Kartoffeln – max. 250 g Obst (roh oder gekocht) **Merke:** Gemüse, Kartoffeln und Obst in viel Wasser kochen. Das Kochwasser und das Wasser aus den Konserven nicht verwenden. S. dazu auch Kap. 6.9.1

Tab. 6-30 (Fortsetzung)

Bei der Zusammenstellung des Essens sollten einige Nährstoffe ganz besonders beachtet werden:
Natrium Natrium ist Bestandteil von Kochsalz. Es fördert Wassereinlagerungen in das Körpergewebe (Ödeme), macht Durst und lässt den Blutdruck ansteigen. Daher sollte der Salzkonsum eingeschränkt werden. Stark salzhaltige Produkte wie Schinken, Räucherwaren, Schimmel- und Sauermilchkäse, Fertigsuppen, -soßen, -gerichte und Salzgebäck meiden. s. auch Kap. 6.9.2
Phosphor Ein hoher Phosphorgehalt in der Nahrung verschlechtert den Hyperparathyreoidismus und die renale Osteodystrophie, begünstigt eine Gefäßverkalkung und kardiovaskuläre Ereignisse und steigert die Mortalität. Phosphorquellen sind tierische und pflanzliche Lebensmittel. Da Phosphor in vielen eiweißhaltigen Nahrungsmitteln enthalten ist, ist es schwierig, sich bei einer eiweißreichen Ernährung phosphorarm zu ernähren (s. Kap. 6.9.3). Empfehlenswert ist es, stark phosphorhaltige Lebensmittel zu reduzieren – beispielsweise Schmelz-, Hart- und Schnittkäse (Schmelzkäsezubereitung, Scheibletten, Bergkäse, Emmentaler, Feta, Chester, Parmesan, Gouda, Edamer, Raclette, Tilsiter).
Flüssigkeit Die Trinkmenge wird vom Arzt verordnet. Die Gesamtflüssigkeitsmenge beinhaltet nicht nur die Trinkflüssigkeit, sondern auch wasserhaltige Speisen wie Suppen und Soßen.

* Die Richtlinien zur Ernährung bei Hämodialyse können auch bei Diabetikern unter Hämodialyse angewandt werden; allerdings müssen bei den Ausführungen zu „Kuchen, Gebäck, Süßwaren und Eis" die Regeln zur Kohlenhydratzufuhr bei Diabetikern berücksichtigt werden

Merke

Auch bei einer Peritonealdialyse (PD) entsprechen die Empfehlungen zur Eiweiß-, Natrium- und Phosphorzufuhr denen bei Ernährung unter Hämodialyse. Weniger Probleme haben Patienten mit PD mit der Kalium- und meist auch mit der Flüssigkeitszufuhr.
Patienten mit einem glucosehaltigen Dialysat müssen die dadurch aufgenommene Energie auf ihre Gesamtenergiezufuhr anrechnen. Das führt bei Patienten mit einem niedrigen Energiebedarf wie kleinen und älteren Patienten zu Gewichtsproblemen – ebenso bei bereits übergewichtigen Personen.
Daher empfiehlt es sich fettarm zu essen – zumal Fett auch erhöhte Blutfettwerte beeinflusst. Als Streichfett und zum Zubereiten sollten Fette mit einem hohen Anteil an ungesättigten Fettsäuren verwendet werden – beispielsweise Mais-, Soja-, Sonnenblumen-, Oliven- und Rapsöl sowie daraus hergestellte Margarine.
Die aus dem Dialysat aufgenommene Glucose kann außer zu Gewichtsproblemen auch zu erhöhten Triglyceriden führen.

Praxistipp

Mit einer Ernährung ohne schnell resorbierbare Kohlenhydrate (Monosaccharide) kann der Triglyceridspiegel im Blut gesenkt werden. Daher sollten Haushaltszucker, Trauben-, Frucht- und Malzzucker, Honig, Sirup und alle Lebensmittel, die diese Zucker und Süßungsmittel enthalten gemieden werden. Als Ersatz eignen sich Süßstoffe.

6.9 Elektrolytdefinierte Kostformen

6.9.1 Kaliumdefinierte Kost

Indikation für diese Kostform ist eine Hyperkaliämie – beispielsweise bei Niereninsuffizienz in jedem Stadium der Erkrankung. Eine kaliumarme Kost enthält 1 600–2 000 mg Kalium/d (40–50 mmol) (ohne Getränke). Bei der Zubereitung ist eine spezielle Nahrungsmittelauswahl und Zubereitung erforderlich. Eine kaliumreduzierte Kost ist auf 2 400 mg Kalium/d (60 mmol) berechnet. Der Phosphorgehalt der kaliumdefinierten Kost liegt unter 1 200 mg. Der Gehalt an wasserlöslichen Vitaminen und Mineralstoffen ist nicht ausreichend.

Praxistipp

Richtlinien für eine kaliumarme Kost

- Der Mineralstoff Kalium ist wasserlöslich. Er ist in fast allen Lebensmitteln enthalten. Besonders kaliumreich sind pflanzliche Lebensmittel wie Vollkornprodukte, Kartoffeln, Gemüse, Obst, Nüsse und Säfte. Aufgrund seiner Wasserlöslichkeit kann Kalium durch entsprechende küchentechnische Behandlung aus Lebensmitteln teilweise herausgelöst werden: Kartoffeln und Gemüse in kleine Stücke schneiden und in viel Wasser – zehnfache Menge – garen und das Kochwasser nicht wieder verwenden. Die Kartoffeln verlieren dabei etwa die Hälfte ihres Kaliumgehalts.
- Auch beim Obst kann der Kaliumgehalt durch Kochen auf die Hälfte verringert werden, wenn man die gekochten Früchte ohne Saft isst. Gemüse- und Obstkonserven sind bereits kaliumreduziert, wenn die Flüssigkeit nicht verwendet wird.
- Da sich Kalium in salzhaltigem Wasser nicht so gut löst, sollte man erst nach dem Kochen salzen. Sogenannte Diätsalze sollte man nicht benutzen, da sie statt Natriumchlorid Kaliumchlorid enthalten.

6.9.2 Natriumdefinierte Kost

Indikationen für eine natriumdefinierte Kost sind die Hypertonie – auch bei Diabetes mellitus und chronischer Niereninsuffizienz in jedem Stadium der Erkrankung –, kardiale, renale und hepatische Ödeme sowie ein hepatischer Aszites. Die optimale Kochsalzzufuhr beträgt 3,0–4,0 g/d, der minimale Kochsalzbedarf liegt bei 0,5–1,0 g/d. Während Naturvölker meist eine mittlere Kochsalzaufnahme unter 5 g/d haben, wird die tägliche Kochsalzaufnahme in der Gesamtbevölkerung mit 8,0–12,0 g angegeben (Klaus et al. 2010). Dabei stammen 80 % aus industriell bearbeiteten Lebensmitteln, 15 % aus der Zubereitung in der Küche und dem Würzen bei Tisch sowie 5 % aus unbearbeiteten Nahrungsmitteln (Klaus et al. 2010).

Merke

10 g Kochsalz binden bis zu 1 l Wasser.

Praxistipp

Im durchschnittlichen Tagesverbrauch enthaltene durchschnittliche Kochsalzmenge

- 1 g: unverarbeitete Lebensmittel, Fleisch, Fisch, Milch, Getreide, Gemüse, Obst, Kartoffeln;
- 2–3 g: alle Sorten Brot;
- 3–5 g: Brotbelag, Fischmarinaden, Käse, Schinken, Wurst, Pökelwaren;
- 4–5 g: verstecktes Salz, Fertiglebensmittel, Fertiggerichte, -suppen, -soßen-, Brühwürfel, Fleisch- und Fischwaren, Salzstangen, Konserven, selbst zubereitete Speisen;
- 1–2 g: Nachsalzen und Würzen mit salzhaltigen Gewürzen.

Der Appetit auf Salz und der Salzgeschmack werden erworben. Bei einer Minderung der Salzzufuhr dauert es daher in der Regel einige Wochen bis sich das Geschmacksempfinden an die geringere Salzzufuhr angepasst hat. Damit kehrt auch das Empfinden für den Eigengeschmack der Lebensmittel und Speisen wieder zurück. Eine natriumreduzierte Kost enthält 2 000–2 400 mg (85–100 mmol) Natrium – entsprechend 5–6 g Kochsalz. Eine Kochsalzzufuhr unter 5 g wird nicht mehr verordnet – auch nicht bei hepatischem Aszites (Gerbes et al. 2011). Die Gründe hierfür sind die Schwierigkeiten bei der praktischen Durchführung, vor allem im Alltag, sowie die geringe Akzeptanz durch Patienten, die meist aufgrund ihrer Erkrankung bereits Ernährungsprobleme haben und mangelernährt sind.

Merke

Natrium (Na) ist ein Bestandteil von Kochsalz. 1 g Salz enthält 400 mg Natrium. Angaben zum Natriumgehalt in Lebensmitteln finden sich in Nährwerttabellen.

Praxistipp

Richtlinien für eine natriumreduzierte Kost

- Zum Kochen kein Salz und keine salzhaltigen Würzmittel verwenden.
- Bei Tisch nicht mit Salz nachwürzen.
- Keine fertigen Würzmischungen, Suppen- und Soßenpulver bzw.-pasten oder -würfel, Ketchup, Senf, Dressings, Remouladen, Fertiggerichte verwenden.
- Frische Lebensmittel bevorzugen und diese möglichst schonend verarbeiten, um den Eigengeschmack zu erhalten. Zur Geschmacksanreicherung Kräuter und naturbelassene Gewürze verwenden.
- Salzreiche Lebensmittel meiden wie Salz, Meersalz, Kräutersalz, Jodsalz, Streuwürze, Ketchup, Senf, gepökelte und geräucherte Fleischwaren, durch Salz konservierte Fleischwaren, Wurstwaren, Käse außer Frischkäse, marinierter, gesalzener, geräucherter Fisch und Fischkonserven, Gemüsekonserven, in Salzwasser eingelegtes Gemüse – beispielsweise Oliven, Kapern, Sauerkraut, Salzgurken –, Laugengebäck, Salzgebäck, Käsegebäck, salzige Knabbereien, gesalzene Nüsse und Mandeln, Cornflakes.
- Ersatz für Salz und salzhaltige Würzmittel sind „sehr natriumarme Diätsalze" und „sehr natriumarme vegetarische Brühe". Diese Produkte werden von unterschiedlichen Firmen in Reformhäusern und in Apotheken angeboten.
- Geeignete Getränke sind Tee, Kaffee, Mineralwasser mit weniger als 20 mg Na/l, gegebenenfalls Obstsäfte (Kaliumgehalt beachten!) und natriumarme Gemüsesäfte.

6.9.3 Phosphatdefinierte Kost

Indikation für eine phosphatreduzierte Kost ist eine nachlassende Nierenfunktion – besonders die Dialysetherapie (s. dazu Kap. 5.13 u. Kap. 6.8.2). Phosphor ist in fast allen Lebensmitteln enthalten – natürlicherweise in gebundener Form als Phosphat. Es wird zu 60–70 % mit der Natriumabsorption gekoppelt hauptsächlich im Jejunum aufgenommen – begünstigt durch Parathormon und Vitamin D. Im Blut liegt Phosphor als Orthophosphat vor und wird als Serum-Phosphat bestimmt. Die Ausscheidung erfolgt als Phosphat im Wesentlichen über die Niere. Gefördert wird die Ausscheidung durch Parathormon. Nimmt die Nierenfunktion ab, steigt der Serum-Phosphatspiegel. Hohe Phosphatspiegel verschlechtern den Hyperparathyreoidismus und die renale Osteodystrophie und führen zu Gefäßverkalkungen sowie in der Folge zu kardiovaskulären Ereignissen sowie einer erhöhten Mortalität (Kalandar-Zadeh et al. 2010).

Therapiert wird die Hyperphosphatämie mit der Dialysebehandlung, einer phosphatarmen Ernährung und der Gabe von Phosphatbindern. Da der Phosphorgehalt der Nahrungsmittel mit ihrem Eiweißgehalt korreliert, nimmt mit steigender Proteinzufuhr auch der Phosphorgehalt der Nahrung zu. Im Mittel liegt er bei 15 mg/g Eiweiß, kann aber auch 20–25 mg/g Eiweiß betragen (Kuhlmann 2011). Damit ist unter der eiweißnormalisierten Kost in der Phase der Prädialyse die Phosphorzufuhr gut zu begrenzen. Schwierig ist es unter der Dialysetherapie mit der Empfehlung einer eiweißreichen Ernährung. Die Phosphatelimination unter einer HD oder PD beträgt ca. 2,5–3,0 g pro Woche (Kuhlmann 2011). Sie liegt damit unter der wöchentlichen, doppelt so hohen Phosphatlast. Es wird daher empfohlen, bei der Nahrungsmittelauswahl Lebensmittel mit einem hohen Eiweiß- und niedrigem Phosphorgehalt zu bevorzugen. Dazu wird ein Phosphor-Eiweiß-Quotient (Ph/Ew-Quotient) gebildet (Kalandar-Zadeh et al. 2010).

Bevorzugt werden sollen Lebensmittel mit einem Ph/Ew-Quotienten < 15. Günstig sind auch pflanzliche Lebensmittel, da sie Phosphor als Bestanteil der Phytinsäure enthalten. Diese kann im menschlichen Darm aus Mangel an Phytase nicht gespalten werden, sodass die Bioverfügbarkeit des Phosphors nur bei 10–30 % liegt (Kuhlmann 2011). Der Kaliumgehalt kann durch Einweichen in Wasser (Hülsenfrüchte) bzw. Weggießen des Kochwassers (Gemüse) gesenkt werden. Eine optimale Phosphatbindertherapie ist mit dem Phosphat-Einheiten-Programm (PEP) möglich.

Exkurs

Grundlage von PEP ist die Phosphat-Einheit „PE". Eine PE umfasst einen Phosphatgehalt von 100 mg. Entsprechend ihrem Phosphatgehalt wird allen Lebensmitteln ein PE-Wert zugeordnet. Mit wenigen Ausnahmen liegt dieser Wert zwischen 1 PE und 6 PE. Der Patient lernt die PE-Mengen seiner Mahlzeiten abzuschätzen und auf der Basis einer mit dem Arzt vereinbarten Dosis eines Phosphatbinders pro PE die entsprechende Anzahl seines Medikaments einzunehmen (Kuhlmann 2011).

Merke

Phosphatbinder sollen nicht nach einem starren Prinzip eingenommen werden, sondern zu der phosphathaltigen Mahlzeit, in der an die enthaltene Phosphatmenge angepassten Dosis.

Praxistipp

Lebensmittel mit hohem Phosphatgehalt

- Trinkmilch- und Milchprodukte (z. B. Dickmilch, Joghurt, Kefir);
- Hartkäse (z. B. Emmentaler, Gruyère, Appenzeller, Tilsiter, Gouda, Parmesan);
- Schmelz-, Edelpilz- und Fetakäse, Gorgonzola, Roquefort, fettarmer Weichkäse;
- getrocknete Hülsenfrüchte und getrocknete Pilze (Phosphatabsorption geringer);
- Sojaprodukte;
- Nüsse, Kerne und Samen;
- Vollkornprodukte (Phosphatabsorption geringer);
- Wurst mit Phosphat (Zutatenliste beachten);
- Innereien;
- Fleischextrakt;
- kakaohaltige Lebensmittel und Getränke, Nussnougatcreme (Zutatenliste beachten);
- Colagetränke, Bock- und Starkbier;
- Fertiggerichte und verarbeitete Nahrungsmittel mit Phosphatzusatz (Zutatenliste beachten);
- Backpulver aus Natriumbicarbonat (Ersatz: Weinstein-Backpulver, Hirschhornsalz, Natron);
- Eigelb, Eierteigwaren;
- Zusatzstoffe wie E 338, E 339–341, E 343, E 442, E 450–452, E 541, E 1410, E 1412,

E 1413, E 1414, E 1442 werden u.a. als Emulgator, Backtriebmittel, Säureregulator, Komplexbildner, Schmelzsalze, modifizierte Stärke, Stabilisator, Trägerstoff und Verdickungsmittel bei der Herstellung von Colagetränken, Kaffeeweißer, Kakao- und Schokoladenerzeugnissen, Suppen, Soßen, Desserts, Backpulver, Backwaren, -mischungen und ihren Füllungen, Speiseeis, Kaugummi, Fertigprodukten, Milchpulver, Fleischerzeugnissen, Käse- und Schmelzkäsezubereitungen eingesetzt.

Eine Liste der Zusatzstoffe nach E-Nummern mit Erklärungen findet sich auf der Homepage des Bundesministeriums für Ernährung, Landwirtschaft und Verbraucherschutz unter www.bmelv.de.

6.10 Allgemeiner Kostaufbau

Kostaufbau sind ernährungstherapeutische Verfahren, bei denen eine stufenweise quantitative wie qualitative Erweiterung der Nährstoffzufuhr und Lebensmittelauswahl erfolgt. Dabei schließt sich an eine Phase der Nahrungskarenz ein stufenweiser Kostaufbau an (s. Tab. 6-31). Je nach Indikation können die Stufen mit weiteren diätetischen Maßnahmen verordnet werden. Die Länge der verschiedenen Stufen ist abhängig vom Krankheitsverlauf und richtet sich nach der ärztlichen Verordnung.

6.11 Künstliche Ernährung

Jede Ernährungstherapie – auch die onkologischer Patienten – erfolgt in drei Stufen. Zunächst wird versucht, die orale Ernährung zu optimieren, wobei Trinknahrungen, Pulver zur Herstellung von Trinknahrungen und Flüssigkeiten höherer Viskosität eingesetzt werden können. Ist die orale Ernährung unzureichend oder nicht möglich, wird künstlich ernährt – wenn möglich, primär enteral, dann parenteral. Häufig müssen alle drei Ernährungsformen gleichzeitig angewandt werden.

Die nachfolgenden Empfehlungen zur enteralen und parenteralen Ernährung basieren auf den Leitlinien der DGEM, der ESPEN, den Empfehlungen der Österreichischen Arbeitsgemeinschaft Klinische Ernährung (AKE) sowie aktueller Literatur. Auf die Beschreibung technischer Details der enteralen und parenteralen Ernährung wie Sondenarten und -anlagen bzw. zentraler Zugänge wurde bewusst verzichtet. Alle Einzelarbeiten der Leitlinien finden sich im Online-Literaturverzeichnis (www.schattauer.de/bertz-2804.html).

6.11.1 Indikationen

Grundsätzlich besteht die Indikation zum Einsatz einer künstlichen Ernährung immer dann, wenn ein Patient nicht essen kann, darf oder will.

Die Entscheidung über den Beginn einer künstlichen, enteralen und/oder parenteralen Ernährung ist abhängig von der voraussichtlichen Dauer einer Nahrungskarenz (Energieaufnahme < 500 kcal/Tag) bzw. einer unzureichenden oralen Nahrungsaufnahme (< 60–80 % des errechneten Bedarfs des Patienten), dem Ernährungszustand des Patienten (Mangelernährung) sowie dem Ausmaß der Katabolie (Stickstoffverlust). Die Empfehlungen zum Zeitpunkt des Beginns einer künstlichen Ernährung sind von den verschiedenen Fachgesellschaften für die einzelnen Fachgebiete unterschiedlich festgelegt. Nachfolgend sind die Empfehlungen für chirurgisch-onkologische, nicht chirurgisch-onkologische und onkologische Intensivpatienten dargestellt.

Bei **chirurgischen Patienten** besteht die Indikation zur künstlichen Ernährungstherapie für Patienten ohne Mangelernährung mit perioperativ voraussichtlicher Nahrungskarenz von mehr als sieben Tagen sowie für Patienten mit perioperativ voraussichtlich unzureichender Nahrungszufuhr über zehn Tage. Kann bei bestehender Indikation für eine künstliche Ernährung der Energiebedarf über eine enterale Ernährung nicht ausreichend gedeckt werden, kommt zunächst eine kombinierte enterale/parenterale Ernährung in Betracht, wenn die erwartete Periode der parenteralen Ernährung über vier Tagen liegt. Dabei müssen geriatrische Patienten besonders aufmerksam beachtet werden. Die kombinierte enterale/parenterale Ernährung ist bisher in vergleichenden kontrollierten Studien nicht ausreichend evaluiert worden, und die Ergebnisse derzeit laufender Studien stehen aus. Die kombinierte Ernährung wird in den DGEM- und ESPEN-Leitlinien daher immer dann empfohlen, wenn der Energiebedarf durch eingeschränkte Toleranz nicht

Tab. 6-31 Allgemeiner Kostaufbau (mod. nach Sektion Ernährungsmedizin und Diätetik, Department Innere Medizin, Klinik für Innere Medizin I, Schwerpunkt Hämatologie, Onkologie und Stammzelltransplantation, Freiburg)

Stufe I	Stufe II	Stufe III (= leichte Kost)
• ca. 1 100 kcal (4620 kJ) • 44 g Eiweiß • fettarm (16 g) • 156 g Kohlenhydrate • ca. 10 g Ballaststoffe • 32 g Lactose • 5 Mahlzeiten + parenterale Teilernährung	• ca. 1 950 kcal (8190 kJ) • 80 g Eiweiß • 58 g Fett • 275 g Kohlenhydrate • 16 g Ballaststoffe • 11 g Lactose • 6 Mahlzeiten, nicht passiert	• 2 000 kcal (8 400 kJ) • 75 g Eiweiß • 75 g Fett • 250 g Kohlenhydrate • 20–30 g Ballaststoffe • 5 Mahlzeiten
• Frühstück: Tee, Weißbrot mit Quark und Gelee • ZM: Joghurt, fettarm • Mittagessen: Gemüsecremesuppen aus leicht verdaulichen Gemüsesorten, fettarmer Milchbrei, fettarmer Pudding • ZM: Zwieback • Abendessen: Tee, fettarme Brühe mit Nährmitteln, fettarmer Milchbrei, Fruchtmus	• Frühstück: Tee mit Zucker, Brötchen, Weizenmischbrot, Butter, Konfitüre oder Honig, fettarmer Brotbelag • ZM: Zwieback, fettarmes Milchprodukt • Mittagessen: Gemüsecremesuppen aus leicht verdaulichen Gemüsesorten, gekochtes Fleisch mit Soße, leichtverdauliches Gemüse, Kartoffeln oder Kartoffelbrei oder Reis oder Nudeln, Dessert • ZM: Tee mit Zucker, fettarmes Gebäck • Abendessen: Weizenmischbrot, Margarine, fettarmer Brotbelag (Wurst, Fleischwaren, Käse) • Spätmahlzeit: Zwieback	• leichte Vollkost
Vitamine und Mineralstoffe sind nicht ausreichend enthalten	Vitamine und Mineralstoffe sind nicht ausreichend enthalten	Energieanreicherung, falls notwendig

ZM = Zwischenmahlzeit

adäquat gedeckt werden kann und die enterale Energiezufuhr unter 60 % des Bedarfs liegt (Braga et al. 2009; Weimann et al. 2012, 2013).

Bei **nicht chirurgisch-onkologischen Patienten** besteht die Indikation zur künstlichen Ernährung bei erwarteter Nahrungskarenz für mehr als fünf Tage und bei erwarteter unzureichender Nahrungszufuhr für mehr als zehn Tage (Arends et al. 2003, 2007; Weimann et al. 2006). Den Einsatz einer parenteralen Ernährung empfiehlt die ESPEN bei nicht möglicher enteraler Ernährung für Patienten mit bestehender Mangelernährung und bei erwarteter Nahrungskarenz über eine Woche (Braga et al. 2009).

Merke

Sowohl DGEM als auch ESPEN stellen in ihren Leitlinien fest, dass nach neuen Daten bei Patienten mit fortgeschrittenem Tumorleiden eine Ernährungsintervention bis zu additiver parenteraler Ernährung günstige Effekte auf Lebensqualität und Überleben hat.

Nach den Leitlinien der DGEM ist bei Patienten nach autologer hämatopoetischer Zelltransplantation eine parenterale Ernährung nur bei einem Teil der Patienten mit unzureichender oraler Ernährung supplementierend notwendig. Patienten nach allogener hämatopoetischer Zelltransplantation bedürfen dagegen häufiger und länger einer parenteralen Ernährung. Gründe sind die ausgeprägtere Mukositis – auch des gesamten Gastrointestinaltrakts. Dabei ist auf das erhöhte Blutungs- und Infektionsrisiko zu achten (DGEM 2007). In der Leitlinie der ESPEN zur parenteralen Ernährung unter hämatopoetischer Zelltransplantation ist die parenterale Ernährung Patienten mit schwerer Mukositis, unstillbarem Erbrechen oder Ileus vorbehalten. Es ist dabei keine klare Empfehlung für den Zeitpunkt der Einleitung einer parenteralen Ernährung möglich. Ein Ende der parenteralen Ernährung sollte erwogen werden, wenn die orale Ernährung ca. 50 % des Bedarfs beträgt (Bozzetti et al. 2009).

In der **Intensivmedizin** wird auch für alle onkologischen Patienten, die sich erwartungsgemäß innerhalb von drei Tagen nicht vollständig normal ernähren können, eine enterale Ernährung empfohlen. Ist eine ausreichende orale bzw. kombiniert oral-enterale Ernährung nicht möglich, sollte parenteral ernährt werden. Kritisch Kranke ohne Zeichen der Mangelernährung mit voraussichtlich unzureichender enteraler Ernährung für weniger als fünf Tage brauchen keine total parenterale Ernährung, sollten aber mindestens eine basale Glucosezufuhr (150–200 g) erhalten. Kritisch Kranke mit voraussichtlich nach 5–7 Tagen keiner ausreichenden oralen/enteralen Ernährung erhalten von Beginn der Intensivtherapie an eine parenterale Ernährung. Kritisch Kranke mit Mangelernährung erhalten auch bei einer möglichen teilweisen enteralen Ernährung eine parenterale Ernährung (Kreymann 2006; DGEM 2007). Die ESPEN empfiehlt eine parenterale Ernährung bereits nach drei Tagen unzureichender enteraler Ernährung (ESPEN 2009). Die A. S. P. E.N schließlich ernährt kritisch Kranke zu einer eventuell bestehenden oralen oder enteralen Ernährung parenteral, wenn sie voraussichtlich auch nach sieben Tagen nicht ausreichend ernährt werden können (A. S. P. E.N 2009). Aufgrund aktueller Ergebnisse wird derzeit der Zeitpunkt einer zusätzlichen parenteralen Ernährung in der Intensivmedizin kontrovers diskutiert.

Eine Kontraindikation für jegliche Ernährung (enteral/parenteral) besteht in der Akutphase einer Erkrankung, bei Schockgeschehen jeder Genese, bei intestinaler Ischämie, einem Serumlactat > 3 mmol/l, einer Hypoxie (pO_2 < 50 mm Hg), einer schweren Azidose (pH < 7,2), einer Hyperkapnie (pCO_2 > 75 mmHg; außer bei „permissiver Hyperkapnie") sowie aus ethischen Gründen (AKE 2008).

Merke

Vor Beginn einer Ernährungstherapie müssen die Vitalfunktionen eines Patienten stabilisiert sowie die Gewebeperfusion und eine ausreichende Sauerstoffversorgung der Gewebe gesichert sein. Ebenso ist die Therapie von Störungen des Wasser-, Elektrolyt- und Säure-Basen-Haushalts vorrangig.

In dieser Phase ist es aber möglich, eine basale Substratzufuhr mit 5–8 kcal/kg KG/d durchzuführen, beispielsweise:

- **enteral:** minimale enterale Ernährung als Bolus: 6 × 50 ml/24 h, kontinuierlich 10–15 ml/h (absolute Kontraindikationen: intestinale Ischämie, akutes Abdomen, intestinale Perforation, akute gastrointestinale Blutung und intestinale Obstruktion) oder
- **parenteral:** z. B. 2 g Glucose kg KG/d bzw. Glucose-Aminosäuren-Lösung.

6.11.2 Enterale Ernährung

Merke

Die enterale Ernährung ist die primär bevorzugte Methode für eine künstliche supportive Ernährungstherapie. Enterale und parenterale Ernährung ergänzen sich aber und müssen häufig kombiniert angewandt werden. Indiziert ist eine enterale Ernährung bei unzureichender bzw. nicht möglicher oraler Ernährung ohne Kontraindikationen für eine enterale Ernährung.

Eine enterale Ernährung erfolgt oral oder über eine Sonde. Duodenale Sondenanlagen werden wegen der hohen Refluxraten und der häufigen gastralen Dislokation nicht empfohlen (Dormann et al. 2003). Nasogastrale und nasojejunale Sonden werden bei einer notwendigen Ernährungsintervention unter 3–4 Wochen eingesetzt. Bei länger notwendiger enteraler Ernährung erfolgt eine perkutane endoskopische Sondenanlage als PEG (perkutane endoskopische Gastrostomie) oder PEJ (perkutane endoskopische Jejunostomie). **Kontraindikationen** für die Anlage nasaler Sonden sind Schädelbasisfrakturen, nasale und faziale Frakturen sowie ösophageale Strikturen, Obstruktionen und Rupturen. Die Anlage einer PEG ist kontraindiziert bei Gerinnungsstörungen, Peritonitis und starkem Aszites.

Vorteile der enteralen Ernährung sind:

- Prävention der Zottenatrophie durch luminale Substratzufuhr,
- Aufrechterhaltung der Mukosabarriere gegen bakterielle Translokation,
- Unterstützung des intestinalen Immunsystems und Verbesserung der Immunkompetenz (Infektions- und Sepsisprophylaxe),
- verbesserte Perfusion im Splanchnikusgebiet,
- Stimulation der Darmmotilität,
- verminderte Kolonisation durch pathogene Mikroorganismen und bakterielle Überwucherung,
- Stressulkus-Prophylaxe bei gastraler Applikation (bei Hochrisikopatienten unzureichend, medikamentöse Prophylaxe nötig),
- Erhaltung der hepatoportalen Achse,
- Stimulation der gastrointestinalen Hormone,
- kostengünstiger als parenterale Ernährung (AKE 2008).

Voraussetzung für eine enterale Ernährung sind eine ungestörte Magen-Darm-Passage, eine ungestörte Motilität des Magen-Darm-Trakts sowie eine weitgehend erhaltene bzw.

ausreichende Verdauung und Resorption der Nährstoffe.

Außer den **Kontraindikationen** für jede Ernährung sind auch **absolute Kontraindikationen** gegen eine enterale Ernährung (parenterale Ernährung ist möglich):

- akutes Abdomen,
- akute gastrointestinale Blutung,
- intestinale Perforation,
- abdominelles Kompartment-Syndrom,
- verminderte Gewebedurchblutung durch einen erhöhten Gewebedruck,
- intestinale Obstruktion mit Ileus und intestinaler Ischämie (AKE 2008).

Relative Kontraindikationen (parenterale Ernährung und „minimal enterale Ernährung" oft möglich) gegen eine enterale Ernährung sind:

- paralytischer Ileus („minimal enterale Ernährung" manchmal möglich),
- hohes gastrales Residualvolumen (> 900 ml/Tag oder > 150 ml/4 h; „minimal enterale Ernährung"/jejunale Ernährung oft möglich),
- unkontrolliertes Erbrechen (jejunale Ernährung oft möglich),
- schwere Diarrhöen,
- enterokutane Fistel mit hoher Sekretionsrate,
- Multiorganversagen mit intestinaler Insuffizienz und intraabdominelle Hypertension > 15 mmHg (AKE 2008).

Die „minimal enterale Ernährung" dient der Unterstützung der gastrointestinalen Integrität und Abwehrfunktion bei nicht vollständig möglicher enteraler Ernährung (AKE 2008). Es können nährstoffdefinierte (hochmolekulare) Standard-Formulas, auch mit Ballaststoffen, oder eine fettfreie Ernährung gegeben werden. Die Formula wird als Bolus intragastrisch in einer Dosierung von 6 × 50 ml/24 h bzw. als kontinuierliche Infusion 10–15 ml/h (240–350 ml/24 h) gastral oder jejunal verabreicht.

Werden zweilumige jejunale Katheter verwendet, können höhere gastrale Residualvolumina toleriert werden, da eine gleichzeitige gastrale Dekompression möglich ist (AKE 2008).

Merke

Die minimale enterale Ernährung deckt den Gesamtnährstoffbedarf eines Patienten nicht. Nur parenterale Glucose- und/oder Aminosäureninfusionen sind keine „minimal enterale Ernährung".

Eine enterale Ernährung kann meist innerhalb von 12–24 Stunden nach der Sondenanlage begonnen werden. 1–3 Stunden nach Sondenanlage können Tee, stilles Wasser und Sondennahrung verabreicht werden. Patienten, die vor Anlage einer perkutanen Sonde oral bzw. über eine Sonde nasogastral ausreichend ernährt wurden, benötigen keinen langsamen Kostaufbau. Eine Verdünnung der Nährlösung auf < 300 mosmol/l hat keinen praktischen Nutzen. Vor der Anlage einer perkutanen Sonde über längere Zeit parenteral ernährte Patienten benötigen eine individuelle Aufbauphase. Die Aufbauphase kann je nach Erkrankung und Empfindlichkeit des Gastrointestinaltrakts 5–7 Tage benötigen. Eine überlappende parenterale Ernährung kann notwendig sein.

Als Sondennahrung sollten keine selbst gefertigten Nahrungen verwendet werden. Ernährt wird mit industriell hergestellten voll bilanzierten Sondennahrungen, denn diese industriell hergestellten Nahrungen sind standardisiert, bilanziert und in ihrer Zusammensetzung bekannt, sodass der Patient die empfohlene und vorgesehene Menge an Makro- und Mikronährstoffen erhalten kann. Sie sind steril, 24 Stunden am Tag verfügbar, aufgrund lebensmitteltechnischer

Möglichkeiten weniger viskös und können daher über kleinlumige Sonden appliziert werden. Zudem sind sie kostengünstiger.

Bei den industriell hergestellten Produkten zur enteralen Ernährung können „oral bilanzierte Diäten" und „Sondennahrungen" unterschieden werden (Kategorisierungssystem enterale Ernährung 2010). Grundlage der Zusammensetzung sind die Referenzwerte für die Nährstoffzufuhr der D-A-C-H. „Oral bilanzierte Diäten" sind teil- und vollbilanziert, zur vollständigen oder ergänzenden Ernährung vorgesehen, müssen jedoch nicht als einzige Nahrungsquelle geeignet sein. Die voll bilanzierten „Sondennahrungen" sind zur vollständigen Ernährung bestimmt und müssen daher als einzige Nahrungsquelle zur Ernährung über eine Sonde geeignet sein.

Exkurs

Zur vollständigen Ernährung als einzige Nahrungsquelle geeignet ist ein vollbilanziertes diätetisches Lebensmittel, das alle Makro- und Mikronährstoffe bedarfsdeckend enthält. Zur ergänzenden Ernährung in Kombination mit anderen Ernährungsformen können vollbilanzierte und ergänzend bilanzierte (teilbilanzierte) diätetische Lebensmittel verwendet werden. Diese Nahrungen dienen einer ernährungstherapeutischen Intervention und enthalten Makro- und Mikronährstoffe in relevanten Mengen. Ergänzend bilanzierte (teilbilanzierte) Diäten sind im Gegensatz zu vollbilanzierten Diäten jedoch nicht als einzige Nahrungsquelle geeignet.

Eingeteilt werden oral bilanzierte Diäten und Sondennahrungen in nährstoffdefinierte (hochmolekulare) Diäten (NDD) und chemisch definierte (niedermolekulare) Diäten (CDD). NDD enthalten Eiweiß, Fett und Kohlenhydrate in intakter Form sowie Mineralstoffe, Vitamine und Spurenelemente entsprechend den Referenzwerten für Gesunde unter Berücksichtigung eines Sicherheitszuschlages.

Exkurs

Proteinquellen sind meist Milch-, Soja- und Hühnereiweiß. Der Mindestgehalt an Protein sollte bei 10 % der Gesamtenergie liegen. Als Fette werden langkettige Triglyceride (LCT) aus pflanzlichen Ölen und Milchfett verwendet – sowie mittelkettige Triglyceride (MCT), aus Kokosnussfett isoliert oder industriell hergestellt. Die Kohlenhydratkomponente besteht aus Oligo- und Polysacchariden. Die meisten Produkte sind gluten-, fructose-, lactose-, cholesterin- und purinfrei.

Die hochmolekularen Nahrungen (NDD) sind als Standard-Diäten und als modifiziert nährstoffdefinierte, stoffwechseladaptierte Diäten im Handel. Standardnahrungen können aufgrund ihrer Zusammensetzung eine „normale" Ernährung ersetzen. Der Patient muss daher zur Verdauung der NDD über eine ausreichende Digestions- und Absorptionsleistung verfügen.

Normokalorische NDD haben einen Energiegehalt von 1 kcal/ml (4,18 kJ/ml) und sind ballaststofffrei. Je nach Energie- und Flüssigkeitsbedarf kann eine höherkalorische Variante (Energiegehalt: 1,2–2,4 kcal/ml = 5,02–10,03 kJ/ml) eingesetzt werden. Ballaststoffhaltige Standardnahrungen enthalten in der Regel > 15 g Ballaststoffe/1 000 kcal. Vor allem bei einer über lange Zeit notwendigen enteralen Ernährung sollten Ballaststoffe in einer Dosierung > 10 g/1 000 kcal zugeführt werden – außer bei Kontraindikationen gegen eine ballaststoffreiche Kost (s. Kap. 6.2.1).

Die Osmolarität einer Formula-Diät wird vom Hydrolysegrad der Proteine und Kohlenhydrate bestimmt. Hochmolekulare Diäten haben eine Osmolarität von < 400 mosmol/l (AKE 2008).

Merke
NDD können bei allen Patienten mit einem funktionsfähigen Gastrointestinaltrakt oral und bei gastraler bzw. intestinaler Sondenlage enteral verordnet werden.

Um den pathophysiologischen Stoffwechselveränderungen und einem dadurch bedingten veränderten Nährstoffbedarf bei speziellen Organerkrankungen und Organinsuffizienzen gerecht zu werden, wurden für verschiedene Patientengruppen spezielle modifizierte nährstoffdefinierte, stoffwechseladaptierte NDD zur oralen und enteralen Verabreichung geschaffen. Eine Übersicht der derzeit verfügbaren Spezialdiäten gibt Tabelle 6-32.

CDD enthalten Nährstoffe in aufbereiteter Form, sodass nur eine geringe Verdauungsfunktion und Resorptionsleistung benötigt wird. Auch CDD enthalten bedarfsdeckend Mineralstoffe, Vitamine und Spurenelemente, sind aber ballaststofffrei. Aufgrund ihres höheren Gehaltes an MCT haben sie eine höhere Osmolarität als NDD (ca. 450 mosmol/l), was bei unkontrolliert hoher Applikationsrate zu gastrointestinalen Nebenwirkungen (Übelkeit, Durchfall) führen kann. Eingesetzt werden sie aufgrund ihrer leichten Verdaulichkeit und Resorption bei Patienten mit stark eingeschränkter Verdauungs- und Resorptionsfunktion (Malassimilationssyndrom). Sie werden im oberen Dünndarm resorbiert und sind indiziert beispielsweise bei akuter und chronischer Pankreatitis, in der Akutphase sowie bei Fistelbildung bei chronisch entzündlichen Darmkrankheiten, bei Patienten mit Kurzdarmsyndrom, bei Fettverwertungsstörungen, zum Nahrungsaufbau nach langer parenteraler Ernährung sowie bei Unverträglichkeit von NDD, z. B. bei tiefer jejunaler Sondenlage. In der Praxis werden sie bei weniger als 5 % der Patienten eingesetzt.

Merke
1 500 ml NDD und CDD enthalten die empfohlene Menge an Mineralstoffen, Vitaminen und Spurenelementen. Der Bedarf an Elektrolyten, Vitaminen und Spurenelementen kann jedoch krankheitsbedingt erhöht sein.

Tab. 6-32 Zusammensetzung stoffwechseladaptierter Spezialdiäten (ergänzt nach Dormann et al. 2003, AKE 2008)

Patientengruppe	Art der Modifikation	Ziele der Modifikation
Tumorpatienten	• hochkalorisch • eiweiß- und fettreich • ω-3-Fettsäuren	• ausreichende Eiweißzufuhr • Anpassung an die gesteigerte Fettverbrennung • Antiinflammation
chirurgische Patienten	• „Immunonutrition" prä- und postoperativ (s. dazu Kap. 4.4.1 operative Tumortherapie)	• Senkung der postoperativen Komplikationsrate • Verkürzung der Krankenhausverweildauer • bei nicht mangelernährten und mangelernährten Tumorpatienten vor großen hals- und viszeralchirurgischen Operationen

Tab. 6-32 (Fortsetzung)

Patientengruppe	Art der Modifikation	Ziele der Modifikation
Diabetiker	• reduzierter Kohlenhydratgehalt- und erhöhter Fettanteil • erhöhter Anteil an einfach ungesättigten Fettsäuren • Einsatz von Kohlenhydraten mit niedrigem Glykämischem Index oder Fructose • mit Ballaststoffen	• bessere glykämische Kontrolle • keine Beeinflussung des Fettstoffwechsels • verminderter Insulinbedarf
Intensivpatienten*	• höhere Energie- und/oder Eiweißdichte (Eiweißhydrolysate, Peptide, Aminosäuren) • „Immunonutrition" mit immunmodulierenden Substanzen (Arginin, Glutamin, Glycin, Nukleotide, ω-3-Fettsäuren, einzelne Vitamine und Spurenelemente) • „Pharmakonutrition" mit höher dosierter Gabe einzelner immunmodulierender Substanzen (Glutamin, Antioxidanzien)	• Restriktion der Flüssigkeitszufuhr • leichtere Resorption der Proteine • Beeinflussung der Immunabwehr • reduzierte Infekthäufigkeit • reduzierter Aufenthalt auf der Intensivstation/im Krankenhaus • reduzierte Dauer künstlicher Beatmung
Patienten mit respiratorischer Insuffizienz	• hoher Fettgehalt (bis zu 55 %) • bei *Acute Respiratory Distress Syndrom* (ARDS)/pulmonaler Inflammation Nahrung mit γ-Linolensäure, ω-3-Fettsäuren, Antioxidanzien**	• Verminderung der CO_2-Produktion • Antiinflammation** • bessere Oxygenierung** • weniger Beatmungstage** • weniger ICU-Tage** • weniger neue Organdysfunktionen** • geringere Mortalität**
Patienten mit Leberinsuffizienz	• hoher Gehalt an verzweigtkettigen AS (Leucin, Isoleucin, Valin) • verminderte Konzentration an aromatischen und schwefelhaltigen AS (Methionin) • flüssigkeitsreduziert	• Normalisierung der Plasmaaminosäurespiegel • Verbesserung zerebraler Funktionen • geringere Ödemneigung
Patienten mit Niereninsuffizienz	• energiereich • prädialytisch: eiweißarm, natrium-, kalium-, phosphorarm • unter Dialyse erhöhter Eiweißgehalt • elektrolytarm	• Flüssigkeitsreduktion • Prophylaxe und Therapie der Mangelernährung durch Adaptation an die metabolischen Bedürfnisse in den Phasen einer Niereninsuffizienz

* „Immunonutrition" nur bei Patienten mit einem APACHE-II-Score < 25; bisher keine „Immunonutrition" bei kritisch kranken Patienten mit Sepsis und Vasopressor-Support und hohem APACHE-Score

** Drei randomisierte kontrollierte Studien: Gadeck et al. 1999, Pacht et al. 2003, Pontes-Arruda et al. 2006

Orale als Trinknahrungen eingesetzte Diäten werden üblicherweise durch den Zusatz von Geschmacksaromen verbessert. Bei rein enteraler Ernährung ist die neutrale Variante vorzuziehen, da ein Aromazusatz die Osmolarität der Produkte erhöht.

Es wird darauf hingewiesen, dass nach der Neufassung der Arzneimittelrichtlinie (AMR Kapitel 1 § 18–26) über die Verordnung von Arzneimitteln in der vertragsärztlichen Versorgung vom 18.12.2008 und 22.01.2009 nicht alle auf dem Markt angebotenen Spezialdiäten verordnungsfähig sind.

Exkurs

Verordnungsfähig sind:

- Trink- und Sondennahrungen in Form von norm- oder hochkalorischen Standardprodukten,
- Produkte mit Anpassung für Niereninsuffiziente,
- altersadaptierte Produkte für Säuglinge und Kleinkinder,
- niedermolekulare Produkte oder Produkte mit MCT-Fetten bei Fettverwertungsstörungen oder Malassimilations-Syndromen,
- Trinknahrungen mit hochhydrolysierten Eiweißen oder Aminosäurengemischen bei Kuhmilcheiweißallergien oder multiplen Nahrungsmittelallergien,
- defektspezifische Aminosäuremischungen bei Phenylketonurie oder weiteren angeborenen Enzymdefekten,
- ketogene Diäten bei Epilepsien.

Merke

Spezialdiäten für Tumorpatienten sind zwar verordnungsfähig, müssen derzeit aber vom Patienten selbst bezahlt werden.

Es wird empfohlen, sich vor der Verordnung einer Spezialdiät über den aktuellen Stand der Verordnungsfähigkeit des gewünschten Produktes zu informieren. Die Herstellerfirmen geben hierzu kompetente Auskunft.

Industriell hergestellte Nahrungen zur oralen (Trinknahrungen) und enteralen (Sondennahrungen) Verabreichung werden in großer Auswahl angeboten. Die in fast allen Ernährungsrichtlinien zur Optimierung der natürlichen oralen Ernährung empfohlenen Trinknahrungen sollten unbedingt vom Patienten zunächst auf ihre Akzeptanz getestet werden können. Das ist eine eigene Erfahrung der Autoren, wurde aber auch in Studien belegt.

Die Auswahl einer Sondennahrung ist vom individuellen Bedarf des Patienten und von der Applikationsart der Nahrung abhängig. Zu berücksichtigen ist die Höhe des Flüssigkeits-, Energie- und Nährstoffbedarfs. Diese sind abhängig von der Körpergröße, dem Gewicht, der körperlichen Aktivität sowie von der Stoffwechselsituation des Patienten. Weiterhin zu beachten ist die Zusammensetzung der Formula im Hinblick auf Eiweiß, Fett, Kohlenhydrate, Mineralstoffe, Vitamine, Spurenelemente, Ballaststoffe sowie die Osmolarität. Es hat sich bewährt, eine Übersicht der Produktinformation zu den gelisteten oralen Diäten und Sondennahrungen anzufertigen, die neben dem Namen und der Form des Produktes auch den Flüssigkeits-, Energie- und Nährstoffgehalt, die Osmolarität, spezielle Informationen sowie die Geschmacksrichtungen der Produkte enthält.

Merke

Der Flüssigkeitsgehalt der Trink- und Sondennahrungen ist auf der Packung angegeben. Sondennahrungen bestehen zu 75–85 % aus Flüssigkeit. Bei der Festlegung der Gesamtflüssigkeitszufuhr ist der Flüssigkeitsgehalt der Trink- und Sondennahrungen zu berücksichtigen.

Die Applikation von Sondennahrungen erfolgt auf drei Arten – als Bolus, als kontinuierliche oder als intermittierende Applikation, entweder kontrolliert per Schwerkraft oder per Ernährungspumpe. Der Kostaufbau sollte individuell durchgeführt werden. Die Dauer eines Kostaufbaus hängt nicht nur von der Wahl der Sonde und der Sondenlage ab, sondern auch vom Zustand des Patienten. Mangelernährte Tumorpatienten und Tumorpatienten mit einer längeren Nahrungskarenz oder unzureichenden Nahrungs- und Flüssigkeitszufuhr haben das Risiko eines Refeeding-Syndroms und müssen sehr langsam und unter ständiger metabolischer Kontrolle aufgebaut werden. Ebenso können Patienten mit eingeschränkter Verdauungsleistung und Intensivpatienten länger mit einer Stufe ernährt werden müssen.

Tabelle 6-33, Tabelle 6-34 und Tabelle 6-35 enthalten Vorschläge zum Kostaufbau bei den verschiedenen Applikationsformen von Sondennahrungen.

Merke

Zur Aspirationsprophylaxe ist während und bis eine Stunde nach Applikation der Sondennahrung eine Hochlagerung des Oberkörpers des Patienten in einem Winkel von 30–45° notwendig. Bei gastraler Sondenlage sind keine Linkslage und keine Bauchlage des Patienten möglich, da die Entleerung des Magens verhindert wird.

Merke

Als Spülflüssigkeit geeignet sind stilles Wasser, Kamillen- und Fencheltee, bei jejunaler Sonde Ringer- oder isotone NaCl-Lösung.

Auch Patienten mit enteraler Ernährung müssen kontinuierlich überwacht werden.

Tab. 6-33 Vorschlag zum Kostaufbau bei intermittierender bzw. Bolusapplikation (Schwerkraft, Pumpe, Großvolumenspritze) (Sektion Ernährungsmedizin und Diätetik, Department Innere Medizin, Klinik für Innere Medizin I, Schwerpunkt Hämatologie, Onkologie und Stammzelltransplantation, Freiburg)

Tag	Produkt	Portion	Zufuhr/Tag (ml)	Bedarf Gesamtflüssigkeit
1	NDD	5 × 50–75 ml	250–375	• 20–40 ml/kg KG • situationsbedingt anpassen • Wassergehalt der Sondennahrung berücksichtigen • Spülflüssigkeit mitrechnen
2	NDD	5 × 100–150 ml	500–750	
3	NDD	5 × 200 ml	1 000	
ab 4	NDD	5–7 × 300 ml	1 500–2 100	

Tab. 6-34 Vorschlag zur kontinuierlichen Applikation (Schwerkraft, Pumpe) bei gastral liegender Sonde (Sektion Ernährungsmedizin und Diätetik, Department Innere Medizin, Klinik für Innere Medizin I, Schwerpunkt Hämatologie, Onkologie und Stammzelltransplantation, Freiburg)

Phase	Produkt	Flussrate (ml/h)	Dauer der Ernährung	Zufuhr/Tag (ml)	Bedarf Gesamtflüssigkeit
1	NDD oder CDD	10–25	20 h	200–500	• 20–40 ml/kg KG • situationsbedingt anpassen • Wassergehalt der Sondennahrung berücksichtigen • Spülflüssigkeit mitrechnen
2	NDD oder CDD	50	20 h	1 000	
3	NDD oder CDD	75	20 h	1 500	
4	NDD oder CDD	100	15–20 h	1 500–2 000	
ab 5	NDD oder CDD	Phasensteigerung um 25 ml/h täglich möglich bis max. 250 ml			

Tab. 6-35 Vorschlag zur kontinuierlichen Applikation (Schwerkraft, Pumpe) bei jejunal liegender Sonde (Sektion Ernährungsmedizin und Diätetik, Department Innere Medizin, Klinik für Innere Medizin I, Schwerpunkt Hämatologie, Onkologie und Stammzelltransplantation, Freiburg)

Phase	Produkt	Flussrate (ml/h)	Dauer der Ernährung	Zufuhr/Tag (ml)	Bedarf Gesamtflüssigkeit
1	NDD oder CDD	10	20 h	200	• 20–40 ml/kg KG • situationsbedingt anpassen • Wassergehalt der Sondennahrung berücksichtigen • Spülflüssigkeit mitrechnen
2	NDD oder CDD	20	20 h	400	
3	NDD oder CDD	30	20 h	600	
4	NDD oder CDD	40	20 h	800	
ab 5	NDD oder CDD	Phasensteigerung um 10 ml/h täglich möglich bis max. 100–120 ml/h			

Häufigste Probleme der enteralen Ernährung sind Diarrhöen und Obstipation, Erbrechen und Aspiration. Häufige Fehler bei enteraler Ernährung betreffen falsches Sondenmaterial, Sondenfehllagen, mangelhafte Sondenpflege, eine ungeeignete Sondenkost und eine falsche Applikationsart, einen fehlenden Kostaufbau, die Nichtbeachtung des Ernährungszustands, des Energie-, Flüssigkeits- und Natriumbedarfs sowie eine für die enterale Ernährung ungeeignete Medikation (Müller 2007). Für die Differenzialdiagnose der Probleme und ihre Therapie wird auf die Fachliteratur verwiesen. Auch dazu bieten die Hersteller von oralen Diäten und Sondennahrungen gute Fachbroschüren an.

Praxistipp

Schwerkraftternährung: Richtwerte zum Verhältnis zwischen der Tropfenzahl und der zugeführten Menge an Sondennahrung

- 25 ml/h: ca. 9 Tropfen/min,
- 50 ml/h: ca. 16 Tropfen/min,
- 75 ml/h: ca. 25 Tropfen/min,
- 100 ml/h: ca. 33 Tropfen/min,
- 125 ml/h: ca. 41 Tropfen/min,
- 150 ml/h: ca. 50 Tropfen/min.

(mit freundlicher Genehmigung der Fresenius Kabi Deutschland GmbH)

6.11.3 Parenterale Ernährung

Parenterale Ernährung ist die bilanzierte, intravenöse Applikation von Flüssigkeit und Nährstoffen über einen peripher-venösen oder zentralvenösen Katheter. Die Indikation zur parenteralen Ernährung besteht dann, wenn eine orale bzw. enterale Ernährung nicht möglich oder unzureichend ist (s. Kap. 6.11.1).

Merke

Enterale und parenterale Ernährung sind keine miteinander konkurrierenden, sondern sich gegenseitig ergänzenden Ernährungsverfahren.

Merke

Muss parenteral ernährt werden, sollte nach Möglichkeit immer gleichzeitig auch eine „minimal enterale Ernährung" durchgeführt werden.

Bei peripher-venösem Zugang sollte die Osmolarität der Lösungen maximal 800 mosmol/l betragen, und es sollten keine Lösungen mit hoher Titrationsazidität bzw. -alkalität (Bikarbonat, TRIS-Puffer) appliziert werden.

Merke
Die Planung einer parenteralen Infusions- und Ernährungstherapie erfolgt individuell.

Die Energie- und Nährstoffzufuhr sind abhängig vom Ernährungszustand (Grad der Mangelernährung), der voraussichtlichen Dauer der unzureichenden Nahrungszufuhr bzw. der Nahrungskarenz, dem Grad der Katabolie (Stickstoffverlust), möglicherweise bestehenden weiteren Organdysfunktionen sowie dem klinischem Zustand des Patienten – vor allem von der möglichen Substratverwertung.

Merke
Auch der Ernährungsaufbau richtet sich nach der Nährstoffverwertung. Bei unkompliziertem Ernährungsaufbau können am ersten Tag 50 % der Soll-Zufuhrrate gegeben werden, am zweiten Tag 75 % und am dritten Tag 100 %.

Hinweise zur Berechnung des Energiebedarfs sowie zum Berechnungsgewicht bei klinisch stabilen und bei Intensivpatienten finden sich in Kapitel 1.1. Zum Energiebedarf bei Leber- und Niereninsuffizienz wird auf Kapitel 5.12 und 5.13 sowie auf Kapitel 6.8.1 und 6.8.2 verwiesen.

Merke
Je kränker der Patient, das heißt, je ausgeprägter die metabolischen Störungen sind, umso schlechter ist die Substratverwertung und umso niedriger ist der Energiebedarf. Um aber den Energie- und Nährstoffbedarf an den jeweiligen Zustand anpassen zu können, müssen der Patient und sein Stoffwechsel ständig kontrolliert werden.

Auch bei Verwendung von Komplettlösungen sind der individuelle Energie- und Nährstoffbedarf im Krankheitsverlauf immer wieder zu prüfen – zumindest zu berechnen.

Nachfolgend sind die Grundlagen des Flüssigkeits- und Nährstoffbedarfs bei parenteraler Ernährung zusammengestellt.

Flüssigkeit
- Basisbedarf: Bei normalem Volumenstatus 20–40 ml/kg KG/d (AKE 2008), 30–40 ml/kg KG/d (Biesalski et al. 2007) entspricht dem Verlust über den Urin und die Perspiratio insensibilis.
- Zusätzliche Verluste durch beispielsweise Fieber, Durchfall, Erbrechen, Drainagen oder Fisteln sind als Korrekturbedarf zu ergänzen.
- Bei Fieber erhöht sich der Flüssigkeitsbedarf in der Regel um ca. 10 ml/kg KG/d je 1 °C Temperaturerhöhung über 37 °C.

Aminosäuren
Indikationen:
- AS (Stein et al. 2007; AKE 2008; Adolph 2011) sind zum Erhalt einer ausgeglichenen Stickstoffhomöostase essenzieller Bestandteil einer vollständigen PE, um den Verlust fettfreier Körpermasse zu minimieren (s. Tab. 6-36).

Kontraindikationen:
- Angeborene Stoffwechselstörungen: Phenylketonurie, Ahornsirupkrankheit, Zystinurie.
- Schwere Aminosäureverwertungsstörungen bei schweren Leberfunktions- oder Nierenfunktionsstörungen: Hier müssen eventuell spezifisch adaptierte AS-Lösungen verwendet werden (s. Kap. 5.12 u. Kap. 5.13).

Zufuhrempfehlung:
- Bei ausgeglichenem Stoffwechselzustand und normaler Organfunktion, unabhängig von Alter und Geschlecht: 0,8 g/kg KG/d (orale Zufuhrempfehlung); die Zufuhr ist unzureichend zum Erreichen einer ausgeglichenen Stickstoffbilanz für die meist schwerkranken Patienten.

- Je nach metabolischen Erfordernissen: 1,2–1,5 g/kg KG/d.
- In Ausnahmefällen: 2,0 bzw. 2,5 g/kg KG/d.
- Infusionsgeschwindigkeit: max. 0,1 g AS/kg KG/h.

Merke
Je kränker der Patient ist, umso höher ist sein Eiweißbedarf. Der Aminosäurenverlust wird oft unterschätzt.

Eine effiziente anabole Verwertung von Aminosäuren ist nur bei gleichzeitig bedarfsdeckender Energiezufuhr möglich. Bei normalem Stoffwechsel wird daher ein Aminosäuren-Kalorien-Verhältnis von 1 : 21–1 : 27 (g AS/kcal) bzw. ein Stickstoff-Kalorien-Verhältnis von 1 : 130–1 : 170 (g Stickstoff [N]/kcal) empfohlen.

Bei einer Zufuhr < 1,0 g AS/kg KG/d ist oft keine befriedigende Stickstoffbilanz erreichbar. Mit steigender AS-Zufuhr steigt auch die Harnstoffproduktionsrate, das heißt, ein erhöhter Serum-Harnstoffwert ist bei normaler Nierenfunktion nicht immer ein Zeichen von Mangelernährung.

Zum Einsatz spezifischer Aminosäuren wird auf Kapitel 6.12.1 verwiesen. Für den Einsatz von Arginin gibt es in der DGEM-Leitlinie zur „Anwendung von Aminosäuren in der parenteralen Ernährung" und auch in der Leitlinie „Nicht-chirurgische Onkologie" keine Empfehlung (Stein et al. 2007; Arends et al. 2007). Unter den N-acetylierten Amino-

Tab. 6-36 Aminosäurenbedarf bei parentaler Ernährung

Krankheitssituation	Aminosäurenbedarf
Tumorpatienten	1,2–1,5 g/kg KG/d, bei ausgeprägter Inflammation auch bis 2,0
hyperakutes Leberversagen	nicht erforderlich
akutes und subakutes Leberversagen	0,8–1,2 g/kg KG/d (je nach Toleranz)
alkoholische Steatohepatitis	1,2–1,5 g/kg Kg/d
Leberzirrhose: • kompensiert, ohne Mangelernährung • dekompensiert, mit schwerer Mangelernährung	 • 1,2 g/kg KG/d • 1,5 g/kg KG/d
episodische Enzephalopathie	1,2 g/kg KG/d
Enzephalopathie III–IV	1,0–1,2 g/kg KG/d (Leberlösung!)
akutes und chronisches Nierenversagen: • ohne Nierenersatztherapie • unter Nierenersatztherapie	 • 0,6–1,0 g/kg KG/d („Nephrolösungen") • 1,2–1,4 g/kg KG/d („Nephrolösungen")
bei Hyperkatabolismus	bis 1,5 g/kg KG/d („Nephrolösungen")
chronische Hämodialyse	1,1–1,2 g/kg KG/d
Peritonealdialyse	1,2–1,3 g/kg KG/d (bei Peritonitis bis 1,5 g/kg KG/d)
schwere akute Pankreatitis	1,2–1,5 g/kg KG/d
schwerst katabole kritisch Kranke	über 1,5 g/kg KG/d möglich

säuren gibt es lediglich eine Empfehlung für N-Acetylcystein zur Vermeidung der kontrastmittelinduzierten Nephropathie.

Merke
In der Therapie der hepatischen Enzephalopathie III–IV gilt die Anwendung von VKAS als erwiesen und wird daher auch empfohlen.

Kohlenhydrate

Indikationen:

- Nach der DGEM-Leitlinie „Kohlenhydrate" sollten Kohlenhydrate bei jeder PE infundiert werden.
- Kohlenhydratlösungen werden häufig nicht allein zur Ernährung, sondern zur Volumenzufuhr genutzt.

Exkurs
Kohlenhydrate (Bolder et al. 2007; AKE 2008) sind für die PE ein zentrales Substrat, das über einen proteinsparenden Effekt die Stickstoffbilanz verbessern kann. Der proteinsparende Effekt ist am wirksamsten bei der Zufuhr von Kohlenhydraten mit Aminosäuren bzw. bei vollständiger parenteraler Ernährung von Aminosäuren und Lipidlösungen.

Verabreichte Kohlenhydrate:

- Glucose soll als Standardlösung infundiert werden.
- Fructose- bzw. Sorbitlösungen sollen zur parenteralen Ernährung nicht eingesetzt werden.
- Xylit (Zuckeraustauschstoff) wird aufgrund der kontroversen Datenlage nicht generell empfohlen.

Exkurs
Xylit wird vorwiegend in der Leber – zu 80–90 % – insulinunabhängig im Pentosephosphat-Shunt verwertet. Es wird in der Niere nicht rückresorbiert und führt bei höherer Dosierung zu einer osmotischen Diurese. Die Dosierung muss daher beschränkt werden. Eine Intoleranz gegenüber Xylit ist nicht bekannt. Im Stress wurden für Xylit eine Verminderung der Gluconeogenese, eine Verminderung der Triglyceridsynthese, ein proteinsparender Effekt durch einen reduzierten Umbau von Alanin zu Glucose und eine erhöhte hepatische Synthese viszeraler Proteine beschrieben. Trotz insulinunabhängiger Verstoffwechselung ist Xylit mit dem Glucose-Insulin-System in enger Verbindung. Aufgrund der insulinunabhängigen Verstoffwechselung sind unter Xylit-Gabe niedrigere Glucose- und Insulinspiegel bei erhaltener endogener Lipolyse dokumentiert worden. Aufgrund der beschriebenen Wirkungen hat eine parenterale Xylit-Gabe Vorteile unter den Bedingungen des Postaggressionsstoffwechsels.

Merke
Unbedingt vermieden werden müssen hohe Xylit-Gaben, da sie zu einem erhöhten Lactatanfall und einem Anstieg der Oxalsäure führen. Bei Beachten der empfohlenen Zufuhrmengen und Infusionszeiten ist die Anwendung sicher (Breitkreutz u. Gaschott 2003; Adolph 2010).

Zufuhrempfehlung:

- **Glucose:** 4–(5) g/kg KG/d (DGEM).
  - Meist liegt das Soll bei: 3,0–3,5 g/kg KG/d (DGEM).
  - Anteil an der Nichtprotein-Energiezufuhr: in der Regel 60 %.
  - Infusionsgeschwindigkeit: bis 0,25 g/kg KG/h.
- **Xylit:** max. 3 g/kg KG/d.
  - Infusionsgeschwindigkeit: 0,125 g/kg/h.
- **Fructose/Sorbit:** max. 3 g/kg KG/d.
  - Infusionsgeschwindigkeit: 0,125 g/kg KG/h.

Merke
Die Gesamtzufuhr an verschiedenen Kohlenhydraten sollte 5 g/kg KG/d nicht überschreiten.

In Situationen mit verminderter Gluconeogenese – beispielsweise bei eingeschränkter Leberfunktion – kann eine Hypoglykämie durch Glucosezufuhr vermieden werden. Dabei sollte die exogene Zufuhr mindestens der Höhe der normalen endogenen Glucoseproduktion entsprechen. Diese beträgt 2–3 g/kg KG/d. Eine Hyperglykämie (BZ über 200 mg/dl) ist unbedingt zu vermeiden!

Exkurs
Bei höherer Glucosezufuhr nimmt der Anteil der energetisch genutzten Glucoseoxidation ab – in Relation zum Anteil der als Fett gespeicherten Glucose. Auch bei kritisch Kranken wird die endogene Glucoseproduktion durch höhere exogene Gaben von Kohlenhydraten oder Fetten nicht weiter reduziert. Hier ist das Risiko für eine Hyperglykämie besonders hoch (Bolder et al. 2007).

Merke
Bei Patienten mit hohem Hyperglykämierisiko sollte die Glucosezufuhr initial 1–2 g/kg KG/d betragen.

In einer aktuellen Studie fand sich bei Intensivpatienten in Abhängigkeit von der Blutzuckerhöhe – Hyperglykämie definiert als Blutzucker ≥ 140 mg/dl (≥ 7,8 mmol/l) – ein signifikant 5,6-fach erhöhtes relatives Risiko für die Entwicklung eines Typ-2-Diabetes in den ersten fünf Jahren nach der akuten Erkrankung (Gronik et al. 2010). In einer Untersuchung an allerdings nur acht Tumorpatientinnen mit großer Bauchchirurgie verbesserte die Behandlung einer Hyperglykämie den Skelettmuskelproteinstoffwechsel. Verglichen wurden die Effekte einer Insulin-vermittelten Euglykämie – mittlere Blutglucose bei 104,4 ± 7,2 mg/dl – und einer moderaten Hyperglykämie – mittlere Blutglucose bei 172,8 ± 10,8 mg/dl.

Die Euglykämie war assoziiert mit einer gesteigerten Glucoseaufnahme, einer gesteigerten Muskelproteinsynthese bei unveränderter Proteinbilanz, einer verminderten Leucin-Oxidation und erhöhten Plasma-Leucinkonzentration, einer gesteigerten De-Novo-Muskel-Glutaminsynthese und Plasma-Glutaminkonzentration sowie einer gesteigerten Plasma-Argininkonzentration ohne negative Folgen (Biolo 2008).

Fette

Die bei den Fetten aufgeführten Angaben zu Indikationen und Kontraindikationen basieren im Wesentlichen auf Veröffentlichungen von Adolph (Adolph et al. 2007; Adolph 2011).

Indikationen:

- Zufuhr essenzieller Fettsäuren: Eine fettfreie Ernährung führt innerhalb etwa einer Woche zu subnormalen Serumspiegeln essenzieller Fettsäuren.
- Sie sind Träger fettlöslicher Vitamine.
- Sie sind Bestandteil von Zellwand- und Gewebestrukturen.
- Sie senken das Risiko von Hyperglykämien.
- Fette sind ein günstiges Substrat für kritisch Kranke und Tumorpatienten.
- Sie sind aufgrund ihrer niedrigen Osmolarität auch peripher-venös applizierbar.

Kontraindikationen:

- Schwere Hyperlipidämie, beispielsweise durch hereditäre oder erworbene Störungen der Triglyceridhydrolyse.
- Schwere metabolische Azidose (pH < 7,2) mit beeinträchtigter Lipidutilisation.
- Verbrauchskoagulopathie ab DIC-Stadium III (*Disseminated Intravascular Coagulation*).
- Hyperlaktatämie.

Merke
Keine Kontraindikationen sind Leberfunktionsstörungen, Niereninsuffizienz, hyperdyname Sepsis, Pankreatitis und respiratorische Insuffizienz (AKE 2008). Hier muss die Fettdosis an die mögliche Fettutilisation angepasst werden. Dies erfolgt über ein Monitoring der Serum-Triglyceride unter laufender Infusion.

Zufuhrempfehlung:

- 0,7–1,3 (1,5) g/kg KG/d.
  - 25–40 % der Nichtprotein-Energiezufuhr.
  - Bei kritisch Kranken bis 50 %.
  - Bei respiratorischer Insuffizienz bis 60 %.
  - Bei Tumorpatienten > 35 %.
  - Bei manifester Kachexie 50 % (Bozzetti et al. 2009).
- Infusionsgeschwindigkeit: max. 0,15 g/kg KG/h.

Die Infusion von Fettlösungen stellt kein eigenständiges, klinisch relevantes Infektionsrisiko dar (Adolph et al. 2007).

Merke
Bei kritisch Kranken sollten Lipidinfusionen über einen längeren Zeitraum – in der Regel mindestens zwölf Stunden – gegeben werden. Je kritischer die Stoffwechselsituation, umso eher ist eine kontinuierliche Applikation der gewünschten Fettmenge (über etwa 24 Stunden) zu empfehlen.

Als Nebenwirkungen bei zu schneller Infusion können Übelkeit und Erbrechen auftreten. Unter längerfristiger PE sind Fettleber, Fettleberhepatitis und intrahepatische Cholestase beschrieben (Jauch et al. 2007).
Bei unterernährten Patienten hat Fett eine den Kohlenhydraten gleichwertige eiweißsparende Wirkung. 20%ige Fettlösungen sind zu bevorzugen, da es durch die niedrigere Phospholipid-Triglycerid-Ratio seltener zu Hyperlipidämien kommt.
Ausführliche Angaben zu den verfügbaren Lipidlösungen – Sojaemulsionen, physikalische Mischemulsionen aus Sojaöl und mittelkettigen Triglyceriden (MCT), randomisiert veresterte MCT-Sojaöl-Emulsionen, Olivenöl-Sojaöl-Emulsionen, fischölbasierte Emulsionen, Emulsionen mit MCT, Sojaöl und Fischöl sowie Emulsionen aus Sojaöl, MCT, Olivenöl und Fischöl – finden sich in der DGEM-Leitlinie „Parenterale Ernährung Lipidemulsionen" (Adolph et al. 2009).
Nachfolgend sind die Lipidlösungen zusammenfassend bewertet.

Merke
Fettlösungen auf der Basis von Sojaöl können zur Deckung des Energie- und Nährstoffbedarfs eingesetzt werden. Bei kritisch Kranken ist aber beispielsweise der bevorzugte Einsatz von Lösungen mit einem reduzierten Gehalt an mehrfach ungesättigten ω-6-Fettsäuren im Vergleich zu reinen Sojalösungen gerechtfertigt (Kreymann et al. 2007). Es gibt Hinweise, dass die Mischung von Sojaöl mit anderen Ölen wie MCT oder Olivenöl in mancher Hinsicht zu günstigeren Stoffwechselparametern führen und damit eine gegenüber reinen Sojaemulsionen niedrigere Zufuhr an Polyensäuren erreicht werden kann. Fettlösungen auf der Grundlage von Fischöl oder mit einem Fischölanteil könnten zusätzlich antiinflammatorische Wirkungen haben und sollten deshalb gezielt eingesetzt werden. Auch für Tumorpatienten könnten Fettlösungen mit Olivenöl und Lösungen mit Fischöl eine günstigere Option sein als reine Sojaöl-Emulsionen. Zum Einsatz von Fischöl allein oral, enteral und parenteral finden sich Hinweise in Kapitel 6.12.2.

Elektrolyte

Zum Basisbedarf der Elektrolyte siehe Tabelle 6-37.

Bei normalem Flüssigkeits- und Elektrolythaushalt erfolgt die Elektrolytzufuhr zunächst auf der Grundlage des Basisbedarfs. Vor Ernährungsbeginn sollten die Serumkonzentrationen von Na^+, K^+, Ca^{2+}, Mg^{2+} und Phosphat bestimmt werden. Im Verlauf der parenteralen Ernährung muss die Elektrolytzufuhr den individuellen Bedürfnissen angepasst werden. Dabei ist es möglich, geringe Abweichungen durch Zugabe zur parenteralen Ernährung zu korrigieren. Größere Abweichungen und zusätzliche Flüssigkeits- und Elektrolyterfordernisse sollten von der Nährlösung getrennt korrigiert werden. In jedem Fall ist streng auf die Stabilität und Kompatibilität mit der Nährlösung zu achten (AKE 2008; Biesalski et al. 2007).

Vitamine und Spurenelemente

Zu den Standardzufuhrempfehlungen für die parenterale Vitamin- und Spurenelementzufuhr wird auf Tabelle 6-38 und Tabelle 6-39 verwiesen.

Merke

Kommerzielle Mehrkammerbeutel enthalten keine Vitamine und Spurenelemente; sie müssen daher immer entweder beigemischt oder separat zugeführt werden.

Tab. 6-37 Basisbedarf an Elektrolyten (ergänzt nach AKE 2008)

Elektrolyte	mmol/kg KG/d	mg/kg KG/d
Natrium	0,5–1,5	11,5–34,5
Kalium	0,3–1,0	11,7–39
Calcium	0,3–0,5	12–20
Magnesium	0,1–0,3	2,5–7,5
Phosphat	0,7–1,0	21–30

Nach der DGEM-Leitlinie „Praktische Handhabung von All-in-One-(AIO)-Mischungen (Mehrkammerbeutel)“ ist die gleichzeitige Verabreichung von Spurenelementen und Multivitaminen in AIO-Mischungen aus physikochemischen Gründen kritisch. Auch die kombinierte Gabe von Spurenelementen und Multivitaminen getrennt von AIO-Mischungen ist nicht uneingeschränkt zu empfehlen (Mühlhäuser et al. 2007). Vor der Mikronährstoffzufuhr sollte daher wegen der Kompatibilität fachmännischer Rat eingeholt werden.

Tab. 6-38 Schätzwerte für den Tagesbedarf an parenteral zugeführten Vitaminen (Erwachsene) (nach Biesalski et al. 2007)

Vitamine	Empfehlungen der DGEM* (2007)
Vitamin A (IU)	3 300 (1 mg)
Vitamin D (D_3) (µg)	200 (5 IU)
Vitamin E (IU)	10 (9,1 mg)
Vitamin K (µg)	150
Thiamin (B_1) (mg)	6
Riboflavin (B_2) (mg)	3,6
Pantothensäure (B_5) (mg)	15
Pyridoxin (B_6) (mg)	6
Cobalamin (B_{12}) (µg)	5
Niacin (B_3) (mg)	40
Biotin (B_7) (µg)	60
Folsäure (B_9) (µg)	600
Vitamin C (Ascorbinsäure) (mg)	200

* Die in den DGEM-Leitlinien zur parenteralen Vitamin- und Spurenelementzufuhr angegebenen Werte beruhen auf den Leitlinien der *American Gastroenterologic Association* (AGA; Koretz et al. 2001); diese wiederum beruhen auf den *FDA Requirements for Marketing* von 2000; sie entsprechen nicht vollständig den Referenzwerten der D-A-C-H (2008)

Merke
Nach der DGEM-Leitlinie zur Mikronährstoffzufuhr ist die Verabreichung von Mikronährstoffen ab einer PE-Dauer von über einer Woche obligat.

Da Patienten, die eine PE benötigen, in der Regel schwer krank sind, empfehlen die Autoren, gerade bei den meist mangelernährten Tumorpatienten Vitamine und Spurenelemente von Anfang an der PE hinzuzugeben. Zudem kann unter Krankheitsbedingungen eine von den Empfehlungen der Standardzufuhr abweichende Zufuhr an Mikronährstoffen notwendig sein. In Tabelle 6-40 sind Risikosituationen für einen möglichen Mehrbedarf an Vitaminen und Spurenelementen gelistet (Biesalski et al. 2007).

Tab. 6-39 Schätzwerte für den Tagesbedarf an parenteral zugeführten Spurenelementen (Erwachsene) (nach Biesalski et al. 2007)

Spurenelemente	Empfehlungen der DGEM* (2007)
Zink	38–61 µmol 2,5–4,0 mg
Kupfer	4,7–18,8 µmol 0,3–1,2 mg
Eisen	18–27 µmol 1,0–1,5 mg
Mangan	3,6–14,6 µmol 0,2–0,8 mg
Molybdän	keine Angaben
Chrom	0,05–0,10 µmol 0,01–0,02 mg
Selen	0,25–1,0 µmol 0,02–0,08 mg
Jod	0,54–1,08 µmol 0,07–0,14 mg
Fluorid	keine Angaben

* Die in den DGEM-Leitlinien zur parenteralen Vitamin- und Spurenelementzufuhr angegebenen Werte beruhen auf den Leitlinien der *American Gastroenterologic Association* (AGA; Koretz et al. 2001); diese wiederum beruhen auf den *FDA Requirements for Marketing* von 2000; sie entsprechen nicht vollständig den Referenzwerten der D-A-C-H (2008)

Merke
Nährlösungen sollten immer getrennt von anderen Infusionen verabreicht werden. Da parenteral ernährte Patienten krankheitsbedingt meist mehrere Infusionen benötigen, ist die minimal benötigte Infusionszeit für die Nährlösung von Bedeutung. Dies gilt auch für heimparenteral ernährte Tumorpatienten.

Da Glucose in der Regel der Hauptenergieträger ist, kann die geplante Glucosemenge als Richtwert für die minimale Infusionszeit zur Berechnung dienen. Je höher die Fettzufuhr ist und je kränker der Patient ist, umso länger muss die Infusionszeit sein. Auch beim Ernährungsaufbau sind längere als die minimalen Infusionszeiten sinnvoll.

Praxistipp

Berechnung der Infusionszeit

Erlaubte Infusionsgeschwindigkeit
- Eiweiß: 0,1 g AS/kg KG/h,
- Fette: 0,15 g Fett/kg KG/h,
- Glucose: 0,25 g Glucose/kg KG/h.

Beispiel
- Patient: Größe 1,70 m; Gewicht: 65 kg; geplante Glucosezufuhr: 200 g/d;
- Basis ist die erlaubte Glucosezufuhr: 65 kg × 0,25 g Glucose/kg KG/h = 16,25 g Glucose/h;
- notwendige Infusionszeit: 200 : 16,25 = 12,3 h.

Komplikationen und Monitoring der parenteralen Ernährung

Die parenterale Ernährung ist nicht nur eine potenziell lebensrettende Intervention, sondern auch mit einer Reihe von Komplikationen assoziiert, die durch ein konsequente, sorgfältige Überwachung vermindert werden können. Eine möglicherweise tödliche Komplikation ist das Refeeding-Syndrom, auf das später genauer eingegangen wird.

Es hat sich bewährt, für die Überwachung in der Klinik, im ambulanten Bereich und bei Langzeit-PE standardisierte Schemata zu erarbeiten, in denen die Art der zu kontrollierenden Parameter und die Häufigkeit der Kontrollen festgelegt sind (Hartl et al. 2013). Eine gute Übersicht über die möglichen Komplikationen und Hinweise zu den notwendigen Überwachungsparametern geben die DGEM-Leitlinie „Parenterale Ernährung – Komplikationen und Monitoring“ (Hartl et al. 2007) und die aktuelle Leitlinie der DGEM in Zusammenarbeit mit der GESKES (Gesellschaft für Klinische Ernährung der Schweiz) und der AKE „Besonderheiten der Überwachung bei künstlicher Ernährung“ (Hartl et al. 2013). Auf die wichtige Kontrolle der Substratverwertung wird hier auch eingegangen.

Kontrolle der Substratverwertung

Um Stoffwechselstörungen zu vermeiden, darf die Zufuhr der einzelnen Nährstoffe ihre Verwertungs- bzw. Oxidationsmöglichkeit nicht überschreiten. Die Kontrolle der Substratverwertung erfolgt über das Labormonitoring. Für die Hauptnährstoffe sind dies der Blutzucker (BZ), der BUN-Anstieg (*Blood Urea Nitrogen* = Harnstoff-N = Harnstoff × 0,46) und die Triglyceride.

Tab. 6-40 Risikosituationen für einen möglichen Mehrbedarf an Vitaminen und Spurenelementen (ergänzt nach Biesalski et al. 2007)

Krankheitssituation	Risikosituationen/betroffene Mikronährstoffe
Tumorpatienten	Lebensstil vor der Diagnose (Alkoholabusus), Mangelernährung, Anorexie, Diarrhöe, postoperative Situationen, nach Chemo- und/oder Radiotherapie, nach Zelltransplantation
Trauma	Vitamin C und E, Zink
Sepsis	Vitamin C und E (?), Selen
ARDS	Vitamin C (?), N-Acetylcystein (?)
Niereninsuffizienz ohne und unter Nierenersatztherapie	wasserlösliche Vitamine: 2-facher Tagesbedarf
Nierenersatztherapie	Selenbedarf > 200 µg/Tag (?)
Lebererkrankungen	• cholestatische Erkrankungen: insbesondere fettlösliche Vitamine A, D, E, K • Alkoholkrankheit: z. T. ubiquitärer Mikronährstoffmangel durch Fehlernährung
fortgeschrittene Leberzirrhose	Elektrolytverschiebungen (Na^+, K^+, Ca^{2+}, Mg^{2+}), Zinkmangel
Wernicke-Enzephalopathie	Thiamin bei Risikokonstellation: Alkoholismus, Dialyse, Malassimilation

Folgende Grenzwerte sind (unter laufender Infusion) für die einzelnen Kontrollparameter festgelegt (Hartl et al. 2013).

Blutzucker: Hyperglykämie: BZ >200 mg/dl; bei Intensivpatienten tolerabel: 140–200 mg/dl (7,7–11,0 mmol/l); anzustreben: BZ < 180–200 mg/dl (9,9–11,0 mmol/l); Minimalwert: BZ 110 mg/dl (6,1 mmol/l); Gegenmaßnahme bei Hyperglykämie: Insulingabe, Glucosezufuhr reduzieren.

> **Merke**
> Erfahrungsgemäß gibt es Patienten, bei denen eine quantitativ ausreichende Ernährungstherapie trotz hoher Insulindosen nicht möglich ist.

BUN-Anstieg: ≤30 mg/dl/d (≤10 mmol/l); Gegenmaßnahme: Aminosäurenzufuhr reduzieren.

Triglyceride: Dosisreduktion bei einem Wert >400 mg/dl (4,6 mmol/l); Komplikationen bei >1 000 bzw. >5 000 mg/dl: akute Pankreatitis, Störungen der Mikrozirkulation; Risikoerhöhung für Nierenversagen eventuell schon ab TG-Werten >200 mg/dl; Unterbrechung der Fettinfusion bei einem Wert >1 000 mg/dl (11,4 mmol/l).

> **Merke**
> Die Frequenz der Laborkontrollen ist dem Schweregrad des Krankheitsbildes bzw. der metabolischen Stabilität des Patienten anzupassen.

Das Refeeding-Syndrom

Bei schwer mangelernährten Patienten kann die erneute Nahrungszufuhr (Gabe glucosehaltiger Flüssigkeiten; enterale, parenterale oder orale Ernährung) zu schweren, poten-

Tab. 6-41 Refeeding-Syndrom: Risikofaktoren für die Entwicklung bei Tumorpatienten und charakteristische Befunde (mod. nach Stanga 2008; Marinella 2009)

Risikofaktoren bei Tumorpatienten	Typische Befunde
• bestehende Mangelernährung (ungewollter Gewichtsverlust) • schlechte orale Nahrungszufuhr länger als eine Woche • Komorbiditäten mit Gewichtsverlust • Anorexie • Mukositis • länger anhaltende Übelkeit und Erbrechen • Durchfall • Fieber • Infektionen • gastrointestinale Fisteln • unüberlegte Gabe glucosehaltiger Lösungen (vorherige Abklärung einer bestehenden Mangelernährung) • schneller Kostaufbau und hohe Energiezufuhr • Alkoholismus • Depressionen (alte Menschen) • schlechte häusliche Situation, mangelnde Versorgung	• Hypophosphatämie: aufgrund einer gesteigerten Phosphorylierung der Glucose mit der Folge einer Depletion der marginalen Phosphatspeicher • Hypokaliämie: aufgrund der schnellen zellulären Aufnahme von Kalium, benötigt zur Eiweiß- und Glykogensynthese • Hypomagnesiämie: aufgrund der intrazellulären Aufnahme • schnelle Verarmung an Thiamin (Vitamin B_1): aufgrund des erhöhten Thiaminbedarfs bei der Glykolyse • Salz- und Wasserretention: Folgen (Ödeme, Herzinsuffizienz) eventuell verstärkt durch eine vorbestehende kardiale Atrophie

ziell tödlichen Nebenwirkungen führen, die in der Gesamtheit als „Refeeding-Syndrom" bezeichnet werden. In der Regel tritt das unterschätzte Syndrom in den ersten Tagen nach Beginn der Ernährungstherapie auf. Betroffen können alle mangelernährten Patienten sein – unabhängig von der Ursache der Mangelernährung. Da Tumorpatienten häufig mangelernährt sind und im Verlauf der Therapie längere Hungerphasen haben können, sind sie eine Hochrisikogruppe (s. Tab. 6-41).

Merke

Vor allem die Hypophosphatämie wird häufig übersehen, da sie bis zu einem Serumspiegel unter 1,5 mg/dl keine nachteiligen Effekte hat. Lebensbedrohliche Komplikationen treten bei einem Serumspiegel < 1,0 mg/dl auf (Marinella 2009).

Praxistipp

Ursachen einer Hypophosphatämie bei Tumorpatienten

- Hyperglykämie/unkontrollierter Diabetes mellitus,
- Leberinsuffizienz/Zirrhose,
- respiratorische oder metabolische Alkalose
- Sepsis,
- Alkoholismus
- Übelkeit, Erbrechen,
- Durchfall,
- Hyperkalzämie,
- Refeeding-Syndrom,
- Diuretikatherapie,
- Medikamente: Insulin, Sorafenib und Sunitinib (Multikinase-Inhibitoren mit Inappetenz, Übelkeit, Erbrechen, Diarrhö, Mukositis und Dysphagie als Nebenwirkungen)

(mod. nach Marinella 2009)

Die Komplikationen des Refeeding-Syndroms sind in Tabelle 6-42 aufgeführt.

Entscheidend für das Vermeiden eines Refeeding-Syndroms ist das Wissen um die Existenz der Komplikation. Dieses Wissen sollte beim gesamten Personal vorhanden sein. Tumorpatienten – besonders ältere Patienten – sollten grundsätzlich bei jeder Aufnahme bzw. ambulanten Vorstellung in Bezug auf eine Mangelernährung gescreent werden. Dazu sollte das aktuelle Gewicht

Tab. 6-42 Komplikationen des Refeeding-Syndroms (mod. nach Marinella 2009)

muskuläre	• Myalgie • Myopathie • Zwerchfellschwäche • Rhabdomyolyse
pulmonale	• Ateminsuffizienz • Dyspnoe • Zwerchfellschwäche • Schwierigkeiten beim Entwöhnen vom Respirator
kardiale	• Herzinsuffizienz/Lungenödem • ventrikuläre Arrhythmien • plötzlicher Herztod • Hypotonie • Schock
nephrologische	• Niereninsuffizienz
neurologische	• Schwäche • Lähmungen • Verwirrung • Tetanie • Parästhesien • Wernicke-Enzephalopathie
hämatologische	• hämolytische Anämie • Neutrophilendysfunktion (gestörte Chemotaxis) • Thrombozytopenie • verminderte Spiegel von 2,3-Diphospho-glycerat (Enzymsystem)
weitere	• metabolische Azidose • Sepsis

ebenso gemessen und mit dem letzten Gewicht sowie dem Gewicht vor der Erkrankung verglichen werden wie der Gewichtsverlust im Verlauf der Zeit. Auch das Ernährungsverhalten in den letzten sieben Tagen sollte erfasst werden. Vor dem Ernährungsbeginn sind der Blutzucker und die Serum-Elektrolyte zu bestimmen. Die Energiezufuhr sollte vorsichtig begonnen und langsam über 4–10 Tage gesteigert werden. Eine empirische Supplementierung von Elektrolyten und Vitaminen vor dem Ernährungsbeginn ist sinnvoll (Stanga et al. 2008; Marinella 2009). In Tabelle 6-43 sind Ernährungsrichtlinien zur Prävention und Therapie eines Refeeding-Syndroms bei erwachsenen Risikopatienten dargestellt.

Tab. 6-43 Ernährungsempfehlungen zur Prävention und Therapie eines Refeeding-Syndroms bei erwachsenen Risikopatienten (mod. nach Stanga et al. 2008)

Tag 1–3

Flüssigkeit → Nullbilanz

- üblicher Bedarf: 20–30 ml/kg KG/d
- Restriktion auf die notwendige Menge:
  - zum Erhalt der Nierenfunktion
  - zum Ersatz von Defiziten und Verlusten
  - um eine Gewichtszunahme zu vermeiden

Energie (Gesamtzufuhr)

- Beginn mit 10 kcal/kg KG/d und langsame Steigerung auf 15 kcal/kg KG/d
- 15–20 % Eiweiß, 30–40 % Fett, 50–60 % Kohlenhydrate

Elektrolyte

- Kontrollen der Serumkonzentrationen basal, 4–6 Stunden später und täglich während der Ernährung
- Supplementierung prophylaktisch (außer bei hohen Werten vor Ernährungsbeginn), meist intravenös; die Mengen sind abhängig vom Zustand und den Plasmakonzentrationen des Patienten
- der Bedarf beträgt üblicherweise:
  - Phosphat: 0,5–0,8 mmol/kg KG/d
  - Kalium: 1–3 mmol/kg KG/d
  - Magnesium: 0,3–0,4 mmol/kg KG/d
- die Plasmaspiegel sollten häufig kontrolliert und die Dosis der Supplementierung bei Bedarf angepasst werden
- Salz: Natriumrestriktion auf < 1 mmol/kg KG/d; beim Auftreten von Ödemen weitere Restriktion

Spurenelemente

- 100 % der Empfehlungen; kein Eisen in der ersten Woche

Vitamine

- 200 % der Empfehlungen; 200–300 mg Thiamin intravenös mind. 30 min vor Ernährungsbeginn und 200–300 mg Thiamin täglich oral bis Tag 3

Tägliches Monitoring

- Körpergewicht (Flüssigkeitsbilanz)
- klinische Untersuchungen: Ödeme, Blutdruck, Puls, Herz und Lungen
- Labor: Phosphat, Kalium, Magnesium, Natrium, Calcium, Glucose, Harnstoff, Kreatinin, (Thiamin)
- in schweren Fällen: EKG-Monitoring

Tag 4–6

Flüssigkeit

- üblicher Bedarf: 20–30 ml/kg KG/d
- Zufuhr in Abhängigkeit vom Hydratationszustand, Gewichtsveränderungen und Verlusten

Energie (Gesamtzufuhr)

- 15–20 kcal/kg KG/d
- 15–20 % Eiweiß, 30–40 % Fett, 50–60 % Kohlenhydrate

Elektrolyte

- Fortsetzung der Supplementation wie oben, mit mehr oder weniger Zufuhr in Abhängigkeit von den Plasmakonzentrationen, bei

Tab. 6-43 (Fortsetzung)

Tag 4–6
Elektrolyte
noch vorhandenem Refeeding-Syndrom mit dem Ziel, normale Werte zu erreichen • wenn PO_4^{2-} < 0,6 mmol/l, Zufuhr von 30–50 mmol Phosphat intravenös über zwölf Stunden • wenn Mg^{2+} < 0,5 mmol/l, Zufuhr von 24 mmol $MgSO_4$ über 12 Stunden • wenn K^+ < 3,5 mmol/l, Zufuhr > 20–40 mmol KCl über 4 Stunden • nach erneuter Kontrolle Wiederholung bei Bedarf
Spurenelemente und Vitamine
• wie am Tag 1–3
Tägliches Monitoring
• wie am Tag 1–3

Tag 7–10
Flüssigkeit
• Zufuhr zum Erhalt einer Nullbilanz, annähernd 30 ml/kg KG/d • Zufuhr in Abhängigkeit von Hydratationszustand, Gewichtsveränderungen und Verlusten
Energie (Gesamtzufuhr)
• 20–30 kcal/kg KG/d • 15–20 % Eiweiß, 30–40 % Fett, 50–60 % Kohlenhydrate
Elektrolyte, Spurenelemente und Vitamine
• wie oben • Eisenzufuhr ab Tag 7
Monitoring
• Gewicht und Labor zweimal pro Woche • klinische Untersuchung täglich

6.12 Ernährung mit speziellen Substraten, „Immunonutrition", „Pharmakonutrition"

Ernährungsmedizinische Maßnahmen mit dem Ziel, positive, immunmodulierende Wirkungen bei Kranken zu bewirken werden als „Immunonutrition" bezeichnet. Da auch eine nur gering ausgeprägte Mangelernährung das Immunsystem bereits negativ beeinflusst, ist im Grunde jede Nahrungsaufnahme und damit auch jede Ernährungstherapie bereits eine „Immunernährung". Im Rahmen einer „Immunonutrition" werden immunmodulierende Substrate einzeln oder kombiniert oral, enteral oder parenteral eingesetzt – bei der „Pharmakonutrition" in hochdosierter pharmakologischer Dosis auch als Einzelsubstrat. Zu den immunmodulierenden Substraten gehören die Aminosäuren Arginin, Glutamin, Glycin und Taurin, Ribonukleotide, ω-3-Fettsäuren sowie Antioxidanzien (Vitamin C, Vitamin E, Selen). Ziel des Einsatzes immunmodulierender Substanzen sind die Stimulation des Immunsystems, die Stabilisierung der gastrointestinalen Barriere, die positive Beeinflussung inflammatorischer Reaktionen und metabolischer Reaktionen. Die Präparate zur enteralen „Immunnutrition" sind unterschiedlich zusammengesetzt (s. Tab. 6-32). Die meisten Studien, in die auch Tumorpatienten einbezogen waren, wurden bei chirurgischen und Intensivpatienten durchgeführt. Es existieren allerdings auch Studien mit onkologischen Patienten mit intravenöser Glutamingabe und topischer Anwendung von Glutamin – außerdem Studien mit hochdosiertem Einsatz von ω-3-Fettsäuren in Trinknahrungen oder als Medikament.

Die Empfehlungen zum perioperativen Einsatz der „Immunonutrition" bei chirurgischen onkologischen Patienten sind in Kapitel 4.4.1 dargestellt. Nachfolgend sind die Leitlinien-Empfehlungen zum Einsatz von Glutamin und ω-3-Fettsäuren bei onkologischen Patienten beschrieben. Da Arginin bisher nur in einer Trink- sowie einer Sondennahrung mit Nukleotiden und ω-3-Fettsäuren zusammen angeboten wird und es keine Empfehlungen zum isolierten Einsatz dieser beiden Substrate gibt, werden deren wichtige Funktionen und Wirkungen hier besprochen.

Exkurs

Arginin ist eine unter kritischen und katabolen Zuständen bedingt essenzielle Aminosäure. Die Synthese erfolgt in der Niere aus Citrullin, dem Endprodukt des intestinalen Glutaminstoffwechsels. Bemerkenswert ist in diesem Zusammenhang das Ergebnis einer Tracerstudie in vivo. Darin konnte gezeigt werden, dass 70 % des neu im Körper synthetisierten Arginins vom Vorläufer Glutamin stammt (Lighart-Melis et al. 2007). Dass Glutamin der Präkursor für die Argininsynthese in einem intestinalen Stoffwechsel sein könnte, wird auch dadurch untermauert, dass vorwiegend enteral appliziertes Glutamin vom Darm aufgenommen und als Citrullin freigesetzt wird. Arginin regt die Proteinsynthese in der Leber an und verbessert die Stickstoffbilanz, stimuliert die Kollagenbildung und ist Substrat für die Bildung verschiedener bioaktiver Verbindungen wie Kreatin, Stickstoffmonoxid, Harnstoff und Ornithin. Polyamine wie Putrescin, Spermin und Spermidin haben wichtige Funktionen beim Zellwachstum, der Zelldifferenzierung und der Proteinsynthese. Arginin verbessert die zelluläre Immunabwehr durch Stimulation von Reifungsprozessen und Aktivität der T-Zellen sowie eine Steigerung der Phagozytoseleistung von Makrophagen, natürlichen Killerzellen (NK) sowie Lymphokin-aktivierten Killerzellen (LAK). Es bewirkt auch die Freisetzung von Insulin, Glucagon, Wachstumshormon, Prolaktin und Somatomedin C. Nukleotide sind Bausteine von RNA und DNA und damit Lieferanten von Substrat für die Zelldifferenzierung und Zellproliferation. Die immunologische Wirkung besteht in einer Verbesserung der T-Zell-Funktion.

Merke

Die „Immunonutrition" mit Sondennahrung, die Arginin, Nukleotide und ω-3-Fettsäuren enthält, ist in der onkologischen Chirurgie und chirurgischen Intensivmedizin etabliert, ebenso die Anwendung einer Sondennahrung mit γ-Linolensäure, ω-3-Fettsäuren und Antioxidanzien bei ARDS (Intensivmedizin) (s. dazu Kap. 4.4.1).

6.12.1 Glutamin

Glutamin kann von nahezu allen Zellen des menschlichen Organismus mit dem Enzym Glutaminsynthetase gebildet werden und gilt daher unter normalen Umständen als nicht essenziell. Mit einem Mengenanteil von 20 % im Blutplasma und 60 % im Skelettmuskel ist Glutamin Hauptbestandteil des Pools an freien Aminosäuren. In katabolen Stoffwechselsituationen gilt es als bedingt essenziell, da der Plasmapool von Glutamin hauptsächlich aus der Skelettmuskulatur – aber auch aus dem Hirngewebe und der Lunge – gedeckt wird, wodurch es zu einer Verminderung des intrazellulären Glutaminspiegels kommt. Die Aminosäuren aus der Muskulatur werden vor allem in Darm, Leber, Nieren und Lymphgewebe transportiert und dort utilisiert. Der Tagesbedarf an Glutamin beträgt 14–18 g, die Freisetzung aus dem Muskel bei Stress 9–13 g. Glutamin ist Grundbaustein von Proteinen und Zwischenprodukt bei zahlreichen Stoffwechselwegen – beispielsweise als Stickstoffdonator für die Synthese von Purinen, Pyrimidinen, NAD^+ und Aminozuckern.

Die Nahrungsergänzung mit Glutamin verbessert somit die Stickstoffbilanz, erhöht die Proteinsyntheserate und steigert die Lymphozytenaktivität. Als wesentliches Substrat zur

Energiegewinnung und für die Enterozytenproliferation trägt es zum Erhalt der Mukosabarriere und Verhinderung der Translokation bei. In der Leber steigert Glutamin die Insulinsensivität und ist die Basis für die Gluconeogenese und Synthese von Akute-Phase-Proteinen. In der Niere ist es am Erhalt der Säure-Basen-Homöostase beteiligt. Das Immunsystem wird durch eine Aktivierung von Lymphozyten beeinflusst, die vermehrt Interleukin-2 produzieren, was zu einer weiteren Lymphozytenproliferation führt. Glutaminabhängig ist auch die Sekretion von Interleukin-1 der Makrophagen als Teil der Regulation der Immunantwort sowie deren RNA-Synthese und Phagozytosekapazität. Beteiligt ist Glutamin an der Synthese von Glutathion, das zum wichtigsten Redoxsystem der Zelle zur Abwehr freier Sauerstoffradikale gehört – außerdem an zellprotektiven Wirkungen in Anhängigkeit von der Expression des Hitzeschockproteins (HSP)70 (Weimann 2008). Glutamin ist in Deutschland als Dipeptamin® im Handel (Hersteller: Fresenius Kabi Deutschland GmbH).

Die erste größere klinische Studie, die unter parenteraler Glutaminsubstitution eine Senkung infektiöser Komplikationen und eine Verkürzung der Krankenhausverweildauer ergab, wurde mit Patienten nach Knochenmarktransplantation durchgeführt (Ziegler et al. 1992). Aufgrund fehlender Studien oder widersprüchlicher Studien vor allem unter alleiniger oder kombinierter Chemo- und Strahlentherapie wie auch hämatopoetischer Zelltransplantation wurden in den enteralen und parenteralen Leitlinien der DGEM und der ESPEN folgende Empfehlungen zu einer Glutaminsubstitution ausgesprochen.

Nicht chirurgische Onkologie: Keine Indikation zum routinemäßigen enteralen oder parenteralen Einsatz von Glutamin unter Chemo- oder/und Strahlentherapie oder bei hämatologischer Zelltransplantation (Arends et al. 2003; Arends et al. 2007).

Chirurgie: Keine Aussagen zu Glutamin unter enteraler Ernährung (Weimann et al. 2003); parenterale Ernährung postoperativ in der elektiven Chirurgie nur für enteral nicht adäquat ernährbare, schwer mangelernährte Patienten; keine generelle Empfehlung zum Einsatz (Weimann et al. 2007); die aktuelle DGEM-Leitlinie „Klinische Ernährung in der Chirurgie“ wiederholt diese Empfehlung (Weimann et al. 2013).

Intensivmedizin: Keine ausreichenden Daten für eine allgemeine enterale Supplementierung bei chirurgischen oder kritisch Kranken (Empfehlung aber für Trauma- und Verbrennungspatienten) (Kreymann et al. 2003); Empfehlung für kritisch Kranke, mehr als fünf Tage parenteral ernährte Patienten ohne erhebliche enterale Ernährung zusätzlich zur parenteralen Aminosäurenzufuhr 0,3–0,4 g/kg KG/d Glutamindipeptide (Kreymann et al. 2007).

Die Empfehlungen der ESPEN-Guidelines zur enteralen und parenteralen Ernährung entsprechen in Bezug auf die enterale Ernährung in der nicht chirurgischen Onkologie, der Chirurgie und der Intensivmedizin denen der DGEM, die im Detail oben aufgeführt sind. Bei den Empfehlungen zur parenteralen Ernährung gilt dies ebenso für die Chirurgie und die Intensivmedizin. Für Patienten unter hämatopoetischer Zelltransplantation hält die ESPEN dagegen eine glutaminergänzte parenterale Ernährung für günstig. Die Dosierungsempfehlung beträgt 0,5 g/kg KG/d Glutamindipeptid (Bozetti et al. 2009). Bemerkenswert ist, dass auch die A.S.P.E.N.-Leitlinien zur Ernährung von Tumorpatienten darauf hinweisen, dass pharmakologische Dosen von parenteralem Glutamin Patienten unter Zelltransplantation helfen können (August et al. 2009).

Exkurs

In den Jahren seit Veröffentlichung der Leitlinien sind neue Studien mit oral/enteraler und parenteraler Anwendung von Glutamin bei chirurgischen Patienten sowie Patienten unter Chemo- und/oder Radiotherapie veröffentlicht worden. Die meisten Studien hatten eine Senkung des Auftretens und der Stärke einer Mukositis bei Chemo- oder/und Radiotherapie zum Ziel. Ein Cochrane-Review findet dazu zehn Interventionen, die im Vergleich mit einem Placebo oder keiner Behandlung eine Mukositis entweder vermeiden oder die Schwere der Mukositis reduzieren können (Worthington et al. 2011). Unter diesen zehn Interventionen ist auch eine intravenöse Gabe von Glutamin. Die Autoren stellen fest, dass es insgesamt keine Evidenz für den Nutzen einer oralen Glutamin-Supplementierung in der Prävention der Mukositis gibt, dass aber eine weiche Evidenz dafür besteht, dass eine intravenöse Glutamin-Supplementation für die Prävention einer schweren Mukositis nützlich ist. Die effektive orale Dosierung von Glutamin liegt bei 20–30 g/d, bei parenteraler Ernährung bei 0,3–0,4 g/kg KG/d.

6.12.2 ω-3- und ω-6-Fettsäuren

Fette sind essenzielle Bestandteile jeder lebenden Zelle und haben eine entscheidende Bedeutung für die Integrität von Zellmembranen, als Energielieferanten sowie als Vorläufer vieler biologischer Substanzen. Bis auf die langkettigen mehrfach ungesättigten ω-3- und ω-6-Fettsäuren können alle notwendigen Fette im menschlichen Organismus aufgebaut werden.

Die ω-3- und ω-6-Fettsäuren haben aber einen entscheidenden Einfluss auf biologische Reaktionen. Zu den ω-3-Fettsäuren gehören α-Linolensäure, Eicosapentaensäuren (EPA) und Docosahexaensäure (DHA), zu den ω-6-Fettsäuren Linolsäure, γ-Linolensäure, Dihomogammalinolensäure und Arachidonsäure (AA).

Exkurs

Linolsäure und α-Linolensäure sind essenziell und müssen regelmäßig zugeführt werden. Gute Quellen für Linolsäure sind Sonnenblumen-, Distel-, Maiskeim-, Traubenkern- und Sojaöl sowie Fleisch. Die α-Linolensäure kommt in Lein-, Raps-, Hanf-, Soja- und Walnussöl vor. Die reichste Quelle ist Portulak, dessen Blätter als Salat gegessen werden (Vaupel et al. 2010). EPA und DHA sind ausschließlich in Fischöl aus Meeresfischen enthalten.

Sie konkurrieren bei der Desaturierung und Elongierung zur Bildung von AA bzw. EPA und DHA um die gleichen Enzyme. Dabei haben die Desaturasen und Elongasen eine größere Affinität zu den ω-3-Fettsäuren. Die ω-6- und ω-3- mehrfach ungesättigten Fettsäuren erfüllen vitale Funktionen. Als strukturelle Phospholipide der Zellmembranen modulieren sie die Membranfluidität und -permeabilität sowie Signalübertragungen und Interaktionen der Zellen. AA und EPA sind Ausgangsprodukte der sogenannten Eicosanoide – lokaler Mediatoren mit hormonähnlichen Wirkungen in sehr geringen Konzentrationen. Dabei entstehen durch das Enzym Cyclooxygenase (COX) Prostanoide – Prostaglandine (PGE) und Prostazykline (PGI) – sowie Thromboxane (TXA) und durch das Enzym Lipoxygenase (LO) Leukotriene (LT). Da die Phospholipide der Zellmembranen normalerweise viel höhere Anteile an AA als an EPA enthalten, ist die AA der überwiegende Eicosanoidvorläufer, was zur Bildung von Prostaglandinen, Prostazyklinen und Thromboxanen der 2er-Reihe (PGE2, PGI2, TXA2) und Leukotrienen der 4er-Reihe (LTB4, LTC4, LTD4) führt. Diese haben inflammations- und permeabilitätssteigernde Wirkungen, sind vaso- und bron-

chokonstriktorisch, führen zu einer starken Aktivierung polymorphkerniger neutrophiler Granulozyten und wirken gegen Tumoren stärker proliferativ. Im Gegensatz dazu werden aus EPA die Eicosanoide der 3er- und 5er-Reihe gebildet (PGE3, PGI3, TXA3, LTB5, LTC5, LTD5). Diese haben gegenteilige Effekte und wirken gegen Tumoren antiinflammatorisch und antiproliferativ.
Im Handel verfügbar sind ω-3-Fettsäuren – außer in Medikamenten – als Supplement (Omegaven®) und in zwei Infusionslösungen zur parenteralen Ernährung.

Exkurs

Die positiven Ergebnisse von In-vivo- und In-vitro-Studien mit ω-3-Fettsäuren hinsichtlich ihrer antiinflammatorischen, antiproliferativen und antikachektischen Wirkung führten zu klinischen Studien mit EPA und DHA als antikachektischem Agens (Murphy et al. 2011c). Die ersten Studien mit Fischöl oder EPA und DHA bei Patienten mit fortgeschrittenen Tumoren (meist Pankreaskarzinomen) und Gewichtsverlust ergaben vielversprechende Ergebnisse. Es zeigten sich positive Befunde beim Gewichtserhalt, der Zunahme der Magermasse, ein verbesserter Appetit und besseres Allgemeinbefinden sowie ein Anstieg der körperlichen Aktivität – in einer Untersuchung auch eine Lebensverlängerung (Gogos et al. 1998; Murphy et al. 2011c). Die Studien hatten meist geringe Patientenzahlen, waren unkontrolliert und nicht randomisiert. Nachfolgende Phase-III-Studien, randomisiert und mit größeren Patientenzahlen, konnten die ersten Befunde im Hinblick auf eine Gewichtszunahme und Zunahme der Magermasse nicht bestätigen. So kamen zwei Reviews zu gegensätzlichen Beurteilungen über die Effektivität von ω-3-Fettsäuren in der Behandlung der Tumorkachexie. Der Cochrane-Review stellte fest, dass die Daten insuffizient sind, um festzulegen, ob orales EPA therapeutisch besser ist als Placebo, und dass eine optimale EPA-Dosis nicht zu definieren ist (Dempsey et al. 2007). Der zweite Review, der nicht nur randomisierte, kontrollierte Studien einschloss, kam dagegen zu dem Schluss, dass Patienten mit fortgeschrittenen Tumoren von oralen Supplementen mit EPA profitieren, wobei eine Indikation zur Supplementierung bei Tumoren des oberen Gastrointestinaltrakts und Pankreas besteht. Die dabei beobachteten Vorteile sind ein Anstieg von Gewicht und Appetit, eine bessere Lebensqualität und eine verminderte postoperative Mortalität. Nach Meinung der Autoren fand sich kein Muster für die Kombination der verschiedenen ω-3-Fettsäuren. Die empfohlene Dosis betrug >1,5 g/d. Zudem stellten sie eine bessere Toleranz von Fischöl bei Anwendung fettarmer Formula für mindestens acht Wochen fest (Colomer et al. 2007).

In den DGEM-Leitlinien zur enteralen Ernährung wurden für Patienten mit Pankreaskarzinom und anhaltendem Gewichtsverlust zur Gewichtsstabilisierung orale Supplemente mit einem Gehalt von 2–3 g EPA (oder 4–6 g ω-3-Fettsäuren) empfohlen. Zudem wurde festgestellt, dass bei Patienten mit fortgeschrittener Tumorerkrankung die Einnahme von 18 g Fischöl als Kapseln die Überlebenszeit verlängern kann (Arends et al. 2003). In den ESPEN-Guidelines zur enteralen Ernährung in der nicht chirurgischen Onkologie wurde dokumentiert, dass es aufgrund der widersprüchlichen Evidenz aus den randomisierten klinischen Studien nicht möglich ist, definitive Schlussfolgerungen bezüglich einer Verbesserung des Ernährungszustands bzw. der körperlichen Funktionen durch ω-3-Fettsäuren zu ziehen, und dass eine Überlebensverlängerung bei fortgeschrittener Tumorerkankung unwahrscheinlich ist (Arends et al. 2006). Auch zum Einsatz bei hämatopoetischer Zelltransplantation wurde die Gabe von EPA aufgrund der unschlüssigen Datenlage nicht empfohlen. In der chirurgischen Onkologie gab es nur eine Empfehlung zum perioperativen Einsatz einer enteralen immunmodulierenden Formula, die zusätzlich zu den ω-3-Fettsäuren Arginin und Nukleotide enthielt (Weiman et al. 2006). In den DGEM- und ESPEN-Leitlinien zur parenteralen Ernährung in der nicht chirurgischen Onkologie gab es aufgrund fehlender Daten keine Empfehlungen zum Einsatz von ω-3-Fettsäuren (Arends et al. 2007; Bozzetti et al. 2009). In den ESPEN-Leitlinien zur parenteralen Ernährung in der Chirurgie sollte nach Meinung der Autoren ein optimaler Ernährungsplan für kritisch kranke chirurgische Patienten wahrscheinlich auch ergänzend ω-3-Fettsäuren enthalten (Braga et al. 2009). Interessant ist, dass die amerikanische Leitlinie der A. S. P. E. N. mit A-Evidenz die auch von der ESPEN empfohlene immunmodulierende enterale Formula für mangelernährte Patienten unter großen Tumoroperationen für nützlich hält – bei einer Anwendung 5–7 Tage präoperativ. Außerdem stellt sie mit B-Evidenz fest, dass eine Supplementierung von ω-3-Fettsäuren bei Tumorpatienten mit progressivem Gewichtsverlust und oraler Ernährung helfen kann, Gewicht zu stabilisieren (August et al. 2009). Die aktuelle DGEM-Leitlinie „Klinische Ernährung in der Chirurgie" empfiehlt, dass derzeit eine parenterale Supplementierung mit ω-3-Fettsäuren nur bei mangelernährten Patienten durchgeführt wird, die nicht adäquat enteral ernährt werden können und daher einer (sub)totalen parenteralen Ernährung bedürfen (Weimann et al. 2013).

In den letzten Jahren wurden vielversprechende neue Studien zu positiven Effekten von ω-3-Fettsäuren veröffentlicht. Diese Studien unterscheiden sich vom Design früherer Studien, was evtl. die unterschiedlichen Ergebnisse erklärt (Murphy et al. 2011c, 2012). Unterschiede finden sich in Bezug auf die Studiencompliance, die Messungen der Phospholipid- und EPA-Konzentrationen im Studienverlauf, in der Erfassung der Magermasse und v. a. im Zeitpunkt der Intervention. Durch die wahlweise Zufuhr von EPA in Kapseln oder als Flüssigkeit bzw. enteral via Sonde wurde die Compliance der Patienten deutlich erhöht. Regelmäßige Kontrollen der Plasmalipidspiegel im Studienverlauf konnten Eigensupplementierungen aufdecken – bei guter Compliance auch eine mangelnde Aufnahme von EPA und einen weiteren Gewichtsverlust. Die Ursachen hierfür sind unklar. Untersuchungen lassen vermuten, dass es bei aggressiven und fortgeschrittenen Tumoren zu Verlusten von Fettsäuren kommt (Cvetkovićet et al. 2010: Non-Hodgkin-Lymphom; Murphy et al. 2010, 2011d: Lungentumoren). Eine mögliche Rolle spielt auch die Krankheitskontrolle durch die Chemotherapie. Patienten mit fortgeschrittenem Tumorleiden und vollendeter Chemotherapie hatten stabile Fettsäurespiegel – auch noch einen Monat nach Therapieende. Dagegen fielen bei Patienten mit unvollständiger Chemotherapie aufgrund von Toxizität oder Krankheitsprogress die Fettsäurespiegel weiter. In früheren Studien wurden die unterschiedlichen Anteile der Magermasse, Muskel- und Organmagermasse nicht getrennt erfasst. In einem Teil der neuen Studien wurde die Magermasse spezifiziert erfasst. Von entscheidender Bedeutung ist die frühzeitige Intervention, da die Tumorpatienten früherer Untersuchungen zum Zeitpunkt der Intervention wahrscheinlich bereits therapierefraktär waren (Murphy et al. 2011c, 2012).

Nach der derzeitigen Datenlage verbessern ω-3-Fettsäuren wahrscheinlich Körpergewicht, Muskelmasse, Appetit und Lebensqualität, evtl. auch das Ansprechen auf eine Chemotherapie und das Gesamtüberleben. Die erforderliche Dosis an ω-3-Fettsäuren beträgt über 2 g/d.

7 Ernährung bei einzelnen Tumorerkrankungen und deren Tertiärprävention

Die ernährungsmedizinischen Probleme sind bei den einzelnen Tumorentitäten sehr unterschiedlich. Manche Erkrankungen gehen von vornherein mit einer Mangelernährung einher, bei anderen Erkrankungen kommt es unter der Therapie nicht zu einem Gewichtsverlust, sondern die Patienten nehmen eher Gewicht zu. Speziell bei älteren Tumorpatienten sollte vor Auswahl und Einleitung der Therapie im Rahmen eines geriatrischen Assessments der Ernährungsstatus mit Flüssigkeitsversorgung evaluiert werden (Lin u. Hahn 2009). Frühzeitige Interventionen sind in diesen Fällen sinnvoll.

Im Folgenden werden die wichtigsten Tumorentitäten bezüglich ihrer ernährungsmedizinischen Probleme und Herausforderungen dargestellt. Auch die jeweils spezifischen ernährungsmedizinischen Maßnahmen zur Rezidivprophylaxe und Tertiärprävention werden in diesem Kapitel diskutiert.

7.1 Kopf-Hals-Tumoren

Die Ursachen für diese Tumoren sind meist vermehrter Nikotin- und vor allem Alkoholabusus. Speziell durch Letzteren besteht bei diesen Patienten oft schon ein Mangel an Makro- und Mikronährstoffen (van Bokhorst u. van der Schueren et al. 1997). Bei einer Energiezufuhr von > 30 % als Alkohol fand sich ein Mikronährstoffmangel – durch eine verminderte Absorption bzw. gesteigerte Ausscheidung von Vitamin B_1, B_2, B_6, Folsäure, Vitamin A, C und D sowie erschöpfte Reserven von Vitamin K, Mg^{2+}, Phosphat, Selen und Zink (Weberhofer et al. 2007). Häufig sind die Patienten eher kachektisch und die Tumoren werden relativ spät erkannt. Dies bedeutet für die Ernährung eine frühzeitige Intervention, da die Patienten häufig normale feste Speisen nicht mehr kauen bzw. schlucken können. Entsprechend sollte rasch eine höherkalorische Nahrungszufuhr erfolgen. Dies ist durch die Zufuhr von oralen Supplementen (Kap. 4.4) oder durch die frühzeitige Anlage einer PEG und enterale Ernährung (Kap. 6.11.2) möglich.

Additiv leiden die Patienten an den Hauptnebenwirkungen der Chemo- und Radiotherapie wie Geschmacksstörungen, Stomatitis bzw. Mukositis – auch der oberen Speiseröhre. Dadurch verschlechtert sich die Nahrungsaufnahme des Patienten noch weiter, sodass eine ausreichende Kalorienzufuhr dringend erforderlich ist. Studien zeigen, dass nicht nur die Lebensqualität, sondern auch das Überleben durch eine frühzeitige Intervention verbessert werden kann (Ravasco et al. 2005). Neben Kalorien und Makronährstoffen muss bei dieser Patientengruppe auch auf die Mikronährstoffe – speziell einen Mangel an B-Vitaminen – geachtet werden. Bei der Diagnose und Therapieplanung sollte die Ernährungsintervention (meist PEG) unbedingt mitgeplant werden. In der chirurgischen Therapie wird dabei der Einsatz von immunmodulierenden Formula empfohlen (Stableforth et al. 2009).

7.2 Lungenkarzinome

Die Hauptursache des Lungenkarzinoms ist das Rauchen. Raucher haben meist ein vermindertes bzw. normales Körpergewicht. Der Tumorerkrankung vorausgehende und mögliche begleitende Lungenerkrankungen wie chronische Bronchitis, COPD oder Lungenemphysem gehen häufig mit einer Mangelernährung einher – das Lungenkarzinom selbst führt entsprechend des Stadiums zur Kachexie. Diese Mangelernährung erhöht die Therapiekosten und führt zu erhöhter Morbidität und Mortalität (Moreland 2010). Bei geplanter Operation hat die präoperative Kachexie, gemessen am Serumalbumin, zusätzlich Einfluss auf die Prognose (Haraguchi et al. 2009). Eine Gewichtszunahme ist durch die alleinige Gabe von einfachen Nahrungssupplementen (Kap. 4.4.3) bei diesen Patienten nicht zu erwarten, wenn nicht gleichzeitig eine Tumortherapie durchgeführt wird (Baldwin et al. 2011). Positiv ist eine intensivierte, protein- und kalorienreiche Ernährung in Kombination mit ω-3-Fettsäuren (van der Meji et al. 2010). Neue Untersuchungen haben speziell beim nicht-kleinzelligen Lungenkarzinom (NSCLC) nicht nur eine Zunahme der Muskelmasse und des Gewichtes durch die tägliche Gabe von 2,2 g Fischöl gezeigt (Murphy et al. 2011a), sondern auch ein verbessertes Ansprechen durch die Chemotherapie (Murphy et al. 2011b).
Die Therapie des Lungenkarzinoms besteht aus Operation und Chemo- und/oder Radiotherapie. Letztere führen wiederum zu ausgedehnter Mukositis im Bereich des oberen Gastrointestinaltrakts mit konsekutiver Verschlechterung der Nahrungsaufnahme. An eine frühzeitige Intensivierung der Ernährungsintervention mit enteraler Ernährung und auch gegebenenfalls additiver PE sollte gedacht werden. Zusätzlich zu den beschriebenen Ernährungsinterventionen sollte die sportliche Aktivität mit Ausdauertraining und Atemtherapie intensiviert werden.
Im Rahmen der Primärprävention zeigten Raucher eine erhöhte Inzidenz von Lungenkarzinomen, wenn sie höhere Dosen von Vitaminen – speziell β-Carotin und Vitamin A – zu sich nahmen (Gallichio et al. 2008). Entsprechend sollten unter Therapie und als Tertiärprophylaxe keine höheren Dosen von Vitaminen und Spurenelementen konsumiert werden. Zur Rezidivprophylaxe sollte der Patient das Rauchen spätestens bei Erstdiagnose einstellen, auf eine ausreichende Kalorienzufuhr mit Obst und Gemüse achten und sich mehr bewegen.

7.3 Nieren-, Ureter- und Blasenkarzinome

Karzinome der Niere bzw. der Blase und der Ureteren haben keine Auswirkungen auf den Ernährungszustand des Patienten bzw. es existieren generell keine ernährungsspezifischen Empfehlungen. Erst die Therapie mit Chemo- oder Radiotherapie haben Auswirkungen auf die Schleimhaut mit Beeinträchtigung des Nahrungs- und Flüssigkeitshaushalts.
Beim Blasenkarzinom mit Neoblase ist zu beachten, dass meist 40–70 cm Ileum zur Rekonstruktion der Blase benutzt werden. Hierdurch fallen Darmteile weg, die aber für die Ernährung – außer Rückresorption von Flüssigkeit und Gallensäure – keine Besonderheiten aufweisen. Eine regelmäßige Serumspiegelkontrolle von Vitaminen und Spurenelementen ist nicht erforderlich, außer für Vitamin B_{12}, das im terminalen Ileum resorbiert wird. Die Vitamin-B_{12}-Speicher reichen für 6–12 Monate. Eine Hochdosis-Vitamingabe parallel zur Stan-

dard-Chemo- bzw. Immuntherapie hat keinen Einfluss auf das Rezidivrisiko (Nepple et al. 2010).
Bei Nephrektomie ist die Leistung der Restniere zu beachten. Bei Funktionseinschränkung sollte eine speziell proteinangepasste Ernährung (Kap. 6.8.2) empfohlen werden.

7.4 Prostatakarzinome

Beim häufigsten Tumor des Mannes in der westlichen Welt existieren einige spezifische Ernährungsempfehlungen für die an Prostatakarzinom (PK) Erkrankten. Mehrere Publikationen zeigen positiven Einfluss für grünen Tee, Isoflavone, Lykopen sowie ω-3-Fettsäuren auf die Biologie und Tumorgenese des PK – sowohl bei der Entstehung als auch bezüglich des Progresses des Karzinoms (Hori et al. 2011). Davon ausgehend, dass verschiedene Zytokine bzw. Angiogenesefaktoren dabei eine Rolle spielen, wurde beispielsweise der Einfluss von niedriger Fettaufnahme und/oder Leinsamen randomisiert, kontrolliert untersucht. Eine Ernährung mit niedrigem Fettanteil führte zu einer deutlichen Reduktion der stimulierenden Zytokine, sodass eine Low-Fat-Diät für PK-Patienten empfohlen wird (Heymach et al. 2011). Ähnliche Resultate konnte für den vermehrten Genuss von Roggen- und Kleiebrot im Vergleich zu Weizenprodukten gezeigt werden. Diese Diät führt zur Reduktion von Homocystein, Leptin, Insulinsekretion und PSA (Moazzami et al. 2011). Lykopen, ein hellrotes Carotinoid-Pigment, wurde in den vergangenen Jahren intensiv untersucht. Vielversprechende Daten zur Progressreduktion konnten für Tomaten bzw. Tomatenprodukte gefunden werden (Salem et al. 2011). Das reine Lykopen hatte keinen Einfluss auf das Karzinomgeschehen (Chang et al. 2011). Auch in dieser Arbeit zeigte ein hoher Fettkonsum ein deutliches Risiko für ein PK, wobei speziell ω-6-Fettsäuren wegen ihres Effektes auf Inflammation und oxidativen Stress dafür verantwortlich gemacht werden (Kristal et al. 2010).
Für die Tertiärprävention gelten die Empfehlungen zur Primärprävention, das heißt Reduktion des Körpergewichts (Saxe et al. 2008), des Fettkonsums, des Genusses von rotem und/oder verarbeitetem Fleisch und die vermehrte Einnahme von Vitamin E. Interessanterweise konnten Überlebende nach PK ihre Ernährungs- und Sportgewohnheiten verbessern, indem sie gezielt – durch eine zehnmonatige per E-Mail verschickte Diätplan-Intervention – ihren Konsum an Fleisch und gesättigten Fettsäuren reduzieren bzw. den Obst- und Gemüsekonsum steigern konnten (Christy et al. 2011).
Die große SELECT-Studie, die randomisiert untersuchte, ob Vitamin-E-Substitution (α-Tocopherol) und/oder Selennatrium Auswirkungen auf den Verlauf des Prostatakarzinoms haben, musste vorzeitig abgebrochen werden. Im Vitamin-E-Arm entwickelten sich vermehrt Prostatakarzinome (Klein et al. 2011), im Selen-Arm mehr Diabetes mellitus.
Alle Empfehlungen sind aber inkonklusiv, da kaum Interventionsstudien existieren, sondern meist epidemiologische Untersuchungen. Zusammenfassend ergeben sich als Primär-, Tertiär- und Progressprävention:

- Lebensstil ändern mit Gewichtsreduktion (mehr körperliche Aktivität),
- fettreduzierte Ernährung mit mehr ω-3- und weniger ω-6-Fettsäuren,
- Obst- und Gemüseaufnahme intensivieren,
- keine Vitamine bzw. Spurenelemente additiv, speziell in hohen Dosen, einnehmen, sondern über die „ganzen" Früchte aufnehmen.

Die Therapie des PK führt durch eine Reduktion der männlichen Geschlechtshormone zu einer Umverteilung des Fettes und Reduktion der Muskelmasse – mit möglicher Gewichtszunahme mit einem hohen Fettanteil. Die operativen Verfahren haben keinen Einfluss auf die Ernährungssituation, dagegen können Radio- und Chemotherapie zu einer radiogenen Schädigung der Darmschleimhaut führen – mit konsekutivem Flüssigkeits- und Eiweißverlust.

7.5 Hodenkarzinome

Die häufigste Tumorerkrankung für Männer im Alter von 25–50 Jahren hat keine besondere ernährungsmedizinische Bedeutung – auch nicht während der Therapie. Patienten entwickeln selten eine Mangelernährung. Ältere Untersuchungen zeigen eine Häufung dieser Tumoren bei vermehrtem Konsum von Milchprodukten (Garner et al. 2003) und viel Nahrungsfett (Sigurdson et al. 1999); inwieweit dies Bedeutung in der Tertiärprävention hat, ist nicht belegt. Eine Lebensstiländerung mit Reduktion des Fettkonsums ist trotzdem sicher sinnvoll.

7.6 Lymphome

Patienten mit Lymphzell-Erkrankungen (CLL, hochmalignes Lymphom, multiples Myelom, ZNS-Lymphome, Hodgkin-Lymphom) weisen bei Erstdiagnose keinen Gewichtsverlust, keine Mangelernährung und keine anderen ernährungsmedizisch relevanten Veränderungen auf. Nur bei der Zöliakie gibt es eine Häufung von malignen Lymphomen, den Enteropathie-assozierten T-Zell-Lymphomen. Bei der Sprue und deren gastrointestinalen Lymphomen kommt es zu Gewichtverlust, Diarrhö und Malabsorption.

Unter der Lymphomtherapie kommt es häufiger zur Gewichtszunahme und Entwicklung des Steroid-Diabetes durch die therapeutisch genutzten Glucocorticoide. Weitere Nebenwirkungen von Cortison sind eine Abnahme der Muskelmasse und Osteoporose; es sollte auf eine eiweißreiche Kost in Kombination mit Bewegung, Calcium und Vitamin-D-Substitution geachtet werden. Nach Ausbehandlung eines Zöliakie-assoziierten Lymphoms ist die glutenfreie Diät weiterhin dringend erforderlich (Olen et al. 2011).

Zur Tertiärprävention liegen keine Untersuchungen vor. Wiederum sollten die potenziellen Ursachen der Lymphomentstehung – zum Teil widersprüchlich in epidemiologischen Untersuchungen – wie vermehrt rotes Fleisch (Chang et al. 2005), viele Milchprodukte (Chang et al. 2005) und ausgeprägtes Übergewicht (Lim et al. 2007) vermieden werden. Für die vorbeschrieben tierischen Lebensmittel fand die EPIC-Untersuchung dagegen keinen Zusammenhang (Rohrmann et al. 2011) und das InterLymph-Consortium fand keine Beziehung zum BMI für die meisten Lymphome (Willet et al. 2008).

Die Aufnahme von Gemüse und Obst sollte schon während der Therapie intensiviert werden (Han et al. 2010). Daten zur intensivierten Vitaminprophylaxe sind negativ (Bertrand et al. 2011). Interessant sind aktuelle Daten bezüglich Lymphomprogress und -überleben und Vitamin-D-Status bei Erstdiagnose für CLL (Shanafeldt et al. 2011) und B- und T-Zell-Lymphome (Drake et al. 2010), die einen schlechteren Verlauf der Lymphome bei Vitamin-D-Mangel bei Erstdiagnose fanden. Ob sich diese Daten reproduzieren lassen und ob eine rasche Substitution Auswirkung auf den Verlauf hat, muss abgewartet werden.

7.7 Leukämien

Wie bei den Lymphomen liegt selten eine Mangelernährung vor. Auch bei den Leukämien führt eher die Therapie zur Gewichtszunahme – auch durch die Glucocorticoide und speziell bei den Therapieprotokollen der ALL. Wiederum kommt es bei vielen Patienten während der Therapie zu einem Verlust der Muskelmasse, einer Zunahme der Fettmasse und der interstitiellen Flüssigkeit. Auf Proteinzufuhr, Calcium und Vitamin-D-Prophylaxe ist zu achten. Wegen der Zytopenie wird generell eine keimarme Ernährung empfohlen. Aber in der bisher einzigen großen randomisierten Studie gab es auch bei Genuss von rohen Nahrungsmitteln (Obst, Gemüse), wenn sie ausreichend unter Fließwasser gewaschen werden, keine vermehrten Infekte (Gardner et al. 2008). Liegt keine schwere Mukositis des gesamten Magen-Darm-Trakts vor, ist Obst- und Gemüsekonsum bei ausreichender Reinigung der Lebensmittel möglich. Zur Tertiärprävention liegen keine Daten vor. Die wenigen ernährungsspezifischen Untersuchungen zur Entstehung der Leukämie sind epidemiologische Studien, die neben dem Rauchen den Fleischkonsum als Risiko identifizieren (Ma et al. 2010). Bei den Getränken stellen Alkohol und Kaffee ein Risiko dar (Li et al. 2006). Ob sich dies auf die Tertiärprophylaxe übertragen lässt, ist unklar. Es gelten wieder die Standardempfehlungen: mehr körperliche Aktivität, Gewichtsoptimierung, weniger Fett- und Fleischkonsum und mehr Obst und Gemüse.

7.8 Gynäkologische Karzinome

Die häufigsten gynäkologischen Karzinome (Mamma, Endometrium) sind hormonabhängig. Da das Fettgewebe und hier speziell das viszerale Fett vermehrt Östrogen speichert und anschließend wieder abgibt, stellt die Adipositas den Hauptrisikofaktor für die Entwicklung dieser Tumoren dar.

7.8.1 Mammakarzinome

Bei Erstdiagnose des Mammakarzinoms sind viele Patientinnen meist übergewichtig und wirken nicht mangelernährt. Bei der Anamnese fällt aber entsprechend der Definition der Mangelernährung/Kachexie auf, dass sie in den vergangenen Wochen abgenommen haben. Leider ist nicht das Fettgewebe reduziert, sondern die Frauen verlieren Muskelmasse und Protein. Da sie meist schon immer mit dem Gewicht gekämpft haben, wird diese Entwicklung primär als positiv und nicht als Auffälligkeit bewertet. Da eine Gewichtsreduktion von > 5 % als Mangelernährung bezüglich Makro- und Mikronährstoffen anzusehen ist, muss unter der Karzinom-Akuttherapie eine weitere Gewichtsreduktion dringend vermieden werden. Unter der Behandlung wird eine eiweißreiche, orale Ernährung in Kombination mit regelmäßiger sportlicher Aktivität empfohlen – unter Beibehaltung des aktuellen Gewichtes. Intensive Vitamin- und Spurenelementeinnahme unter Therapie sind wegen Interaktionen abzulehnen (Lawenda et al. 2008). Das Rezidivrisiko ist wiederum deutlich erhöht bei adipösen Frauen (Chlebowski et al. 2002), sodass die Gewichtsreduktion nach Abschluss der Therapie das Wichtigste ist. Dies gilt für Patientinnen in der prä- und in der postmenopausalen Situation – sowohl für die Mammakarzinom-spezifische Mortalität als auch für die Gesamtmortalität (Hauner et al. 2011). Bei Gewichtszunahme nach der Erstdiagnose, was die meisten Patientinnen erleben, sind ebenfalls die Mortalitäten erhöht, das Rezidivrisiko aber nicht eindeutig beeinflusst. Positiv lässt sich die Mortalität mit viel Obst, Gemüse, Vollkornprodukten, ballaststoffreicher Kost, Geflügel und Fisch beeinflussen – typisch westliche Ernährung ist ungünstig (Kwan et al. 2009; Kroenke 2005; McEligot et al. 2006). Einzelnahrungsmittel bzw. Inhaltsstoffe wie Soja (Dong et al. 2011), grüner Tee (Inoue et al. 2001) oder Epigallocatechingallat (EGCG) (Seely et al. 2005) zeigen inkonklusive Ergebnisse, sodass eine generelle Empfehlung nicht ausgesprochen werden kann. Gleiches gilt für die Vitamin- und Spurenelementsubstitution in pharmazeutischen Einzel- und Kombinationspräparaten (Patterson et al. 2010). Dagegen zeigt die vermehrte Zufuhr in natürlichen Nahrungsmitteln von Calcium, Vitamin B_2, C oder D zum Teil positive Effekte (Holmes et al. 1999).

Neben Gewichts- und Fettzufuhrreduktion ist die sportliche Aktivität als Rezidiv- und Mortalitätsprophylaxe (Holmes et al. 2006; Holick et al. 2008) äußerst wichtig. Wenn diese noch mit viel Obst- und Gemüsezufuhr kombiniert wird, verbessert sich das rezidivfreie Überleben signifikant (Pierce et al. 2007). Bei jeder Patientin mit Mammakarzinom ist unter und nach Therapie eine ernährungsmedizinische Beratung wichtig.

7.8.2 Endometriumkarzinome

Da das Endometriumkarzinom ebenfalls hormonabhängig ist, gelten die Empfehlungen für das Mammakarzinom auch beim Endometriumkarzinom. Es ist übergewichtsabhängig (Dossus et al. 2010; McCullough et al. 2008) und wie beim Mammakarzinom ist die Gewichtsreduktion sowie die intensive sportliche Aktivität die wichtigste Tertiärprävention (Na u. Oliynyk 2011).

7.8.3 Ovarial-, Zervix- und Vulvakarzinome

Patientinnen mit diesen Karzinomen haben meist bei Erstdiagnose keine besonderen Ernährungsprobleme – außer das Tumorstadium ist fortgeschritten. Dagegen ist ein erhöhter BMI wiederum ein erheblicher Risikofaktor (Leitzmann et al. 2009). Ein schlechter Ernährungsstatus bei Therapiebeginn ist mit einem schlechteren Therapieergebnis assoziiert (Kathiresan et al. 2011). Neben den Nebenwirkungen der Therapie führt speziell beim Ovarialkarzinom seine peritoneale Metastasierung zu einer die Nahrungsaufnahme beeinträchtigenden Nebenwirkung – die Ummauerung des Gastrointestinaltrakts. Stenosen führen zu Subileus und Ileus mit den entsprechenden Symptomen, sodass weder eine orale noch parenterale Ernährung möglich ist. Da meist ein Portsystem für die Chemotherapie gelegt wurde, kann dies jetzt zur additiven bzw. totalen parenteralen Ernährung genutzt werden – bei Patientinnen in gutem Allgemeinzustand (Madhok et al. 2011). Additiv sollte die körperliche Aktivität intensiviert werden (von Gruenigen et al. 2011). Wie bei der Primärprävention gibt es keine Empfehlung zur Tertiärprävention (Chandran et al. 2011) bezüglich verschiedener Lebensmittel entsprechend der Ernährungsempfehlungen der amerikanischen Ernährungsgesellschaft.

7.9 Ösophagus- und Magenkarzinome

Diese beiden Entitäten werden nicht nur wegen ihres anatomischen Überganges, sondern auch wegen ihrer ähnlichen Histologie und Nährstoffursachen in einem Kapitel besprochen.

Ösophaguskarzinome: Sie fallen in den meisten Fällen durch Schluckstörungen, Essensregurgitationen und Erbrechen auf – sowie durch progredienten Gewichtsverlust. Eine sofortige ernährungsmedizinische Betreuung ist bei dieser Entität immer indiziert. Schon während des Stagings sollten additiv zur flüssigen, pürierten und hochkalorischen Kost Nahrungssupplemente rezeptiert werden. Entsprechend der geplanten Therapie müssen die Kalorien langfristig mittels enteraler Ernährung (Kap. 6.11.2) oder bei geplanter kombinierter operativer Behandlung zeitweise additiv als parenterale Ernährung (Kap. 6.11.3) zugeführt werden.

Vor Anlage einer PEG ist Rücksprache mit dem Chirurgen zu halten, da möglicherweise die PEG den Magenhochzug als Interponat bei radikaler Operation beeinflusst. Wie bei Hals-Nasen-Ohren-Tumoren haben viele der Ösophaguskarzinom-Patienten bedingt durch einen chronischen Alkoholkonsum einen Mangel an Vitaminen. Eine Mikronährstoff-Supplementationen ist entsprechend erforderlich.

Magenkarzinome: Patienten mit Magenkarzinom fallen durch Übelkeit, Erbrechen, Völlegefühl und mangelnde Nahrungsaufnahme auf. Auch sie leiden an einen progredienten Gewichtsverlust, sodass bei Erstdiagnose häufig eine Mangelernährung vorliegt. Auch hier ist eine frühzeitige ernährungsmedizinische Beratung und Intervention nötig. Bei bestehender Passagebehinderung ist flüssige Kost sowie Supplementation nötig, in palliativer Situation und bei proximalem Magentumor ist auch die Anlage einer PEG (Kap. 4.4.4) indiziert. Frühzeitig ist bei geplanter Gastrektomie eine kurzzeitige parenterale Ernährung nötig. Eine präoperative orale Immunonutrition vor Gastrektomie mit Arginin und ω-3-Fettsäuren hat sich bewährt, um die postoperativen Infekte bzw. die Infektionstage zu reduzieren (Zhang et al. 2009). Die Ernährung nach Gastrektomie wird in Kapitel 4.4.2 besprochen.

Bei der Tertiärprävention müssen unterschieden werden:

- Plattenepithelkarzinome des Ösophagus,
- Adenokarzinome des Ösophagus,
- Adenokarzinome der Kardia des Magens,
- andere Karzinome des Magens.

Die Ursachen für das Auftreten der Karzinome im oberen Gastrointestinaltrakt sind nur aus epidemiologischen Untersuchungen bekannt. Neben dem männlichen Geschlecht (Freedman et al. 2010) findet sich ein erhöhter Fettkonsum als Risikofaktor für Magenkarzinome (Chajes et al. 2011) und ein erhöhter Obst- und Gemüsekonsum schützt vor den beiden obigen Ösophagussubentitäten (Steevens et al. 2011). Gleiches gilt für den Konsum von mediterraner Kost für das Magenkarzinom (Buckland et al. 2010).

Bestätigt wurde dies in einer epidemiologischen Untersuchung (Navarro Silvera et al. 2011), die ferner Übergewicht und die Refluxkrankheit mit dem Adenokarzinom des Ösophagus und Alkohol als Risikofaktor für die Plattenepithelkarzinome beschreibt (Steevens et al. 2010). Vermehrter Fleischkonsum ist ein Risikofaktor für alle obigen Entitäten (Navarro Silvera et al. 2011; Shibata u. Parsonnet 2006) – ebenso ausgedehnter Alkoholkonsum (≥60 g/d) für Nicht-Kardiakarzinome des Magens (Duell et al. 2011). Chronische Helicobacter-pylori-Besiedelung ist ein weiterer signifikanter Ri-

sikofaktor für Magenkarzinome (Shibata u. Parsonnet 2006), lässt sich aber durch eine bestimmte Diät nicht beeinflussen (Bastos et al. 2010).
Bei beiden Entitäten sollte als Tertiärprävention der Konsum von Alkohol, Fleisch, Fett, Kalorien und Nikotin reduziert sowie vermehrt Obst und Gemüse konsumiert werden.

7.10 Leberzellkarzinome

Leberkarzinome führen nicht zu ausgeprägten Mangelerscheinungen – außer es liegt eine ausgeprägte Leberzirrhose mit Aszites und entsprechender Kompression der oberen gastrointestinalen Organe vor. Gelegentlich beklagen die Patienten Abneigung gegen Fett. Hauptursache des Leberkarzinoms ist in Mitteleuropa die äthyltoxische Leberzirrhose. Wie bei HNO-Karzinomen liegen gehäuft Vitamin- und Spurenelementmangelzustände vor. Bei Chemotherapie treten die üblichen Nebenwirkungen wie Übelkeit, Erbrechen und Stomatitis auf. Die gegebenenfalls nötige Ernährung sollte der Leberfunktion (s. Kap. 6.8.1) angepasst werden.

7.11 Gallenblasen- und Gallenwegskarzinome

Erst im fortgeschrittenen Stadium beklagen die Patienten ernährungsmedizinisch relevante Probleme wie Fettunverträglichkeit, Übelkeit, Erbrechen sowie Diarrhö, da abhängig von der Lage des Tumors nicht mehr ausreichend Gallensäuren zur Verfügung stehen. Fettarme Ernährung, kleine Portionen und ausreichend Kilokalorien sollten gegessen werden. Bei fortgeschrittener Erkrankung und Metastasierung der Leber tritt als Komplikation Aszites auf mit Kompression des oberen Gastrointestinaltrakts. Hochkalorische, zum Teil auch eiweißreiche Ernährung, kann das Gewicht stabilisieren, eine Gewichtszunahme außer durch Aszites ist nicht zu erwarten.

7.12 Dünndarmkarzinome

Tumorerkrankungen in diesem Bereich führen erst spät zu Symptomen. Bei Stenosierungen kommt es zu Oberbauchbeschwerden, Übelkeit und Erbrechen. Entsprechend der Passage ist die Ernährung anzupassen; bei inoperablem Ileus und stabilem Allgemeinzustand sollte auch eine parenterale Ernährung über lange Zeit diskutiert werden. Die Folgen der Dünndarmresektion werden im Kapitel Kurzdarmsyndrom (Kap. 4.4.2) beschrieben. Da die Zöliakie unter anderem ein Risikofaktor für dieses Karzinom ist, sollte auch nach Behandlung des Dünndarmkarzinoms bei Zöliakie die Ernährung glutenfrei sein (Catassi et al. 2005). Des Weiteren sollte der Fett- und Fleischkonsum (Cross et al. 2008) und der Zucker-, Pasta- und Kohlenhydratgenuss eingeschränkt werden (Negri et al. 1999). Dagegen sind wiederum Früchte, Gemüse und höherer Konsum von Korn protektiv (Schatzkin et al. 2008).

7.13 Kolon- und Rektumkarzinome

Die Symptome des Kolon- bzw. Rektumkarzinoms beinhalten bei Erstdiagnose neben der Blutbeimengung beim Stuhlgang oft einen Wechsel zwischen Obstipation und

Diarrhö. Dadurch kommt es gehäuft zu Flüssigkeitsverlust und Exsikkose des Patienten. Besteht die Symptomatik schon länger, kann als zusätzliche Auffälligkeit auch eine Mangelernährung auftreten. Entsprechend der Größe und Lage des Tumors stellt sich der Patient sogar mit dem Bild eines Ileus vor. Alle Patienten sollten bei Erstdiagnose einen Ernährungsstatus und eine Ernährungsberatung erhalten, die während der Therapie regelmäßig wiederholt werden sollten.

Die primäre Therapie ist die operative Versorgung. Erfolgt sie nicht notfallmäßig, so hat sich auch in der kolorektalen Chirurgie die präoperative orale Glucose-, Elektrolyt- und Flüssigkeitsgabe zur Vermeidung von postoperativen Komplikationen bewährt (Kaska et al. 2010). Der postoperative enterale bzw. orale Kostaufbau kann zügig erfolgen. Ist er nicht schnell genug, ist eine moderate additive parenterale Ernährung erforderlich und kann ebenfalls den postoperativen Verlauf verbessern (Chen et al. 2011). Die operativen Folgen wie beispielsweise die Ernährung bei Stoma bzw. beim Kurzdarmsyndrom werden separat in Kapitel 4.4.2 diskutiert.

Chemotherapie ist die zweite Säule der Behandlung. Sie erfolgt neoadjuvant, adjuvant oder in palliativer Intention. Viele Zytostatika, die zur Behandlung des Kolonkarzinoms eingesetzt werden, führen zur Mukositis und ferner per se zur intensiven Diarrhö – beispielsweise Irinotecan. Prophylaktische Medikation (Loperamid) und intensive Flüssigkeitszufuhr sollen helfen, eine Exsikkose zu vermeiden. Es wird eine ballaststoffarme und eiweißreiche Kost empfohlen, wobei bei möglicher Malassimilation eine Verminderung der Serumelektrolyte, -vitamine und -spurenelemente beachtet werden sollte. Eine spezielle Ernährung ist auch bei der Einnahme von Chemotherapeutika zu beachten; orales Tegafur (UFT®), ein Prodrug von 5-Fluoruracil und Uracil, sollte nicht zusammen mit Nahrung eingenommen werden, da die maximale Plasmakonzentration sowohl bei fettreicher als auch bei fettarmer Ernährung deutlich reduziert ist (Furuhata et al. 2009). Erhalten die Patienten zusätzlich noch eine Radiotherapie, so konnte die Verbesserung des Überlebens durch Ernährungsberatung sogar in einer randomisierten Studie signifikant gezeigt werden (Ravasco et al. 2005).

Zur Tertiärprävention liegen kaum Studien vor; wiederum zeigen Lebensstilveränderungen nach Abschluss der Kolonkarzinomtherapie – beispielsweise Sport und eine Ernährungsumstellung – positive Auswirkungen für den Tumorpatienten (Bourke et al. 2011); Gleiches gilt für die Primärprävention (Kirkegaard et al. 2010). Legt man Untersuchungsergebnisse zum Risiko dieser Tumorentitäten zugrunde, so sollte eine ballaststoffreiche Ernährung (Dahm et al. 2010) mit Obst und Gemüse konsumiert werden, wobei die inverse Beziehung zwischen der Aufnahmemenge und der Tumorinzidenz schwach (Aune et al. 2011) bzw. nicht eindeutig ist (Koushik et al. 2007). Als weiterer Risikofaktor steht das Übergewicht im Vordergrund, das eine chronische Inflammation speziell in der kolorektalen Mukosa verursacht (Pendyala et al. 2011). So führt eine Gewichtsreduktion zur Reduktion der Inflammation und könnte das Tumorrisiko vermindern (Pendyala et al. 2011). Ähnliche Mechanismen stellen auch die Grundlage für die positiven Auswirkungen einer ASS-Therapie (Din et al. 2010), der Wirkung von nichtsteroidalen Antiphlogistika (Ruder et al. 2011) und von Flavonen (Bobe et al. 2010) zur Reduktion der Tumor- respektive Adenominzidenz dar. Letzteres kann auch durch eine spezielle Ernährung mit viel Ballaststoffen, Obst und Gemüse und wenig Fett

erreicht werden (Sansbury et al. 2009). Wiederum ist der Fleischkonsum ein Risikofaktor für diese Entitäten, wobei speziell heißes Fleisch durch DNA-Schädigung zum Tumor führen kann. Verschiedene Nahrungsmittel wie Joghurt und Brokkoli oder Blumenkohl können das verhindern (Shaughnessy et al. 2011). In epidemiologischen Untersuchungen fand sich wiederum ein deutlich erniedrigter Vitamin-D- (Jenab et al. 2010) und Vitamin-B_6-Spiegel (Larsson et al. 2010) bei Erstdiagnose. In anderen Untersuchungen zeigten vermehrter Fett- und Fleischkonsum keinen eindeutigen Zusammenhang zur Tumorinzidenz (Liu et al. 2011) und viel Fischkonsum verhindert auch nicht eindeutig eine Schädigung der Mukosa (Joosen et al. 2010).
Die Empfehlungen zur Rezidivprävention beinhalten eine Lebensstilveränderung mit viel Obst, Gemüse, körperlicher Aktivität und ausreichend Ballaststoffen.

7.14 Analkarzinome

Diese Tumoren werden relativ früh diagnostiziert und haben keine ernährungsmedizinischen Probleme. Diese treten erst durch die Therapie auf – Diarrhö (Strahlenkolitis) mit konsekutiver Exsikkose; entsprechend muss ernährt und substituiert werden. Abhängig von der Operationsart – endständiges Stoma oder Kontinuitätserhaltung – sind die Auswirkungen unterschiedlich.

7.15 Pankreaskarzinome

Wegen geringer Frühsymptome wird diese Erkrankung meist erst in einem lokal fortgeschrittenen bzw. metastasierten Stadium diagnostiziert. Die meisten Patienten haben zu diesem Zeitpunkt schon einen ausgeprägten Gewichtsverlust. Sie klagen über Appetitlosigkeit, Schmerzen und entwickeln gelegentlich einen Ikterus. Die ernährungsmedizinische Intervention beinhaltet eine ausreichende Kalorien- sowie Mikro- und Makronährstoffzufuhr. Außer kompletter Alkoholkarenz existieren keine spezifischen Ernährungsempfehlungen. Gelegentlich kommt es bei ausgedehnten Tumoren zur Entwicklung eines Diabetes mellitus, der entsprechend mit Insulinsubstitution behandelt werden muss. Bei exkretorischer Beeinträchtigung kann es zu Verdauungsstörungen von Fett (Steatorrhö) und zur Malabsorption von fettlöslichen Vitaminen kommen. Eine ausreichende Substitution mit Pankreasfermenten mindert diese Beschwerden. Bei progredienten Tumorleiden mit Ummauerung des Gastrointestinaltrakts kann eine tiefe PEJ (s. Kap. 4.4.4) zur Ernährung angelegt werden. Ferner kann in dieser Situation – bei Behinderung der Gastrointestinalpassage – auch eine frühzeitige parenterale Ernährung geplant werden.
Ist eine operative Entfernung des Tumors nicht möglich – bei über 90 % der Patienten – liegt von vornherein eine rein palliative Betreuung vor. Die Intensität der nötigen Interventionen zur Ernährung sollte in dieser Situation immer intensiv mit dem Patienten abgesprochen werden. Die Ernährung bei Pankreatektomie wird unter operativer Therapie besprochen. Die Tertiärprävention beinhaltet wiederum eine Änderung des Lebensstils, da Übergewicht (Krejs 2010), Alkohol (Duell 2012), Fettstoffwechselstörungen bei fettreicher Ernährung (Anderson et al. 2009) sowie das Rauchen (Anderson et al. 2009) die Hauptursachen dieses Karzinoms sind.

7.16 Karzinoidtumoren

Karzinoidtumoren gehören zu den neuroendokrinen Tumoren. Patienten beklagen ein sogenanntes Karzinoidsyndrom mit anfallsartigen Hitzewallungen, Rötung von Gesicht und Hals, Herzjagen und Schwitzen – aber auch Durchfällen, Bauchschmerzen und Gewichtsverlust. Eventuell sind intermittierende schmerzhafte Subileuszustände, Asthmaanfälle oder pellagraartige Hautveränderungen (Tryptophanmangel) möglich. Ein Karzinoid des Gastrointestinaltrakts kann zu Stenosesymptomen führen. Die Resektion des Primärtumors steht im Vordergrund. Die häufigste Lokalisation des Primärtumors ist im Appendix lokalisiert, 15 % im Ileum bzw. 25 % im Enddarm. Am häufigsten wird vermehrt Serotonin produziert. Daher sollten zur Vermeidung von zusätzlicher Flashsymptomatik serotoninhaltige Nahrungsmittel (Schokolade, Rotwein, manche Obst- und Gemüsesorten) vermieden werden. Vollwertige hochkalorische Ernährung ist neben der operativen Sanierung das Mittel der Wahl bei kurativ zu entfernenden Karzinoiden. Abhängig von der Lage des Tumors und einer möglichen gastrointestinalen Stenosesymptomatik kann eine orale, enterale und gegebenenfalls auch parenterale Ernährung durchgeführt werden.

7.17 Hauttumoren

Nur im organmetastasierten Stadium führen diese Erkrankungen zu Mangelernährung und Organdysfunktionen. Eine entsprechende Ernährungsbetreuung ist dann erforderlich.

8 Ernährung in der palliativen Situation und Sterbephase

8.1 Definition

Der zeitliche Rahmen der Begriffe „Palliativphase“, „Terminalphase“, „Finalphase“ und „Sterbephase“ eines Patienten – speziell in der Hämatologie/Onkologie – ist nicht eindeutig definiert.

Viele Tumorpatienten befinden sich in einer palliativen Situation, in einer nicht kurativen Therapiesituation, leben aber noch viele Jahre – auch bedingt durch viele neue Medikamente und eine intensive supportive Therapie. Dazu gehört auch die Ernährungstherapie, die bei aktiver Behandlung des Tumorpatienten ethisch unstrittig ist (Jones 2007). Zur Empfehlung der ernährungsmedizinischen Betreuung werden in Anlehnung an Bachmann (Bachmann et al. 2003) von uns folgende Zeitfenster vor dem zu erwartenden Versterben definiert:

- palliative Phase: die letzten Monate bzw. Wochen des Lebens,
- finale Phase oder Sterbephase: die letzten Tage bzw. Stunden des Lebens.

8.2 Palliative Phase

Die Definition der WHO bezüglich der palliativen Versorgung aller Patienten beinhaltet auch die Ernährungstherapie. Denn die palliative Versorgung sollte:

- die Lebensqualität des Patienten und der Angehörigen verbessern,
- den Patienten bis zu seinem Tod so aktiv wie möglich halten und
- frühzeitig evaluiert werden – in Verbindung mit anderen Therapien zur Lebensverlängerung (www.who.int/cancer/palliative/definition/en).

Für die palliative Situation existieren keine Daten aus randomisierten Studien, die die medizinisch kontrollierte Ernährungstherapie eindeutig unterstützen. Auch von der Cochrane Collaboration wurde bestätigt, dass nur qualitativ insuffiziente Untersuchungen existieren, um eine Empfehlung bezüglich medizinisch-assistierter Ernährung und Flüssigkeitssubstitution beim palliativen Patienten zu geben (Good et al. 2011a, b).

Die Entscheidung, eine artifizielle Ernährungs- oder Flüssigkeitstherapie beim palliativen Patienten einzuleiten oder nicht zu beginnen, ist oft eine der komplexesten und schwierigsten Entscheidungen eines klinisch tätigen Arztes (Geppert et al. 2010). Sie ist ein großes ethisches Problem, das mit Patienten, Angehörigen und allen weiteren Personen, die in die Betreuung des Patienten eingebunden sind, besprochen werden sollte.

Das Gespräch über die Ernährung bietet die Chance und ist ein guter Anlass, über die Prognose zu sprechen. Besonders die Angehörigen haben Probleme, wenn der Patient nicht mehr ausreichend isst. Bei der Aufklärung sollte berücksichtigt werden, dass eine zu hohe Nährstoffzufuhr zusätzliche Probleme auslösen kann – beispielsweise Erbrechen, Völlegefühl oder Unwohlsein. Ferner wird dem Patienten auch der Druck genommen, „essen zu müssen“. Bei dieser eher ethischen Entscheidung sollte man für bzw. mit dem Patienten zu den folgenden Fragen Entscheidungen treffen (Geppert et al. 2010):

- Nützt die Therapie dem Patienten?
- Schade ich dem Patienten?
- Provoziere ich Nebenwirkungen – beispielsweise durch eine PEG-Anlage?

Der Nutzen der Therapie muss gegenüber den Risiken – physischen, psychologischen, mechanischen und dem Infektionsrisiko – überwiegen.

Tab. 8-1 Leitlinien zur künstlichen Ernährung außerhalb einer antitumoralen Therapie (nach Arends et al. 2007; Bozzetti et al. 2009)

DGEM (Deutsche Gesellschaft für Ernährungsmedizin)
• Indikation: unzureichende orale Ernährung mit dadurch eingeschränkter Prognose • Ziel: Minimierung des Gewichtsverlusts und Erhalt von Lebensqualität • Beginn einer längerfristigen künstlichen Ernährung bei Vorliegen aller folgenden Kriterien: – unzureichende orale/enterale Ernährung – erwartete Überlebenszeit mehr als vier Wochen – Stabilisierung oder Verbesserung des Allgemeinzustands oder von Parametern der Lebensqualität möglich – Wunsch des Patienten
ESPEN (European Society for Clinical Nutrition and Metabolism)
• unheilbaren Patienten sollte bei Darminsuffizienz eine langfristige parenterale Ernährung angeboten werden, wenn – die enterale Ernährung unzureichend ist – die erwartete Überlebensdauer infolge eines fortschreitenden Tumors länger als 2–3 Monate ist – erwartet wird, dass die parenterale Ernährung die Leistungsfähigkeit und Lebensqualität verbessern kann, und – der Patient diese Form der Ernährungstherapie wünscht

Als behandelnde Ärzte müssen wir dem Patienten und den Angehörigen die Angst vor dem Verhungern und Verdursten nehmen. Die Hilflosigkeit speziell der Angehörigen sollte adressiert und andere Wege der Zuwendung aufgezeigt werden – wie Mundpflege, Körperpflege und Vorlesen. Führt man eine Ernährungstherapie durch, so darf man in der palliativen Situation bei metastasierter Erkrankung keine deutliche Gewichtszunahme erwarten – vor allem nicht, wenn nur eine orale Supplementation durchgeführt wird (Baldwin et al. 2011). Ziel ist, das Gewicht zu halten und den Gewichtsverlauf zu stabilisieren. Dagegen führt die additive PE zu einer Lebensverlängerung und Verbesserung der Lebensqualität (Cozzaglio et al. 1997; Lundholm et al. 2004). Allgemein besteht die Ansicht, dass Patienten, die eine enterale oder parenterale Ernährung erhalten, weniger essen, da ihnen der Appetit genommen wird. Dies trifft in der palliativen Situation nicht zu. Die Patienten haben im Gegenteil mehr Hunger, da es ihnen einige Zeit nach Start der parenteralen Ernährung besser geht (Orrevall et al. 2009).

Die Empfehlungen der Leitlinien der Fachgesellschaften DGEM, ESPEN und A. S. P. E.N zur künstlichen Ernährung von Tumorpatienten in der Palliativsituation sind unterschiedlich – vor allem in Bezug auf die erwartete Überlebenszeit (s. Tab. 8-1 u. Tab. 8-2). Für die Sterbephase gibt es nur Leitlinien der DGEM (s. Tab. 8-3).

Für kritisch kranke, beatmete Patienten gibt es eine kanadische Leitlinie (Heyland et al. 2003). Hierfür geben DGEM, ESPEN und A. S. P. E.N in ihren Leitlinien keine speziell auf das Alter bzw. auf geriatrische Patienten ausgerichtete Empfehlungen. Auch eine heimparenterale Ernährung über lange Zeit wird befürwortet, wenn die erwartete Überlebenszeit > 2–3 Monate beträgt. Stets ist jedoch der Wunsch des Patienten von Be-

Tab. 8-2 A. S. P. E. N. (*American Society for Parenteral and Enteral Nutrition*): Leitlinien zur parenteralen Ernährung in der Palliativsituation (August et al. 2009)

Nutzen von einer parenteralen Ernährung haben Patienten mit:
• einem guten Performance-Status (Karnofsky-Score > 50 %) • inoperablem Darmverschluss • minimalen Symptomen der Krankheit, auch bei Beteiligung großer Organe wie Gehirn, Leber und Lunge • einer Krankheitsprogression ohne Schmerzen
Indikationen zur parenteralen Ernährung sind gegeben bei:
• Patienten, die physisch und emotional fähig sind, an ihrer eigenen Versorgung teilzunehmen • Patienten mit einer geschätzten Lebenserwartung von > 40–60 Tagen • Patienten mit starker sozialer und finanzieller Unterstützung einschließlich einem geeigneten Home-Care-Service • Patienten, bei denen Versuche mit weniger invasiven medizinischen Therapien fehlgeschlagen sind, wie Appetitstimulanzien und enterale Ernährung

Tab. 8-3 DGEM-Leitlinien zur künstlichen Ernährung in der Sterbephase (nach Arends et al. 2007)

- kurz vor dem Lebensende benötigen die meisten Patienten nur minimale Mengen an Nahrung und wenig Flüssigkeit zum Stillen von Hunger und Durst
- es ist keine künstliche Ernährung erforderlich
- durch Exsikkose induzierte agitierte Verwirrtheitszustände können durch parenterale Infusion von Kochsalzlösung (bis ca. 1 000 ml/d) kontrolliert werden
- im Krankenhaus und zuhause kann Flüssigkeit subkutan infundiert werden und auch als Träger von Medikamenten dienen

deutung. Eine parenterale Ernährung sollte immer durch ein erfahrenes Team durchgeführt werden, da sonst eine erhöhte Infektionsgefahr besteht. In der Palliativphase ist das primäre Ziel einer künstlichen Ernährung die Verbesserung der Lebensqualität und nicht die Lebensverlängerung. Ethische Aspekte sollten dabei intensiv diskutiert werden (Weimann et al. 2009).

8.3 Sterbephase

In der Sterbephase stehen die Linderung quälender Beschwerden und das Stillen eines subjektiven Durst- und Hungergefühls im Vordergrund. Flüssigkeit und Nahrung gehören zur Basispflege, wozu aber die Zustimmung des Patienten Voraussetzung ist. Nach den Leitlinien der DGEM ist eine künstliche Ernährung in der Sterbephase nicht erforderlich (s. Tab. 8-3). Auch die A. S. P. E. N. stellt fest, dass der palliative Gebrauch einer Ernährungstherapie bei terminal Kranken selten indiziert sei. Die parenterale Flüssigkeitszufuhr führt allerdings zu kontroversen Diskussionen. Eine Untersuchung belegt, dass die meisten sterbenden Patienten nicht über Hunger und Durst klagen (McCann et al. 1994). Es gibt kein Hinweis, dass eine Flüssigkeitssubstitution dem Sterbenden Erleichterung verschafft. Unzweifelhaft führt keine Zufuhr von Nahrung zu einer Mangelernährung und keine Flüssigkeitszufuhr zur Dehydratation (Geppert et al. 2010). Der „trockene Mund“ ist zwar ein Zentralsymptom Sterbender, Durst und „trockener Mund“ korrelieren jedoch nicht mit dem Ausmaß der Hydratation oder der intravenösen Flüssigkeitszufuhr.
Hospizmitarbeiter berichten auch, dass beim Versterben in Dehydratation, die Patienten subjektiv weniger über Erstickungsanfälle

und Ertrinkungsgefühle klagen (Fine 2006). Ferner haben sie weniger Husten, Überwässerung, Einnässen, Ödeme und abdominelle Beschwerden. Flüssigkeitssubstitution führt dagegen zu einer Zunahme der Darmsekrete mit Übelkeit und Erbrechen (Fine 2006; Andrews et al. 1993). Eine Lebensverlängerung wird durch Hydratation nicht erreicht (Burge 1996). Auch die Anlage von Zugängen ist nicht mehr nötig. Alle Entscheidungen sollten im Team und – so lange es noch möglich ist – mit dem Patienten und danach mit dessen Angehörigen besprochen werden. Dass das Beenden von Ernährung oder Flüssigkeitsgabe oder auch beides erst gar nicht zu beginnen zu vermehrten Schmerzen oder Leiden des Patienten führt, wurde nie gezeigt (Zerwekh 1997). Wichtig ist zu klären, ob Unruhe, Bewusstseinsstörungen oder Muskelkrämpfe durch Exsikkose bedingt sind bzw. die Agonie bei Dehydratation falsch als Finalphase interpretiert wird. Ferner führen Dehydratation und prärenale Niereninsuffizienz auch zu einer Akkumulation von Morphinderivaten mit ihren entsprechenden Nebenwirkungen.

Das bedeutet, dass bei einem bewusstseinseingeschränkten Patienten, bei dem nicht klar ist, ob es sich um die unmittelbare Sterbephase handelt oder eine Exsikkose vorliegt, der Versuch einer parenteralen Flüssigkeitszufuhr durchgeführt werden sollte. Diese sollte bei maximal 1 000–1 500 ml/Tag liegen und kann intravenös oder auch subkutan erfolgen (De Stoutz et al. 1995). Kommt es zu keiner Verbesserung der Vigilanz sollte auf weitere parenterale Flüssigkeitszufuhr verzichtet werden, da der Patient sich in der Sterbephase befindet.

Die ethische Entscheidung „Flüssigkeit in der Sterbephase zu geben oder nicht zu geben“ sollte in der terminalen Phase nicht leicht genommen werden. Dies entspricht den Empfehlungen des deutschen Bundesgerichtshofs (Foster u. Carpenter 2007; Kemptener Fall, BGHSt 40, 257 ff):

- Die Entscheidung, die Therapie einzustellen, sollte nicht leicht genommen werden.
- Bedeutendes Gewicht haben die früheren Anweisungen des Patienten.
- Religiöse Sichtweise, Alter, Lebenserwartung, Leiden, Schmerzen und persönliche Werte des Patienten sollen beachtet werden.
- Liegen keine Informationen vor, folgen die Entscheidungen den generellen moralischen Werten.

Eine spezielle Ernährungstherapie ist nicht verbindlich im Falle einer aussichtslosen oder „End-of-Life-Situation“. Die Entscheidung zur Ernährungstherapie sollte auf einer effektiven Patienten-Angehörigen-Kommunikation und realistischen Zielen basieren und mit Respekt auf die Autonomie des Patienten getroffen werden (A. S. P. E.N Guidelines 2009; Heyland et al. 2003).

Das Wichtigste, um den Durst zu stillen, ist die Anfeuchtung der Mundschleimhaut. Den Speichelfluss anzuregen, ist möglich durch:

- gefrorene Getränke (Saft, Cola, Bier, Sekt),
- Zitronenbonbons und
- gefrorene Ananas.

Als weitere Möglichkeit und auch zur persönlichen Kontaktaufnahme für Angehörige dient die regelmäßige Mundpflege und Befeuchtung – beispielsweise durch Mundspülen, Auswischen oder durch die klassischen Zerstäuber mit der Lieblingsflüssigkeit (Saft, Cola, Bier, Sekt) – entsprechend dem Geschmack des Patienten. Auch die intensive Lippenpflege und schluckweises Trinken fördern den Kontakt und führen zur Symptomkontrolle, möglicherweise auch zur Verbesserung der Lebens- respektive Sterbequalität – den Hauptzielen der Palliativmedizin.

Sachverzeichnis

A

B

C

D

E

F

G

H

I

J

K

L

M

N

O

P

T

W

X

Z